PROCEDIMENTOS CLÍNICOS VETERINÁRIOS
NA PRÁTICA DE GRANDES ANIMAIS

Dados Internacionais de Catalogação na Publicação (CIP)
(Câmara Brasileira do Livro, SP, Brasil)

Rockett, Jody
  Procedimentos clínicos veterinários : na prática de grandes animais / Jody Rockett e Susanna Bosted ; tradução técnica Milton Ricardo Azedo (coordenador)...[et al.]. -- São Paulo : Cengage Learning, 2011.

  Título original: Veterinary clinical procedures in large animal practice.
  Outros tradutores técnicos: Lilian Emy dos Santos Michima, Rogério Batista dos Santos, Fabio Celidonio Pogliani.
  Bibliografia.
  ISBN 978-85-221-1162-6

  1. Animais domésticos 2. Patologia clínica veterinária 3. Patologia veterinária - Métodos 4. Técnicas de laboratório clínico-veterinário I. Bosted, Susanna. II. Título.

11-14092   CDD-636.089

Índices para catálogo sistemático:

1. Grandes animais : Procedimentos clínicos
     veterinários   636.089

PROCEDIMENTOS CLÍNICOS VETERINÁRIOS
NA PRÁTICA DE GRANDES ANIMAIS

Jody Rockett e Susanna Bosted

Tradução técnica

Milton Ricardo Azedo (coordenador)
Mestre em Clínica Veterinária e doutor em Ciências – Clínica Veterinária pela Faculdade de Medicina Veterinária e Zootecnia da Universidade de São Paulo (FMVZ-USP). Professor de Clínica Médica de Animais de Grande Porte e de Semiologia e Laboratório Clínico na Faculdade de Medicina Veterinária da Universidade Metropolitana de Santos

Lilian Emy dos Santos Michima
Mestre e Doutora em Clínica Veterinária pela FMVZ-USP

Rogério Batista dos Santos
Mestre em Clínica Veterinária e Doutorando do Departamento de Clínica Médica da FMVZ-USP. Professor de Clínica de Animais de Grande Porte na Faculdade de Medicina Veterinária da Universidade Paulista (UNIP)

Fabio Celidonio Pogliani
Mestre em Clínica Veterinária e Doutor em Ciências – Clínica Veterinária pela FMVZ-USP. Professor do Departamento de Clínica Médica da FMVZ-USP

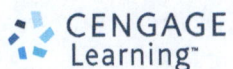

Austrália : Brasil : Japão : Coreia : México : Cingapura : Espanha : Reino Unido : Estados Unidos

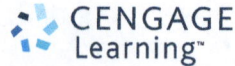

Procedimentos clínicos veterinários na prática de grandes animais

Jody Rockett e Susanna Bosted

Gerente editorial: Patricia La Rosa

Supervisora de produção editorial: Noelma Brocanelli

Supervisora de produção gráfica: Fabiana Alencar Albuquerque

Editora de desenvolvimento e produção editorial: Gisele Gonçalves Bueno Quirino de Souza

Tradução de "Veterinary clinical procedures in large animal practice" (ISBN: 978-1-4018-5787-5)

Tradução técnica: Milton Ricardo Azedo (coord.), Fábio Celidonio Pogliani, Lilian Emy dos Santos Michima, Rogério Batista dos Santos

Copidesque: Ricardo Franzin

Revisão: Sandra Brazil e Maria Dolores D. S. Mata

Capa e diagramação: SGuerra Design

© 2012 Cengage Learning Ltda.

© 2007 Delmar, parte da Cengage Learning Ltda.

Todos os direitos reservados. Nenhuma parte deste livro poderá ser reproduzida, sejam quais forem os meios empregados, sem a permissão, por escrito, da Editora.
Aos infratores aplicam-se as sanções previstas nos artigos 102, 104, 106 e 107 da Lei nº 9.610, de 19 de fevereiro de 1998.

Esta editora empenhou-se em contatar os responsáveis pelos direitos autorais de todas as imagens e de outros materiais utilizados neste livro. Se porventura for constatada a omissão involuntária na identificação de algum deles, dispomo-nos a efetuar, futuramente, os possíveis acertos.

Para informações sobre nossos produtos, entre em contato pelo telefone **0800 11 19 39**

Para permissão de uso de material desta obra, envie seu pedido para **direitosautorais@cengage.com**

© 2012 Cengage Learning. Todos os direitos reservados.

ISBN-13: 978-85-221-1162-6
ISBN-10: 85-221-1162-6

Cengage Learning
Condomínio E-Business Park
Rua Werner Siemens, 111 — Prédio 20 — Espaço 04
Lapa de Baixo — CEP 05069-900 — São Paulo-SP
Tel.: (11) 3665-9900 — Fax: (11) 3665-9901
SAC: 0800 11 19 39

Para suas soluções de curso e aprendizado, visite
www.cengage.com.br

Impresso no Brasil.
Printed in Brazil.
1 2 3 4 15 14 13 12

Aos animais, que me fazem sorrir, e àqueles que não me matam quando têm oportunidade ou motivo. E ao meu marido – pelos mesmos motivos. Vivam bem.

J.R.

Aos estudantes de medicina veterinária, cirurgia e tecnologia que estão dedicando suas vidas aos cuidados médicos das nossas espécies de animais de grande porte.

Ao meu marido – obrigada por todo o incentivo, conselhos e intermináveis horas de revisão, que tornaram a escrita possível. Sem sua ajuda, muitas das fotografias que demonstram situações reais nunca teriam sido tiradas. E para Paul, que é muito jovem para compreender, obrigada por me trazer um sorriso todos os dias.

S.B.

Sumário

Prefácio — xi
Agradecimentos — xiii
Sobre as autoras — xv

Seção 1 – Técnicas de contenção e manejo — 1

Capítulo 1 – Cordas e nós — 2
Cordas — 3
Acabamento da extremidade de uma corda — 3
Nó de soltura rápida — 5
Nó bolina — 6
Nó falso — 7
Nó verdadeiro — 8
Amarração da cauda — 9
Alça trançada — 10
Cabresto de corda — 12
Questões de revisão — 15
Referências — 15

Capítulo 2 – Ferramentas e técnicas de contenção — 16
Complicações da contenção — 17
Contenção do equino — 17
Contenção de bovinos — 30
Contenção do caprino — 44
Contenção do suíno — 46
Contenção da lhama — 50
Questões de revisão — 53
Referências — 53

Capítulo 3 – Toalete do animal e manutenção da cocheira — 54
Toalete básica — 55
Capas e máscaras antimoscas — 59
Procedimentos gerais na criação de animais — 62
Cochos de água, comedouros, blocos de sal e redes de feno — 65
Identificação dos alimentos — 67
Questões de revisão — 70
Referências — 70

Seção 2 – Exame físico   71

Capítulo 4 – Exame físico   72
Anamnese básica   73
Observação do paciente   83
Exame físico   84
Exame reprodutivo da fêmea   102
Exame reprodutivo do macho   109
Exame para objetivos legais   119
Questões de revisão   123
Referências   123

Seção 3 – Coleta de amostras e procedimentos clínicos   125

Capítulo 5 – Coleta de amostras   126
Coleta de sangue   127
Coleta de amostra fecal   144
Coleta de urina   146
Centese   150
Amostragem do trato respiratório   159
Biopsia, aspiração, raspados e esfregaços   163
Culturas e testes   174
Questões de revisão   189
Referências   190

Capítulo 6 – Procedimentos clínicos   191
Administração de medicamentos orais   192
Administração parenteral de drogas   196
Sondagem   219
Cateteres   225
Bandagens   243
Tratamentos reprodutivos   249
Procedimentos oftálmicos   252
Técnicas de identificação   258
Questões de revisão   266
Referências   266

Capítulo 7 – Procedimentos clínicos neonatais — 267

Alimentação com mamadeira — 268
Sucedâneos lácteos e colostro — 273
Lista de verificação do cuidado neonatal precoce — 280
Questões de revisão — 295
Referências — 295

Seção 4 – Preparo cirúrgico, radiográfico e anestésico — 296

Capítulo 8 – Preparo cirúrgico — 297

Equipe cirúrgica — 298
Preparação pessoal para a cirurgia — 299
Preparo e esterilização da caixa de instrumental — 302
Esterilização dos instrumentos — 304
Empacotamento e operação da autoclave — 306
Preparação do paciente para a cirurgia — 309
Colocação dos panos de campo no paciente utilizando técnica asséptica — 311
Acolchoamento do paciente em decúbito — 314
Fios, agulhas e técnicas de sutura — 315
Realização e corte de nós de sutura — 317
Tipos de sutura — 320
Castração cirúrgica de animais de grande porte — 323
Preparação do paciente para laparotomia — 332
Procedimentos obstétricos — 342
Miscelânea de procedimentos comuns em animais de grande porte — 351
Questões de revisão — 366
Referências — 366

Capítulo 9 – Procedimentos radiográficos selecionados para o membro distal — 368

Equipamento radiográfico básico — 369
Segurança radiográfica básica — 370
Preparação do casco para radiografias — 371
Radiografias do membro distal — 372
Preparação do membro para o exame ultrassonográfico — 411
Questões de revisão — 412
Referências — 413

Cápítulo 10 – Anestesia — 414

Anestesia veterinária na prática de grandes animais	415
Período pré-anestésico	415
Estágios da anestesia	424
Parâmetros para monitoramento em todos os pacientes sob anestesia	427
Equipamentos de monitoramento	439
Anestesia inalatória na cirurgia de grandes animais	482
Bloqueios anestésicos locais e regionais	493
Questões de revisão	516
Referências	517

Apêndices — 519

Quadro de conversão	519
Temperatura e frequências de pulso e respiratória normais	519
Estimativa de idade pela erupção dos dentes incisivos e caninos permanentes	520
Períodos básicos de manejo	520
Análise do fluido peritoneal de bovinos	521
Análise do fluido peritoneal de equinos	522
Valores normais do hemograma	523
Valores normais da bioquímica sanguínea	524
Composição do leite	524
Denominações comuns em grandes animais	525
Nomes comuns da anatomia dos membros	525
Nomes comuns da anatomia de animais produtores de alimentos – termos leigos	526
Vacinas para equinos	527
Vacinas para bovinos	528
Vacinas para caprinos	530
Vacinas para lhamas	531
Vacinas para suínos	532
Glossário	533
Índice remissivo	538

Prefácio

Quando se trata de trabalhar com animais de grande porte, uma ampla e variada gama de competências deve ser dominada pelo potencial técnico veterinário ou futuro médico veterinário. Da contenção à coleta de amostras, do exame físico à anestesia, espera-se que os membros da equipe médica veterinária exerçam as melhores e mais atuais práticas. O livro *Procedimentos clínicos veterinários na prática de grandes animais* aborda estas questões em uma forma clara e concisa.

Em cada capítulo houve o cuidado em apresentar o material em um formato uniforme e facilmente acompanhável. Nós, intencionalmente, não seguimos o formato de prosa de parágrafos padronizados. Nossa intenção? Responder, de modo conciso, às questões críticas que todos têm ao aprender um novo processo. "O que eu preciso, o que eu faço e o que pode dar errado?" Em última análise, nosso objetivo foi fornecer essas respostas em um formato clinicamente acessível, eliminando a necessidade de consultar textos mais tradicionais.

Todos os capítulos foram elaborados com esse objetivo em mente, de modo que cada procedimento estivesse claramente definido e seguido de uma lista de possíveis complicações. Listas de materiais necessários precedem as instruções passo a passo para a realização de cada procedimento. Finalmente, as instruções dos procedimentos são complementadas por explicações ou comentários curtos.

Acreditamos que os estudantes, técnicos e profissionais que utilizam este texto irão considerá-lo conciso, confiável e informativo. Foi-nos um sincero prazer fornecer uma fonte para as pessoas talentosas e compassivas que dedicam suas vidas para o melhoramento dos animais.

Agradecimentos

As autoras gostariam de agradecer ao Dr. Rick Parker por suas contribuições para este texto. Além disso, as autoras e a Cengage Learning gostariam de expressar o seu apreço àqueles que revisaram o manuscrito e ofereceram sugestões úteis:

Khursheed Mama, DVM, Dipl ACVA
Assistant Professor of Anesthesia
Colorado State University
College of Veterinary Medicine
Fort Collins, Colorado

Clyde Gillespie, DVM
Animal Medical Clinic
Heyburn, Idaho

Outros revisores selecionados pela Delmar:

Betsy Krieger, DVM
Veterinary Technology Program
Front Range Community College
Fort Collins, CO

Bonnie Ballard, DVM
Gwinnett Technical College
Lawrenceville, GA

Sobre as autoras

Depois de receber seu diploma de bacharel em Microbiologia da University of Wyoming, Jody Rockett, DVM, frequentou a Faculdade de Medicina Veterinária da University of Missouri. Ela desfrutou, por vários anos, praticando como médica veterinária associada e, posteriormente, fundou o Veterinary Technology Program da College of Southern Idaho. Atualmente, a Dra. Rockett dirige o Veterinary Technology Program da CSI e gosta de passar tempo com seu marido e dois filhos.

Susanna Bosted, DVM, frequentou a University of Idaho, onde se formou com um bacharelado em Microbiologia. Em seguida, frequentou a Faculdade de Medicina Veterinária da Washington State University, graduando-se em 1989. Além de seus papéis como Presidente da Idaho Veterinary Medical Association e instrutora na College of Southern Idaho, a Dra. Bosted é proprietária e tem realizado uma prática animal mista nos últimos 13 anos. Ela, seu marido veterinário e seu filho apreciam o tempo livre em casa com seus animais pecuários e outras criaturas.

SEÇÃO UM

Técnicas de contenção e manejo

Capítulo 1
Cordas e nós

Capítulo 2
Ferramentas e técnicas de contenção

Capítulo 3
Toalete do animal e manutenção da cocheira

1 Cordas e nós

Como apanhar um cavalo solto? Faça o som de uma cenoura.
Piada da cavalaria britânica

Palavras-chave	
alça	laços
argola	resistência à tração
laçada	sisal

OBJETIVOS

- Identificar os tipos de cordas disponíveis e explicar como se faz a sua manutenção.
- Listar e descrever os tipos de corda utilizados na medicina veterinária de animais de grande porte.
- Descrever como se confeccionam os nós básicos utilizados na medicina veterinária de animais de grande porte.
- Descrever como se constrói um cabresto de corda para bovinos e ovinos.

Cordas

Durante muito tempo, as cordas eram feitas de cânhamo – que, apesar de ser um material durável e resistente ao tempo, causava queimaduras e irritação na pele em função das suas rugosidades. Atualmente, as cordas são produzidas quase sempre de materiais sintéticos, algodão ou **sisal**. Os materiais sintéticos também são resistentes às variações do clima e são difíceis de romper, mas, assim como o cânhamo, tendem a queimar o paciente ou quem os manipula quando passados rapidamente sobre a pele. Uma vantagem é que essas cordas tendem a ser mais leves do que as de algodão ou sisal. Cordas de algodão na maioria das vezes são utilizadas para fazer a contenção de grandes animais, porque são mais suaves e menos propensas a provocar queimaduras. Entretanto, elas não devem ser deixadas sob o sol ou expostas a condições climáticas extremas, porque se decompõem rapidamente e perdem a **resistência à tração**. Cordas utilizadas para **laços** (comumente usadas para amarrar bezerros) podem ser revestidas com cera para que deslizem pela **argola** (ou **alça**) mais eficazmente. O diâmetro e o revestimento dos laços tendem a causar queimaduras de corda quando utilizados para fins de contenção. Todas as cordas encontram-se disponíveis em quase todos os comprimentos e espessuras nas lojas de materiais para construção ou de produtos para agropecuária.

Alertas de segurança

- Todas as cordas, cabrestos e cordas guias usadas para contenção devem ser verificadas frequentemente para observar sinais de desgaste ou fraqueza.
- Cabrestos de náilon e cordas devem ser lavados regularmente para diminuir a propagação de doenças.
- Lavar as cordas de algodão aumenta a velocidade de sua degradação.
- Cordas para laços não foram feitas para ser lavadas e perderão suas características de manuseio se isso for feito.

Acabamento da extremidade de uma corda

Sempre que uma corda for cortada, é importante fazer o acabamento da ponta para impedir que ela desfie. O método mais simples é dar um nó na extremidade, o que torna a ponta da corda volumosa e difícil de manipular. Seja qual for o método escolhido, certifique-se de que ele é apropriado para o uso que se fará da corda.

Procedimento para finalização ou proteção da extremidade de uma corda

Ação técnica	Fundamentação/extensão
1. Coloque uma fita adesiva na extremidade.	1a. Use fita isolante preta e comece envolvendo a corda cerca de 1 cm a partir da extremidade com a fita.

2. Amarre a extremidade.

1b. Puxe firmemente, com força suficiente para comprimir os fios da corda.

1c. Continue corda acima por cerca de 5 cm.

2a. Selecione um pedaço de fio de náilon fino ou fio elétrico de cerca de 30 cm de comprimento.

2b. Coloque o fio na corda em forma de U, com a parte inferior do U posicionada a cerca de 5 cm do final da corda e os braços do U saindo para fora da extremidade da corda (Figura 1-1A).

2c. Segure a alça do fio contra a corda.

2d. Usando o braço longo do fio, e a partir de cerca de 1 cm da ponta da corda, envolva firmemente a corda com o fio (Figura 1-1B).

2e. Quando pelo menos 2,5 centímetros da corda estiverem envolvidos, passe a extremidade longa do fio através da alça (Figura 1-1C).

2f. Puxe a extremidade curta do fio até que a alça desapareça e o final longo do fio seja apertado para as voltas (Figura 1-1D).

2g. Corte ambas as extremidades do fio perto das voltas.

3. Queime a extremidade.

3a. Apenas para cordas de náilon.

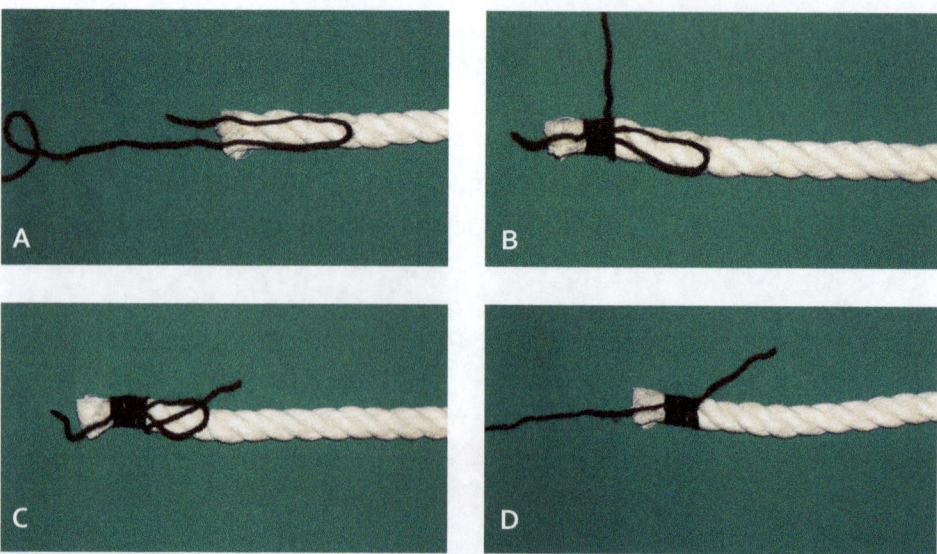

Figura 1-1 (A) Primeiro passo para amarrar a extremidade de uma corda. (B) Envolvendo firmemente a extremidade da corda com o fio. (C) Passando a extremidade do fio amarrado através da alça. (D) Puxe a extremidade do fio na direção indicada.

3b. Mantenha um isqueiro aceso próximo ao final da corda até que os fios derretam e enrolem-se.

3c. Gire a corda para queimar todos os lados.

3d. São necessários cerca de 30 segundos para que se chegue até a fusão completa de até 1 cm da corda.

3e. A fita pode ser aplicada, como descrito anteriormente, para um melhor acabamento.

Nó de soltura rápida

Este nó simples e fácil de amarrar é usado frequentemente por tratadores de equinos. Sua principal desvantagem é que ele continua a ser apertado quando a extremidade longa da corda é puxada, o que por vezes pode tornar difícil a sua liberação.

Finalidades

- Para amarrar um cavalo ou lhama a um poste, esteio ou argola.
- Permite que a corda guia seja desatada com rapidez e facilidade simplesmente puxando a extremidade livre.
- Para garantir qualquer contenção com corda que necessite ser desfeita rapidamente.

Procedimento para amarrar um nó de soltura rápida

Ação técnica	Fundamentação/extensão
1. Passe a corda sobre a argola ou esteio, da esquerda para a direita.	**1a.** Dê à extremidade curta pelo menos 45-60 centímetros de comprimento.
2. Faça uma alça na extremidade curta e passe-a sobre a extremidade longa (Figura 1-2A).	**2a.** A alça deve ter cerca de 10-15 cm de diâmetro.
3. Passe a extremidade curta por trás da longa, lace e puxe a **laçada** (uma dobra de corda) para dentro da alça (Figura 1-2B).	**3a.** Dê à laçada pelo menos 25 cm de comprimento.
4. Puxe a laçada para apertar o nó.	**4a.** Os animais aprendem rapidamente como desatar este nó puxando a ponta curta, por isso, você pode passar a extremidade curta através da laçada.

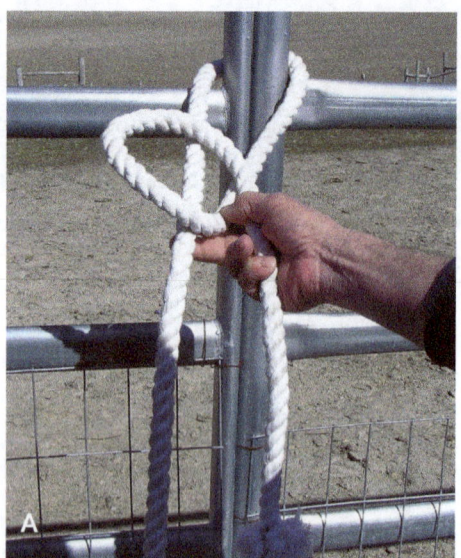 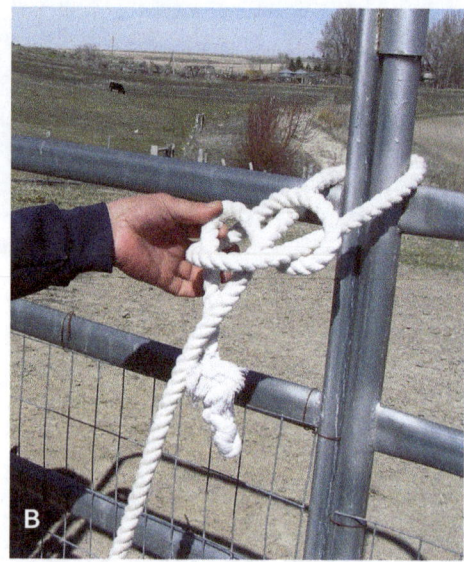

Figura 1-2 (A) Fazendo uma alça na extremidade curta colocada sobre a extremidade longa ou sobre a corda presa ao cabresto do animal. (B) Passando a laçada por dentro da alça.

Nó bolina

O nó bolina é provavelmente o primeiro nó aprendido por aqueles que trabalham com barcos e água, pois não importa quanta força for tracionada contra ele, ainda pode ser desatado. Este nó tem esse nome por ter sido usado durante séculos para proteger a linha de reboque para a proa de um barco.

Finalidades

- Utilizado para se fazer uma alça de diâmetro fixo.
- Facilmente desatado, mesmo quando apertado firmemente, sendo assim utilizado para prender um animal em um local ou para arrastar um animal morto.

Procedimento para amarrar um nó bolina

Ação técnica	Fundamentação/extensão
1. Faça uma alça na ponta longa da corda de modo que sua extremidade curta se sobreponha à extremidade longa (Figura 1-3A).	—
2. Passe a extremidade curta da corda para cima através da alça.	**2a.** Este é o coelho que sai do buraco.
3. Avance sob a ponta mais longa da corda e segure a extremidade curta de modo que ela envolva a extremidade longa (Figura 1-3B).	**3a.** Este é o coelho correndo em volta da árvore.

4. Passe a extremidade curta da corda para trás através da alça na direção oposta da primeira passagem (Figura 1-3C).

5. Aperte o nó puxando ambas as extremidades, longa e curta.

4a. Este é o coelho correndo de volta para dentro do buraco.

—

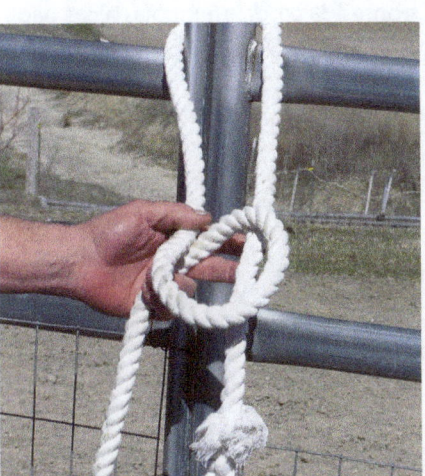 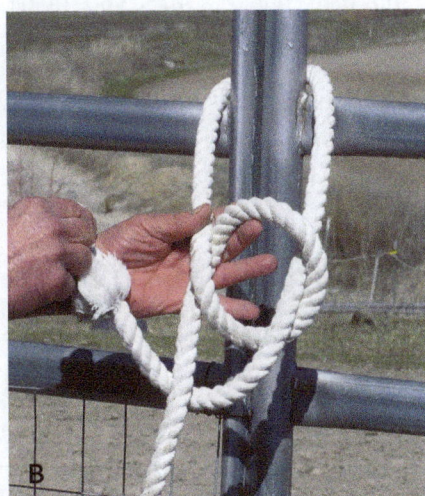 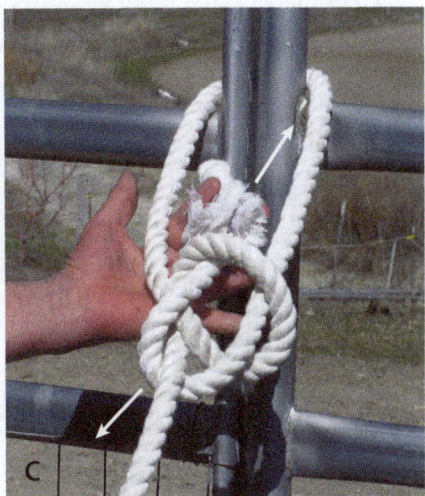

Figura 1-3 (A) Observe atentamente a forma como esta alça foi formada. É importante que a extremidade curta atravesse a extremidade mais longa. (B) Envolvendo a extremidade curta da corda ao redor da longa. (C) Passe a extremidade curta através do laço e puxe na direção indicada pela seta.

Nó falso

É assim chamado pela forma como desaparece se as extremidades livres forem puxadas, o nó falso é de útil conhecimento quando você precisa proteger ou imobilizar os membros de um animal. Corretamente amarrado, o nó conterá rapidamente sem afetar a circulação sanguínea, mesmo que o animal lute contra ele.

Finalidade

- Usado para amarrar dois membros conjuntamente.

Procedimento para amarrar um nó falso

Ação técnica	Fundamentação e aplicação
1. Segure o centro da corda nas duas mãos.	1a. A mão direita deve ser posicionada com o polegar para cima; o polegar da mão esquerda, para baixo.
2. Gire ambas as mãos para a esquerda para formar duas alças.	2a. Agora, os dois polegares estão no meio, um de frente para o outro (Figura 1-4A).

3. Junte as alças, de tal maneira que haja sobreposições das alças direita e esquerda.

4. Puxe o lado da alça direita através da alça esquerda e o lado mais próximo da alça esquerda através e sobre a alça direita.

5. Puxe ambas as mãos em sentidos contrários para criar duas alças atadas e juntas pelo meio. Ver Figura 1-4C.

6. Coloque cada alça em um membro e puxe as duas pontas firmemente para apertar os laços em torno das pernas.

3a. Sobreponha pelo meio, para que um dos lados da alça direita fique no meio da alça esquerda.

4a. Figura 1-4B.

5a. Se você puxar as pontas da corda quando as alças não estiverem preenchidas, o nó todo será desfeito.

6a. Termine com um nó simples ou nó corrediço para manter o animal contido.

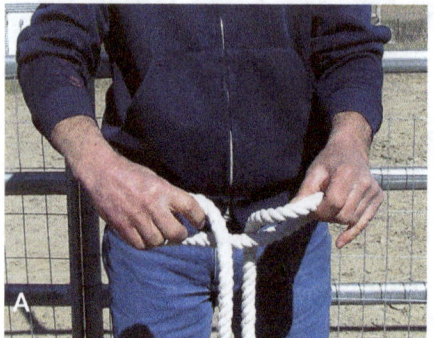 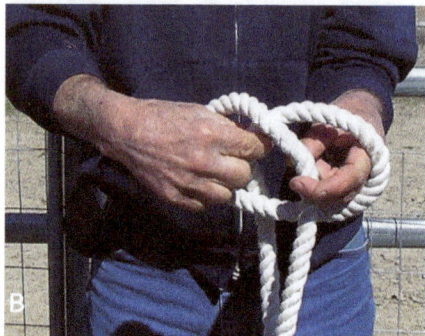 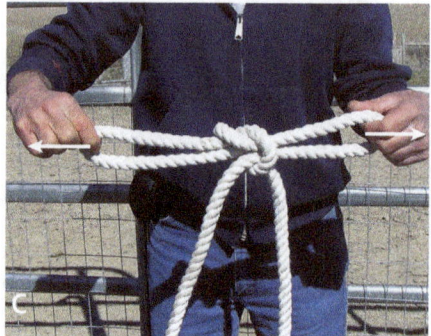

Figura 1-4 (A) Observe como as mãos estão posicionadas em relação uma à outra e também em relação à corda. (B) Passe as duas alças, uma através da outra. (C) Puxe na direção indicada pelas setas.

Nó verdadeiro

Também conhecido como "nó de porco". As pessoas que trabalham regularmente com gado utilizam este nó o tempo todo, muitas vezes amarrando-o com pouca ou nenhuma força.

Finalidades

- Para prender uma corda a um poste, esteio ou argola, quando ela não precisa ser liberada rapidamente.
- Pode ser usado para amarrar um cavalo, uma vaca ou lhama a um objeto, embora isso não seja recomendado por razões de segurança.

Procedimento para fazer um nó verdadeiro

Ação técnica	Fundamentação/extensão
1. Passe a corda em torno do poste.	1a. Pode ser um esteio, argola ou o que você desejar para amarrar.

2. Passe a extremidade curta sob a extremidade longa e depois volte-a por cima.

3. Continue para baixo entre o poste e o laço que você acabou de formar.

4. Puxe-o bem firmemente.

5. Passe a extremidade curta sobre e sob a extremidade longa, formando um laço.

6. Passe a extremidade curta através do laço e puxe-o firmemente.

2a. Na verdade, você está criando um laço fechado em torno do poste.

3a. Figura 1-5A.

—

—

6a. Figura 1-5B.

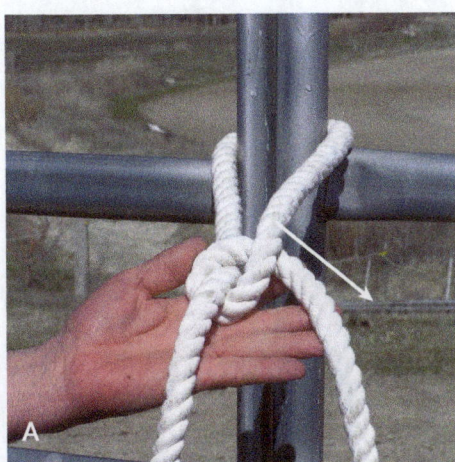 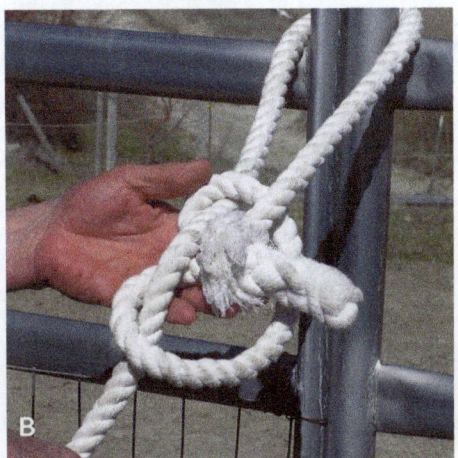

Figura 1-5 (A) Puxe na direção mostrada pela seta. (B) Segunda metade do nó verdadeiro.

Amarração da cauda

Muitas vezes amarramos cordas na cauda dos equinos, pois isso ajuda a manejar o animal de maneira mais eficaz. Os equinos têm a cauda muito forte, que pode suportar seu peso corporal. Os bovinos, por outro lado, têm a cauda muito fraca, que pode ser quebrada ou mesmo arrancada, caso sejam amarrados por elas.

Finalidades

- Usado para levantar ou mover o posterior de um cavalo caído ou atáxico.
- Usado em equinos para prender um cavalo ao outro, prender a cabeça à cauda (como em uma linha de vagões).
- Usado em equinos para desviar a cauda.
- Pode ser usado em bovinos, mas apenas para segurar a cauda de lado, nunca para levantar ou mover o animal.

Procedimento para a amarração da cauda

Ação técnica	Fundamentação/extensão
1. Coloque uma corda sobre a cauda na ponta de seu osso.	1a. Dê à extremidade curta cerca de 45 cm de comprimento.
2. Dobre todos os pelos da cauda por cima da corda.	2a. Isso pode ser difícil em cavalos com cauda muito curta e fina.
3. Passe a extremidade curta da corda por trás da cauda e faça nela uma laçada.	—
4. Passe a laçada sobre a cauda dobrada e por baixo da corda que é enrolada em torno da cauda.	4a. Figura 1-6A.
5. Puxe firmemente.	5a. Figura 1-6B.

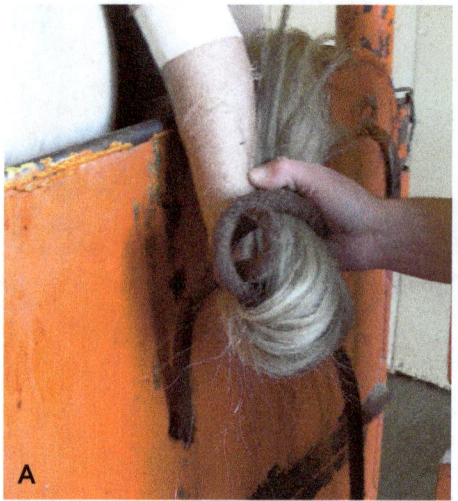 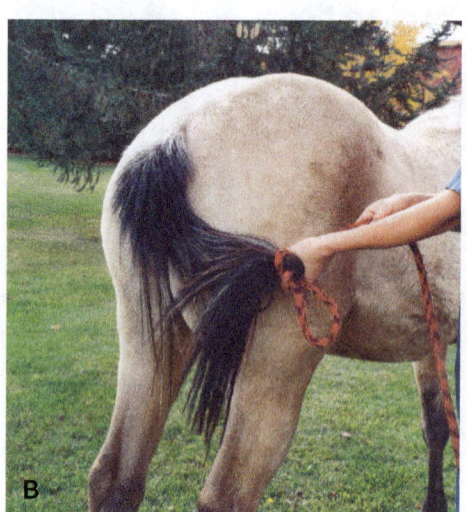

Figura 1-6 (A) Passando a laçada através do laço da cauda. (B) Finalizando a amarração da cauda.

Alça trançada

Colocar uma alça trançada em uma corda a torna útil para muitas situações. Uma vez realizada a técnica de trançar, você poderá unir duas cordas ou finalizar a extremidade da corda pela trança.

Finalidades

- Criar um laço permanente na extremidade de uma corda que possa suportar grande quantidade de força.
- Base para a criação de uma argola em um laço.

Procedimento para fazer uma alça trançada

Ação técnica	Fundamentação/extensão
1. Desfaça a trança em 20-25 cm da corda.	—
2. Faça uma laçada ou alça, de modo que as extremidades destrançadas formem ângulos retos com os tentos do eixo ainda trançado da corda.	2a. Faça a laçada (olho) do tamanho que se adapte às suas necessidades (Figura 1-7A).
3. Levante um tento da corda intacta, e passe o tento central das pontas soltas por baixo. Esta será a primeira trança.	3a. Figura 1-7B.
4. Levante o tento da corda trançada ao lado de onde sai a primeira trança.	—
5. Passe o segundo tento solto por baixo desta última alça, de modo que o segundo tento entre na corda onde está a primeira trança.	5a. Figura 1-7C.
6. Gire a corda em torno dela e passe o terceiro tento solto por dentro da alça onde há a segunda trança, que está na corda por onde o primeiro tento passou.	—
7. Continue passando os fios soltos uns sobre os outros e pela corda até que terminem ou, então, corte-os.	7a. Figura 1-7 D.

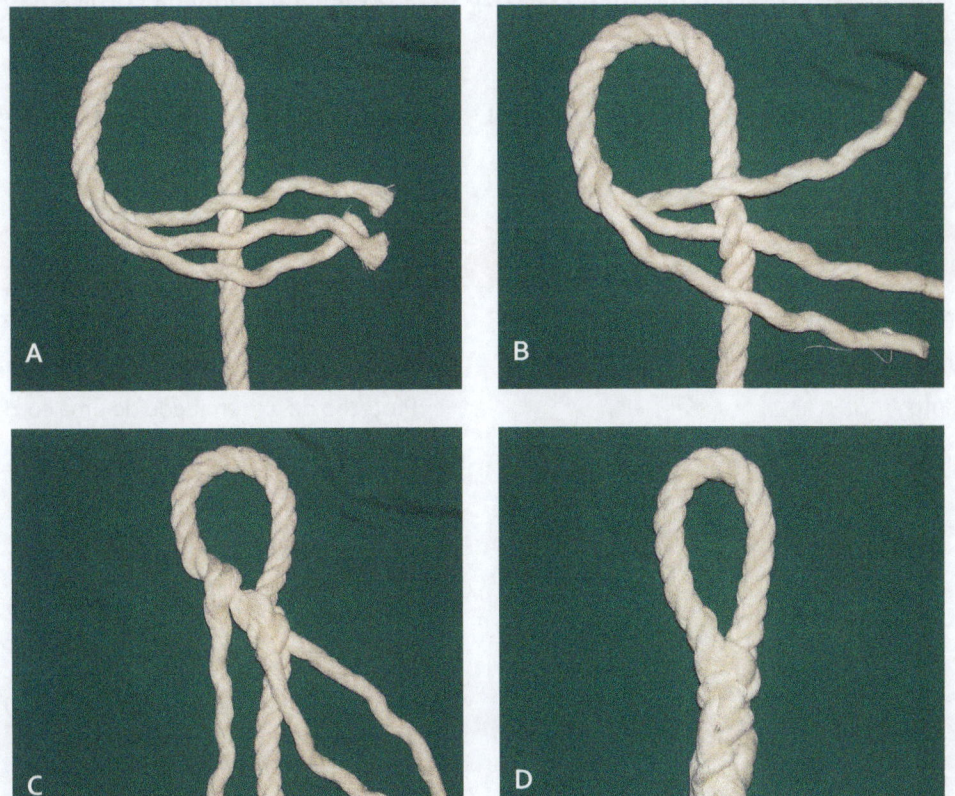

Figura 1-7 (A) Primeiro passo na confecção de uma alça trançada. (B) Passando o primeiro tento da corda por ela. (C) Passando o segundo tento da corda por ela. (D) Produto final. As pontas podem ser cortadas para suavizar a aparência da corda.

Cabresto de corda

Na medicina veterinária de animais de grande porte, é bastante comum a confecção de cabrestos próprios, sobretudo para os bovinos. A produção do próprio cabresto não apenas poupa dinheiro, mas também torna possível ter à mão cabrestos de pesos e tamanhos variados. Os cabrestos de equinos são mais complicados de confeccionar e, na experiência desta autora, não são adequados para a maioria dos procedimentos de contenção. O conhecimento do método de produção de um cabresto temporário de corda, no entanto, é extremamente útil quando você precisa conter um equino ferido e não tem nenhum cabresto disponível no momento.

Finalidades

- Contenção ou controle da cabeça de ovinos, caprinos ou bovinos.
- Condução de bovinos, ovinos, caprinos e equinos.
- Amarração de bovinos, ovinos, ou caprinos a um objeto fixo.

Material

- 3,6 a 4,2 metros de corda de três tentos (filamentos) de algodão ou corda de náilon de 1,27 cm de espessura para bovinos adultos, 0,95 cm de espessura para ovinos, caprinos e bezerros.
- 3 a 4,2 metros de corda de algodão ou corda de náilon de 1,27 cm para equinos.
- Fita isolante elétrica, braçadeiras ou fio elétrico para proteger a ponta da corda.

Procedimento para a confecção de um cabresto de corda para bovinos ou ovinos

Ação técnica	Fundamentação/extensão
1. Faça o acabamento da extremidade de uma corda de algodão de três tentos ou de náilon de 3,6 a 4,2 metros de comprimento.	**1a.** Enrole o final firmemente com fita isolante ou amarre a extremidade (veja o Procedimento para Finalização ou Proteção da extremidade de uma corda).
2. Faça a focinheira.	**2a.** Meça 45 cm a partir da extremidade terminada da corda para um bovino de raça grande (30-35 cm para uma raça menor ou um bezerro).
	2b. Neste ponto de 45 cm, separe os tentos o suficiente para inserir a ponta mais longa da corda (Figura 1-8A).
	2c. Tenha dois tentos em cima e um embaixo.
	2d. Insira a extremidade longa (inacabada) de modo que a curta (acabada) aponte para baixo e a longa, para cima.

3. Para fazer a focinheira de uma ovelha: siga as instruções anteriores a esta etapa.

4. Separe os tentos da extremidade longa a cerca de 10 cm da alça. Passe a extremidade curta e concluída pela extremidade longa.

5. Puxe toda a extremidade curta de modo que uma única alça seja formada, na qual as extremidades se entrelaçam, com quatro tentos em cima e dois embaixo.

3a. Meça 15-20 cm usando uma corda de 0,95 cm de diâmetro.

4a. Dois tentos em cima e um embaixo. (Figura 1-8B).

5a. Figura 1-8C.

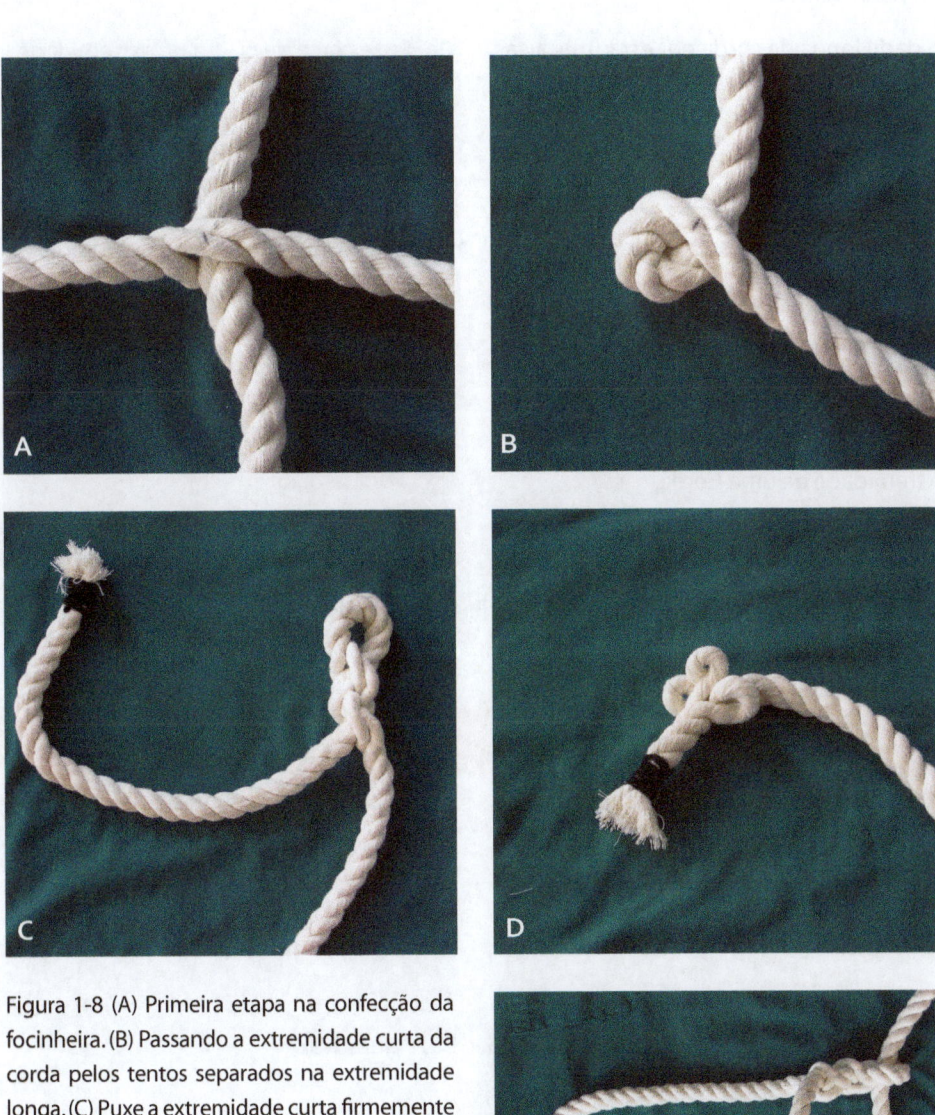

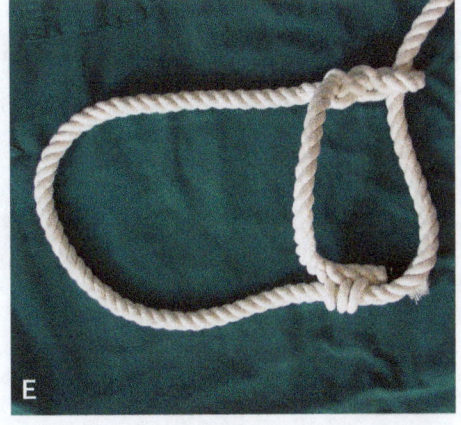

Figura 1-8 (A) Primeira etapa na confecção da focinheira. (B) Passando a extremidade curta da corda pelos tentos separados na extremidade longa. (C) Puxe a extremidade curta firmemente para prender a alça. (D) Estas alças foram criadas simplesmente torcendo-se a corda na direção oposta à sua torção original. (E) Produto final. O comprimento da testeira é ajustável para se adaptar a tamanhos variados de cabeça.

Ação técnica	Fundamentação/extensão
6. Para formar a testeira, siga as etapas 7 a 10.	6a. A peça que vai atrás das orelhas dos bovinos.
7. Pegue a extremidade curta da corda em sua mão esquerda. Posicione a mão direita a cerca de 4,5 centímetros de sua mão esquerda.	—
8. Vire a sua mão esquerda em sua direção e sua mão direita para longe de você, de modo que a corda se torça aberta.	—
9. Continue a torcer a corda até que três pequenas alças sejam formadas pelos tentos.	9a. Figura 1-8D.
10. Passe a extremidade longa da corda por estas três alças.	10a. Puxe cerca de 60 cm da extremidade longa da corda pelas alças. 10b. Para ovinos, a testeira deve ter apenas cerca de 30 cm de comprimento.
11. Passe a extremidade longa através da alça que foi formada nas etapas de 1 a 4.	11a. Esta parte correrá sob a mandíbula de ovinos ou bovinos e apertará quando você puxar a guia.
12. Ajuste o cabresto para que ele se pareça com o da Figura 1-8E e finalize a extremidade da corda guia, conforme descrito no Procedimento de Finalização ou Proteção da Extremidade de uma Corda.	—

Procedimento para a confecção de um cabresto de corda temporário para equinos

Ação técnica	Fundamentação/extensão
1. Passe a corda ao redor do pescoço do equino.	1a. A corda deve estar frouxa o suficiente para que sua mão caiba nela com facilidade, perpendicularmente entre a corda e o pescoço do equino.
2. Faça um nó bolina para segurar o laço.	2a. Certifique-se de que não seja um nó corrediço (Figura 1-9A).
3. Dobre a ponta mais longa da corda para cima através do laço no pescoço.	3a. Figura 1-9B.
4. Passe uma laçada ou alça sobre o chanfro do nariz do cavalo.	4a. Figura 1-9C.
5. Prenda o segundo laço amarrando um segundo nó abaixo da ganacha.	5a. Para um cabresto temporário, amarre apenas um nó simples.

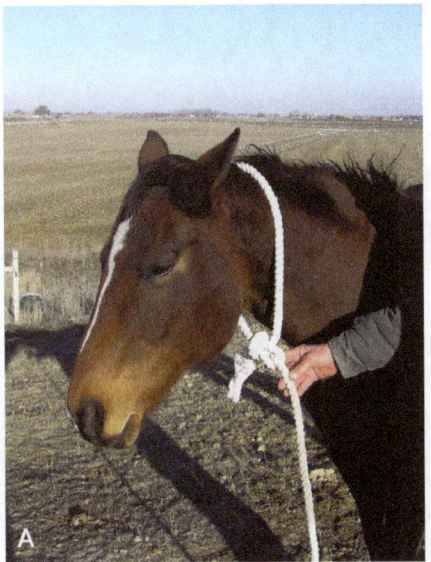 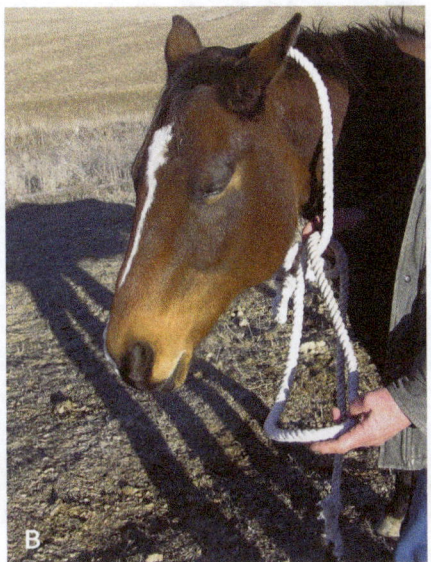 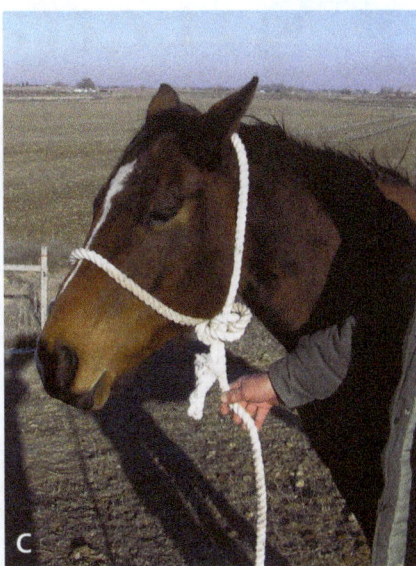

Figura 1-9 (A) Nó bolina preso ao redor do pescoço do equino. (B) Passando uma laçada ou dobra da corda pelo laço no pescoço. (C) Produto final.

QUESTÕES DE REVISÃO

1. Quais são as vantagens e as desvantagens da corda feita de material sintético?
2. Como os laços diferem das outras cordas de contenção?
3. Por que é importante verificar as cordas com frequência?
4. Para que é utilizado um nó de soltura rápida na maioria das vezes?
5. Como se pode modificar um nó de liberação rápida a fim de que o animal não consiga se libertar?
6. Quais são as vantagens de se usar um nó tipo bolina?
7. Por que a amarração de cauda tem seu uso limitado em bovinos?
8. O que é um nó falso e para que é utilizado?
9. Identifique duas formas de finalizar a extremidade de uma corda.
10. Para o que mais a técnica de trançar pode ser utilizada?

REFERÊNCIAS

HEERSCHE, G. *How to make a rope halter*. Lexington: University of Kentucky College of Agriculture Cooperative Extension Service, 4 AA-0-200, 1982.

LEAHY, J.; BARROW, P. *Restraint of animals*. 2. ed. Ithaca: Cornell Campus Store, 1953.

2 Ferramentas e técnicas de contenção

Um cão olha para você de baixo para cima, um gato olha para baixo para você, mas um porco olhará diretamente nos seus olhos.
Winston Churchill

Palavras-chave

- argola nasal
- brete
- cabresto
- cachimbo
- cambão
- derrubamento
- **elevação de cauda**
- estimulador elétrico
- hipertermia
- *sweep tub*
- tábua de manejo
- **tronco**

Objetivos

- Identificar características comportamentais próprias de cada espécie.
- Descrever técnicas de contenção utilizadas em animais de grande porte.
- Comparar e contrastar os procedimentos de contenção utilizados em cada espécie.
- Identificar os diversos instrumentais, utensílios e equipamentos utilizados na contenção de animais de grande porte.

Complicações da contenção

Definida como confinamento forçado, a contenção é necessária para o transporte, exame e tratamento apropriados de qualquer espécie animal. O grau de contenção necessário reflete a espécie, a familiaridade do animal com o manejo, o grau de invasão e a duração previstas do procedimento. É de responsabilidade do manipulador utilizar técnicas que facilitem o sucesso e a segurança de todas as pessoas e dos animais envolvidos em um procedimento. Infelizmente, apesar de todas as tentativas de se minimizarem as complicações, a contenção pode afetar de maneira adversa alguns animais. Os efeitos indesejáveis que podem ser associados à contenção incluem:

- traumatismos, incluindo contusões, escoriações, lacerações ou paralisia de nervos;
- distúrbios metabólicos como acidose, hipóxia, hipocalcemia, hiperglicemia, hipoglicemia;
- **hipertermia**;
- regurgitação;
- estresse emocional.

Contenção do equino

Os equinos são os animais de grande porte mais acostumados ao manejo. Esteja ou não relacionado ao encabrestamento, à escovação ou ao transporte, o manejo frequente é um componente de todos os protocolos da criação de equinos.

Diretrizes para a contenção do equino

São necessários anos para se desenvolver a habilidade de trabalhar com a cooperação de cavalos. As diretrizes a seguir, entretanto, ajudarão o manipulador inexperiente a evitar muitos problemas.

- Equinos são animais de grande porte. Sua reação costuma ser correr primeiro e perguntar depois. Portanto, a maioria dos acidentes envolvendo equinos é resultado de um comportamento nervoso, não agressivo, por parte desses animais. Dito isto, os equinos ao reagir podem causar danos extensos por mordidas, coices (equinos escoiceiam por meio da cauda) e manotadas (com os membros torácicos).
- Deixe sempre que os animais saibam que você está por perto. Os equinos não gostam de surpresas. Fale baixo; evite ruídos altos e movimentos repentinos.
- Quando estiver perto de um equino, coloque sua mão no animal delicadamente. Isto servirá como alerta para você caso haja qualquer movimento intencional por parte do animal.
- Nunca passe por baixo de um equino.
- Nunca se posicione atrás, no ponto cego de um equino.
- Se for necessário andar atrás de um equino, ande bem perto dele com seu corpo tocando-o. Alternativamente, você pode andar a uma distância de 5 m atrás dele.
- Não deixe que o equino o prense a um objeto sólido. Por exemplo, não fique entre o equino e uma parede. Troque a posição de maneira que o equino fique entre você e a parede.
- Ocasionalmente, os equinos podem dar coices de vaca (coice para a frente, com o membro pélvico) ou dar manotadas com o membro torácico.

- A maioria dos acidentes com o manipulador ocorre quando o equino é colocado em uma área de contenção (tronco, trailer) ou quando está a uma distância que permita contato com outro equino. Preste muita atenção nestas situações.

Regras para amarrar

Para facilitar a segurança tanto dos equinos como dos condutores, as orientações a seguir devem ser obedecidas ao se amarrar um animal.
- Sempre utilize um nó que se solte rapidamente.
- Amarre-o a um poste ou a uma argola firmes. Nunca o amarre a portões, mourões de cerca ou outro objeto que um animal assustado possa arrancar.
- As cordas guias devem ser amarradas de maneira suficientemente curta e alta, a fim de evitar que o animal levante uma perna por sobre a corda. Geralmente isto se dá ao nível da cabeça do animal.
- Garanta um mínimo de 3,5 m entre os animais.

Tronco

Finalidade
- Inibir a movimentação do equino por meio de contenção física.

Complicações
- Lesões no equino.
- Lesões na equipe.

Material
- Tronco
- **Cabresto** e corda guia

Procedimento para a utilização do tronco

Ação técnica	Fundamento/extensão
1. Coloque o cabresto e a corda guia no equino.	—
2. Abra as porteiras da frente e de trás do tronco.	**2a.** Figura 2-1.
3. Encaminhe o equino para dentro do tronco enquanto você se mantém do lado de fora, à esquerda do tronco.	**3a.** Caso o animal se recuse a entrar, o condutor pode preceder o equino dentro do tronco. Certifique-se de que a parte da frente do tronco esteja aberta antes da tentativa.

3b. Não olhe para o equino enquanto você se aproxima do tronco. Mantenha o olhar direcionado para a frente.

3c. Muitos equinos se detêm a 1 m do tronco. Permita-lhes assimilar a situação por 2-3 minutos e, então, faça estalos com a boca para encorajá-los a ir adiante.

4. Feche a porteira da frente, feche a porteira de trás. Amarre o equino neste momento, se necessário.

4a. Os equinos nunca devem ser colocados em bretes para bovinos.

4b. Nunca deixe um equino sozinho dentro de um tronco.

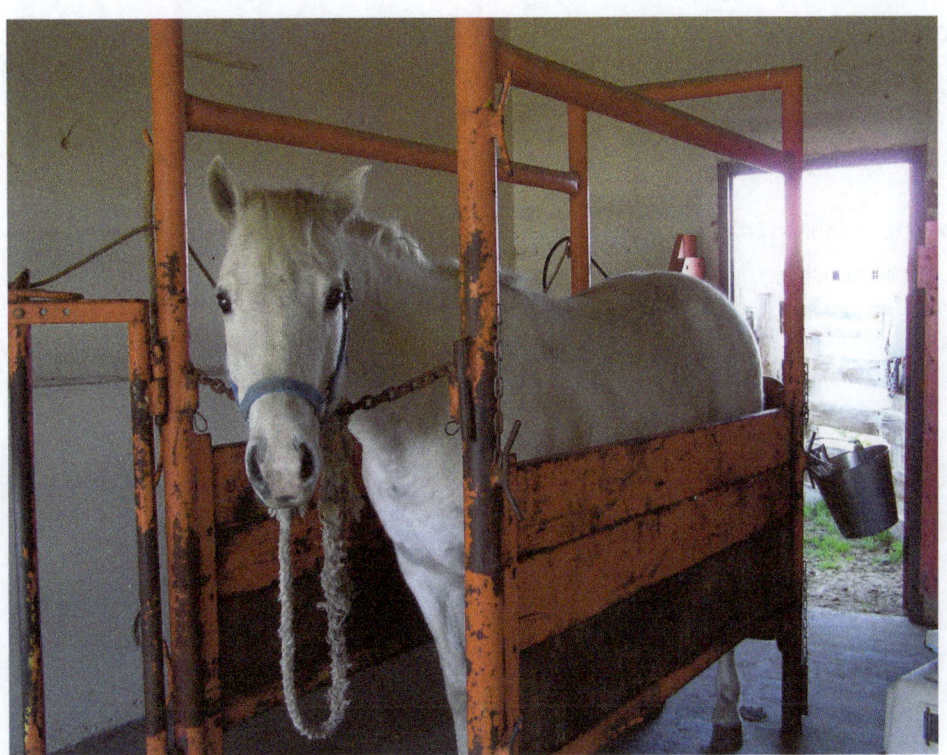

Figura 2-1 Tronco para equinos.

Encabrestamento e condução

Finalidade

- Fornecer contenção fundamental para o equino.

Complicações

- Lesão no condutor caso ele seja pisoteado pelo equino.

Material

- Cabresto.
- Corda guia.

Procedimento para encabrestar o equino

Ação técnica	Fundamento/extensão
1. Aproxime-se do equino lentamente pelo lado esquerdo, na altura da paleta.	1a. A paleta é a área mais segura do equino. 1b. Caso o equino não esteja ciente da sua presença, emita um som leve para alertá-lo. 1c. Nunca se aproxime de um equino diretamente por trás. 1d. A maioria dos equinos é acostumada a ser manipulada pelo lado esquerdo.
2. Coloque a corda guia ao redor do pescoço.	2a. A corda guia deve ficar o mais próximo possível da cabeça, não tão baixo no pescoço. 2b. A corda guia deve ser atada à argola ventral do cabresto.
3. Posicione a focinheira sobre o chanfro e afivele a nuqueira por trás das orelhas.	3a. Alguns cabrestos possuem um fecho ventral ao invés da nuqueira (cachaceira) afivelada que vai por trás das orelhas. 3b. Tente minimizar o contato com as orelhas, pois muitos equinos são sensíveis ao seu toque. 3c. Figura 2-2.

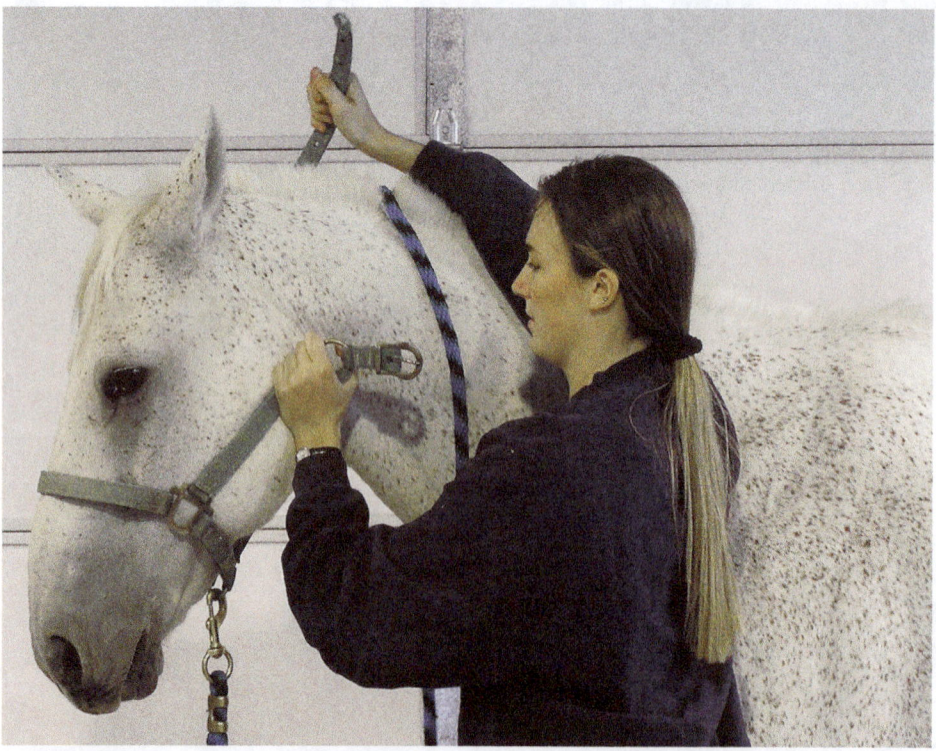

Figura 2-2 Encabrestamento do equino.

Procedimento para conduzir o equino

Ação técnica	Fundamento/extensão
1. O equino deve estar encabrestado e com a corda guia.	1a. Figura 2-3.
2. Posicione-se do lado esquerdo do equino.	2a. O lado esquerdo também é chamado lado de dentro; o lado direito é chamado lado de fora.
3. Segure a corda guia com a mão direita a 30 cm do cabresto. Enrole a corda excedente e segure-a com a mão esquerda.	3a. Nunca enrole qualquer porção de uma corda guia ao seu redor. 3b. Caso necessário, o condutor pode sempre agarrar na tira da ganacha ou da barbela do cabresto.
4. Caminhe para a frente com um passo vigoroso.	4a. Não olhe para o equino. Ele sabe que deve segui-lo.
5. Se o equino se descontrolar, faça círculos para a esquerda. Isto fará que você aja como um pivô enquanto o animal circula a seu redor.	—

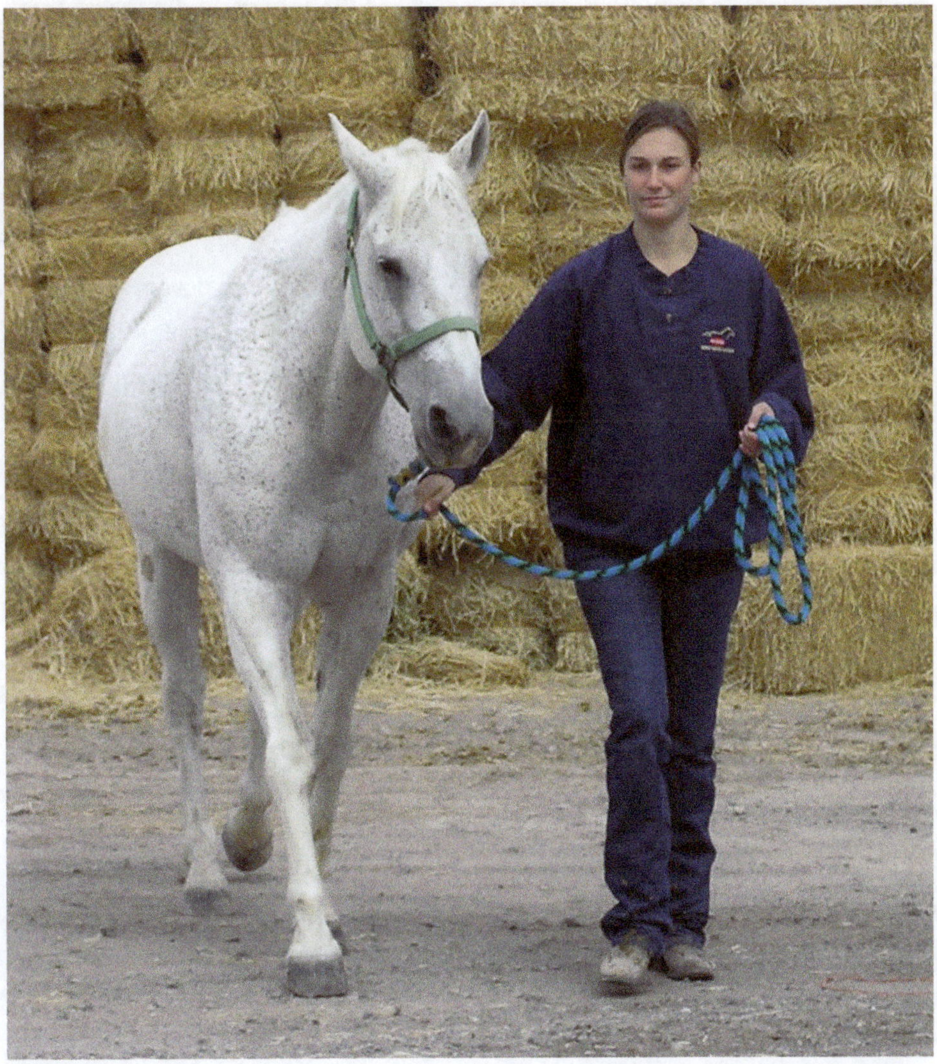

Figura 2-3 Conduzindo o equino.

Aplicação de correntes

Finalidade
- Aumentar a contenção por intermédio do aumento da pressão.

Complicações
- Elevação da cabeça.
- Traumatismo tecidual (bucal ou oral).

Material
- Cabresto.
- Corda guia com corrente.

Procedimento para a aplicação de correntes

Ação técnica	Fundamento/extensão
1. Coloque o cabresto no equino.	**1a.** As correntes podem ser usadas sobre o chanfro, por baixo da barbela, na boca ou sob o lábio, caso necessário. Todos esses métodos aumentam o grau da contenção, com graus variados de desconforto.
	1b. Os equinos nunca devem ser amarrados com a corda guia com corrente, pois esse procedimento pode resultar em traumatismo grave caso o equino estire para trás.
2. Corrente sobre o chanfro: Solte a corrente da argola ventral do cabresto e passe-a pela argola do lado esquerdo, sobre o chanfro, e prenda-a na argola do lado direito.	**2a.** Caso a corrente seja longa o suficiente, ela pode ser passada pela argola do lado direito e presa à argola ventral, ou pode ser passada pela argola do lado direito e fixada à argola da ganacha direita.
	2b. Passar uma volta da corrente na focinheira do cabresto evita que ela escorregue do chanfro (Figura 2-4).
3. Corrente sob a barbela: Passe a corrente pela argola do lado esquerdo sob a barbela e prenda-a à argola do lado direito.	**3a.** Figura 2-5.
4. Corrente na boca: **a.** Passe a corrente pela argola do lado esquerdo sob a barbela e prenda-a à argola do lado direito. Afrouxe a corrente para que ela possa alcançar os lábios do equino.	**4a.** A corrente deve ficar confortável, apenas tocando a comissura labial. Se ela estiver muito apertada ou baixa na boca, causará desconforto desnecessário.

b. Posicione o braço direito ventralmente à cabeça e segure-a pela tira do chanfro com a mão direita.

c. Insira o polegar direito na comissura labial. Quando o equino abrir a boca, posicione a corrente (como se colocasse um freio na boca).

d. Aplique leve tração à corrente para que não fique frouxa.

5. Corrente sob o lábio:

a. Veja as etapas 4a e 4b.

b. Levante o lábio superior e posicione a corrente sobre a gengiva, sob o lábio.

c. Aplique leve tração à corrente para que não fique frouxa.

4b. A corrente posicionada na boca é raramente utilizada na prática veterinária. Deve-se tomar cuidado para evitar lesões aos delicados tecidos dos lábios.

4c. Figura 2-6.

5a. Isto pode ser extremamente doloroso quando se aplica pressão. Não pressione quando o equino cooperar. A corrente deve ficar ajustada de modo a não causar qualquer desconforto.

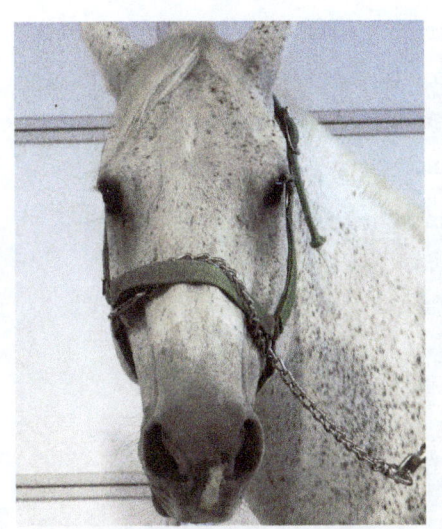

Figura 2-4 Corrente sobre o chanfro.

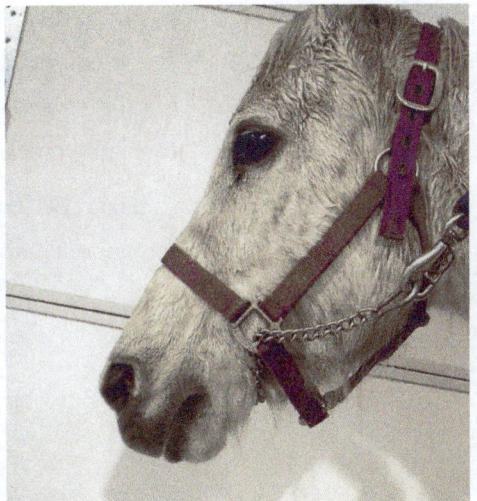

Figura 2-5 Corrente sob a barbela.

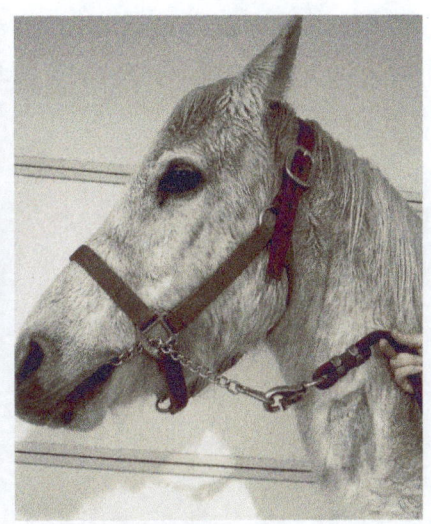

Figura 2-6 Corrente na boca.

Pinçamentos

Finalidade

- Aplicação de pressão com a intenção de distrair a atenção ou induzir a liberação de endorfina.

Complicações

- Lesões na equipe.
- Traumatismos no lábio.

Material

- Cabresto.

- Corda guia.
- **Cachimbo**.

Procedimento para o pinçamento manual

Ação técnica	Fundamento/extensão
1. Coloque o cabresto com a corda guia.	**1a.** Nunca tente fazer o pinçamento sem que haja um cabresto no animal.
	1b. O pinçamento causa pouca dor no equino, criando-se uma distração durante o procedimento clínico.
	1c. Caso seja aplicado no focinho, o pinçamento parece causar liberação de endorfina, suprimindo desta forma a dor no animal.
2. Volte a cabeça do animal para você e segure a pele solta da região do pescoço cranial à paleta. Segure uma grande quantidade de pele, torça devagar e segure firme.	**2a.** O pinçamento manual é realizado mais comumente na região do pescoço (paleta). Nunca deve ser feito na orelha do equino. A torção manual do focinho é mais difícil e é mais bem realizada com a utilização de um cachimbo mecânico.
	2b. Voltar a cabeça do animal para você afrouxa a pele, tornando-a mais fácil de se pegar.
	2c. Figura 2-7.

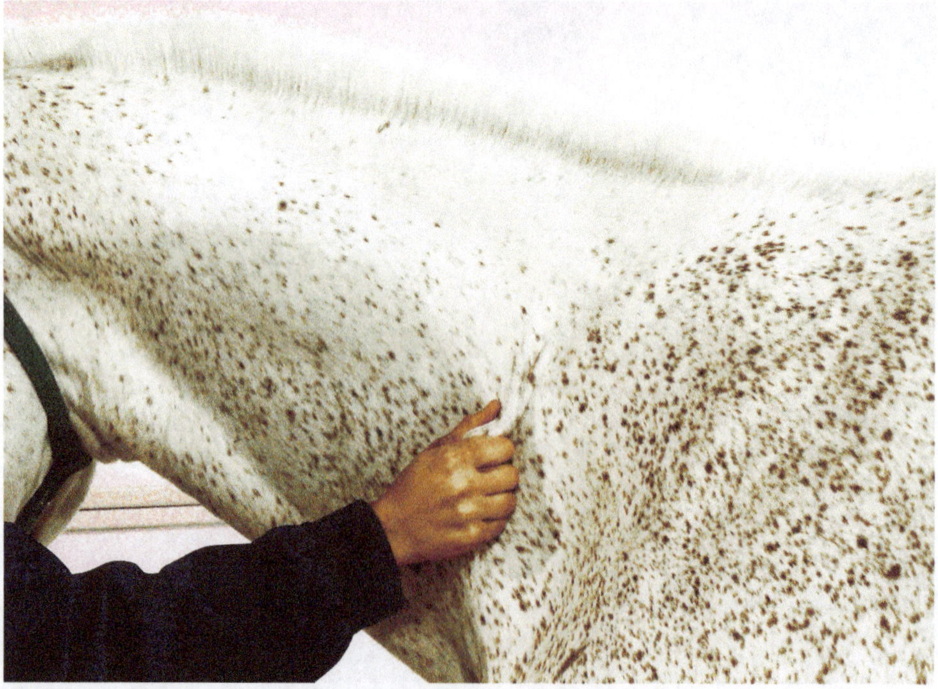

Figura 2-7 Aplicação de pinçamento manual no pescoço.

Procedimento para a aplicação de cachimbos mecânicos

Ação técnica	Fundamento/extensão
1. Coloque o cabresto com a corda guia.	**1a.** Nunca tente colocar o cachimbo sem que haja um cabresto no animal.
	1b. Os cachimbos causam pouca dor no equino, criando uma distração durante o procedimento clínico.
	1c. Caso sejam aplicados no focinho, os cachimbos parecem causar liberação de endorfina, suprimindo dessa forma a dor no animal.
2. Selecione o tipo de cachimbo.	**2a.** Os cachimbos mecânicos incluem o metálico de Kendal, o de corrente e o de corda.
	2b. O cachimbo metálico é articulado, o que evita o aperto exagerado. Ele também pode manter-se preso sem auxílio.
3. Posicione a mão no cachimbo e segure firmemente o lábio superior.	**3a.** O equino provavelmente resistirá, levantando ou jogando a cabeça para cima e para baixo.
	3b. Agarre tanto quanto possível o lábio superior.
	3c. Figura 2-8.
4. Aperte os cachimbos de corda e corrente torcendo rapidamente o cabo de madeira.	

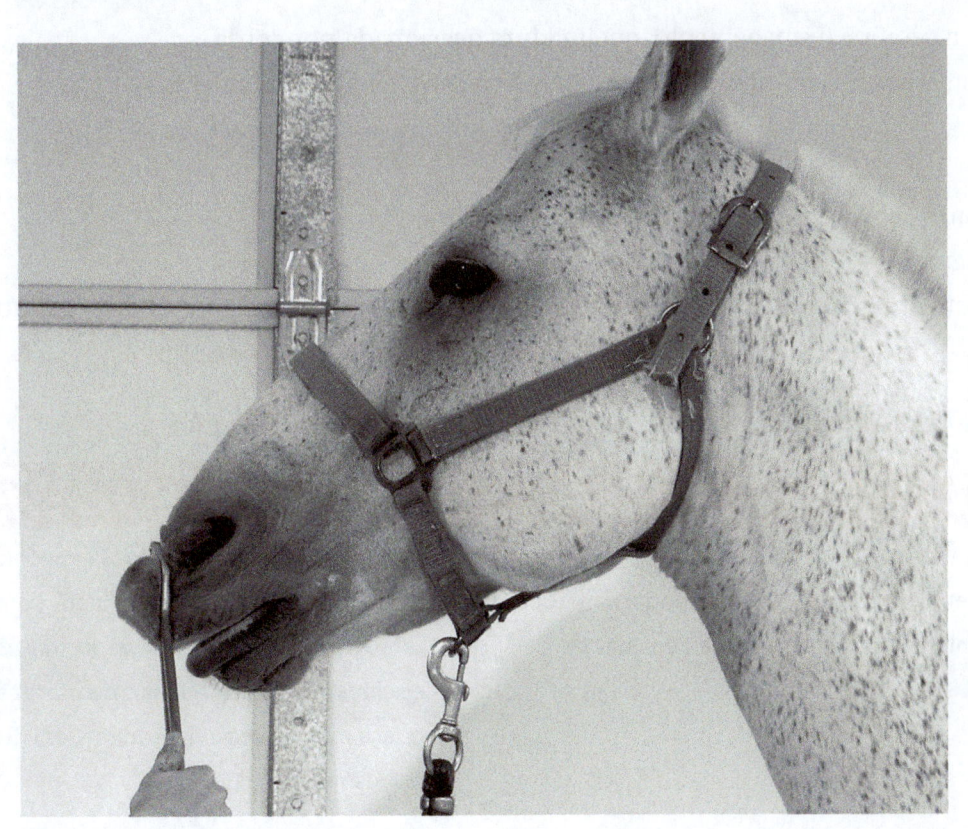

Figura 2-8 Aplicação de cachimbo.

a. O cachimbo metálico é fixado aproximando-se as duas hastes (como em um quebra nozes) e, depois, enrolando-se o cadarço ao redor da extremidade das hastes. Prende-se à argola lateral ou ventral do cabresto.

4a. Para manter o cachimbo no lugar, o manipulador não deve puxá-lo para baixo. Mantenha-o contra o focinho.

4b. Puxar os cachimbos para baixo é a razão mais comum de seu desprendimento em momentos impróprios.

4c. Se não for necessário um cachimbo que se mantenha fixo por si mesmo, não é preciso prender o cachimbo metálico ao cabresto.

5. Para remover o cachimbo, destorça a corda e esfregue o focinho do equino com a palma da mão para estimular a circulação.

5a. Os cachimbos não devem permanecer mais do que 20 minutos colocados no animal sem afrouxamento periódico para facilitar a circulação.

EMBARCANDO EQUINOS EM *TRAILERS*

FINALIDADE

- Embarcar o equino de maneira segura no *trailer* para transporte.

COMPLICAÇÕES

- Lesões na equipe (esmagamento, queimadura ocasionada por corda).
- Traumatismos no equino (mais comumente na cabeça ou nos membros).

MATERIAL

- Cabresto.
- Corda guia.
- Equipamento de proteção como ataduras, protetores de casco e capacetes de proteção.

PROCEDIMENTO PARA EMBARCAR OS EQUINOS EM *TRAILERS*

Ação técnica	Fundamento/extensão
1. Familiarize-se com o *trailer*, observando especificamente onde o equino é amarrado, o método de fechamento da porta e a presença de saídas de emergência.	**1a.** Estão disponíveis muitos tipos e modelos de *trailers*, incluindo os de carga, desenhados para transporte tanto de equinos como de gado, *trailers* para 2 e 4 equinos, em que os animais permanecem em linha reta, e *trailers* para 2 e 4 equinos, em que os animais permanecem na diagonal.

Ferramentas e técnicas de contenção 27

2. Coloque todo o equipamento de proteção selecionado pelo proprietário.

2a. O equipamento de proteção ajuda a evitar lesões no animal durante o transporte.

2b. Normalmente o equipamento inclui protetores para os membros, para os cascos, capacete de proteção, capas e capa para a cauda.

3. Conduza o equino para o *trailer*.

3a. Não olhe para o equino no momento do embarque. Olhe para onde se quer ir.

3b. Figura 2-9.

3c. Se o equino inicialmente se recusar a entrar, permita-lhe olhar para o *trailer* por 1 a 2 minutos, depois, faça estalos com a boca como estímulo para o animal andar para a frente.

4. Prenda a corda traseira, a porteira interna ou as divisórias, caso elas existam. Amarre o equino usando um nó que se solte rapidamente.

4a. Sempre utilize um nó de soltura rápida. Este nó pode ser solto com uma puxada rápida na ponta da corda.

4b. Capítulo 1.

5. Feche todas as portas exteriores.

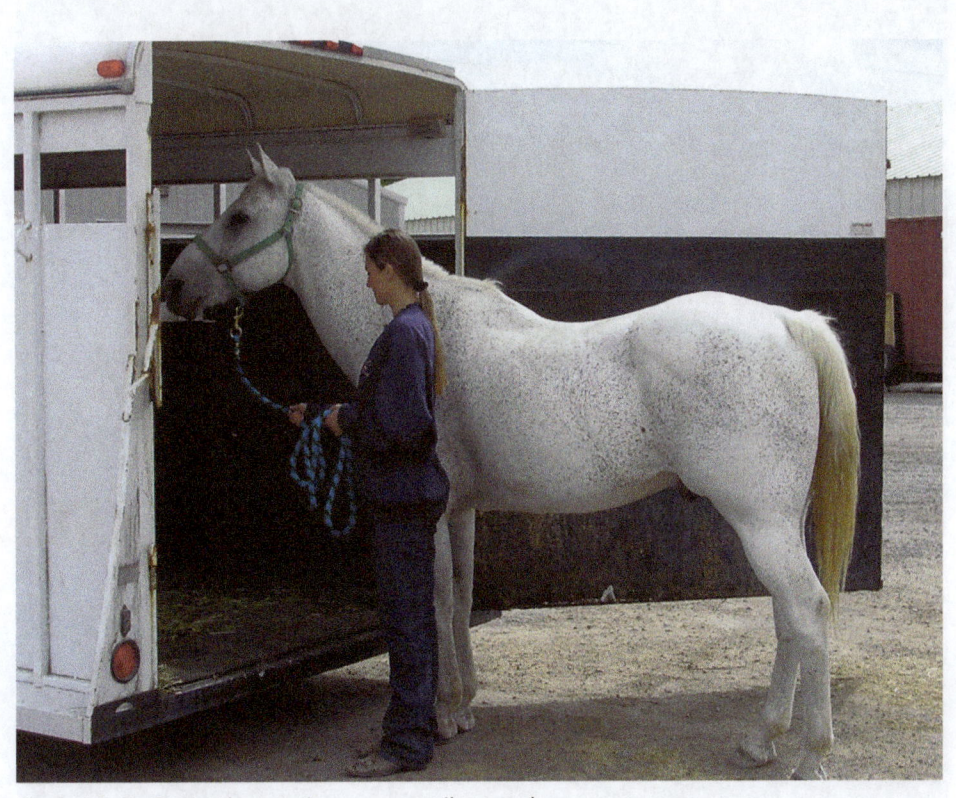

Figura 2-9 Embarcando o equino em um *trailer* com degrau.

Situações especiais de manejo

Potros

Potros são muito delicados, e geralmente não possuem a experiência de manejo dos animais mais velhos. O manipulador deve tomar cuidado para avaliar o temperamento e o grau de treinamento do potro. Tome cuidado para manter a égua e o potro em contato visual. Normalmente, quanto mais perto a égua estiver do potro, melhor será o resultado do procedimento.

Condução de potros

A técnica depende da quantidade de treinamento anterior.
- Se o potro não estiver acostumado ao cabresto, o melhor método é segurá-lo nos braços e empurrá-lo contra o lado da égua.
- Se o potro tiver alguma experiência com o cabresto, pode-se utilizar uma corda na garupa. Amarre a corda guia à argola ventral do cabresto. Use esta corda como a corda guia padrão e posicione uma segunda corda ao redor da garupa do potro e de volta pelo cabresto. Aplique mais pressão à corda da garupa do que à corda guia do cabresto (pressões de 70% e 30%, aproximadamente) (Figura 2-10).
- Se o potro for cabresteado, utilize as técnicas descritas para equinos adultos.

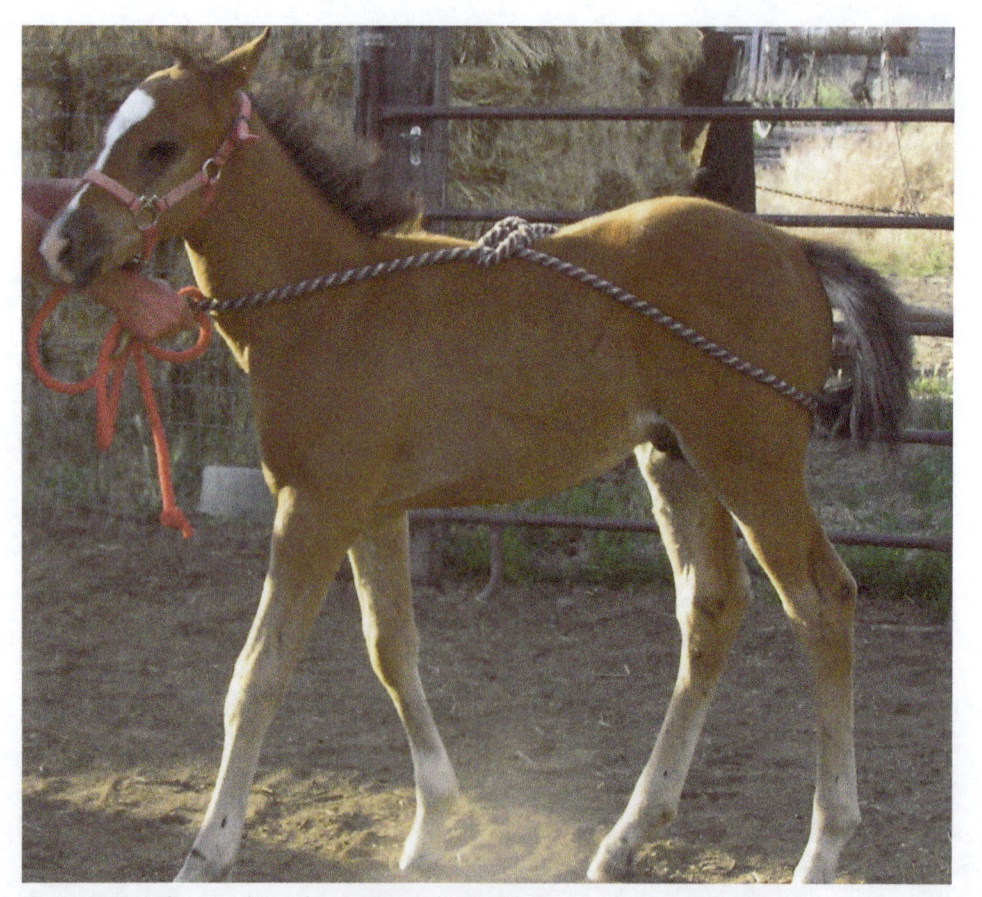

Figura 2-10 Aplicação de corda na garupa de um potro.

Procedimento para Segurar Potros

Ação técnica	Fundamento/extensão
1. Posicione um braço ao redor do peito do potro e o outro ao redor da garupa. Carregue o potro nos braços.	**1a.** Alguns potros caem nos braços do manipulador. Caso isso aconteça, afrouxe a pegada e o potro começará a suportar seu próprio peso. **1b.** Figura 2-11.
2. Caso o potro demonstre aceitar a realização do procedimento, mova-o de forma que ele fique contra o lado da égua ou contra uma parede.	**2a.** A égua também deve estar bem calma.
3. Com potros agitados, o manipulador pode agarrar a base da cauda.	**3a.** Não puxe a cauda para cima, ou o potro tentará se sentar.

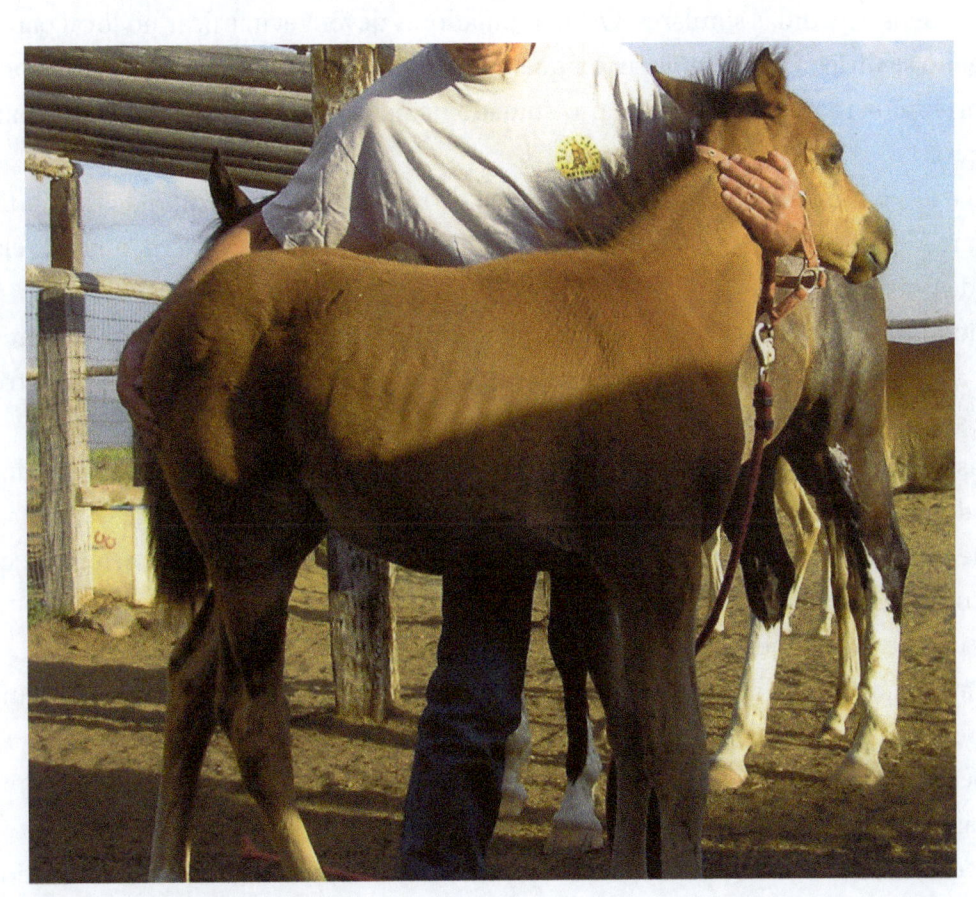

Figura 2-11 Contenção do potro.

Garanhões

Embora a maioria dos garanhões se comporte bem, eles são muito mais agitados e inconstantes do que cavalos castrados e as éguas. Em geral, também são mais propensos a atacar, morder ou empinar. Sabendo disso, é necessário cuidado especial para se manter a distância física adequada entre os garanhões e outros cavalos.

Um mínimo de 6 m entre garanhões e outros animais é o ideal. A distância é especialmente importante caso o garanhão deva estar na presença de éguas no cio (estro). Cavalariços iniciantes devem ser advertidos a evitar o manejo de garanhões até que estejam bem familiarizados com éguas e cavalos castrados.

Contenção de bovinos

O gado exibe variação marcante em sua resposta ao manejo. Vacas leiteiras ou animais de projetos 4-H, acostumados ao contato próximo diário, toleram a contenção mais prontamente do que o gado de criação extensiva. A seleção das instalações e do equipamento reflete diretamente esta variação. Os manipuladores sensatos sempre avaliarão a raça, o sexo e o tipo de produção antes de descarregar qualquer gado.

Diretrizes para a contenção de bovinos

- Normalmente o bovino não é cabresteado ou conduzido. Ele é empurrado ou direcionado por gestos com os braços e medidas similares. Os manipuladores devem evitar ficar no local para onde querem que o gado se dirija. Por exemplo, não fique na frente do **brete** se você quiser que o bovino saia dele pela porteira da frente. Deve-se tomar o cuidado de não agitar excessivamente o rebanho durante a condução.
- O gado é um tanto gregário. Assim, é mais fácil de manipulá-lo em grupo do que individualmente.
- A distância de segurança para o bovino é de aproximadamente 4,5 a 6 m, embora ela possa variar muito de uma raça a outra.
- Inspecione sempre as instalações antes do procedimento. Familiarize-se com o brete e assegure-se de que as cercas sejam fortes e as porteiras estejam travadas. Um rebanho solto é extremamente difícil de ser recapturado.
- As raças de bovinos variam demais em relação ao temperamento. Em geral, as raças de leite são mais dóceis do que as de corte (esta afirmação é válida para vacas, não para touros).
- Deve-se sempre ter cuidado no trabalho com touros. Isto é especialmente relevante quando se trabalha com touros de leite.
- Evite o uso de cães, a menos que sejam extremamente bem treinados.
- Embora a maioria do gado não seja declaradamente agressiva, as ações listadas a seguir podem causar lesões às pessoas envolvidas.
    1. Cabeçadas: O bovino balança a cabeça e a utiliza para bater. Isso pode ser especialmente perigoso em animais com cornos.
    2. Coices: O bovino normalmente escoiceia para a frente e para o lado. Animais contidos são menos propensos a escoicear para trás, embora isto possa ocorrer. O bovino quase nunca escoiceia com os dois membros pélvicos simultaneamente.
    3. Pisadas: O bovino geralmente corre para passar por cima de indivíduos que bloqueiem sua rota de fuga.
    4. Mordidas: Vacas raramente mordem.

Grandes avanços foram realizados nos últimos anos em relação ao manuseio e ao manejo racional do gado. Muitos indivíduos têm contribuído para o bem-estar do gado e revolucionaram nosso entendimento sobre a contenção de bovinos. Recomenda-se uma revisão deste material.

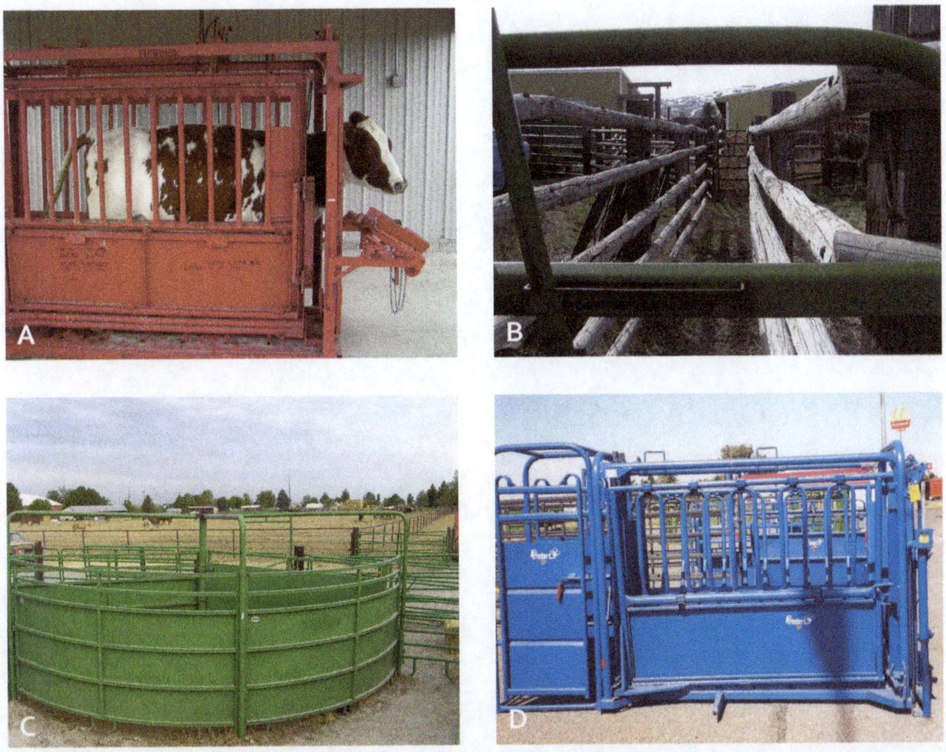

Figura 2-12 (A) Bovino em um brete ajustável. (B) Seringa. (C) *Sweep tub*. (D) Brete com gaiola para palpação.

INSTALAÇÕES PARA O MANEJO

O gado normalmente é manejado utilizando-se instalações que apresentam os seguintes equipamentos (Figura 2-12).

- Brete: este dispositivo fornece imobilização por meio de uma guilhotina na cabeça (pescoceira) e laterais comprimíveis. Os painéis laterais podem ser abaixados para exame dos cascos e dos membros, enquanto as barras laterais podem ser abaixadas para exame do dorso do animal. Podem-se encaixar tábuas com cabresto na pescoceira para facilitar a descorna. Existem vários modelos e marcas. Técnicos e veterinários devem se familiarizar com a operação do brete antes de utilizá-lo.
- Tronco: um tronco é similar ao brete, mas não possui as laterais comprimíveis. Ele não é feito para a manipulação de um grande número de bovinos e nunca deve ser usado para animais ariscos.
- Gaiola de palpação: estes portões são colocados logo atrás do brete. Eles facilitam a entrada para a porteira traseira do brete impedindo o gado da seringa de se aproximar do brete.
- Seringa: a seringa é a passagem estreita que evita que o gado se vire ao se aproximar do brete. Travas ou portões traseiros podem ser utilizados para evitar que o gado recue na seringa ao se aproximar do brete.
- *Sweep tub*: *sweep tubs* permitem que um pequeno grupo de animais seja comprimido em conjunto para facilitar a passagem para a seringa. A minimização do excesso de espaço diminui a oportunidade de o gado se virar e se recusar a entrar na seringa.

Operando bretes

Finalidade
- Fornecer o método mais eficaz de contenção para o bovino.

Complicações
- Lesões no gado.
- Lesões na equipe.

Material
- Brete.

Procedimento para operar os bretes

Ação técnica	Fundamento/extensão
1. Prepare o brete para a utilização abrindo a pescoceira, soltando a compressão e abrindo a porteira traseira.	1a. Familiarize-se com a operação própria do brete antes de colocar o gado. Existem muitos modelos disponíveis, cada um deles apresenta pequenas variações de operação.
2. Permita a entrada do gado.	—
3. Prenda a cabeça.	3a. Operadores de brete experientes normalmente fecham a porteira traseira antes de fechar a pescoceira. Isto evita que o animal recue para fora do brete antes que sua cabeça seja presa. Operadores mais lentos vão deixar o gado passar se utilizarem esta técnica.
4. Feche a porteira traseira.	—
5. Aplique a compressão.	5a. Os bretes podem acomodar animais de diversos tamanhos com a movimentação manual dos painéis laterais mais para dentro ou para fora. Caso o bovino não possa ser comprimido suficientemente, verifique a posição do painel lateral. Caso seja necessário, mova o painel para dentro, ajustando os pinos localizados nos cantos ventrais.
6. Para liberar o bovino, solte a compressão e, depois, libere a cabeça.	6a. Caso haja uma tábua para descorna fixada, o bovino deverá ser liberado pelo lado do brete, em vez de ser liberado pela pescoceira.

Encabrestamento

Finalidades

- Fornecer a contenção da cabeça.
- Permitir a condução do gado que foi encabrestado.

Complicações

- Traumatismos na equipe.

Material

- Cabresto para bovinos.

Procedimento para encabrestar os bovinos

Ação técnica	Fundamento/extensão
1. Coloque o bovino no brete ou no tronco.	1a. Caso o bovino seja acostumado ao cabresto, este pode ser colocado na baia ou no piquete.
2. Posicione a nuqueira sobre as orelhas, depois coloque a focinheira. Ajuste o cabresto de modo que a focinheira cruze o chanfro a meio caminho das narinas e dos olhos.	2a. Os cabrestos para bovinos normalmente são feitos de um único pedaço de corda, que forma tanto o cabresto como a corda guia. O cabresto é ajustável para servir corretamente a cada bovino.
	2b. A porção ajustável da focinheira deve sempre passar sob a barbela, não no chanfro. A parte final ou a corda guia devem ficar do lado esquerdo do bovino.
	2c. Figura 2-13.

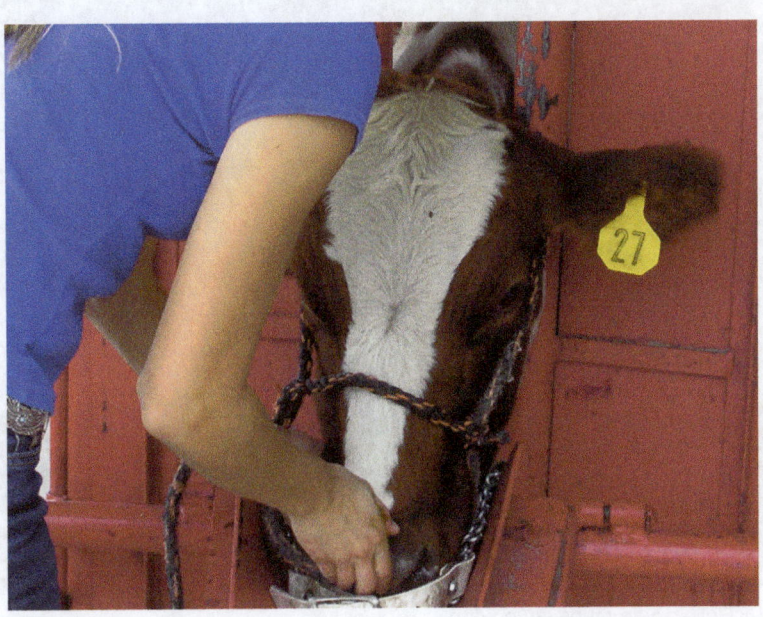

Figura 2-13 Encabrestamento de bovino.

Elevação de cauda em bovinos

Finalidade

- Fornecer contenção para exame ou para procedimentos cirúrgicos mínimos.

Complicações

- Lesões das vértebras coccígeas.
- Lesões na equipe.

Material

- Nenhum.

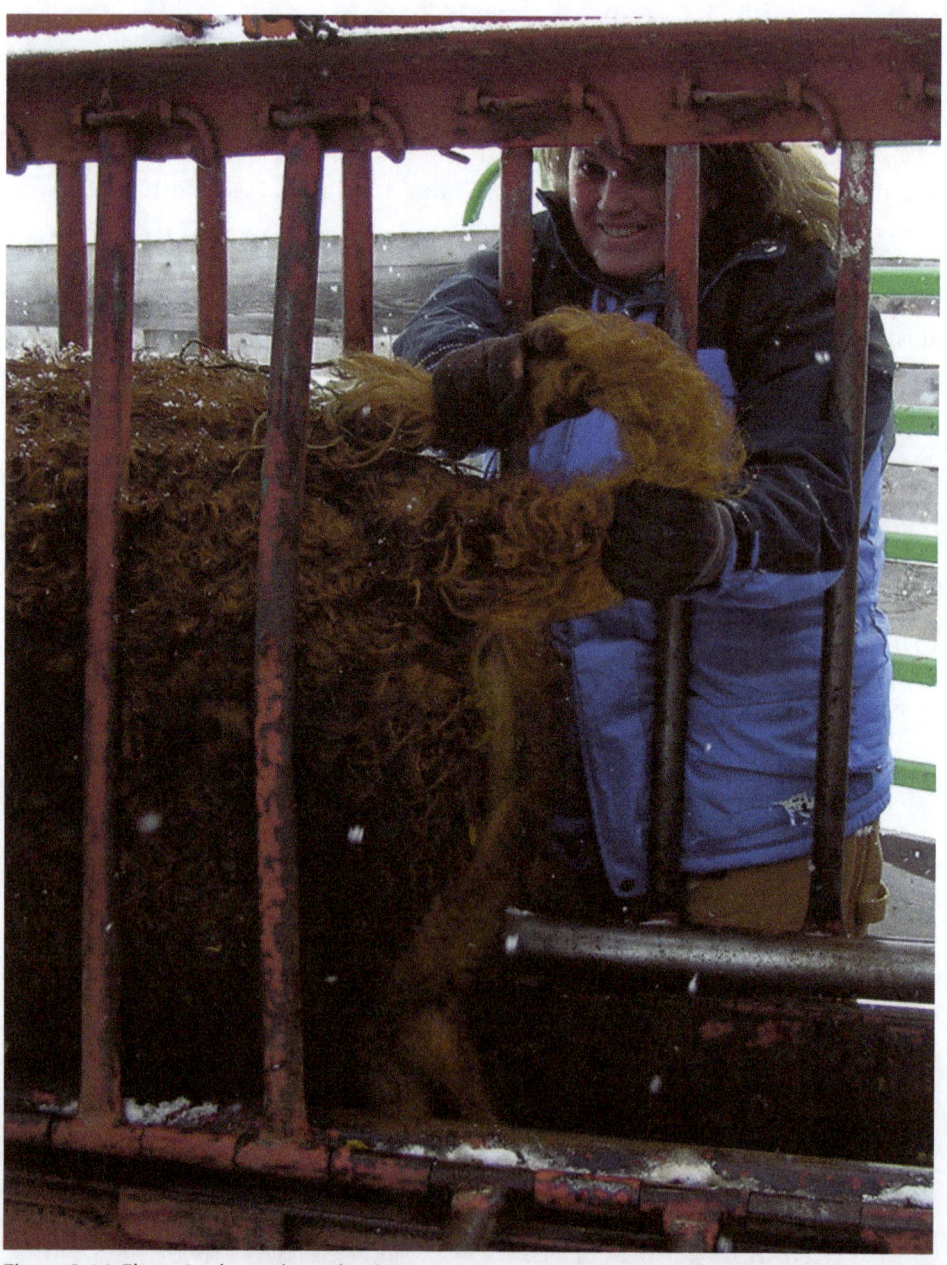

Figura 2-14 Elevação de cauda em bovino.

Procedimento para a elevação da cauda do bovino

Ação técnica	Fundamento/extensão
1. Coloque o bovino no brete ou no tronco e imobilize a cabeça.	1a. Figura 2-14.
2. Permaneça atrás do bovino e use ambas as mãos para segurar a base da cauda, a uma distância de 12 a 15 cm do ânus. Empurre a cauda em direção ao dorso. Não permita que a cauda se dobre ou que se desvie para a esquerda ou para a direita.	2a. O movimento ou o desvio da cauda diminui drasticamente a eficácia da imobilização. O bovino provavelmente vai escoicear, caso seja utilizada uma técnica inapropriada. 2b. Esta técnica não deve ser confundida com a torção de cauda, que dobra a cauda para fazer que o bovino caminhe para a frente. 2c. Segurar a base da cauda diminui a chance de danos às vértebras coccígeas.
3. Mantenha a pressão até ser informado para soltar.	3a. Esta contenção pode resultar em fadiga do braço.

Derrubamento de bovinos

Finalidade

- Posicionar o bovino em decúbito lateral ou esternal.

Complicações

- Trauma tecidual.
- O bovino pode resistir ao derrubamento.

Material

- Doze metros de corda de algodão grossa.
- Cabresto.

Procedimento para o derrubamento de bovinos

Ação técnica	Fundamento/extensão
1. Coloque o cabresto no bovino.	—
2. Assegure-se de que a superfície do solo é adequada para o decúbito.	—

3. Amarre o bovino a um poste de cerca. Faça o nó baixo, próximo do solo.

3a. O bovino deve ser amarrado para se evitar que ele recue.

3b. O nó deve ser baixo para evitar que o bovino fique com a cabeça pendurada no decúbito.

4. Localize o ponto médio da corda e posicione-o sobre o dorso do pescoço.

5. Corra a corda medialmente aos membros torácicos, cruze-a sobre o dorso e depois corra-a medialmente aos membros pélvicos.

5a. Figura 2-15.

5b. O método de **derrubamento** de Burley (Italiano) é superior ao de Rueff, já que não exerce pressão sobre a traqueia, o pênis ou as veias mamárias. As extremidades da corda também podem ser utilizadas para amarrar os membros pélvicos de modo fletido, eliminando-se assim a necessidade de um assistente para segurar as cordas.

5c. Se o bovino escoicear, arremesse a corda delicadamente entre os membros pélvicos ao invés de passá-la com as mãos.

6. Posicionando-se atrás do bovino, puxe as extremidades da corda até que o bovino caia em decúbito.

6a. Esta técnica geralmente apresenta mais êxito se duas pessoas trabalharem juntas, cada uma em uma extremidade da corda.

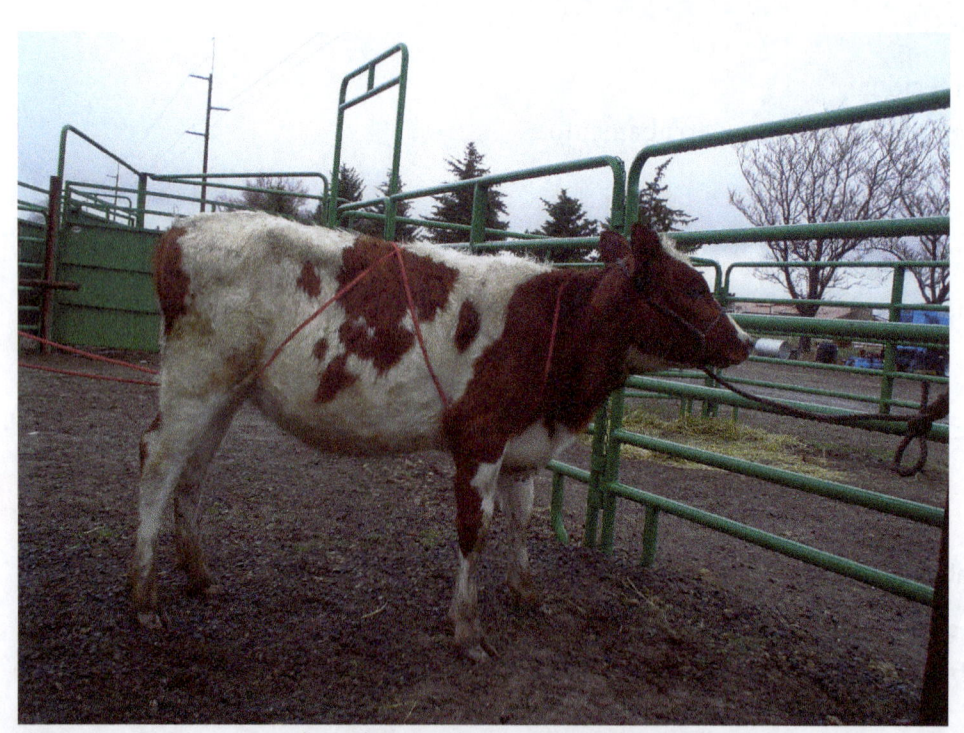

Figura 2-15 Posicionamento de corda para o derrubamento de um bovino.

Derrubamento lateral

Finalidade

- Posicionar o bezerro ou o caprino em decúbito lateral.

Complicações

- Lesões teciduais no animal.
- Dor nas costas dos manipuladores.

Material

- Nenhum.

Procedimento para o derrubamento lateral de bezerros

Ação técnica	Fundamento/extensão
1. Traga o animal a uma área apropriada para o decúbito.	1a. Animais com mais de 90 quilos não devem ser derrubados pela lateral.
2. Posicione-se do lado esquerdo do animal.	2a. Figura 2-16.
3. Coloque o braço esquerdo sobre o pescoço e segure a área ventral do pescoço. Debruce-se sobre o animal e utilize a mão direita para segurar a área do flanco direito.	—

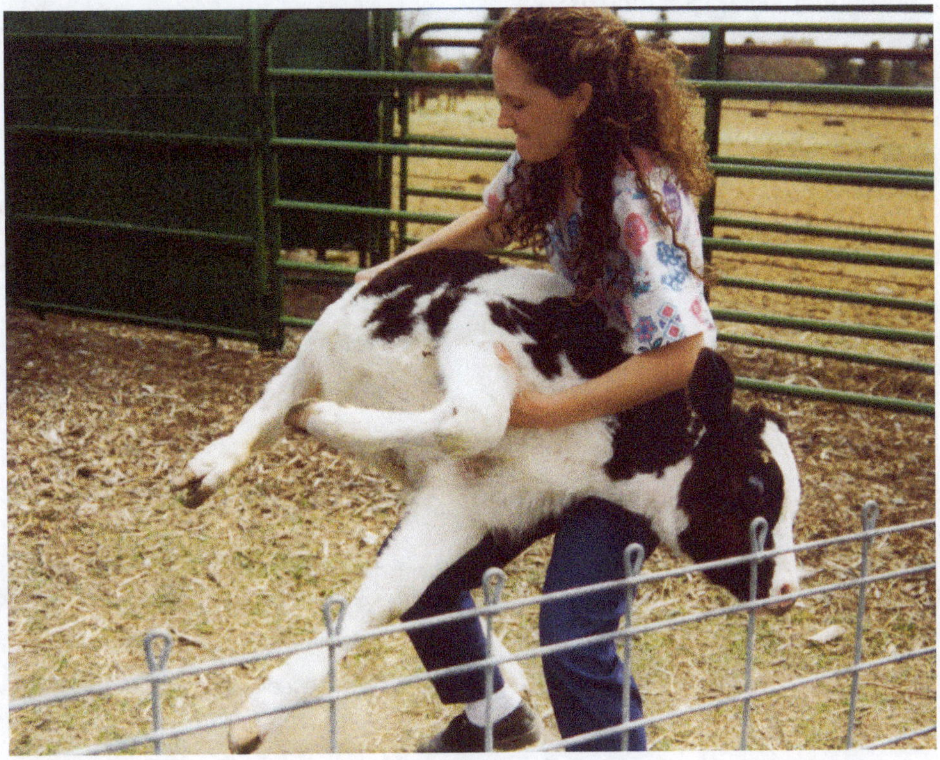

Figura 2-16 Derrubamento de um bezerro pela lateral.

4. Empurre o joelho direito no flanco do animal. Quando o bezerro saltar para a frente, utilize este momento para erguê-lo de seus pés.

5. Dobre o joelho para empurrar o lado esquerdo para debaixo do bezerro e pressione rapidamente o animal para baixo sobre seu lado esquerdo.

4a. É essencial utilizar este momento do animal, ou então você não conseguirá levantar o bezerro.

5a. Mantenha a posição colocando seu joelho esquerdo sobre o pescoço do animal.

5b. Segurar a canela do membro torácico de baixo inibirá no bezerro o desejo de se levantar.

Imobilização dos membros dos bovinos para exame

Finalidade

- Proporcionar imobilização dos membros para facilitar o exame dos cascos, a aplicação de bandagem e outros procedimentos.

Complicações

- O bovino cai em decúbito no brete.
- Traumatismos na equipe decorrentes de coices.

Material

- Corda de algodão de 4,5 a 9 metros.
- Tronco.

Procedimento para imobilizar os membros para exame

Ação técnica	Fundamento/extensão
1. Coloque o bovino no brete ou no tronco.	1a. Troncos tombadores podem ser utilizados para o exame dos membros e são melhores que amarrar os membros para cima.
2. Remova o painel lateral.	—
3. Faça um nó quadrado ou nó de porco na área da canela do membro. Faça um nó simples distal ao nó quadrado.	3a. Cuidado para evitar ser escoiceado durante esta manobra.
4. Corra a ponta da corda sobre a trave e puxe-a para levantar o membro do solo.	4a. Neste ponto, o membro está fora do solo e pode ser examinado visualmente, mas, cuidado, o bovino ainda pode escoicear.

Ferramentas e técnicas de contenção **39**

5. Aplique um segundo nó simples sobre o boleto e amarre o membro do bovino bem firme contra a lateral do brete ou do tronco.

6. Aplique um terceiro ou quarto nó simples, conforme necessário, para minimizar a movimentação dos membros.

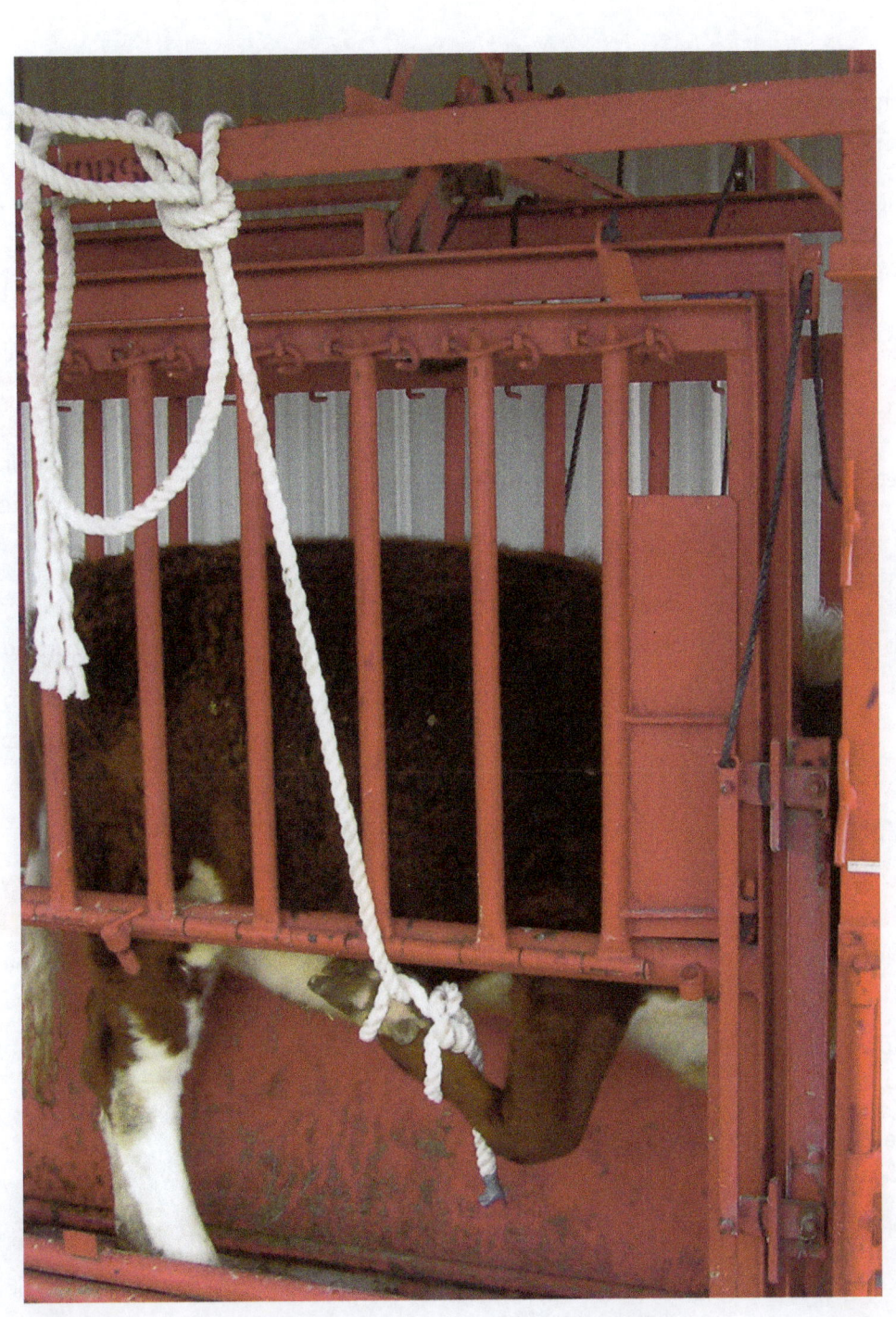

5a. Figura 2-17.

—

Figura 2-17 Imobilização do membro torácico para exame ou tratamento.

Equipamentos diversos

Estimulador elétrico

Encorajar o rebanho a passar pelas instalações normalmente requer equipamentos auxiliares como o **estimulador elétrico**, a ponteira e a raquete (Tabela 2-1, Figura 2-18). Esses equipamentos oferecem graus variáveis de estímulo para o rebanho e devem ser utilizados com cuidado e compaixão.

Finalidade

- Equipamento utilizado para estimular o gado a se mover por uma área de manipulação ou para não se movimentar em direção ao manipulador.

Complicações

- Dor e estresse no animal.

Tabela 2-1 Descrição do equipamento

Nome do equipamento	Composição ou aparência	Comentários
Estimulador elétrico	Dispositivo dotado de bateria elétrica.	O dispositivo causa dor intensa. Utilize com precaução. Evite o uso, se possível.
Ponteira	Vara de grafite.	—
Raquete	Composto de plástico, de aparência similar a um remo.	Normalmente, são preenchidas com contas para fazer barulho de chocalho.
Varão	Vara que se prende à argola nasal do touro.	O varão evita que o touro se desloque em direção a um condutor.

Procedimento para utilizar um estimulador elétrico

Ação técnica	Fundamento/extensão
1. O bovino deve estar na seringa ou na área do brete.	1a. Nunca aplique o estimulador no animal em um piquete ou pasto aberto.
2. Remova o clipe de proteção, caso esteja presente.	2a. O clipe de proteção evita descargas acidentais do estimulador elétrico.
3. Confirme que a bateria esteja operante, pressionando o botão. Deve-se escutar um zumbido distinto.	—
4. Toque o bovino com o estimulador.	—
5. Antes de colocar o estimulador no chão, encoste-o em uma superfície metálica. Isto descarregará a eletricidade residual.	5a. Reposicione o clipe de segurança, se houver.

5b. O estimulador elétrico deve ser utilizado somente como último recurso, pois pode causar dor extrema. Qualquer pessoa que utiliza o estimulador com frequência deveria experimentar a sensação em si mesma; isto a ajudaria a desenvolver compaixão.

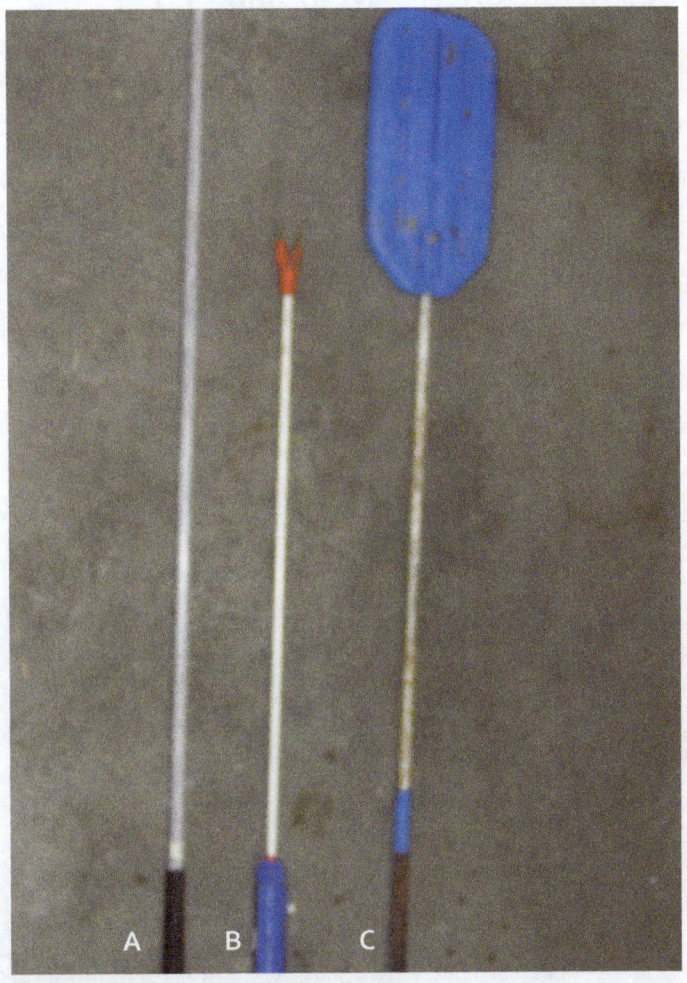

Figura 2-18 Equipamentos para o manejo de bovinos, incluindo uma ponteira (A), uma probe de estimulador elétrico (B) e uma raquete (C).

FORMIGAS

FINALIDADE

- Artefato de contenção utilizado para controlar a cabeça.

COMPLICAÇÕES

- Danos no septo nasal.
- Traumatismos na equipe.
- Dor e desconforto ao animal.

Material

- Formiga.
- Corda guia.
- Cabresto.

Procedimento para a colocação de formigas

Ação técnica	Fundamento/extensão
1. Coloque o bovino no brete ou tronco e segure a cabeça.	—
2. Coloque o cabresto, se estiver disponível.	**2a.** Muitas vezes, o cabresto ou o painel para a cabeça não está disponível, daí a utilização das formigas.
3. Caso o cabresto não seja usado, contenha a cabeça tracionando-a para o lado esquerdo entre o membro torácico e a coxa.	**3a.** A contenção da cabeça é difícil. O bovino normalmente balança a cabeça para evitar a colocação de formigas.
4. Posicione a formiga utilizando um movimento de rotação. Insira um lado da formiga, rotacione-a ao redor do muflo e posicione o outro lado no lado oposto.	**4a.** Use somente formigas que possuam um espaço entre as esferas. Formigas que não deixam espaço para o septo nasal são consideradas desumanas.
	4b. Antes da colocação, examine as esferas para certificar-se de que as superfícies são lisas.

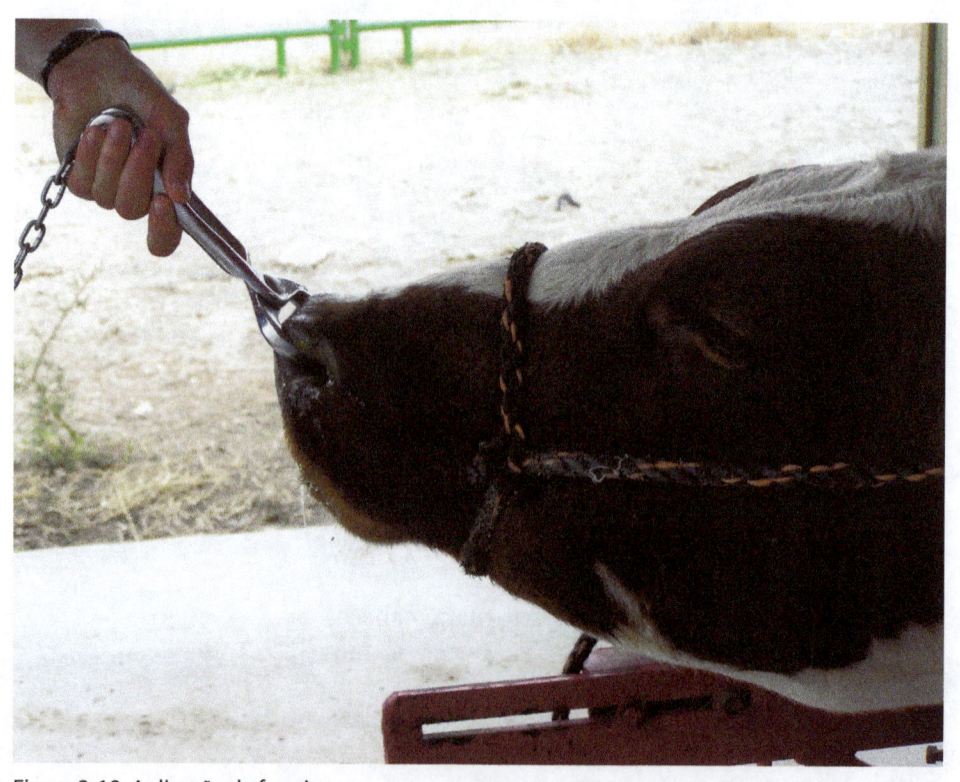

Figura 2-19 Aplicação de formiga.

5. Aplique tensão para manter a formiga na posição. Uma corda guia pode ser afixada à extremidade da maioria das formigas.

5a. Nunca deixe um animal sozinho enquanto estiver com a formiga.

5b. Figura 2-19.

Argolas nasais

Finalidade

- Dispositivo permanente utilizado para controlar a cabeça de touros.

Complicações

- Laceração do septo nasal.

Material

- **Argola nasal** autoperfurante com parafuso e chave Allen.
- Compressa de tecido.

Procedimento para a colocação de argola nasal

Ação técnica	Fundamento/extensão
1. Coloque o touro no brete.	1a. A contenção adequada é importantíssima para se conseguir a colocação correta da argola.
2. Coloque o cabresto ou prenda a cabeça no painel de cabeça.	2a. Os painéis de cabeça são preferíveis aos cabrestos, porque imobilizam melhor a cabeça.
3. Escolha o tamanho apropriado da argola.	3a. As argolas normalmente são colocadas quando os touros têm de 1 a 2 anos de idade. Não utilize argolas grandes nesses touros pequenos, porque elas alargarão o orifício no septo nasal de forma inapropriada.
	3b. Os tamanhos das argolas são o pequeno: 6,25 cm, o médio: 7,5 cm, e o grande: 8,75 cm.
	3c. Argolas muito grandes ou posicionadas muito próximas do final do septo cairão ou se enroscarão em objetos. Um septo nasal lacerado pode ser catastrófico para a carreira reprodutiva de um touro.
4. Aplique anestésico tópico ou injete 5 mL de lidocaína no septo. A injeção deve ser feita a uma distância entre 2,5 e 5 cm do final do septo.	4a. A colocação da argola nasal é extremamente dolorosa para o animal. Devem-se usar analgésicos no pós--operatório.

5. Abra o anel e utilize a extremidade afiada para perfurar o septo nasal. Uma vez perfurado, utilize a compressa para limpar o sangue da área do parafuso.

6. Coloque o parafuso na argola e aperte-o com a chave Allen.

6a. Tome cuidado com o parafuso. Eles caem e se perdem facilmente.

Contenção do caprino

Os caprinos são únicos em seu duplo papel tanto de animais de produção como de estimação. A distinção do *status* do animal ocorre mais facilmente consultando-se e observando-o com o proprietário. Caprinos que preenchem o papel de animais de estimação devem ser chamados pelo nome. As interações com esta categoria de animais devem ser similares às que ocorrem com animais de estimação, como os cães. Alternativamente, as interações com caprinos de produção são as mesmas utilizadas com o gado bovino.

Diretrizes para a contenção de caprinos

- Os caprinos são gregários, animais sociáveis que não têm instinto forte de rebanho. Eles habitualmente respondem bem ao manejo racional e acompanham de boa vontade os tratadores para longe do rebanho. Os caprinos normalmente não são encabrestados, mas são conduzidos por um laço ao redor do pescoço.
- Caprinos indóceis ou furiosos vocalizam e batem os membros anteriores. Embora eles normalmente não ataquem, animais extremamente estressados podem tentar pular sobre um tratador. Quando isso ocorre, o animal coloca uma pata no meio do peito do tratador, tentando saltar.
- Caprinos com chifre podem tentar dar cabeçadas. Mas eles não mordem nem escoiceiam.
- Glândulas de cheiro contribuem para o odor desagradável dos machos intactos. Este odor fétido é notável especialmente durante a estação de monta. Os bodes também urinam em suas barbas e nos membros torácicos para aumentar sua atratividade para as cabras. Manipuladores precavidos e atentos não ficam parados diante de bodes durante a estação de monta.

Colocação de laço e condução de caprinos

Finalidade

- Contenção geral.

Complicações

- Nenhuma.

Material

- Laço.
- Corda guia.

Procedimento para a colocação de laço e condução de caprinos

Ação técnica	Fundamento/extensão
1. Posicione o laço no pescoço deixando 5 cm de espaço entre o laço e o pescoço.	1a. Considera-se que a maioria dos caprinos que recebem cuidados veterinários são animais de companhia. Assim, eles normalmente são manejados como qualquer outra espécie de grandes animais com *status* de companhia (equinos, lhamas). Eles não são manipulados da mesma forma que os animais de produção (bovinos, suínos). Esta distinção é muito importante para os proprietários dos caprinos.
2. Afixe a corda guia e conduza o animal pelo lado esquerdo.	2a. A maioria dos caprinos é acostumada ao manejo e seguirá prontamente.
	2b. Se não houver uma corda guia disponível, é aceitável segurar diretamente pelo laço.

Canzil

Finalidade

- Contenção para casqueamento, ordenha, inseminação artificial ou exame.

Complicações

- O caprino pula para fora do canzil.

Material

- Canzil.
- Laço.

Procedimento para colocar o caprino no canzil

Ação técnica	Fundamento/extensão
1. Conduza o caprino para o canzil utilizando o laço.	1a. Um canzil é essencialmente uma plataforma elevada com uma pescoceira. Ele não é apropriado para animais indóceis.
2. Estimule o caprino a pular sobre a plataforma produzindo estalos com a boca e puxando o laço para cima. Prenda a cabeça na pescoceira.	2a. Muitos canzis possuem comedores. Colocar um punhado de ração no comedor recompensa o animal pelo bom comportamento.

2b. Caprinos de leite aceitam canzis prontamente; entretanto, caprinos de produção e de estimação talvez necessitem de estímulo (Figura 2-20A).

2c. Se não houver um canzil disponível, o animal pode ser montado ou seguro pelo laço (Figuras 2-20B e 2-20C).

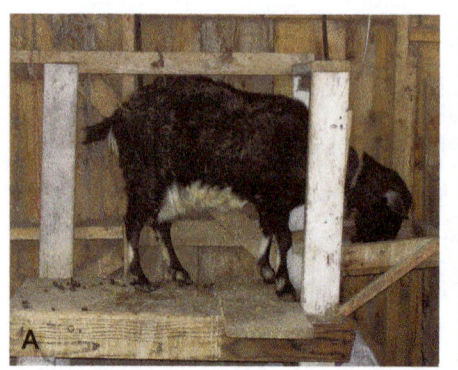

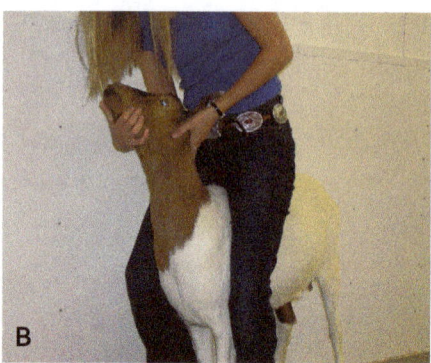

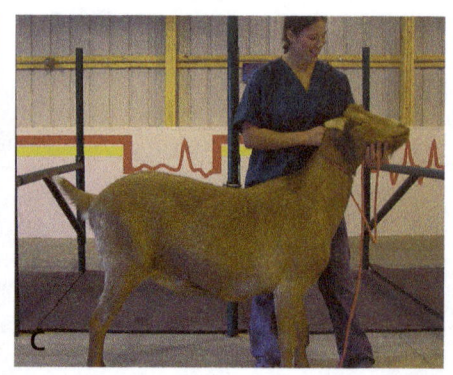

Figura 2-20 (A) Caprino contido em canzil. (B) Montado sobre o caprino para facilitar o acesso à jugular. (C) Contenção lateral para o acesso à jugular.

CONTENÇÃO DO SUÍNO

Animais inteligentes e independentes como os porcos não gostam de contenção, e eles nunca hesitam em vocalizar seu descontentamento quando submetidos a esse insulto. O uso de instalações apropriadas para a manipulação facilita a minimização dessa perturbação. No entanto, muitos proprietários não possuem as instalações apropriadas.

DIRETRIZES PARA A CONTENÇÃO DE SUÍNOS

- Os suínos são animais independentes com pouco instinto de rebanho. Embora eles não procurem o conforto de um rebanho, demonstram preocupação quando outros suínos estão estressados. Dessa forma, os manipuladores devem tomar cuidado quando trabalham com um grupo confinado.
- A maioria dos suínos não é agressiva. Quando estão estressados, entretanto, eles podem causar grandes danos com seus dentes. Isto é especialmente verdade com os porcos-do-mato, que possuem dentes caninos alongados (presas).
- As porcas com ninhadas são muito protetoras. Deve-se tomar o cuidado de confinar a porca quando os leitõezinhos são manipulados.

Tábua de manejo

Finalidade

- Contenção geral para exame ou para mover os suínos de uma área para outra.

Complicações

- O suíno escapa sob a tábua.
- O manipulador é atingido.

Material

- **Tábua de manejo** (placa de madeira compensada de 1 m × 1,2 m com alças para segurar).

Procedimento para a utilização da tábua de manejo

Ação técnica	Fundamento/extensão
1. Segure a tábua paralelamente ao suíno.	1a. Mantenha a tábua próxima do solo.
2. Utilize a tábua para empurrar o suíno gentilmente até o canto do cerco.	—

Contenção para a castração

Finalidade

- Conter o suíno para castração.

Complicações

- O manipulador pode ser mordido na perna ou derrubado no chão.

Material

- Nenhum.

Procedimento para conter o suíno na posição para a castração

Ação técnica	Fundamento/extensão
1. Segure firme os dois membros pélvicos proximalmente aos jarretes.	1a. Esta pegada também é chamada de parada de mãos suína.
	1b. É recomendável o uso de protetores auriculares apropriados para a segurança do auxiliar e do cirurgião.

2. Posicione o suíno de modo que o auxiliar fique sobre o animal, com uma perna de cada lado. A cabeça do suíno deve ficar entre as pernas do auxiliar, mirando a direção oposta.

2a. Figura 2-21.
2b. Não torcer os membros pélvicos, pois isso pode deslocar o quadril.
2c. Pequenos porcos podem ser erguidos de modo que os membros torácicos não toquem o solo.

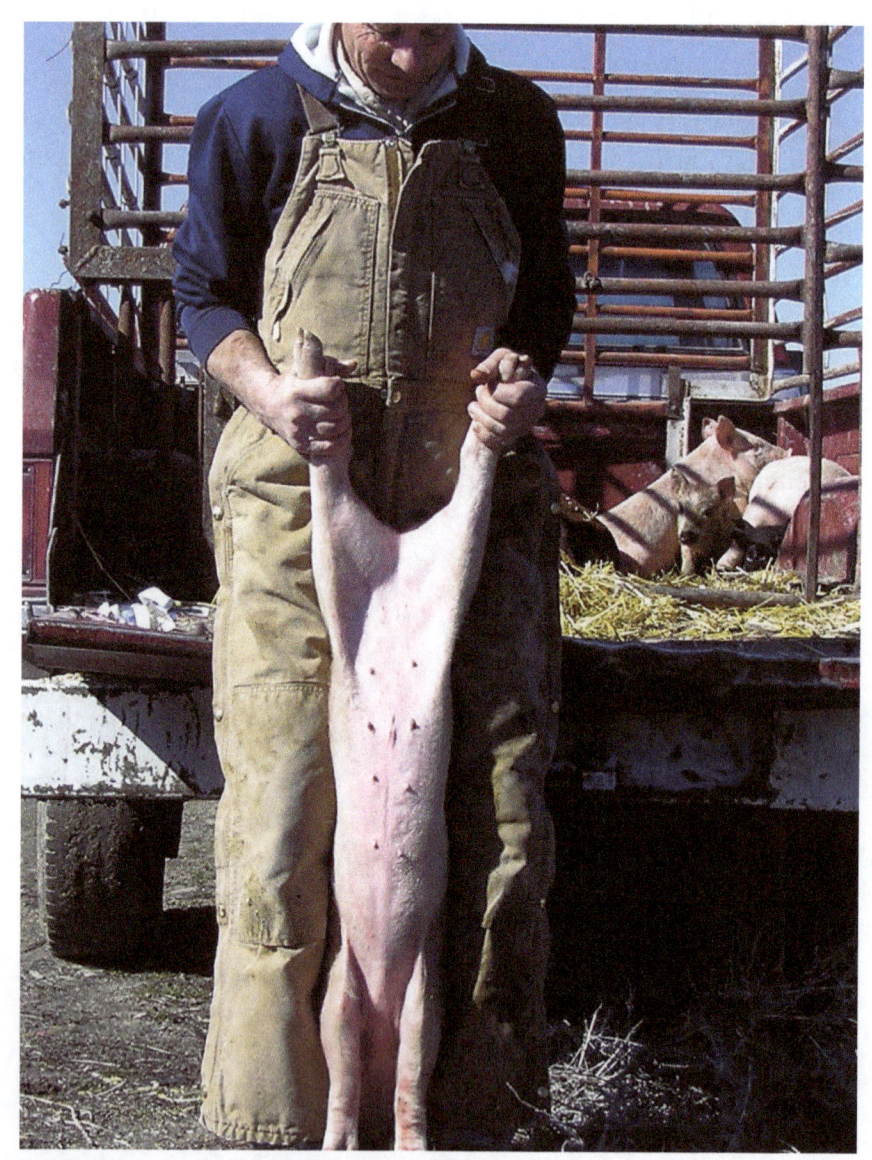

Figura 2-21 Contenção para castração de suíno.

Cambão

Finalidade

- Utilizado como dispositivo de contenção para suínos maiores, para a coleta de amostras ou outros procedimentos clínicos.

Complicações

- Dano ao focinho como resultado do efeito torniquete.
- Dano à cartilagem nasal.

Material

- **Cambão**.

Procedimento para aplicação do cambão

Ação técnica	Fundamento/extensão
1. Aproxime-se do suíno pela esquerda ou pela direita, caudalmente à cabeça.	1a. Figura 2-22.
2. Posicione a alça sobre o focinho, colocando-a caudalmente até que a alça esteja caudal aos caninos.	2a. Os cambões posicionados muito cranialmente causam dor por causa da pressão na cartilagem nasal.
3. Estique o cabo e aplique pressão em direção ao animal.	3a. Os porcos puxam para trás contra o cambão e grunhem alto.
	3b. Não use cambões por intervalos maiores que 20 minutos, pois o cabo apertado age como torniquete.
	3c. A maioria dos porcos permite a aplicação do cambão por 2 ou 3 vezes. Depois, eles fazem manobras evasivas, tornando impossível sua aplicação.
4. Para remover o cambão, posicione-se na frente do suíno, afrouxe o cabo e remova-o da boca.	—

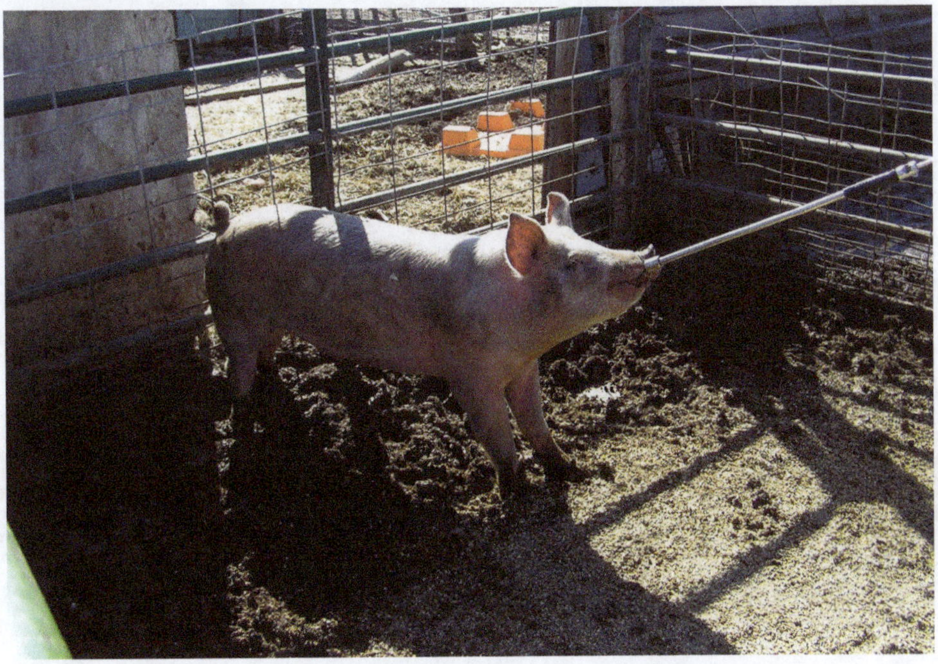

Figura 2-22 Aplicação de cambão em um suíno.

Contenção da lhama

A recente popularidade da lhama trouxe estes animais, outrora tidos como exóticos, para a arena rotineira dos grandes animais. Técnicos que lidam com grandes animais muito provavelmente encontrarão lhamas com certa frequência. Únicas em seu modo de ser, as lhamas são contidas utilizando-se técnicas comuns tanto para equinos como para bovinos. Por exemplo, as lhamas são encabrestadas e conduzidas rotineiramente, e ainda são contidas com focinheiras. Basicamente, a familiaridade com o manejo será o fator de maior influência na determinação das técnicas de contenção utilizadas em cada animal.

Diretrizes para contenção da lhama

- As lhamas são animais sociáveis e curiosos. Elas variam drasticamente em sua resposta à contenção, e isto muito provavelmente resulta de experiências prévias de manejo. Algumas lhamas são extremamente bem treinadas, enquanto outras podem nunca ter sido tocadas. Assim, é aconselhável conversar com o proprietário para determinar o protocolo de contenção mais adequado.
- Embora a maioria das lhamas seja muito dócil, elas podem causar ferimentos de várias formas. Dentre elas, incluem-se mordidas (especialmente perigosas em machos intactos com dentes caninos), cuspidas, regurgitação e coices. A maioria das lhamas dá coices como os bovinos, mas ocasionalmente podem escoicear para trás com um pé.

Encabrestamento e condução

Finalidade

- Conter para exame ou deslocar o animal.

Complicações

- Impossibilidade de pegar a lhama.
- Cuspidas ou mordidas.

Material

- Cabresto e corda guia.

Procedimento para encabrestar e conduzir a lhama

Ação técnica	Fundamento/extensão
1. Aproxime-se da lhama calmamente pelo lado esquerdo. Não faça contato direto com os olhos.	1a. As lhamas são acostumadas ao manejo pelo lado esquerdo.
	1b. Contato direto com os olhos pode ser interpretado como comportamento de confronto.

2. Coloque a corda guia ao redor do pescoço.

3. Coloque a focinheira do cabresto e afivele passando por trás das orelhas.

   3a. Limite o contato com as orelhas, se possível.

4. Conduza a lhama pelo lado esquerdo.

   4a. A maneira ideal é o condutor permanecer entre a cabeça e o ombro da lhama ao conduzi-la.

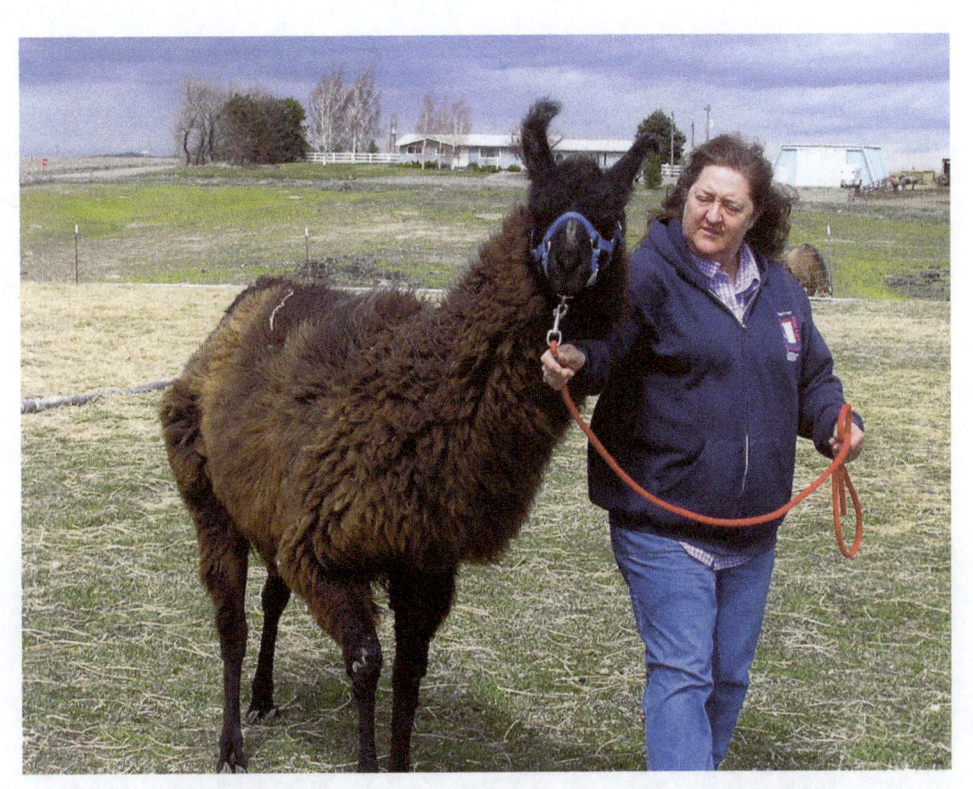

   4b. Figura 2-23.

Figura 2-23 Conduzindo a lhama.

TRONCO

FINALIDADE

- Inibir a movimentação da lhama por meio da contenção física.

COMPLICAÇÕES

- Queda no tronco.

MATERIAL

- Tronco.
- Cabresto e corda guia.

Procedimento para colocar a lhama no tronco

Ação técnica	Fundamento/extensão
1. Coloque o cabresto na lhama.	—
2. Abra a pescoceira do brete ou do tronco e a porteira traseira; depois, solte a compressão.	2a. As lhamas podem ser colocados em bretes ou troncos.
	2b. Existem troncos específicos para lhamas. A maioria das clínicas veterinárias, entretanto, utiliza troncos para equinos ou bovinos.
3. Faça a lhama caminhar para dentro do brete ou tronco.	3a. Caso o condutor precise caminhar com a lhama por dentro do brete, serão necessárias duas pessoas. Uma vai operar o brete e a outra conduzirá o animal. Os troncos podem ser manuseados por uma única pessoa.
4. Prenda a pescoceira.	4a. Figura 2-24.
5. Feche a porteira traseira.	—
6. Aplique a compressão se estiver utilizando um brete.	6a. Não aplique compressão em demasia, pois muitas lhamas podem se deitar em resposta.

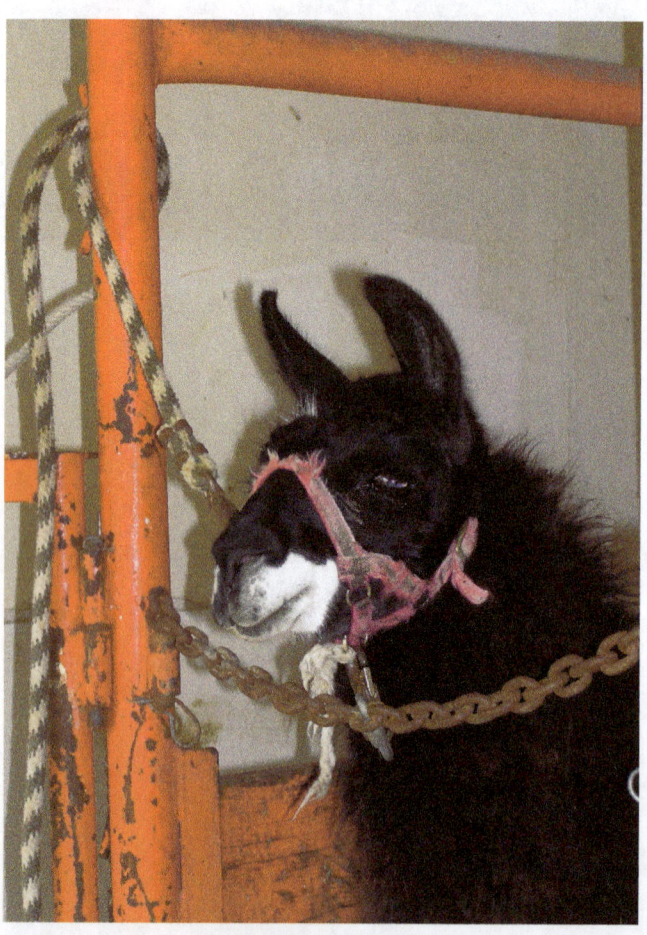

Figura 2-24 Tronco para lhamas.

Questões de revisão

1. Cite três regras que devem ser seguidas para se certificar da segurança ao se amarrar um equino.
2. Identifique a diferença básica entre um brete e um tronco.
3. Descreva o procedimento utilizado para se segurar um potro.
4. Liste as instalações padrão utilizadas para o manejo do gado.
5. Faça um diagrama com o posicionamento das cordas para o derrubamento de bovinos.
6. Estabeleça as semelhanças e as diferenças entre argolas e formigas.
7. Nomeie o equipamento utilizado para a contenção de cabras na ordenha.
8. Identifique a(s) espécie(s) animal(is) que mais provavelmente regurgitará(ão) sob estresse.
9. Cite duas complicações associadas ao uso de cambão em um suíno.

Referências

FOWLER, M. *Restraint and handling of wild and domestic animals*. 2. ed. Ames: Iowa State University Press, 1995.

FOWLER, M. *Medicine and surgery of South American camelids*. 2. ed. Ames: Iowa State University Press, 1998.

MACKENZIE, S. *Equine safety*. Clifton Park: Thomson Delmar Learning, 1998.

MCCURNIN, D. *Clinical textbook for veterinary technicians*. 4. ed. Philadelphia: W. B. Saunders, 1998.

NOORDSY J. *Food animal surgery*. 2. ed. Lenexa: Veterinary Medicine Publishing, 1989.

PRATT, P. *Principles and practice of veterinary technology*. St. Louis: Mosby, 1998.

3 Toalete do animal e manutenção da cocheira

Por que limpar cocheiras é muito mais divertido que limpar casas?
J.R.

Palavras-chave

- capa não impermeável
- capa pesada
- capa simples
- infecção hospitalar
- leguminosa
- limpeza da cocheira
- máscara antimoscas
- pasta de feno
- ração adoçada
- rasqueadeira
- rede de feno

OBJETIVOS

- Descrever procedimentos de rotina na criação de animais necessários para a manutenção da saúde animal.
- Identificar as finalidades e complicações associadas aos procedimentos de rotina na criação de animais.
- Listar os tipos básicos de grãos e fenos.

Toalete básica

A toalete é um componente fundamental da criação de animais, que traz inúmeros benefícios à saúde. Além da manutenção da saúde do casco e do tegumento, a toalete proporciona uma inspeção completa diária dos animais. Nesse momento, pequenos problemas podem ser identificados antes que prejudiquem o animal.

Finalidades

- Remover a sujeira e os debris do pelame.
- Assegurar que os cascos estejam livres de qualquer objeto estranho.

Complicações

- Lesão na equipe.
- Transmissão inadvertida de doenças.

Material

- **Rasqueadeira** de borracha.
- Rasqueadeira de metal.
- Escova de cerdas duras.
- Escova macia.
- Trapo ou toalha limpa.
- Pente para crina e cauda.
- Limpador de casco.
- Graxa e umidificador para casco.
- Repelente de moscas com luva.
- Material para lhamas: rasqueadeira.

Figura 3-1 Ferramentas utilizadas diariamente para escovar equinos. (A) A rasqueadeira de borracha solta e remove o barro e a sujeira profunda. (B) A escova de cerdas duras traz a sujeira solta para a superfície. (C) A escova de cerdas macias remove a sujeira superficial e dá brilho ao pelame. (D) O pente solta o emaranhado da crina e da cauda sem arrancar os pelos. (E) O limpador de casco é utilizado para limpar a sujeira da sola dos cascos.

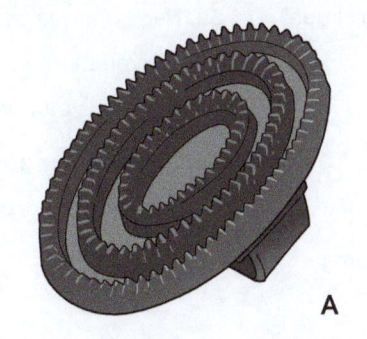

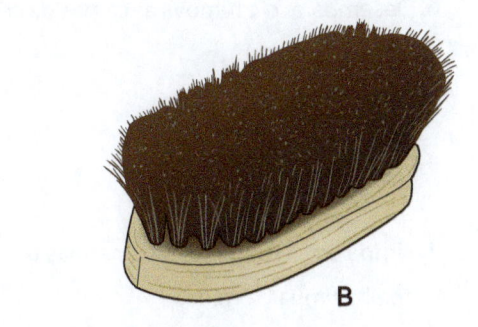

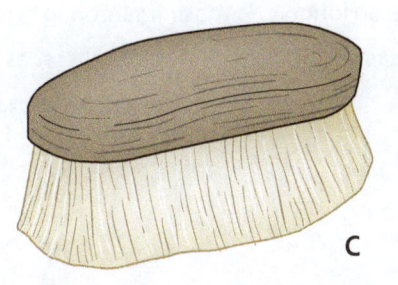

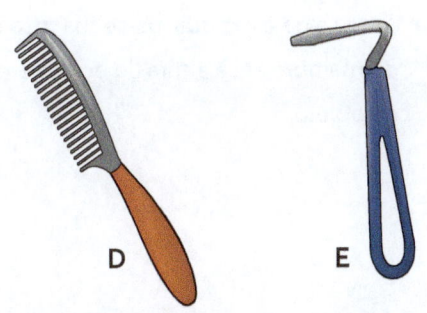

Procedimento da toalete do equino

Ação técnica	Fundamento/extensão
1. Amarre o equino utilizando o cabresto e a corda guia.	1a. Muitos equinos são acostumados a ser amarrados com duas guias para a toalete. Confirme sempre com os proprietários este costume.
2. Iniciando pelo pescoço no lado esquerdo, use a rasqueadeira de borracha em movimentos circulares para remover a lama e os debris. Escove ambos os lados do equino (Figura 3-1).	2a. Os equinos são acostumados ao manejo pelo lado esquerdo. Iniciar a toalete por este lado permitirá a avaliação do temperamento do animal.
	2b. As rasqueadeiras de borracha não devem ser usadas sobre proeminências ósseas nos membros, distalmente ao joelho ou jarrete.
3. Use uma escova de cerdas duras para remover a sujeira profunda. Certifique-se de escovar as extremidades dos membros. Não use esta escova para a cabeça.	3a. Use um movimento rápido com o pulso durante a escovação. Isso ajuda a liberar a sujeira do pelame.
	3b. Escove na direção do crescimento dos pelos.
	3c. A cada cinco ou seis movimentos, passe a escova na rasqueadeira de metal. Isso mantém a escova limpa. Nunca use a rasqueadeira de metal no equino.
4. Use a escova macia sobre o corpo inteiro, incluindo a cabeça, para remover a sujeira superficial e trazer brilho ao pelame.	4a. A cada cinco ou seis movimentos, passe a escova macia sobre a rasqueadeira de metal. Isso ajuda a mantê-la limpa. Nunca use rasqueadeira de metal no equino.
5. Limpe o corpo inteiro usando uma toalha limpa.	5a. A toalha dá brilho ao pelame.
6. Desembarace e remova as camas da crina e da cauda utilizando o pente.	6a. Não arranque os pelos. Se a crina e/ou a cauda estiverem muito embaraçadas, use os dedos em vez do pente, para evitar a queda de fios.
	6b. Fique sempre ao lado do equino quando estiver escovando a cauda.
7. Limpe a área do olho e das narinas utilizando uma toalha limpa e úmida.	—
8. Levante os cascos. Comece pelo membro torácico esquerdo. a. Volte-se para a cauda, passe sua mão esquerda ao longo do membro até a altura do boleto e, então, faça pressão no boleto.	8a. Existem muitas técnicas para encorajar um equino a levantar as patas. Elas incluem encostar-se contra o animal com o ombro para tirar o peso do equino na pata, beliscar as castanhas ou puxar os pelos do machinho (pelos na parte caudal do boleto).

Toalete do animal e manutenção da cocheira 57

b. Assim que o equino elevar a pata, segure o casco na mão esquerda e use o limpador de casco para remover os debris do aspecto ventral do casco.

c. Coloque o casco no solo.

d. Continue limpando os cascos na seguinte ordem: pélvico esquerdo, pélvico direito, torácico direito.

e. Passe o umidificador na muralha do casco.

9. Passe o repelente de moscas se necessário.

a. Ajuste o borrifador do frasco para névoa.

b. Comece pelo pescoço e aplique uma fina névoa sobre todo o corpo.

c. Umedeça a luva ou uma pequena toalha e aplique delicadamente o repelente na face e nas orelhas.

8b. O limpador de casco deve ser empunhado de forma que a sua ponta fique voltada para o aspecto caudal do equino.

8c. Figura 3-2.

9a. Nunca use o frasco para aplicar o repelente na cabeça.

9b. Os equinos geralmente têm muita sensibilidade nas orelhas. Aplique com cuidado.

9c. Alguns equinos realmente não gostam de borrifadores de repelente. Se necessário, o repelente pode ser aplicado no corpo inteiro usando-se a luva.

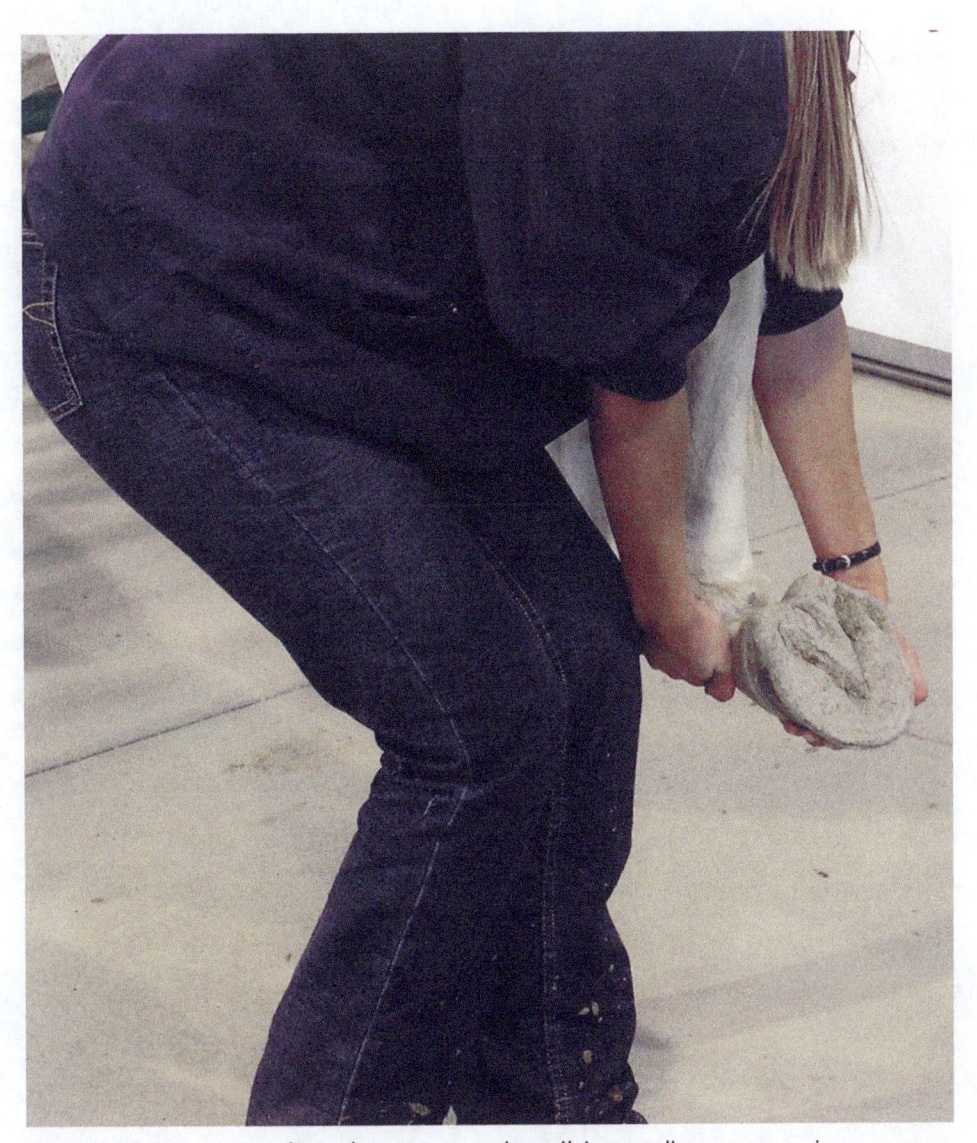

Figura 3-2 Como segurar adequadamente o membro pélvico para limpar ou examinar o casco.

Procedimento da toalete do bovino

Ação técnica	Fundamento/extensão
1. Prenda o bovino utilizando o tronco, a pescoceira ou corda guia.	1a. Raramente se faz toalete em bovinos. Animais de exposição ou de projetos 4-H são treinados para aceitar este procedimento. Tentativas de se fazer a toalete em qualquer outro tipo de animal muito provavelmente resultarão em grave lesão para o manipulador e devem ser evitadas.
	1b. O procedimento de toalete descrito aqui é o utilizado em animais de exposição hospitalizados. Estas técnicas não são análogas àquelas usadas em animais de exposição ou para venda, das quais maquiadores profissionais de gado se utilizam.
2. Iniciando-se pelo pescoço, no lado esquerdo, utilize uma escova dura para remover a lama e os debris e a maravalha. Escove ambos os lados do bovino.	2a. Caso o animal esteja contido em um tronco, deve-se tomar cuidado para que braços e mãos não sejam prensados entre o animal e o tronco.
	2b. A atenção dispensada aos membros depende do temperamento do bovino. A menos que o bovino seja muito dócil e acostumado ao manejo, não escove as patas.
	2c. Use um movimento rápido com o pulso durante a escovação. Isso ajuda a retirar a sujeira do pelo.
	2d. Escove na direção do crescimento do pelo.
	2e. A cada cinco ou seis escovadas, passe a escova na rasqueadeira de metal. Isso ajuda a manter a escova limpa. Nunca use a rasqueadeira de metal no bovino.
3. Use a escova macia sobre todo o corpo, incluindo a face, para remover a sujeira superficial e dar brilho ao pelame.	3a. A cada cinco ou seis escovadas, passe a escova na rasqueadeira de metal. Isso ajuda a manter a escova limpa. Nunca use a rasqueadeira de metal no bovino.
4. Passe uma toalha limpa por todo o corpo.	4a. A toalha dá brilho ao pelame.
5. Remova a cama da ponta da cauda utilizando os dedos.	5a. Tenha cuidado para evitar coices quando estiver trabalhando na cauda.
6. Limpe a área dos olhos e muflo com uma toalha limpa e úmida.	6a. Para evitar cabeçadas, os tratadores devem manter a face para trás e evitar encostar na cabeça do animal.

7. Não levante os membros ou limpe os cascos como se faz com os equinos. —

8. Aplique repelente de moscas se necessário.

8a. Nunca use o frasco borrifador para aplicar repelente na face.

a. Ajuste o borrifador para névoa.
b. Inicie pelo pescoço e aplique uma fina névoa por todo o corpo.
c. Umedeça uma luva ou uma pequena toalha e aplique o repelente delicadamente na face e orelhas.

Procedimento de toalete da lhama

Ação técnica	Fundamento/extensão
1. Coloque o cabresto na lhama e amarre-a no poste.	—
2. Remova grandes debris ou palha do velo utilizando as mãos.	**2a.** Aparas de madeira são extremamente difíceis de remover do velo e, portanto, não devem ser usadas como cama.
3. Use uma rasqueadeira curta ou uma escova de cerdas macias e comece a escovar pelo aspecto lateral do pescoço. Escove todo o tronco.	**3a.** Use movimentos firmes na escovação, mas não arranque a lã. Isso é muito doloroso para as lhamas.
4. Para animais com velo comprido, divida-o em partes e escove separadamente. Continue trabalhando dessa maneira até que todo o velo tenha sido escovado.	—
5. Limpe a face com um pano úmido.	—
6. As unhas da lhama não são limpas durante a toalete de rotina.	**6a.** As patas podem ser escovadas com uma escova de cerdas macias, caso necessário. As lhamas geralmente são muito sensíveis ao toque nas patas.

Capas e máscaras antimoscas

As capas são usadas para proteger os equinos do clima frio rigoroso, da luz ultravioleta ou de insetos, selecionando-se de acordo com a sua finalidade. A utilização conveniente tanto das capas quanto das **máscaras antimoscas** garante que os animais recebam o benefício pretendido por estes dispositivos e permaneçam livres de complicações, como escoriações e abrasões.

Finalidades

- Fornecer aquecimento adicional para animais seriamente doentes.
- Fornecer aquecimento para animais que passaram por tosquia completa.

- Proteger o pelame e a pele de cama suja.
- Ajudar no resfriamento após o exercício.

COMPLICAÇÕES

- Abrasões ou escoriações causadas pela colocação imprópria da capa.
- O animal pode ficar preso em uma capa muito justa.

MATERIAL

- Material de toalete.
- Capa.
- Cabresto e corda guia.

PROCEDIMENTO PARA COLOCAÇÃO DA CAPA

Ação técnica	Fundamento/extensão
1. Coloque o cabresto e amarre o equino.	1a. Não coloque o animal no tronco. Isso interfere na colocação da capa.
2. Escove-o para remover a sujeira e a cama do pelame.	2a. Os debris abaixo da capa resultam em feridas por pressão.
3. Trabalhando pelo lado esquerdo ou pelo lado de dentro, dobre a capa no meio e coloque-a sobre a cernelha.	—
4. Prenda a fivela do peito. Deslize a capa caudalmente e prenda a barrigueira.	4a. A barrigueira é uma correia que passa por baixo do equino.
	4b. A barrigueira ventral deve estar presa. É recomendável um máximo de 15 cm entre o abdome ventral e a correia.
	4c. Algumas capas possuem barrigueiras adicionais que passam medialmente aos membros pélvicos. Elas evitam que a capa escorregue para os lados.
	4d. As capas devem sempre ser colocadas na direção caudal, para se moverem na direção do crescimento do pelo.

TIPOS DE CAPA

Existem vários tipos de capa, dependendo da circunstância. Na Tabela 3-1, há uma lista dos tipos de capa comumente utilizados na indústria equina.

Tabela 3-1 Capas para equinos

Nome	Composição	Finalidade
Capa simples	Leve, geralmente de náilon.	Média proteção para raios ultravioleta e lama, fornece aquecimento mínimo.
Capa pesada	Acolchoamento pesado de fibras naturais.	Multiuso, fornece aquecimento significativo; também usada como capa de relaxamento.
Capa para neve	Geralmente forrada, de thinsulate®, durável, camadas externas impermeáveis.	Fornece aquecimento em condições de clima rigoroso.
Capa não impermeável	Forrada, pesada, não impermeável.	Fornece aquecimento, uso apenas em locais cobertos, tipo mais comum usado na clínica veterinária.

MÁSCARAS ANTIMOSCAS

FINALIDADE

- Diminuir a irritação ocular e das orelhas causada por insetos.

COMPLICAÇÕES

- Marcas de atrito causadas por máscaras muito apertadas.
- Trauma ou abrasão caso a máscara se prenda na cerca ou em outro objeto.

MATERIAL

- Máscara antimoscas.
- Cabresto e corda guia.

PROCEDIMENTO PARA A COLOCAÇÃO DA MÁSCARA ANTIMOSCAS

Ação técnica	Fundamento/extensão
1. Coloque a corda guia ao redor do pescoço e remova o cabresto.	—
2. Coloque a máscara sobre os olhos e prenda o velcro por baixo da mandíbula.	2a. Também há máscaras que cobrem tanto as orelhas como os olhos.
3. Recoloque o cabresto sobre a máscara para conduzir o equino.	3a. Sempre remova o cabresto quando soltar o equino na cocheira ou no pasto.

Procedimentos gerais na criação de animais

A limpeza é essencial em qualquer instalação veterinária. Todos os integrantes da equipe veterinária devem se esforçar para assegurar um ambiente limpo e apropriadamente desinfetado. Seguir protocolos de sanitização rigorosos minimizará as **infecções hospitalares** e contribuirá para a saúde dos animais hospitalizados.

Finalidades

- Manter o ambiente limpo para promover a saúde geral.
- Fornecer alimento e água apropriados para garantir a cura e a saúde.
- Diminuir o consumo de sujeira ou material estranho durante a alimentação.

Complicações

- Infecções hospitalares causadas por técnicas de sanitização impróprias.
- Aprisionamento dos membros em **redes de feno** mal colocadas.
- Anorexia, cólica ou empanzinamento, devido ao tipo de alimento ou à sua disponibilidade inapropriada.

Material

- Carrinho de mão.
- Pá.
- Garfo para esterco.
- Ancinho.
- Material para cama.
- Escova.
- Desinfetante.
- Vassoura.
- Baldes.
- Cochos de comida ou comedouros.
- Rede de feno.

Limpeza diária da cocheira

Ação técnica	Fundamento/extensão
1. Remova o animal da cocheira.	**1a.** Caso o equino não possa ser retirado da cocheira, coloque um cabresto e amarre o animal. Nunca coloque o carrinho de mão dentro da cocheira com o equino.
	1b. Cocheiras adaptadas para bovinos geralmente têm painéis divisórios e pescoceiras.

TOALETE DO ANIMAL E MANUTENÇÃO DA COCHEIRA **63**

2. Utilizando o garfo para feno ou a pá, remova os montes maiores de esterco.

3. Use o garfo para feno para peneirar a cama e remover o esterco remanescente.

4. Remova a cama úmida com a pá e o ancinho.

5. Reponha a cama.

6. Limpe e complete os cochos de água.

7. Recoloque o animal na cocheira.

1c. Caprinos e lhamas podem permanecer na cocheira, mas certifique-se de que o animal esteja preso.

2a. A seleção do instrumento depende do tamanho do material fecal (equino *versus* caprino) (Figura 3-3).

—

4a. Éguas e vacas tendem a urinar no perímetro da cocheira, enquanto garanhões e touros urinam no centro.

4b. A não remoção da cama úmida pode resultar em assaduras de pele graves e irritação ocular, em virtude da presença de amônia na urina.

5a. A maravalha deve ser mantida a uma altura de 15 cm.

5b. Não use maravalha para lhamas. Este material ficará espetado na lã. Use palha.

5c. A palha também é usada como cama. Assegure-se de que o animal não coma uma quantidade excessiva de palha.

—

7a. O cabresto deve sempre ser removido quando o animal for solto na cocheira.

7b. O colar pode permanecer no caprino.

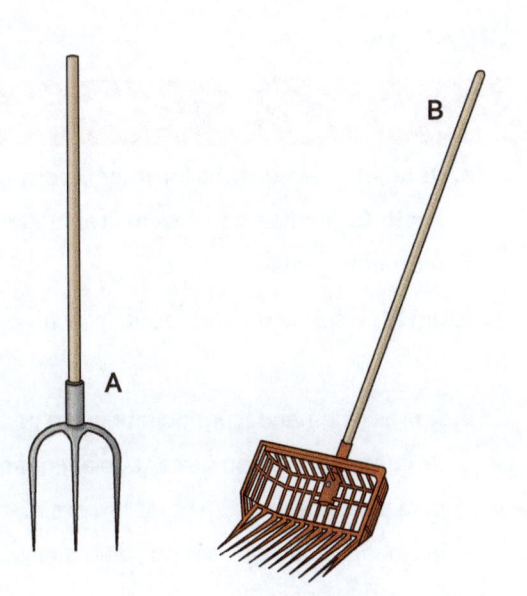

Figura 3-3 (A) O garfo para feno normalmente apresenta três dentes grossos e é utilizado para carregar pastas de feno ou outras cargas pesadas. (B) O garfo para esterco tem vários dentes finos e seu formato é de cesta. É utilizado para peneirar a cama suja.

Desinfecção e limpeza da cocheira

Ação técnica	Fundamento/extensão
1. Remova todo o material da cama e os dejetos da cocheira.	1a. A **limpeza da cocheira** é a retirada de toda a cama. Isso é feito com a finalidade de sanitização. 1b. As cocheiras devem ser desinfetadas sempre entre os pacientes.
2. Os procedimentos posteriores dependem do tipo de superfície da cocheira.	2a. Veja os procedimentos listados para o tipo de superfície mais apropriada.

Cocheiras de terra batida

Ação técnica	Fundamento/extensão
1. Passe o ancinho na cocheira.	—
2. Passe pó de cal. A cal deve permanecer em contato por 48 horas.	2a. Obviamente, a desinfecção da terra é impossível, mas este método elimina boa parte da contaminação.
3. Remova a cal.	3a. A remoção inapropriada da cal pode causar graves queimaduras químicas.
4. Use aspersor manual para passar desinfetante nas paredes.	4a. O tempo de contato depende do desinfetante selecionado.
5. Desinfete os cochos de alimentos e de água.	—
6. Coloque cama na cocheira com maravalha ou palha.	6a. Não use maravalha para lhamas. 6b. A cama deve ter uma altura de 15 cm.

Pisos cimentados com tapetes de borracha

Ação técnica	Fundamento/extensão
1. Remova os tapetes da cocheira e varra.	1a. Os tapetes de borracha fornecem acolchoamento e apoio. Os animais não devem ficar diretamente sobre o cimento, jamais.
2. Lave o piso, as paredes e os tapetes com desinfetante apropriado.	2a. Um aspersor de pressão facilita este processo. 2b. Siga as recomendações do fabricante para o tempo de contato. O tempo de contato adequado é essencial para a desinfecção. Em geral, um desinfetante deve permanecer em contato por, pelo menos, 15 minutos.

3. Enxague todas as superfícies. Permita a secagem ao ar. —

4. Desinfete os cochos de alimentos e de água. —

5. Coloque cama de maravalha ou de palha.

5a. Não use maravalha para lhamas.

5b. A cama deve ter 15 cm de altura.

Cuidado específico para a cocheira de lhamas e o monte de esterco

Ação técnica	Fundamento/extensão
1. As lhamas defecam quase exclusivamente em montes de esterco e não defecarão de forma aleatória pela cocheira.	**1a.** Notifique os proprietários para que tragam um pouco de fezes frescas se a lhama ficar hospitalizada. Isso a encorajará a defecar no monte de esterco existente.
2. Caso o animal seja fisicamente capaz, conduza a lhama para uma área gramada ou de terra e deixe-a defecar antes de confiná-la na cocheira.	—
3. Use palha como cama. Não use maravalha ou pó de serra.	**3a.** Observe o animal quando entrar na cocheira para certificar-se de que a lhama não vá consumir grandes quantidades de palha. **3b.** A maravalha se prende na lã e é difícil de remover.

Cochos de água, comedouros, blocos de sal e redes de feno

Cuidado diário com os cochos de água, comedouros e blocos de sal

Ação técnica	Fundamento/extensão
1. Remova o cocho de água e o comedouro da cocheira pelo menos uma vez por dia para limpeza.	**1a.** O consumo de água e de alimentos é um parâmetro de monitoração essencial em animais hospitalizados. A quantidade de alimentos e água consumidos deve ser anotada na planilha do paciente pelo menos duas vezes por dia. **1b.** É aconselhável deixar dois cochos de 20 litros de água em cada cocheira. Isso garante que os animais tenham acesso constante à água.
2. Enxague os cochos de água e comedouros e escove-os utilizando uma escova dura.	—

Ação técnica	Fundamento/extensão
3. Encha e recoloque os cochos de água. Prenda o comedouro.	**3a.** Caso o comedouro seja permanentemente fixo à parede, remova manualmente os debris.
4. Observe a condição e o consumo do bloco de sal.	—

Cuidado com os cochos de água e os blocos de sal para os animais

Ação técnica	Fundamento/extensão
1. Remova os cochos e os comedouros da cocheira.	—
2. Escove completamente por dentro e por fora utilizando uma solução desinfetante apropriada e uma escova dura.	—
3. Enxague com água limpa e deixe secar ao ar livre.	**3a.** O enxágue completo ajuda a remover odores desagradáveis, estimulando assim o consumo de água.
4. Se o comedouro de grãos for fixo, remova manualmente quaisquer debris, e então desinfete. Seque com toalha.	—
5. Coloque um novo bloco de sal na cocheira.	**5a.** Os blocos normalmente são presos à parede ou colocados no comedouro.
	5b. Os blocos de sal nunca devem ser reutilizados em uma instalação médica.

Redes de feno

Ação técnica	Fundamento/extensão
1. Abra a rede de feno afrouxando a corda de bolsa de fumo na extremidade da rede. Coloque uma quantidade apropriada de feno em seu interior.	**1a.** As redes de feno são um meio de oferecer feno sem contato com o solo e sem a necessidade de se usar um fenil ou comedouro. Elas são muito mais fáceis de sanitizar entre os pacientes. As redes de náilon são preferíveis às de fibras naturais (Figura 3-4).
	1b. Algumas condições médicas (ORVA) requerem alimentação sem contato com o solo. As redes de feno não devem ser usadas, se forem contraindicadas, para potros ou bovinos.
2. Prenda a rede de feno na cocheira a uma viga ou argola de modo que sua parte inferior fique a um mínimo de 1,20 m acima do solo.	**2a.** Redes de feno mais baixas podem causar aprisionamento dos membros.

3. Verifique a rede periodicamente durante o dia para se assegurar de que ela esteja na altura apropriada.

4. Remova a rede quando estiver vazia.

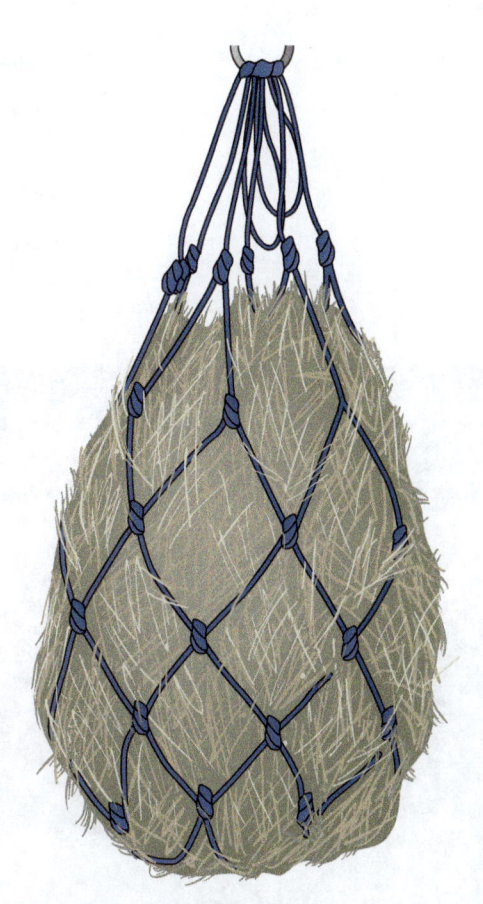

Figura 3-4 Uma rede de feno.

Identificação dos alimentos

A nutrição tem um papel importante na manutenção ou na melhoria da saúde animal. Os responsáveis pela alimentação devem selecionar alimentos de qualidade nutricional apropriada. Para este fim, o reconhecimento dos tipos e da qualidade da forragem é uma habilidade que todos os técnicos devem adquirir (Figuras 3-5, 3-6).

Tipos de feno

Existem dois tipos básicos de feno: são os fenos de gramíneas e de **leguminosas**. Comparativamente, os fenos de leguminosas apresentam maior teor de nitrogênio, cálcio, fósforo e várias vitaminas e possuem também maior associação com cólicas e laminite, se oferecidos à vontade (Tabela 3-2).

Tabela 3-2 Tipos de feno

Tipo	Exemplos	Comentários
Feno de gramíneas	Timóteo, grama Bermuda, capim-cevadinha, capim massambará, capim dos pomares, grama nativa.	Um tipo diferente de gramínea normalmente cresce em cada área do país.
Feno de leguminosas	Alfafa, lespedeza, trevo.	A alfafa é o tipo mais comum de leguminosa. As leguminosas possuem níveis muito maiores de proteína e cálcio do que as gramíneas.

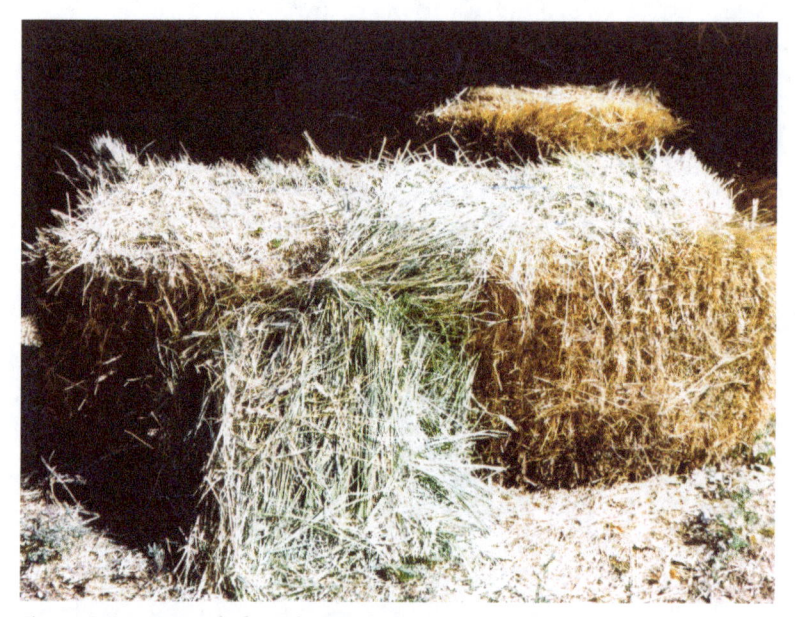

Figura 3-5 Imagem de feno de gramínea.

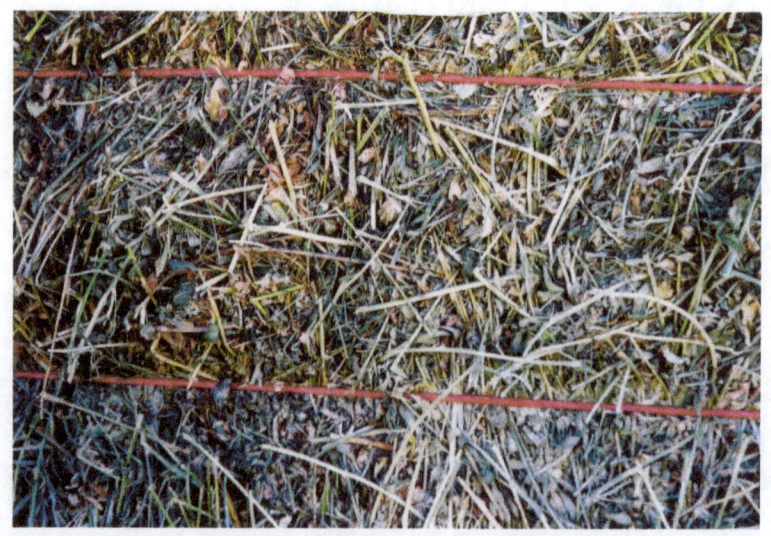

Figura 3-6 Imagem de feno de alfafa.

Qualidade do feno

O feno de boa qualidade possui as seguintes características: odor adocicado, coloração esverdeada, talos macios, flexíveis e sem mofo. Não é incomum que a porção externa dos fardos de feno se torne marrom ou perca a cor. Isso não afeta de forma significativa a qualidade. É muito importante lembrar que o feno mofado nunca deve ser oferecido para animais hospitalizados. O mofo pode ser grosseiramente detectado em áreas escuras úmidas ou pode aparecer como uma poeira fina que se dispersa quando o fardo é aberto. Também pode se detectar um odor particular em muitos mofos.

Quantidade de feno

A quantidade de feno que cada animal recebe depende de muitas variáveis. Elas incluem idade, sexo, condição corporal, fase da gestação e estado mórbido. Como regra geral, é aceitável alimentar equinos hospitalizados e bovinos com 2 a 3 quilos de feno para cada 100 quilos de peso corporal.

Atualmente, a maioria das clínicas oferece feno medido em pastas, e um equino de porte médio recebe duas pastas duas vezes por dia. Uma pasta é uma seção do fardo de feno que se desprende naturalmente. Cada **pasta de feno** tem normalmente de 10 a 12 cm de largura. Falando de maneira relativa, uma pasta de alfafa (uma leguminosa) pesaria mais que uma pasta de feno de gramínea. As lhamas devem receber meia pasta de feno de gramíneas duas vezes por dia. Não alimente as lhamas com alfafa.

Grãos

A maioria das clínicas veterinárias utiliza uma mistura comercial de grãos. A Tabela 3-3 apresenta uma lista dos componentes encontrados comumente nas rações. Para determinar o conteúdo de qualquer alimento oferecido, examine o rótulo dos ingredientes do saco dos grãos. Sempre confirme que a mistura de grãos é apropriada para a espécie antes de administrá-la. Aditivos alimentares que são benéficos a uma espécie podem ser altamente tóxicos para outra.

Clínicas especializadas em pacientes equinos geralmente compram rações de mistura de grãos com adição de melaço, vitaminas e minerais. Também conhecidas como **rações adoçadas**, as misturas de grãos com adição de melaço são muito mais palatáveis aos equinos.

Tabela 3-3 Tipos de grãos

Grão	Formas	Comentários
Aveia	Inteira, laminada, achatada.	Grão mais comum usado para equinos.
Milho	Inteiro, quebrado, triturado.	Segundo grão mais comum, com muito mais densidade energética que a aveia.
Cevada	Laminada, triturada.	Menos palatável que a aveia.
Trigo	Farelo, sêmea.	Ambas as formas são subprodutos da moagem, o farelo é usado comumente na preparação de *mashes*.

Questões de revisão

1. Liste o material usado na toalete do equino e da lhama.
2. Cite a razão para se iniciar a escovação pelo lado esquerdo de um equino.
3. Identifique quatro razões para a colocação de capa em um equino.
4. Liste três complicações associadas a técnicas impróprias da criação de animais.
5. Identifique os locais na cocheira onde mais provavelmente se encontrará cama úmida.
6. Dê o nome do componente utilizado para sanitizar pisos de terra.
7. Descreva a diferença entre os blocos de sal mineral e branco. Qual é preferível?
8. Cite uma condição médica na qual o uso da rede de feno é contraindicado.
9. Identifique dois tipos básicos de feno. Dê exemplos para cada tipo.
10. Descreva as características de um bom feno.

Referências

GILLESPIE, J. *Animal science*. Clifton Park: Thomson Delmar Learning, 1998.

RESEARCH STAFF OF EQUINE RESEARCH, INC. *Feeding to win II*. Grand Prairie, Texas, 1992.

SEÇÃO DOIS

Exame físico

CAPÍTULO 4
Exame físico

4 Exame físico

A medicina, para produzir saúde, necessita examinar a doença; a música, para criar harmonia, deve investigar a dissonância.
Plutarco

Palavras-chave

- ataxia
- auscultação
- balotamento
- borborigmas
- diagnóstico
- emaciação
- feto
- ictérico
- obeso
- palpação
- parto
- prognóstico
- timpanismo

Objetivos

- Descrever a informação que deve ser obtida quando se realiza uma anamnese de rotina.
- Descrever as etapas para fazer um exame físico básico nos equinos, bovinos, lhamas e suínos.
- Descrever um exame reprodutivo de rotina para equinos, bovinos, pequenos ruminantes e suínos.
- Descrever brevemente o exame que se deve fazer para a emissão de atestados de saúde, seguro e antes da compra de animais.

ANAMNESE BÁSICA

É fundamental para o veterinário conseguir obter do proprietário um histórico completo antes que o paciente seja examinado. A informação pode se mostrar inestimável no diagnóstico e no tratamento, tanto de um rebanho quanto de um indivíduo. O histórico completo também ajudará a decidir se o indivíduo que foi trazido para o exame tem uma doença ou condição que possa afetar todo o rebanho ou grupo de animais. Isso é muito importante na medicina de animais de produção.

Finalidades

- Reunir informações do paciente, incluindo idade, sexo e espécie.
- Verificar a queixa principal do proprietário ou a preocupação acerca de um paciente, lote ou rebanho.
- Obter informação sobre os cuidados que os animais recebem no momento.
- Determinar quais medidas de prevenção de doenças estão sendo adotadas.
- Determinar o grau a que o rebanho, lote ou grupo está afetado.

Complicação

- Comunicação ruim entre o proprietário e quem faz a anamnese, acarretando erros de diagnóstico.

Material

- Formulário de anotações médicas.
- Caneta.

PROCEDIMENTO PARA A ANAMNESE

Questões Gerais

Ação técnica	Fundamento/extensão
1. Qual é a queixa principal em relação ao paciente ou ao rebanho?	1a. Às vezes, o que o proprietário percebe como problema é diferente daquilo que o veterinário determina como o problema. É importante definir primeiro os interesses do proprietário.
2. Há quanto tempo estes sinais estão presentes?	2a. Informa-nos se a condição é aguda ou crônica.
3. Você já o(s) tratou com algum produto?	3a. Efeitos residuais de algum medicamento podem alterar os sinais clínicos e os resultados de exames de sangue.
	3b. Alguma reação no local de injeções pode estar presente e causar a desordem atual.

4. Sua terapia mostrou algum sucesso?	4a. O sucesso ou a falha de tratamentos prévios podem afetar o diagnóstico e futuros tratamentos.
5. Algum dos animais morreram? Em caso afirmativo, quantos e há quanto tempo?	5a. Indicador de severidade do problema.
	5b. O acesso aos animais mortos auxiliará no diagnóstico e no **prognóstico**.
6. Há mais de um animal com os mesmos sintomas?	6a. Permite-nos saber se é um problema do rebanho ou individual. Isso pode afetar o diagnóstico, o tratamento e o prognóstico.

Questões acerca do histórico de vacinação

Ação técnica	Fundamento/extensão
1. Quando?	1a. Há quanto tempo a vacina foi administrada? Foi fornecida na idade apropriada para o animal e para a doença em questão?
2. Com o quê?	2a. Estabelecer o nome e o tipo específico de vacina.
	2b. Se possível, obtenha um número do lote do frasco utilizado.
3. Como?	3a. Por qual via ela foi aplicada?
	3b. A via foi apropriada para a vacina?
	3c. Em que parte do corpo do(s) animal(is) ela foi aplicada?
	3d. A vacina foi manuseada de acordo com as recomendações do fabricante?
4. Quantos?	4a. Todo o rebanho ou grupo foi vacinado ao mesmo tempo ou apenas indivíduos selecionados foram vacinados?
5. Reações?	5a. Observe quaisquer reações da vacina relatadas pelo proprietário, como inchaço, abscessos, dor muscular, alergia.

Nota

Há uma grande variedade de vacinas para equinos e para animais de produção. Algumas, como a vacina contra a brucelose, são regulamentadas pelos governos federal e estadual, assim, seu uso é regulado por lei. A maioria das vacinas, no entanto, é utilizada em conformidade com a prevalência local da doença e sob recomendação do veterinário responsável pelos animais. Algumas das vacinas disponíveis para cada espécie são apresentadas no apêndice.

Questões acerca da produção leiteira

Ação técnica	Fundamento/extensão
1. Em relação à vaca ou à cabra específica: há uma queda súbita na produção de leite?	1a. Indicativo de doença sistêmica, como deslocamento do abomaso à esquerda (DAE), mastite ou doença orgânica.
2. Há alguma mudança recente na média do rebanho (produção de leite do rebanho ao longo do tempo)?	2a. Uma queda na média do rebanho pode ser indicativa de problemas nutricionais, problemas no período seco ou alteração na genética.
3. Tem havido aumento na contagem de células somáticas (CCS) do indivíduo ou do rebanho?	3a. Pode indicar problemas latentes de mastite ou problemas de manejo.
4. Há alguma mudança, ou você deseja uma mudança, na relação entre gordura e proteína no leite?	4a. Esta proporção é afetada, principalmente, pela genética e pela nutrição.
5. Outro: você observou quaisquer alterações na sala de ordenha?	5a. Problemas na sala de ordenha ou celeiro, como: • Ruídos estranhos na ordenhadeira. • Eletricidade estática, resultando em vacas mal ordenhadas, inquietas e com medo de entrar na sala de ordenha. • Tensão inconsistente em relação ao maquinário. • Utilização em cabras de ordenhadeiras para vacas.

Questões acerca da saúde e cuidados com os cascos

Ação técnica	Fundamento/extensão
1. Qual é a condição dos cascos do animal ou do rebanho?	1a. Rachados? Côncavos? Com crescimento excessivo? Apropriado para a espécie?
2. Você notou qualquer um dos seguintes problemas de saúde dos cascos no paciente ou no rebanho?	2a. Verifique se há rachaduras, descamação, secura, mau cheiro, dor, pulso digital evidente, abaulamento da banda coronária.
3. Sobre que tipo de superfície o animal ou o rebanho fica e anda?	3a. Animais obrigados a ficar sobre concreto durante todo o dia sofrerão desgaste e lesões nos cascos e nos membros. 3b. Solos constantemente molhados e enlameados tendem a causar podridão nos cascos e em outras infecções do casco ou dos membros.

4. Com que frequência é realizada a aparação dos cascos no indivíduo ou no rebanho?

4a. Rotina de aparação comum:
- Equinos: 6-8 semanas
- Bovinos leiteiros: trimestralmente
- Ovinos e caprinos: semestralmente
- Bovinos de corte: conforme necessário, individualmente

5. Você usa pedilúvio em seu rebanho? Em caso afirmativo, com que frequência é utilizado?

5a. Pedilúvios são usados para evitar pododermatite digital, em bovinos leiteiros, e podridão dos cascos, em ovinos e caprinos.

6. Ferrageamento: Com que frequência?

6a. Apenas equinos são ferrageados. As ferraduras devem estar em bom estado, adequadas ao trabalho do equino. Os cravos não devem ser muito altos ou colocados muito próximos do talão.

Questões específicas para equinos

Ação técnica	Fundamento/extensão
1. Há quanto tempo o problema existe?	**1a.** Diferencia entre uma condição crônica (longa) ou uma condição aguda (de início súbito).
2. Quanto exercício o equino consegue realizar antes de se cansar?	**2a.** Indicativo de um problema crônico (em curso).
3. Com que frequência e a que distância o equino é transportado?	**3a.** Distúrbios respiratórios e digestivos estão associados a viagens frequentes e prolongadas.
4. O equino suga ou mastiga madeira?	**4a.** Estes vícios podem levar à desnutrição e causar cólicas e doenças dentárias.
5. Houve alguma mudança de atitude?	**5a.** Indicativo de dor ou desconforto.
6. Alguma mudança no apetite?	**6a.** Indicativo de problema na alimentação, doença dental, enfermidade crônica ou dor.
7. Alguma mudança na alimentação?	**7a.** Mudanças bruscas na alimentação podem causar distúrbios digestivos, úlceras, cólica ou laminite (aguamento).
	7b. O tipo de alimentação ou a origem dos alimentos pode ter mudado.
8. Qual é o tipo de alimentação? Pastagem, feno, grãos?	**8a.** A dieta deve ser adequada ao nível de trabalho e à idade do equino.
	8b. Feno e pastagens podem conter plantas tóxicas ou insetos.

9. Onde e como o equino está alojado? Ele está sozinho ou com outros equinos? Ele está alojado com outras espécies (muares, caprinos, bovinos)?	**9a.** Animais de pasto frequentemente apresentam problemas diferentes dos animais que vivem em baias ou cocheiras.
	9b. Outras espécies podem portar doenças ou parasitas incomuns aos equinos.
10. Como a água é fornecida? Em bebedouro automático ou em baldes? É utilizado um aquecedor no inverno?	**10a.** Bebedouros automatizados podem apresentar mau funcionamento, causando problemas de eletricidade estática ou fluxo insuficiente de água.
	10b. A água congelada ou próxima do congelamento pode causar redução da ingestão de líquidos e causar cólicas por constipação.
11. Foi fornecida alguma medicação? Em caso afirmativo, quando, em que parte do corpo do animal e por quem?	**11a.** Falhas na terapia prévia podem auxiliar no diagnóstico.
	11b. Efeitos residuais de alguns medicamentos podem alterar os sinais clínicos e os resultados de exames de sangue.
	11c. Uma reação no local da injeção pode causar a desordem atual.
12. Qual é seu programa de desverminação e vacinação?	**12a.** Consulte as Questões acerca do Histórico de Vacinação para as perguntas sobre vacinação.
	12b. Os equinos devem ser desverminados a cada 8-10 semanas, alternando-se o princípio ativo.
	12c. Os equinos também podem ser desverminados continuamente, utilizando-se um agente desverminante por meio da alimentação.
13. Se o equino for um potro jovem, faça as seguintes perguntas:	**13a.** Potros recém-nascidos têm problemas específicos.
(a). Quantos dias durou a gestação da égua?	**13(a).** A gestação deve durar um mínimo de 335 dias para que o potro esteja maduro o suficiente para sobreviver sem auxílio.
(b). Após quanto tempo o potro se levantou, depois do nascimento?	**13(b).** Um potro deve levantar-se e tentar mamar em uma hora após o nascimento.
(c). Você viu o potro mamar?	**13(c).** O potro deve mamar vigorosamente no prazo de três horas após o nascimento para obter o colostro, que contém anticorpos.

(d). A égua tem leite em seu úbere?

13(d). A ingestão inadequada de colostro em 12 horas após o nascimento resulta em falha de transferência passiva. Isso significa que o potro não recebeu anticorpos suficientes para protegê-lo contra infecções durante os primeiros meses de vida.

(e). O potro defecou nas primeiras 12 horas após o nascimento?

13(e). O mecônio (fezes produzidas enquanto o potro estava no útero) causa, às vezes, constipação que ameaça a vida.

(f). O potro está mamando a cada duas horas?

13(f). Um potro saudável junto a uma égua saudável mamará frequente e vigorosamente.

Questões específicas para bovinos de corte

Ação técnica	Fundamento/extensão
1. Qual é a idade da população afetada?	**1a.** Algumas doenças são específicas de certas idades.
2. Isso já aconteceu antes?	**2a.** Um problema recorrente pode apontar problemas de manejo, como a nutrição.
3. Algum medicamento foi dado?	**3a.** O sucesso ou o fracasso de tratamentos anteriores pode afetar o diagnóstico e o futuro tratamento.
4. Quantos estão afetados?	**4a.** Indica a gravidade do problema e as possíveis perdas econômicas.
5. Algum animal morreu? Em caso afirmativo, quantos e quando?	**5a.** Indica a gravidade do problema. **5b.** O acesso aos animais mortos auxiliará no diagnóstico e no prognóstico.
6. Qual é seu programa de vacinação?	**6a.** Consulte as Questões acerca do Histórico de Vacinação.
7. Foram comprados animais recentemente ou o animal foi transportado ultimamente?	**7a.** Trazer novos animais ao rebanho pode deflagrar um surto de doenças contagiosas. **7b.** O estresse do transporte pode induzir a uma doença latente.
8. Com o que eles são alimentados?	**8a.** A dieta é apropriada à idade dos animais e às expectativas de produção?
9. Como eles são alimentados?	**9a.** Alimentos inadequadamente misturados podem causar problemas digestivos. **9b.** Fungos podem causar problemas respiratórios e digestivos e morte súbita. **9c.** A aglomeração nos cochos causará ferimentos, subnutrição e supernutrição em alguns dos animais.

10. Os animais têm livre acesso a suplementos minerais e sal?	**10a.** Sal e suplementos minerais devem estar acessíveis a todos os bovinos de todas as idades, a qualquer momento.
	10b. Quais são os minerais da mistura e como ela é fornecida (sal solto, em bloco ou em comedouros automáticos)?
	10c. Os bezerros têm acesso ao mineral? Eles também necessitam de minerais.
11. Eles têm acesso à água?	**11a.** A água no tanque pode estar contaminada com algas tóxicas.
	11b. A fonte de água pode congelar no inverno ou secar no verão.
12. Eles estão em uma invernada, em um pasto ou confinados?	**12a.** Animais de pasto estão expostos a mais parasitas.
	12b. Bovinos em invernadas podem ser expostos a plantas tóxicas e animais perigosos, assim, estão mais propensos a sofrer ferimentos.
	12c. Animais em confinamento podem sofrer os efeitos da superlotação e da superalimentação.

Questões específicas para bovinos leiteiros

Ação técnica	Fundamento/extensão
1. Em que fase da lactação a vaca se encontra?	**1a.** A lactação pode ser dividida em quatro fases: • Início da lactação • Meio da lactação • Final da lactação • Período seco
	1b. Algumas condições (como deslocamento do abomaso à esquerda, mastite, metrite) são específicas de determinadas fases de lactação.
2. Qual é a produção atual e anual de leite?	**2a.** Uma queda súbita na produção de leite está associada ao deslocamento do abomaso.
	2b. Uma queda na produção de leite em longo prazo pode ter origem nutricional.
3. Quantas vacas estão afetadas?	**3a.** Determina o grau do problema e potenciais perdas econômicas.

4. Você usa somatotropina bovina (BST)?

4a. A BST é um hormônio de crescimento sintético administrado em vacas leiteiras para aumentar a produção de leite.

4b. A BST afeta muitos aspectos da saúde e da nutrição.

5. Houve algum problema durante o último ciclo?

5a. Ciclo refere-se ao intervalo entre partos (número de meses entre o nascimento de bezerros), bem como ao intervalo entre parto e concepção (número de dias entre o parto e o início da próxima prenhez).

5b. Ajuda a identificar o quão rigorosamente a lactação e os ciclos reprodutivos das vacas são gerenciados.

6. Com que você as alimenta? Com uma ração total mista?

6a. Pode trazer problemas nutricionais. O veterinário vai querer saber o que compõe a ração e como ela é misturada.

7. Os animais são alojados e alimentados de acordo com a produção e fase da lactação ou todos são agrupados juntos?

7a. É importante alimentar as vacas leiteiras de acordo com suas necessidades de produção.

8. Como e quando elas são alimentadas?

8a. O horário de alimentação pode afetar a função digestiva e a incidência de mastite.

9. Ela está se alimentando?

9a. Esta pergunta ajuda a identificar se o apetite das vacas é observado adequadamente.

9b. Algumas doenças, como a doença de Johnes, farão com que a vaca emagreça, apesar de manter um excelente apetite.

10. Com que frequência elas são ordenhadas?

10a. A frequência da ordenha afeta a produção anual, bem como o estresse da vaca.

11. Ela tem sido tratada com algo? Quando e com que frequência?

11a. Afeta o diagnóstico, o prognóstico e o protocolo de tratamento.

11b. Alguns medicamentos podem contribuir para o processo de doença.

12. O ordenhador notou algum problema?

12a. Isso diz respeito ao gerenciamento. O gerente presta atenção ao que se passa na sala de ordenha?

13. Foram incluídas novas vacas no rebanho ou lote?

13a. Uma vaca pode ser portadora de uma doença e transferi-la para outras sem que a primeira mostre sinais da doença.

13b. Novas vacas podem ferir os animais do rebanho ou ser feridas pelos animais do rebanho.

14. Qual é seu programa de vacinação?

14a. Consulte as Questões do Histórico de Vacinação.

15. Você utiliza algum controle de insetos?

15a. Esta questão aborda a mastite e doenças transmissíveis.

16. Você usa iluminação durante 24 horas?

16a. A iluminação pode provocar o estresse das vacas se não lhes for permitido um período de penumbra ou de escuridão.

QUESTÕES ESPECÍFICAS PARA BEZERROS NA BOVINOCULTURA LEITEIRA

Ação técnica	Fundamento/extensão
1. Qual é a idade do bezerro afetado?	**1a.** Neonatos são tratados de forma distinta e têm problemas diferentes de bezerros com mais de três meses de idade.
2. Há quanto tempo o bezerro está doente?	**2a.** A duração sugere a gravidade do problema, seja ele agudo ou crônico.
3. Quantos bezerros apresentam os mesmos sinais?	**3a.** A quantidade sugere a gravidade do problema, a presença de doenças transmissíveis, um problema nutricional ou de manejo.
4. Houve alguma morte? Quantas e quando?	**4a.** Mortes influenciam a gravidade do problema, acarretam perdas econômicas e são potenciais para necropsia e para amostragem diagnóstica.
5. Este bezerro recebeu colostro no nascimento?	**5a.** O colostro é vital para a função imune.
	5b. O período é crítico. O colostro fornecido após 24 horas não é eficaz.
6. Com que você os alimenta?	**6a.** Seja específico sobre substitutos do leite, grãos, feno e outros alimentos.
	6b. Se possível, obtenha um rótulo do alimento comercial, em que haja a lista dos ingredientes.
7. Com que frequência eles são alimentados?	**7a.** A frequência de alimentação afeta a função digestiva.
	7b. Se os bezerros ainda consomem leite, descubra se eles são alimentados em baldes, com mamadeiras ou com biberrões.
8. Quais tratamentos este bezerro já recebeu?	**8a.** Tratamentos afetam o diagnóstico, o prognóstico e a terapia.
9. Qual é o histórico de vacinação?	**9a.** Consulte as Questões do Histórico de Vacinação.

Questões específicas para lhamas

Ação técnica	Fundamento/extensão
1. Em que tipo de habitação a(s) lhama(s) é(são) mantida(s)?	**1a.** Isso nos permite saber se elas têm espaço suficiente para amontoar o esterco, para se exercitar e fatores relacionados.
2. Você possui mais de uma lhama?	**2a.** Lhamas solitárias são propensas a doenças mentais, como a síndrome do macho furioso.
3. Com que você alimenta suas lhamas?	**3a.** Dietas para lhamas costumam ser muito ricas e podem causar distúrbios digestivos e problemas nas patas.
4. Elas estão em um programa de desverminação e vacinação?	**4a.** Consulte as Questões acerca do Histórico de Vacinação.
	4b. Como é o programa de desverminação: qual produto é utilizado e com que frequência?
5. Se a lhama é um macho castrado, com que idade ocorreu a castração?	**5a.** A castração antes dos 2 anos de idade pode causar problemas esqueléticos e fraquezas.
6. Para qual finalidade você usa suas lhamas?	**6a.** Algumas lhamas são ornamentos de pasto, algumas transportam cargas e algumas guardam ovelhas ou cabras.

Questões específicas para suínos

Ação técnica	Fundamento/extensão
1. Em qual tipo de habitação você os mantém?	**1a.** Suínos alojados em total confinamento sofrem de doenças diferentes daqueles que são criados em espaços abertos.
2. Se a habitação é interna, a temperatura é controlada?	**2a.** A hipotermia é um risco significativo para os suínos jovens e a hipertermia, um problema grave para os suínos maduros.
3. Há cheiro de amônia dentro ou próximo das instalações?	**3a.** Níveis altos de amônia causam pneumonia química e são um problema de manejo.
4. O que é feito com o esterco e a urina?	**4a.** A resposta identifica exposição à amônia, a parasitas e a agentes patogênicos.
5. Quais vacinas você aplica e quando?	**5a.** Consulte as Questões do Histórico de Vacinação.
6. O que é feito para o controle de parasitas?	**6a.** Parasitas internos causam grandes prejuízos econômicos e, muitas vezes, não são tratados.

7. Com que os suínos são alimentados?

7a. A nutrição afeta a produção, o tamanho das leitegadas e a longevidade da porca.

8. Quantas leitegadas, em média, cada porca produz por ano?

8a. O número permite-nos saber a que tipo de estresse reprodutivo uma porca pode estar sendo submetida.

9. Com que idade as leitegadas são desmamadas, e qual é o peso dos leitões?

9a. O desmame precoce aumenta o índice de mortalidade, e baixos pesos no desmame sugerem parasitismo.

10. Quantos estão doentes ou quantos morreram?

10a. As quantidades demonstram a gravidade do problema e as perdas econômicas.

11. Qual é a quantidade média de leitões desmamados?

11a. A produção de uma porca é determinada pelo número de leitões desmamados.

OBSERVAÇÃO DO PACIENTE

A observação do paciente (individual ou do rebanho) em seu ambiente familiar é a ideal. Muitas vezes, no entanto, o paciente é observado após ser transportado para o estabelecimento veterinário. O uso do tempo necessário para se observar o paciente movendo-se livremente em um piquete, no pasto ou em outra instalação fornece pistas acerca de como o paciente terá de ser imobilizado e das regiões que requeiram atenção especial durante o exame físico.

FINALIDADES

- Identificar anormalidades posturais, comportamentais ou locomotoras antes do exame físico.
- Verificar o estado mental do paciente antes da manipulação.

COMPLICAÇÕES

- Lesão na equipe.
- Lesão no paciente.

MATERIAL

- Baia fechada ou curral.

PROCEDIMENTO

- Observe o paciente na baia ou no ambiente doméstico sem cabresto ou outra contenção.
- Tenha um assistente ou condutor; em seguida, mova o animal em torno da baia ou do ambiente doméstico e verifique **ataxia**, anormalidades da marcha ou deficiência na visão.
- Animais acostumados à condução devem, então, ser conduzidos pelo manipulador ao passo e, em seguida, ao trote, em uma superfície firme.

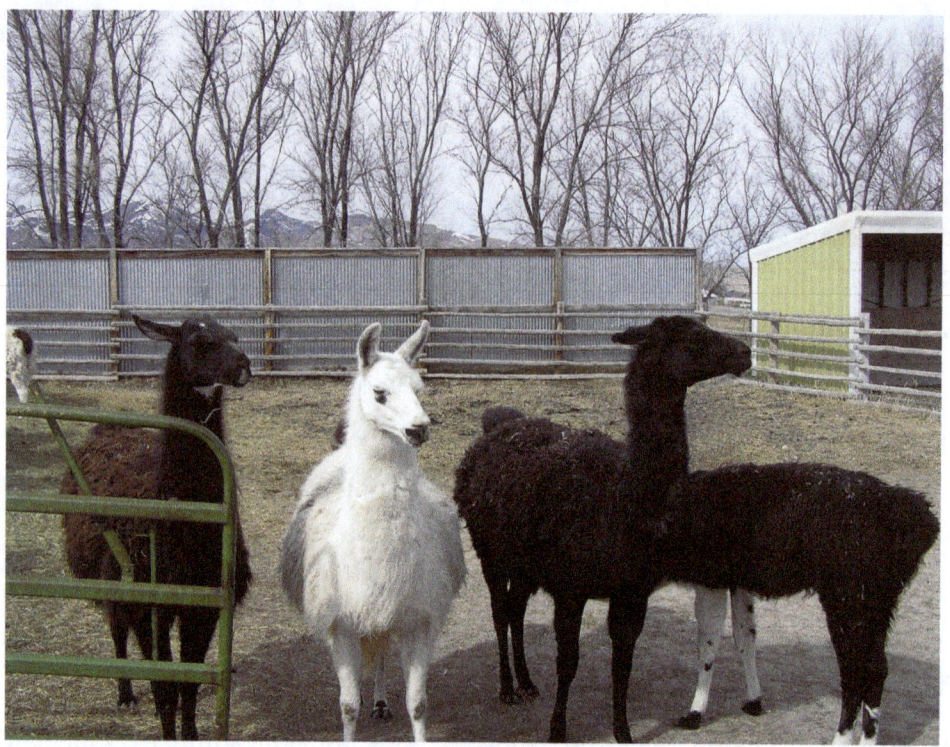

Figura 4-1 Lhamas sadias em um piquete.

Exame físico

Vital para qualquer diagnóstico veterinário completo, o exame físico abrange tanto as técnicas de anamnese quanto a avaliação dos atributos físicos do animal ou rebanho. Na medicina veterinária de animais de produção, um exame físico do rebanho muitas vezes é tão importante quanto o exame dos membros individuais desse grupo.

Finalidades

- Obter resultados objetivos, como temperatura, pulso e respiração.
- Identificar quaisquer resultados que estejam fora das normas geralmente aceitas para a espécie.
- Coletar e registrar dados para a comparação em exames subsequentes.

Complicação

- Lesão no examinador devido à contenção inadequada.

Material

- Estetoscópio.
- Relógio.
- Termômetro.
- Papel e caneta.
- Ficha de registros médicos.

Procedimentos que devem ser seguidos nos exames físicos

Exame físico do equino

Ação técnica	Fundamento/extensão
1. Coloque um cabresto e uma guia no equino.	1a. Normalmente o cliente apresenta o equino com o cabresto e a guia já colocados.
2. Observe o equino sendo conduzido a passo.	2a. Atente para marcha irregular, desequilíbrios, arrastar dos cascos ou outras situações anormais.
3. Contenha o equino em um brete, com guia dupla ou peça para alguém segurá-lo.	3a. Depende das instalações e do comportamento inicial do animal.
4. Examine o pelo, a pelagem e a pele.	4a. Observe a condição da pelagem: brilhante, fosca, esparsa, espessa, felpuda.
	4b. Observe qualquer perda de pelos, descrevendo sua característica (desigual, generalizada, simétrica) e localização.
5. Observe a condição corporal.	5a. O grau de musculatura depende do uso e da raça do equino.
6. Examine a cabeça.	6a. A face é simétrica? Os maxilares alinham-se corretamente?
	6b. Olhos: observe qualquer secreção, estrabismo ou descoloração.
	6c. Narinas: observe qualquer secreção ou assimetria.
	6d. Lábios: observe quaisquer feridas, flacidez ou sialorreia.
	6e. Bochechas: observe a simetria e qualquer inchaço.
	6f. Orelhas: observe qualquer secreção, pendência ou agitação da cabeça.
	6g. Linfonodos: **palpe** os linfonodos submandibulares e parotídeos, verificando inchaço, calor ou dor.
	6h. Pulso: palpe a borda ventral da mandíbula.
7. Examine o interior da boca.	7a. Pode ser necessária ajuda extra na contenção. Nota: um exame odontológico completo requer sedação e um abridor de boca, não sendo da abrangência deste texto.
	7b. Hálito: deve ter odor semelhante ao do alimento.

	7c. Membranas mucosas: devem ser rosa ou rosa pálido; verifique o tempo de preenchimento capilar.
	7d. Gengiva: deve ser rosa ou rosa pálido, sem feridas, vesículas, inchaços ou vermelhidão.
	7e. Dentes: os incisivos devem encontrar-se sem retração ou protrusão da mandíbula. Os caninos devem estar intactos; observe a presença de dentes de lobo. Atente para quaisquer saliências afiadas nos molares.
8. Examine o pescoço.	**8a.** Observe a simetria da musculatura.
	8b. Observe a simetria da mobilidade, virando o pescoço para a direita e para a esquerda.
	8c. Verifique a presença de uma onda de pulso jugular. Um cavalo normal a apresentará se a cabeça permanecer abaixo do nível do coração.
9. Examine o corpo.	**9a.** Ombros: devem ser simetricamente musculosos.
	9b. Dorso: procure cabelos brancos ou desgaste muscular em ambos os lados da cernelha, que indicam encilhamento incorreto.
	9c. Caixa torácica: as costelas devem ser palpáveis, mas recobertas por gordura e músculo. Verifique feridas ou caroços na área da cilha.
10. Examine a garupa.	**10a.** Simetria: vistos por trás, ambos os lados devem ter a mesma forma e tamanho.
	10b. Musculatura: igual bilateralmente; anca e sacro cobertos por tecido.
	10c. Cauda: movimenta-se em todas as direções, resiste a seus esforços de movê-la; o equino pode espantar moscas.
11. Avalie a temperatura.	**11a.** Meça a temperatura retal e permaneça ao lado do equino ao inserir o termômetro para não ser escoiceado. A temperatura normal no equino adulto é de 37,2 °C a 38 °C (99 °F a 100,5 °F) (Figura 4-2A).
	11b. Verifique inchaço ou secreção na vulva.
	11c. Observe a cor e a consistência das fezes.
12. Ausculte o coração e registre a frequência cardíaca.	**12a.** Ouça ambos os lados do peito, logo atrás do cotovelo. A frequência cardíaca normal em um equino adulto é de 30–45 bpm. Um potro jovem pode ter uma frequência cardíaca de 70–80 bpm (Figura 4-2B).

	12b. O coração deve bater em ritmo regular, sem variações com as respirações.
	12c. Observe quaisquer sopros ou sons anormais.
13. Ausculte os pulmões e observe a respiração.	**13a.** Ouça ambos os lados do tórax, dividindo a caixa torácica em quatro quadrantes. Não é incomum ouvir **borborigmas** ao longo do peito.
	13b. O fluxo de ar é, por vezes, difícil de se ouvir no equino. Para fazer com que o animal respire mais profundamente, ele pode ser exercitado ou um grande saco plástico pode ser colocado sobre as narinas. Não faça isso sem supervisão veterinária.
	13c. Observe as narinas para determinar se elas dilatam-se com a inspiração ou a expiração.
	13d. Observe algum grunhido expiratório ou uma linha de tosse/asma.
	13e. Palpe a traqueia e note se isso faz o equino tossir.
14. Ausculte o abdômen.	**14a.** Coloque o estetoscópio na fossa paralombar para auscultar.
	14b. Ausculte borborigmas dorsalmente e ventralmente em ambos os lados do equino. Eles soam como baixos sons de trovão.
	14c. Equinos com íleus não têm borborigmas ou apresentam apenas o som ocasional de bolhas que estouram.
	14d. Se houver suspeita de **timpanismo** cecal, corra o dedo contra a pele na fossa paralombar dorsocranial direita enquanto ouve com o estetoscópio. Procure um som semelhante ao obtido quando você passa rapidamente seu dedo em uma bola de borracha (Figura 4-2C).
15. Examine os quatro membros.	**15a.** Procure cicatrizes antigas ou recentes, caroços, inchaços ou edemas.
	15b. Membros torácicos: deslize suas mãos para baixo, do cotovelo até o casco, para sentir anomalias.
	15c. Membros torácicos: permaneça na frente e ao lado do equino para procurar anomalias conformacionais, como *tarsus valgus* ou cascos de periquito.

15d. Membros pélvicos: mantenha uma mão sobre ou próxima ao quadril enquanto desliza a outra mão para baixo, por todo o membro, até o casco, para detectar anomalias.

15e. Permaneça atrás e ao lado do equino para procurar anormalidades conformacionais, como jarretes de vaca ou *tarsus varus*.

15f. Palpe os pulsos digitais no aspecto caudal da quartela. Pulsos que podem ser vistos ou que são muito facilmente apalpados são descritos como cheios e indicativos de laminite.

15g. Examine os cascos após limpá-los com uma rineta. Observe qualquer mau cheiro, grandes rachaduras, cascos soltos ou lesões na sola.

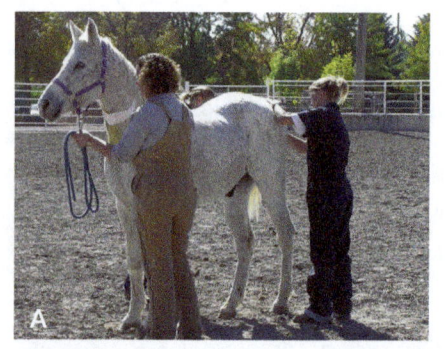

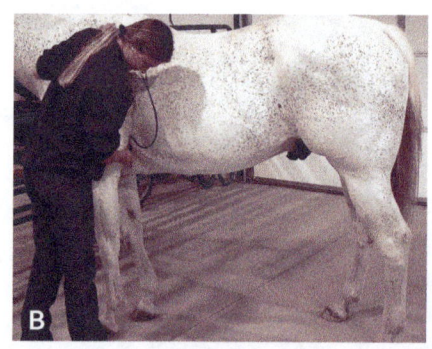

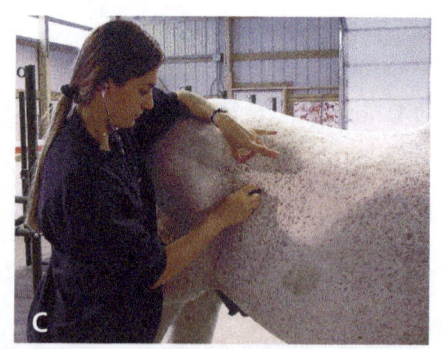

Figura 4-2 (A) Aferição segura da temperatura de um equino não contido em um tronco. (B) Auscultação do coração. É preferível que seja realizada em um local silencioso. (C) Auscultação da fossa paralombar direita enquanto realiza-se a percussão da pele, com o dedo, para detectar gases no ceco.

EXAME FÍSICO DO BOVINO LEITEIRO

Ação técnica	Fundamento/extensão
1. Observe o bovino andando no curral ou na seringa.	**1a.** Observe a simetria da marcha e a consciência dos arredores.
	1b. Observe qualquer desequilíbrio ou fraqueza.
	1c. Observe a atitude do bovino: Ele se apresenta apático, agitado, agressivo?
2. Coloque o bovino em um tronco de contenção ou uma pescoceira.	**2a.** Vacas leiteiras não são acostumadas a troncos e ficam mais calmas quando contidas apenas pela cabeça.
3. Estabeleça a condição corporal (1–5).	**3a.** Classifique uma vaca da seguinte forma:

- Emaciada: profunda cavidade em ambos os lados da base da cauda. Ossos da pelve, coluna vertebral e costelas exageradamente visíveis, com depressão profunda da fossa paralombar. A vaca está fraca.
- Magra: ligeira cobertura de gordura na base da cauda, pelve e costelas. Todas ainda bem visíveis, incluindo a espinha. Depressão na fossa paralombar ainda visível. A vaca não está fraca.
- Boa: nenhuma cavidade ao redor da base da cauda, com gordura facilmente palpável ao longo de toda a área. A pelve pode ser apalpada facilmente, mas as costelas e a coluna vertebral estão bem cobertas com gordura. Leve depressão na fossa paralombar.
- Gorda: porções de tecido adiposo sobre e ao redor da base da cauda e cobrindo os ossos pélvicos. A pelve pode ser apalpada com forte pressão, mas já não podem se sentir as costelas e a coluna vertebral. Sem depressão na fossa paralombar.
- **Obesa**: a base da cauda, a pelve, a coluna vertebral e as costelas estão encobertas por uma espessa camada de gordura e não são mais palpáveis. Esta condição é rara em vacas leiteiras.

4. Observe a postura e a respiração.

4a. Bovinos com dores abdominais tendem a permanecer em cifose.

4b. Bovinos com dispneia tendem a ficar com os cotovelos longe do corpo.

5. Meça a temperatura retal com um termômetro de 12,5 centímetros com argola.

5a. A temperatura de um bovino adulto normal é de 37,8 °C a 39,2 °C (100 °F a 102,5 °F), mas pode ser maior em dias muito quentes ou quando o bovino está muito agitado.

5b. Ao verificar a temperatura, procure por algum inchaço ou secreção vulvar.

5c. Observe o odor e a consistência do material fecal em torno do ânus ou sobre o termômetro.

6. Ausculte o coração e registre o número de batimentos por minuto.

6a. Ausculte ambos os lados do tórax.

6b. Ouve-se melhor o coração colocando-se o estetoscópio sobre as costelas logo atrás do cotovelo.

	6c. A frequência cardíaca normal para um bovino adulto é de 50–80 bpm.
	6d. Observe qualquer sopro ou ritmo anormal.
7. Ausculte os pulmões e registre o número de respirações por minuto.	**7a.** Ausculte em ambos os lados do tórax.
	7b. Os ruídos respiratórios são mais bem ouvidos no terço médio do tórax, entre a 8ª e a 10ª costela. A frequência respiratória normal de um bovino adulto é de 10–30 respirações por minuto.
	7c. Observe quaisquer chiados (constrições), crepitações (umidade) ou sons rudes (intensos).
8. Ausculte o rúmen.	**8a.** Ouça e sinta a motilidade do rúmen. Conte o número de contrações por minuto. A frequência normal de contrações é de 1–3 por minuto.
	8b. Usando o punho, faça o balotamento (pressão rítmica) para avaliar o rúmen e sentir a característica do conteúdo ruminal. Líquidos em profusão ou secura excessiva podem ser detectados dessa maneira.
	8c. Verifique o *ping* na região do rúmen batendo com o dedo na pele caudal na última costela e sobre as duas últimas costelas, enquanto ouve com o estetoscópio (Figura 4-3).
	8d. Um *ping* sugere a presença de deslocamento do abomaso à esquerda.
9. Ausculte o lado direito do abdômen do bovino.	**9a.** Ouça as progressivas contrações intestinais (borborigma).
	9b. Verifique o *ping* do abdômen na fossa paralombar direita para detectar gases ou timpanismo cecal.
10. Apalpe o úbere e obtenha leite de cada teto.	**10a.** Observe a cor e a consistência da secreção de cada teto. O colostro é amarelo, cremoso e pegajoso. O leite é branco e aquoso.
	10b. Calor ou endurecimento do úbere são sugestivos de mastite.
11. Examine as quatro patas e membros.	**11a.** Verifique rachaduras, inchaços ou feridas nas patas. Observe se os cascos estão muito longos, deformados ou desigualmente desgastados.
	11b. Problemas nas patas de uma vaca leiteira podem resultar em mastite, perda de peso e diminuição da produção.

12. Verifique inchaço, perda de pelos e feridas na pele.
13. Examine a cabeça e o pescoço.

11c. Verifique sinais de lesões nos membros.

12a. Observe quaisquer anomalias.

13a. Tente palpar os linfonodos pré-escapulares, que normalmente são pequenos demais para ser encontrados. Eles se localizam na região rostral ao ombro.

13b. Verifique se há edemas ou inchaço no peito; se houver inchaço, observe sua natureza e a consistência.

13c. Observe a onda de pulso no sulco da jugular. Uma onda de pulso não é normal em um bovino.

13d. Palpe as mandíbulas e o espaço intermandibular. Os linfonodos daqui são, normalmente, do tamanho de uma noz.

13e. Observe a existência e a característica da secreção nasal nas narinas. Um bovino saudável tem, geralmente, narinas limpas e úmidas.

13f. Examine a gengiva e a língua, à procura de úlceras ou erosões. A língua deve ser simétrica e móvel.

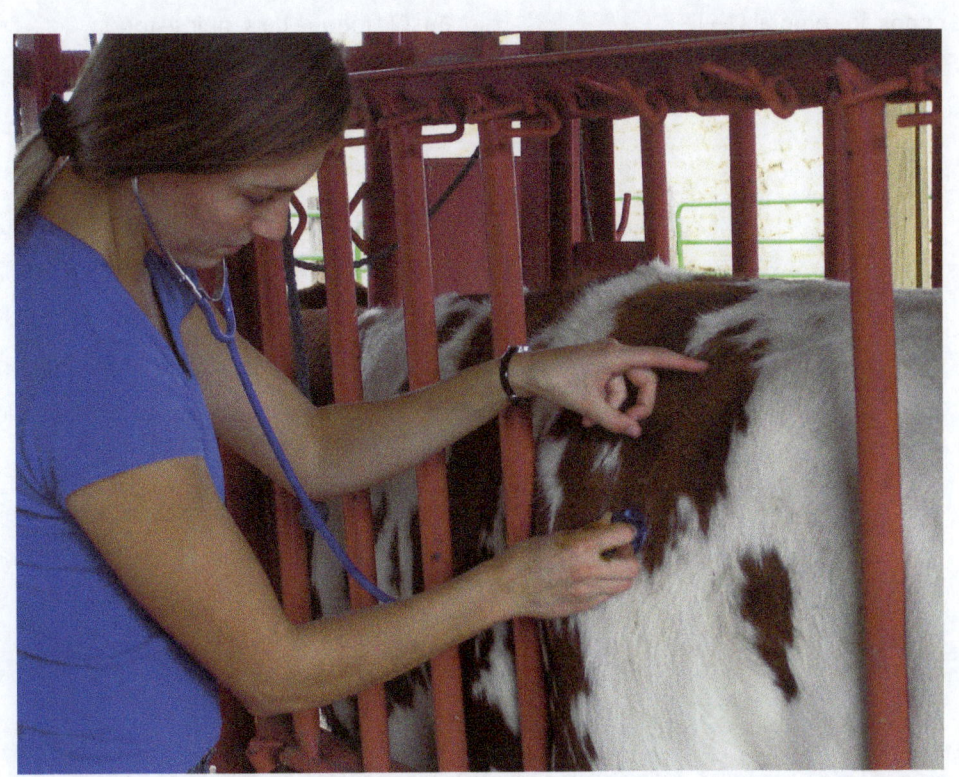

Figura 4-3 Auscultação da região torácica caudal enquanto realiza-se a percussão da pele com o dedo, para se detectar um deslocamento de abomaso à esquerda.

13g. Observe qualquer odor da respiração; ele deve ter cheiro de alimento.

13h. Observe os incisivos mandibulares e a placa maxilar, procurando dentes quebrados ou perdidos, feridas, bolhas ou tumores.

13i. Os olhos devem estar limpos e brilhantes, sem nenhuma secreção.

13j. As orelhas devem ser simétricas. Deve haver um brinco de metal, de cor laranja, e uma tatuagem na orelha direita.[1]

Exame físico do bovino de corte

Ação técnica	Fundamento/extensão
1. Observe o paciente no curral ou na seringa.	**1a.** O procedimento é o mesmo realizado no exame de uma vaca leiteira.
2. Coloque o paciente em um tronco de contenção.	**2a.** Bovinos de corte (a menos que sejam animais de pista) não estão acostumados à manipulação e são mais bem examinados em um tronco de contenção.
3. Estabeleça a condição corporal (1-9).	**3a.** Classifique da seguinte forma: • Emaciado: base da cauda, coluna vertebral, costelas e quadril exageradamente visíveis, pronunciada atrofia muscular, animal fisicamente fraco. • Muito magro: costelas, quadril, coluna vertebral e base da cauda facilmente visíveis; atrofia muscular presente, mas o animal não está fraco. • Magro: costelas, quadril e coluna vertebral visíveis, ligeira atrofia muscular, leve cobertura de gordura visível. • Limite: três a cinco costelas visíveis, quadril visível, mas ligeiramente arredondado, nenhuma atrofia muscular.

---

[1] Nos Estados Unidos, a marcação referente ao *status* de vacinação contra a brucelose deve ser realizada na orelha direita. No Brasil, a Instrução Normativa nº 6, do Ministério de Agricultura, Pecuária e Abastecimento, de 12 de janeiro de 2004, estabelece que essa marcação deve ser feita no lado esquerdo da face, utilizando-se ferro candente. (N. T.)

- Bom: uma ou duas costelas visíveis, quadril visível, mas arredondado, a coluna vertebral não é visível.
- Muito bom: nenhuma costela nem a coluna vertebral são visíveis, mas são ainda facilmente palpadas. O quadril é arredondado. Alguma gordura presente no peito e nos flancos (Figura 4-4A).
- Carnudo: gordura no peito, pequenos depósitos de gordura visíveis na base da cauda e no úbere.
- Gordo: a estrutura óssea não é visível. Moderados depósitos de gordura encontram-se ao longo das costelas, quadril, base da cauda e peito.
- Obeso: grandes depósitos de gordura sobre o animal. É raro ver um bovino de corte tão gordo.

4. Observe a postura e a respiração.

4a. Consulte o passo 4 do Exame Físico do Bovino Leiteiro.

4b. Observe se o paciente é hiper-responsivo ou excessivamente reativo: nesse caso, ele estará com as orelhas e a cabeça erguidas, os olhos bem abertos e talvez esteja bufando. Bovinos que exibem este comportamento podem estar com deficiência de magnésio (ou talvez sejam apenas selvagens).

5. Meça a temperatura retal com um termômetro de 12,5 centímetros com argola.

5a. Consulte o passo 5 do Exame Físico do Bovino Leiteiro.

5b. Verifique se há protrusão de tecido retal ou vaginal.

6. Ausculte o coração e registre o número de batimentos por minuto.

6a. Consulte o passo 6 do Exame Físico do Bovino Leiteiro. Bezerros (com menos de 6 meses de idade) têm frequência cardíaca de 100–120 bpm.

6b. Bovinos que vivem em pastos em altas altitudes (superiores a 1.800 m) podem apresentar sopro e insuficiência cardíaca congestiva.

7. Ausculte os pulmões e registre o número de respirações por minuto.

7a. Consulte o passo 7 do Exame Físico do Bovino Leiteiro.

7b. Verifique cuidadosamente a presença de crepitações (umidade), sons rudes (intensos) ou chiados (constrições) em bovinos de confinamento, porque a ocorrência de pneumonia é comum nesses animais.

8. Ausculte o rúmen.

8a. Consulte o passo 8 do Exame Físico do Bovino Leiteiro.

8b. O deslocamento do abomaso é uma ocorrência rara em bovinos de corte. O meteorismo (timpanismo ruminal) é muito mais comum em bovinos de corte, especialmente sob confinamento.

8c. Deve-se observar atentamente se bovinos em confinamento e aqueles que pastoreiam em campos de beterraba ou de batata apresentam sinais de meteorismo (timpanismo). Neste caso, apresentarão grande distensão gasosa abaulando a fossa paralombar esquerda (Figura 4-4B).

8d. Bovinos com meteorismo necessitam de tratamento imediato, pois, muitas vezes, não conseguem respirar adequadamente. Eles podem ser difíceis de manipular e talvez não caibam no tronco de contenção.

8e. Em geral, vacas de corte adultas com meteorismo são mais propensas a ter obstrução esofágica, ao passo que bovinos sob confinamento são mais propensos a ter desequilíbrio ruminal secundário a uma dieta com excesso de concentrados.

9. Ausculte o lado direito do abdômen do animal.

9a. Consulte o passo 9 do Exame Físico do Bovino Leiteiro.

10. Examine as quatro patas e os membros.

10a. Consulte o passo 11 do Exame Físico do Bovino Leiteiro.

10b. Lesões nas patas são mais passíveis de ocorrer em bovinos de pasto.

11. Verifique inchaços, perda de pelos e feridas na pele.

11a. Consulte o passo 12 do Exame Físico do Bovino Leiteiro.

11b. Piolhos e ácaros geralmente se localizam na base das orelhas, na cauda e em outras áreas quentes e úmidas.

11c. A micose (dermatofitose) surge como lesões acinzentadas, crostosas e desprovidas de pelos. Elas são mais comuns em bovinos jovens (menos de 18 meses) submetidos a alimentação seca.

12. Examine a cabeça e o pescoço.

12a. Consulte o passo 13 do Exame Físico do Bovino Leiteiro.

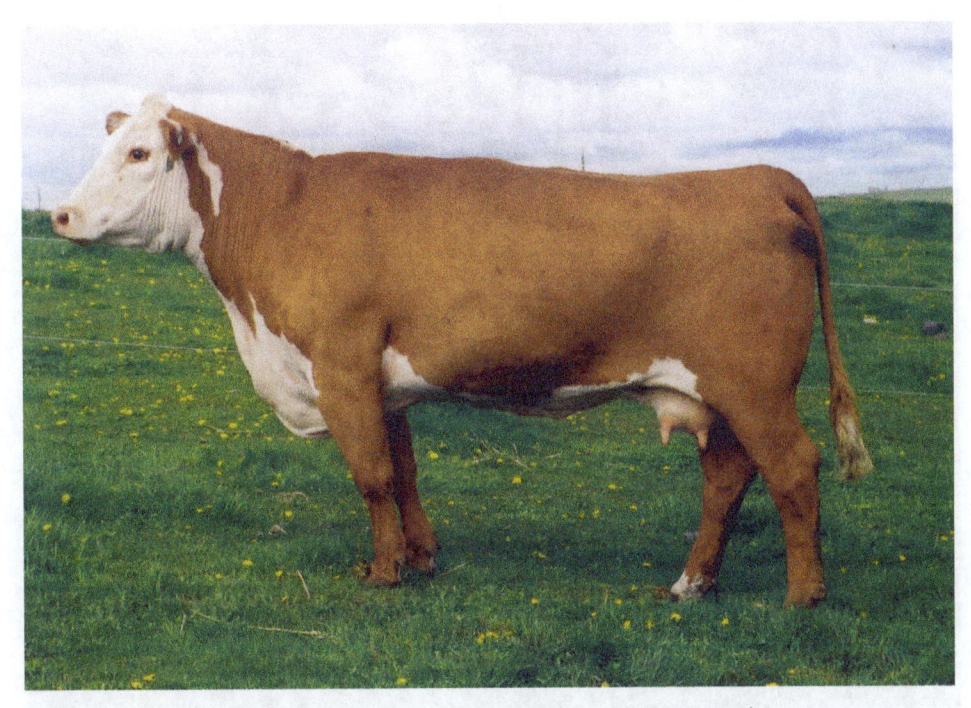

Figura 4-4 (A) Vaca jovem adulta saudável, com escore de condição corporal 6.

12b. Atente especialmente aos olhos de bovinos adultos, à procura de lesões na terceira pálpebra e/ou na superfície da córnea. O carcinoma de células escamosas e o melanoma maligno são neoplasias que ocorrem nos olhos (ou próximo a eles) de bovinos de corte mais velhos.

Os sinais incluem:

- Lesão esbranquiçada na córnea ou esclera;
- Lesão ulcerada ou erosiva na terceira pálpebra ou na conjuntiva;
- Blefarospasmo e lacrimejamento excessivo.

12c. Bezerros com menos de 18 meses de idade são mais suscetíveis à conjuntivite ou à infecção da córnea. Os sinais são:

- Lacrimejamento excessivo;
- Blefarospasmo;
- Córnea azulada;
- Lesão corneal central, branca ou avermelhada, que pode se projetar da superfície do olho.

12d. Examine a boca e verifique se há incisivos ausentes ou desgastados. Observe a flexibilidade, a força e a simetria da língua. Verifique se há quaisquer feridas, erosões ou vesículas.

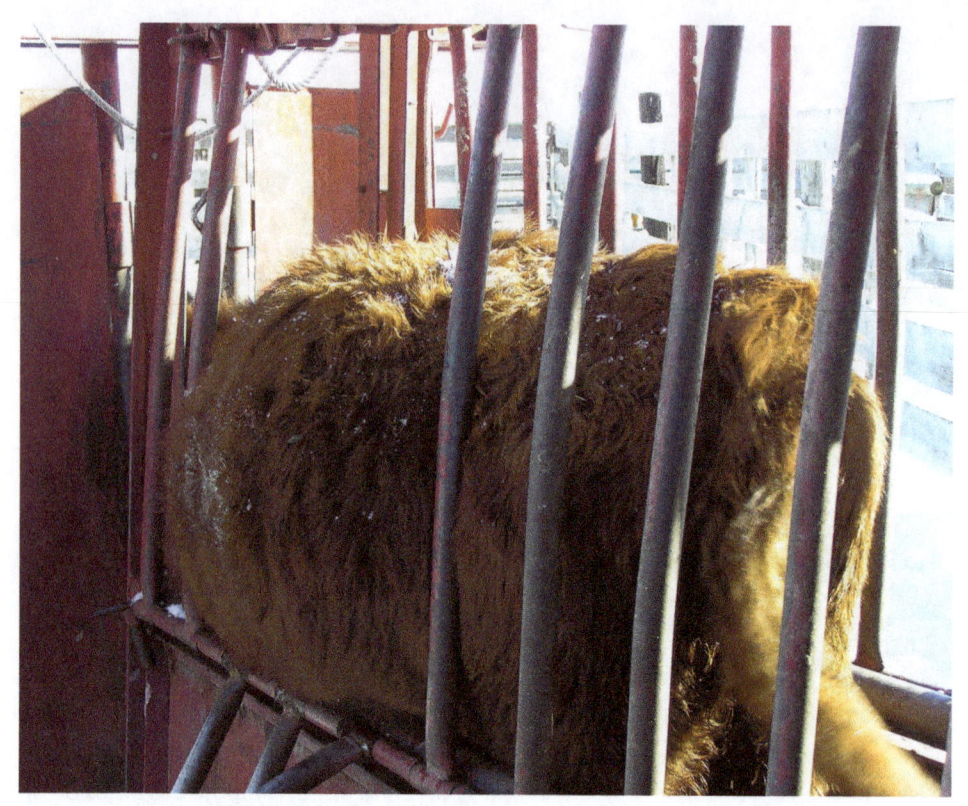

Figura 4-4 (B) Boi magro com meteorismo em um tronco. Observe como o lado esquerdo do abdômen destaca-se, ultrapassando as barras do tronco.

13. Observe o prepúcio ou o úbere.

13a. Bois em confinamento podem desenvolver obstrução uretral. Nessa situação, vê-se a urina gotejando do prepúcio e o abdômen se alarga.

13b. Vacas de corte podem desenvolver mastite ou obstrução dos tetos – condições que, geralmente, tornam-se evidentes no parto.

Exame físico da lhama

Ação técnica	Fundamento/extensão
1. Coloque um cabresto e uma guia na lhama, se possível.	1a. Nem todas as lhamas são intolerantes ao encabrestamento (Figura 4-5).
2. Observe a lhama andar (conduzida ou livre, em um piquete).	2a. Atente para marcha irregular, desequilíbrios ou arrastar dos cascos.
3. Examine a pele e pelagem.	3a. Observe se a lhama foi tosquiada recentemente.
	3b. Observe a condição da pele e pelagem. Verifique se há massas, lesões ou feridas.
4. Avalie a condição corporal (obesa, magra, emaciada).	4a. Você deve palpar as costelas e o quadril através da pelagem para obter uma avaliação precisa da condição corporal.

	4b. Com peso normal, as costelas e o quadril são palpáveis, mas cobertos por uma camada de gordura.
	4c. A lhama magra apresenta uma fina camada de tecido que recobre o quadril, as costelas e as vértebras. O quadril não é visível através da pelagem.
	4d. A lhama emaciada apresenta um quadril proeminente e visível. As costelas, o sacro e as vértebras do pescoço são apalpados facilmente, não há nenhuma cobertura de tecido. A perda de musculatura na região medial da coxa é aparente, quando vista de trás.
	4e. A lhama obesa apresenta gordura espessa o suficiente para que as costelas e o quadril não possam ser palpados sem pressão profunda.
5. Meça a temperatura.	**5a.** Use um termômetro retal; fique de lado para evitar ser escoiceado. A temperatura normal na lhama adulta é de 37,2 °C a 38, 7 °C (99 °F a 101,5 °F).
	5b. Verifique se há algum inchaço ou secreção na vulva.
	5c. Observe se fezes estão presas à lã perineal ou se há fezes moles no termômetro.
6. Ausculte o coração.	**6a.** Ausculte em ambos os lados do peito, colocando a cabeça do estetoscópio na área sem pelos logo atrás dos cotovelos. A frequência cardíaca normal na lhama adulta varia de 60 a 80 bpm.
	6b. Um ritmo regular não se altera com as respirações.
7. Ausculte os pulmões.	**7a.** Isso é difícil de se fazer em animais extremamente lanados. A frequência respiratória normal na lhama adulta é de 10–30 rpm.
	7b. Em um padrão regular, as narinas não se dilatam e os cotovelos permanecem relaxados (não mantidos longe do corpo).
8. Ausculte o abdômen.	**8a.** No lado esquerdo: ausculte e palpe o rúmen. Use seu punho (balotamento) para sentir a consistência do conteúdo do rúmen.
	8b. No lado direito: verifique se há *ping*, evidenciando a presença de gás cecal, e ausculte, observando um padrão regular de borborigma.
9. Examine a cabeça e o pescoço.	**9a.** Todas as estruturas faciais devem ser simétricas.

9b. As narinas devem estar limpas e secas (nenhuma secreção).

9c. O lábio superior deve ser livremente móvel.

9d. A boca pode conter alimento regurgitado. Em machos adultos, talvez seja necessário aparar os dentes de luta (caninos).

9e. Os olhos são grandes e devem estar brilhantes, limpos e sem qualquer secreção.

10. Examine os membros.

10a. Procure cicatrizes antigas ou recentes, massas, lesões ou inchaços.

10b. Os membros devem ser retos, fortes e alinhados.

11. Examine as patas.

11a. A maioria das lhamas acostumadas ao cabresto permitirá que suas patas sejam seguras do mesmo modo que se faz em um equino.

11b. Lhamas com menos experiência ou treinamento podem deitar-se quando a pata é erguida.

11c. Lhamas possuem solas esponjosas. Não deve haver qualquer mau cheiro, feridas ou fissuras. A parede do casco não deve se sobrepor à sola.

11d. Lhamas que pastoreiam em pastagens exuberantes ou em solos moles podem necessitar que seus cascos sejam aparados várias vezes por ano.

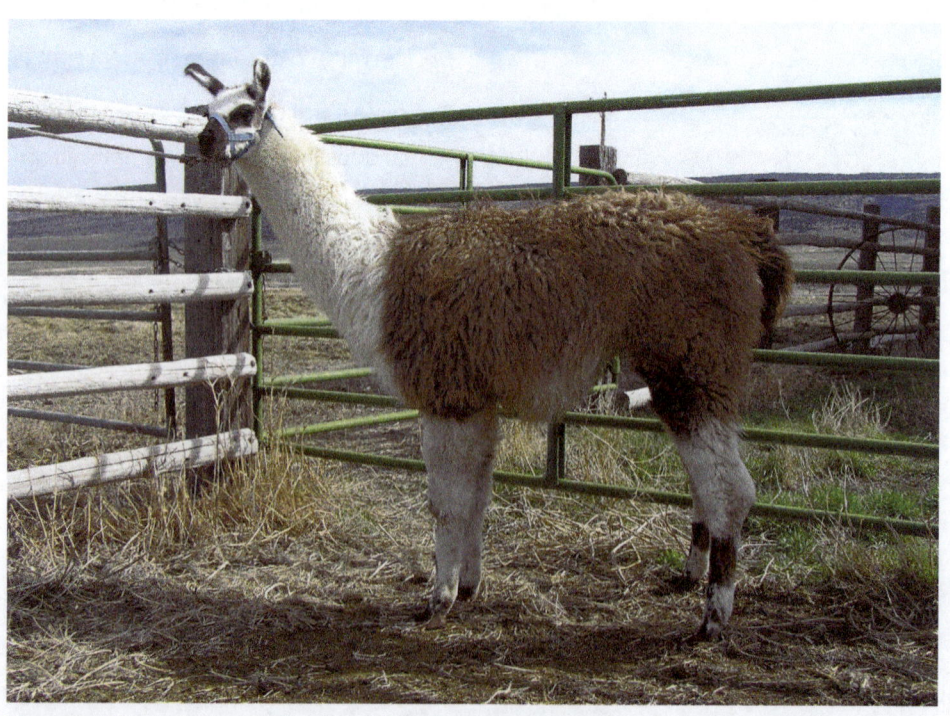

Figura 4-5 Lhama jovem saudável, com boa condição corporal.

Exame físico do suíno

Ação técnica	Fundamento/amplificação
1. Observe o suíno no piquete, no reboque ou em uma seringa (Figura 4-6).	**1a.** Observe a característica e a simetria da marcha. Verifique animais com passo de ganso, com claudicação ou que arrastem as patas.
	1b. Observe a atitude: ele parece letárgico, beligerante ou agressivo?
	1c. Observe a tolerância ao exercício. Ele deita depois de apenas alguns passos?
	1d. Observe o padrão e a profundidade respiratória. Ele apresenta respiração rude, estridor, chiado ou respira com a boca aberta?
	1e. Observe a capacidade de lidar com o ambiente. Ele consegue evitar os obstáculos; ele bate contra paredes ou outros objetos?
	1f. Ele age como se estivesse se coçando? Esfrega-se contra qualquer superfície dura e áspera ou senta-se e arrasta-se na terra?
2. Avalie a condição corporal do suíno.	**2a.** Classifique a condição corporal da seguinte forma:
	• **Emaciado**: o quadril, as costelas e a coluna vertebral são facilmente visíveis e acentuadamente projetados. O corpo tem aparência esquelética.
	• Magro: o quadril, as costelas e a coluna vertebral são perceptíveis, mas arredondados e facilmente sentidos. O corpo é esbelto.
	• Normal: o quadril, as costelas e a coluna vertebral são palpáveis com forte pressão. O corpo é cilíndrico.
	• Gordo: o quadril, as costelas e a coluna vertebral não podem ser apalpados, mesmo com pressão firme. O corpo tem aparência suave, mas redonda.
	• Obeso: o quadril, as costelas e a coluna vertebral não podem ser apalpados e o suíno tem áreas abauladas de depósitos de gordura.
	2b. A profundidade de gordura do lombo é mais bem avaliada por ultrassonografia, que não é feita em um exame físico rotineiro.

3. Tendo respondido a todas essas questões, é o momento de conter o suíno.

3a. Capítulo 2.

3b. Geralmente, qualquer técnica de contenção empregada fará que o suíno comece a gritar, dificultando o restante do exame físico.

4. Examine a pele e o pelame.

4a. Dê especial atenção às áreas com vermelhidão (eritema) ou crostas e escamas excessivas (hiperqueratose).

4b. Piolhos e ácaros geralmente estão localizados na base das orelhas e em outras áreas quentes e úmidas.

4c. Pele amarelada (**ictérica**) deve ser observada e correlacionada à coloração das membranas mucosas. Pode indicar doença hepática.

4d. O pelo do suíno, embora não seja macio, não deve ser quebradiço.

5. Ausculte o coração ou palpe a frequência do pulso.

5a. Pode ser difícil auscultar o coração se o porco estiver gritando.

5b. O pulso femoral é mais fácil de palpar em um suíno jovem. Em suínos adultos, pode ser utilizada a veia auricular caudal.

5c. A frequência normal do pulso no leitão é de 100–130 bpm, enquanto no adulto é de 60–90 bpm. A frequência será naturalmente elevada se o suíno resistir à contenção.

6. Ausculte os pulmões.

6a. É difícil, a menos que o suíno esteja calmo ou muito doente.

6b. Atente para estertores úmidos (sons de respiração rudes) ou crepitações (umidade).

7. Examine a cabeça e o pescoço.

7a. Certifique-se de que a face seja simétrica, incluindo a musculatura da mandíbula.

7b. As narinas devem estar limpas e úmidas, sem secreções.

7c. Inspecione cuidadosamente a boca, procurando dentes fraturados, abscessos, úlceras ou feridas.

7d. Os olhos são normalmente pequenos e pode haver alguma secreção clara. Caso contrário, eles devem estar brilhantes e limpos.

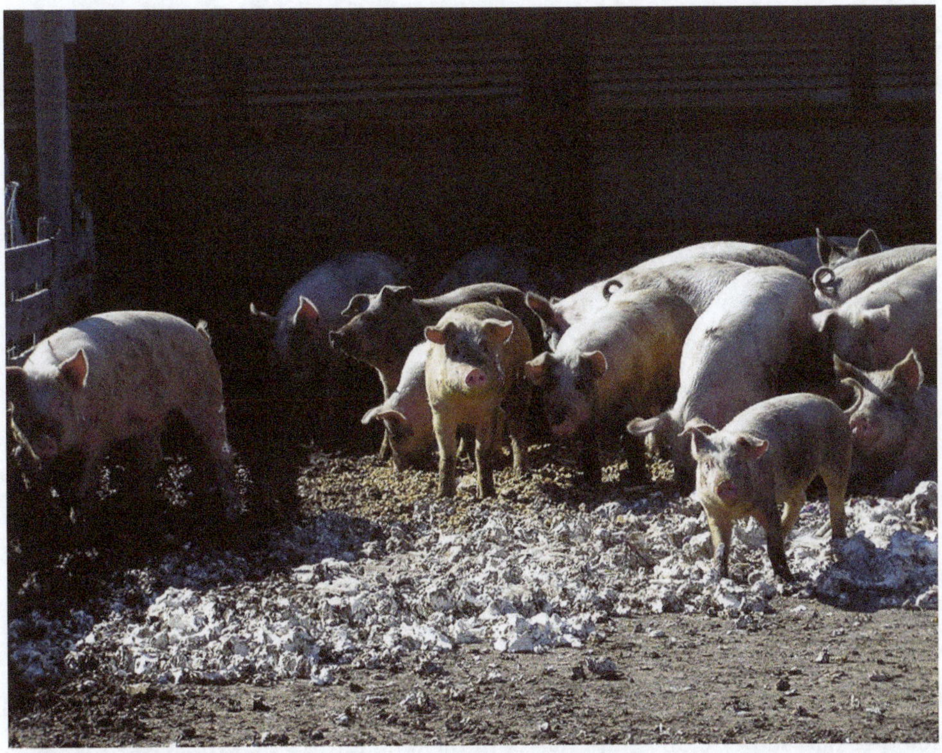

Figura 4-6 Diversos suínos alojados em um piquete grande. Observe que todos estão alertas à presença de um observador e apresentam escores de condição corporal semelhantes.

	7e. O pescoço deve fluir suavemente da mandíbula aos ombros. Palpe a laringe, verificando qualquer inchaço.
8. Examine a boca.	**8a.** Verifique dentes quebrados, feridas, vesículas ou erosões. Tenha cuidado, os dentes são afiados.
	8b. A coloração normal da membrana mucosa é rosa ou rosa pálido.
	8c. O tempo de preenchimento capilar (TPC) pode ser verificado pressionando-se as gengivas com o dedo até que o tecido empalideça. Alivie a pressão e conte os segundos necessários para que a cor reapareça. O tempo de preenchimento capilar normal é de 1–2 segundos.
9. Examine as patas e os membros.	**9a.** Os cascos devem ser curtos e uniformemente desgastados. Certifique-se de que não existam feridas nas bandas coronárias ou entre os dedos.
	9b. Verifique massas, inchaços ou outras lesões nos membros. Observe quaisquer deformações ou assimetrias.

10. Palpe o abdômen ventral.

10a. Porcas: palpe e inspecione visualmente a glândula mamária, verificando calor, inchaço ou descoloração.

10b. Cachaços: palpe e inspecione visualmente o prepúcio e o escroto.

10c. Todos os suínos: palpe e inspecione visualmente o abdômen ventral, observando lesões de pele e edemas. Hérnias umbilicais são bastante comuns em suínos e aparecem como um caroço na parte inferior do animal.

Exame reprodutivo da fêmea

Na maioria dos Estados, os exames reprodutivos devem ser feitos por um veterinário.[2] Feito por meio de palpação retal ou pela visualização ultrassonográfica, o exame do aparelho reprodutor da fêmea requer uma experiência prática que não se pode obter apenas com base na leitura de um livro.

Finalidades

- Verificar a capacidade de o animal reproduzir efetivamente.
- Determinar se a paciente está prenhe e de quantos fetos.
- Determinar o estágio da prenhez e a data prevista do **parto**.
- Auxiliar na seleção da reposição de reprodutores de raça.

Complicações

- Lesão no paciente em função da contenção ou do exame.
- Lesão no examinador.
- **Diagnóstico** de gestação errôneo.

Material

- Luvas obstétricas.
- Lubrificante.
- Aparelho de ultrassom e transdutor retal ou transabdominal.
- Pelvímetro (opcional).
- Caneta e registro médico.

---

[2] Conforme a Lei nº 5.517, de 23 de outubro de 1968, que dispõe sobre o exercício da profissão de médico veterinário, é da competência privativa do médico veterinário a prática da clínica em todas as suas modalidades. (N. T.)

Procedimentos que devem ser seguidos no exame reprodutivo da fêmea

Exame reprodutivo da égua

Ação técnica	Fundamento/extensão
1. Contenha a égua.	**1a.** As éguas são imobilizadas de modo mais eficaz em troncos destinados à palpação, que possuem uma barra posterior ajustável ou um portão para reduzir a chance de lesão no examinador.
	1b. Éguas renitentes podem exigir sedação ou uma contração de lábio para que sejam mantidas quietas.
2. Prepare a égua para o exame.	**2a.** Enfaixe a cauda para manter o pelo fora do caminho (Figura 4-7).
	2b. Lave o períneo e a vulva com uma solução antisséptica diluída.
	2c. A conformação externa do períneo é examinada. A égua com ânus retraído e vulva inclinada está mais propensa a sofrer contaminação fecal e redução da fertilidade.
3. Configure o aparelho de ultrassom, se aplicável.	**3a.** O aparelho deve ser colocado posteriormente ao equino, em um ângulo que permita ao palpador visualizar a tela.
	3b. Anexe a sonda à máquina, tomando cuidado para não soltá-la ou bater em qualquer coisa.
4. O examinador calça as luvas obstétricas.	**4a.** Alguns calçam luvas em ambos os braços.
	4b. Alguns rasgam os dedos das luvas obstétricas e calçam luvas cirúrgicas ou luvas de procedimento para cobrir as mãos.
	4c. Aplique grande quantidade de lubrificante sobre as luvas e as mãos.
5. A égua é palpada por via retal.	**5a.** O examinador primeiro removerá quaisquer traços de fezes do reto, a fim de reduzir a interferência.
	5b. Com o reto limpo, o examinador palpa a cérvix, o útero e os dois ovários, descrevendo as estruturas conforme são palpadas.
	5c. Se a égua estiver prenhe, a idade gestacional é estimada pela determinação do tamanho da vesícula (na gestação precoce) ou do tamanho da cabeça do potro (no final da gestação).

6. A ultrassonografia retal é executada.

5d. Neste momento, o examinador pode solicitar a sonda do ultrassom, que já deve estar bem lubrificada.

6a. Com cuidado, a sonda é introduzida pelo reto no equino bem contido.

6b. Verifica-se, no útero, a presença de fluidos, anormalidades na parede ou a presença de um **feto**.

6c. Caso haja um feto, ele aparece como uma vesícula cheia de fluido aos 10-15 dias, após os quais o embrião já pode ser visualizado. Aos 24 dias, já se percebe o batimento cardíaco, e sua frequência pode ser contada. O sexo do potro é mais bem identificado entre 59 e 68 dias.

6d. Durante o primeiro trimestre, o veterinário verifica a ocorrência de gestação gemelar. Se houver gêmeos, um dos indivíduos será eliminado para proteger a saúde da égua e do feto restante.

6e. Mais tarde, durante a gestação, a placenta e os fluidos podem ser monitorados para se verificar a saúde do feto.

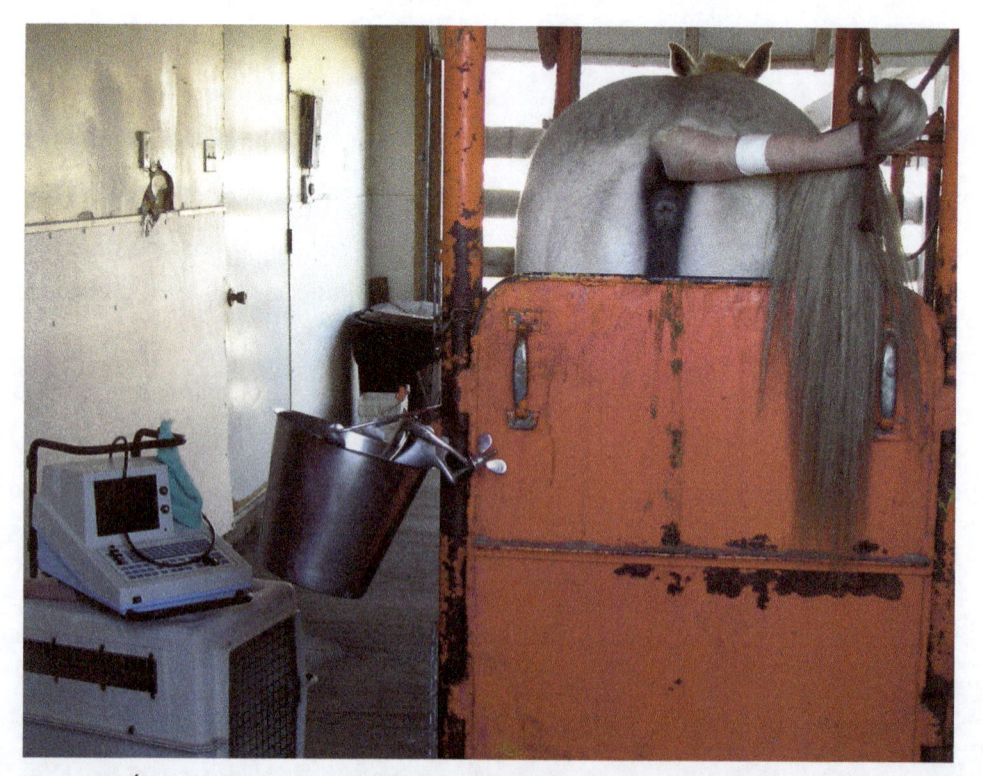

Figura 4-7 Égua contida em um tronco, preparada para o exame de fertilidade. O aparelho de ultrassom está posicionado à esquerda, para que o operador consiga vê-lo facilmente. O balde pendurado no tronco contém um espéculo vaginal em solução desinfetante aquecida.

	6f. Os ovários são examinados, identificando-se folículos, corpos lúteos e quaisquer locais de ovulação. Todas as estruturas são medidas e registradas.
	6g. Muitas vezes o exame é gravado em vídeo ou fotografado, em papel especial.
7. Exame vaginal.	**7a.** Geralmente é realizado antes da cobertura. Pode também ser feito imediatamente após o parto.
	7b. O períneo e a vulva são lavados e, em seguida, um espéculo vaginal limpo e bem lubrificado é inserido.
	7c. Um feixe de luz é direcionado para o interior da vagina e verificam-se tumores, lacerações ou coleção de urina nas paredes.
	7d. A cérvix é inspecionada, verificando-se lesões, defeitos ou secreção mucopurulenta.
	7e. Espécimes para cultura e biópsia uterina podem ser coletados neste momento.

Nota

O reto de um equino pode se romper facilmente. É vital que a égua seja bem contida e impedida de se movimentar durante a palpação retal. O perigo é particularmente aumentado quando se usa uma sonda ultrassonográfica. As lacerações retais em equinos são condições fatais e, portanto, devem ser tratadas como uma emergência.

Exame reprodutivo da vaca

Ação técnica	Fundamento/extensão
1. Contenção.	**1a.** Vacas de corte são colocadas em um tronco de contenção.
	1b. Vacas leiteiras podem ser colocadas em um tronco de contenção, alinhadas em uma seringa estreita ou contidas pela cabeça no cocho para alimentação.
2. Preparação da vaca.	**2a.** Nenhuma preparação é necessária.
3. Preparação para palpação.	**3a.** Caso o veterinário use a ultrassonografia, o aparelho precisa ser configurado no lado esquerdo do tronco, perto do portão traseiro, em um ângulo que permita ao veterinário visualizar a tela.

4. Exame reprodutivo.

3b. Conecte a sonda e, se disponível, os controles do aparelho acoplados ao cinto.

3c. Na maioria das vezes, os exames reprodutivos são realizadas em rebanhos de vacas, tantas quantas 600 por dia. Neste caso, o veterinário calçará um protetor de luva no ombro e no braço que utilizará para a palpação.

3d. Muitos veterinários usam luvas obstétricas descartáveis, outros usam luvas obstétricas de náilon ou de borracha.

3e. Coloque o lubrificante próximo da parte de trás do tronco, em local que o veterinário possa alcançá-lo facilmente.

4a. O veterinário insere um braço (geralmente o esquerdo) no reto da vaca e retira um pouco de fezes.

4b. Na palpação de vacas vazias (vacas que não estejam prenhes), o veterinário envolve o útero com a mão, identificando a cérvix, o corpo e as trompas uterinas. Verifica-se, no útero, a presença de fluido ou irregularidades e, na cérvix, o grau de turgescência ou flacidez.

4c. O veterinário palpa, em seguida, ambos os ovários, observando o tamanho e o número de folículos gravídicos e a presença de corpos lúteos.

4d. Vacas prenhes são palpadas para que se identifique o estágio da gestação. Isso se faz palpando-se os cotilédones (locais de fixação placentária), o tamanho das artérias uterinas e, na gestação tardia, o tamanho da cabeça e das patas do bezerro. O número de meses de gestação é marcado, frequentemente, com um traço pintado sobre a vaca.

4e. Se forem palpados gêmeos no início da gestação (primeiro trimestre), um dos indivíduos é eliminado, comprimindo-se a vesícula. O procedimento garante a segurança da vaca, bem como do outro gêmeo.

4f. Alguns veterinários utilizam a ultrassonografia para determinar o sexo do feto.

5. Mensuração pélvica.

5a. Geralmente, é realizada em novilhas antes da cobertura, como um meio de decidir quais delas serão mantidas no rebanho ou serão vendidas como reprodutoras *versus* quais serão enviadas para o confinamento.

5b. O veterinário introduz um pelvímetro do tipo paquímetro, hidráulico ou digital, no reto (Figura 4-8).

5c. A largura da pelve é medida em seu ponto mais largo, entre os braços dos ílios.

5d. Em seguida, a distância entre a sínfise púbica e o sacro é medida.

5e. Os dois números (em cm) são multiplicados, em seguida, para se obter a área pélvica.

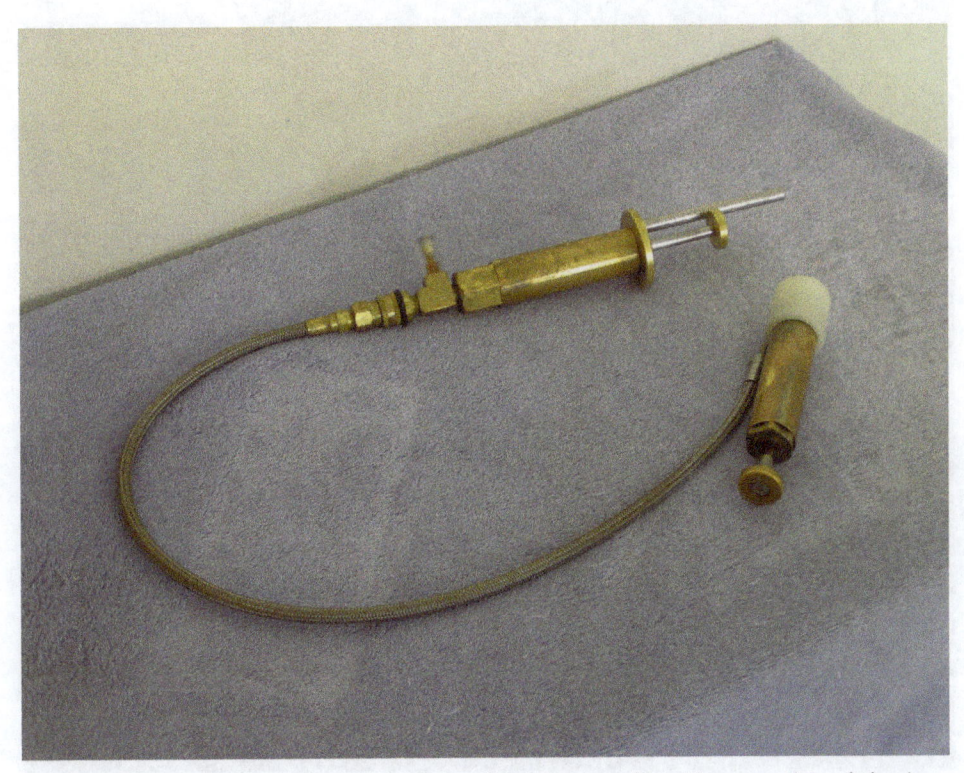

Figura 4-8 Exemplo de pelvímetro hidráulico utilizado para medir o diâmetro pélvico de bovinos.

Exame reprodutivo em pequenos ruminantes

Ação técnica	Fundamento/extensão
1. Contenção.	**1a.** Cabras podem ser imobilizadas manualmente. Cabras leiteiras podem ser induzidas a permanecer em um canzil.
	1b. Ovelhas podem ser imobilizadas em um pequeno brete, uma seringa estreita e elevada, ou podem ser mantidas na posição sentada por um assistente.

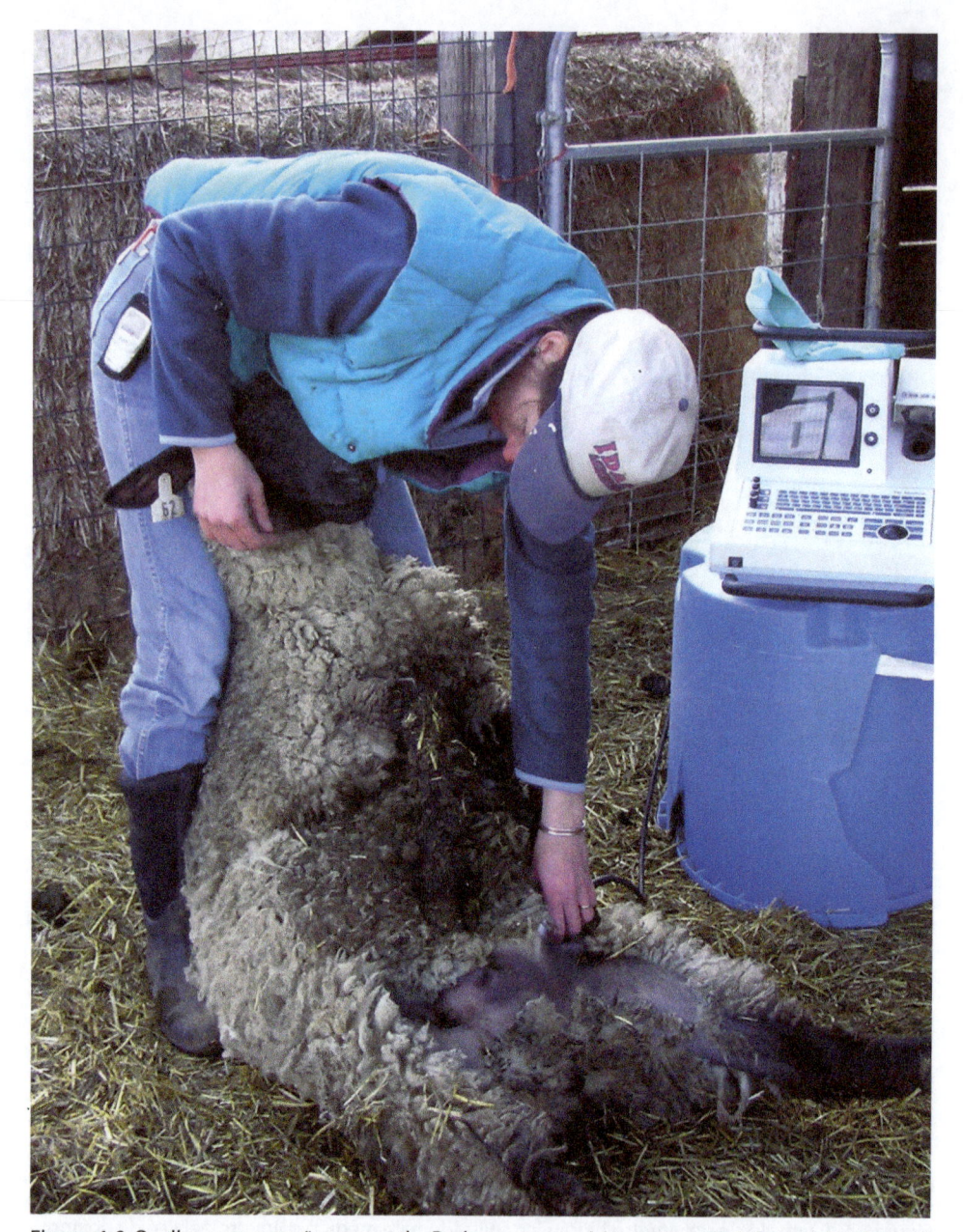

Figura 4-9 Ovelha em gestação avançada. Pode ser necessário aparar a lã à frente do úbere. A ovelha pode ser examinada em estação ou sentada.

1c. Lhamas podem ser colocadas em troncos ou ser contidas por um assistente. Em procedimentos como a palpação retal ou o exame ultrassonográfico em uma lhama, aplica-se lidocaína epidural caudal para reduzir a chance de laceração retal.

2. Exame de gestação por ultrassonografia

2a. A maneira mais fácil de se verificar a gestação em um pequeno ruminante é examiná-lo por meio de ultrassonografia (Figura 4-9).

2b. O aparelho de ultrassom é montado em um lugar do qual o examinador possa, facilmente, visualizar a tela.

2c. Aplica-se gel para ultrassonografia no abdômen ventral caudal (área inguinal). Se houver pelo ou lã, uma janela de 10 cm × 12,5 cm deve ser tricotomizada. A sonda deve entrar em contato com a pele para reduzir o nível de interferência.

2d. Cabras leiteiras devem ser examinadas em posição lateral ao úbere.

2e. A gestação pode ser diagnosticada logo aos 25 dias, em ovinos e caprinos; no entanto, para se determinar a quantidade de fetos e obter perto de 100% de precisão, deve-se esperar de 40-120 dias após a cobertura.

EXAME REPRODUTIVO DA PORCA

Ação técnica	Fundamento/extensão
1. Contenção.	**1a.** Porcas em grandes criações são colocadas em uma seringa elevada e estreita, com um trilho inferior que pode ser removido para torná-lo mais seguro para o examinador.
2. Exame de gestação.	**2a.** Em algumas grandes criações de suínos, a porca pode ser examinada por meio de ultrassonografia transabdominal para determinar se há gestação e o tamanho da leitegada.
	2b. Aplique grande quantidade de gel para a ultrassonografia no abdômen ventral da porca.
	2c. Muitas vezes, a sonda possui uma cobertura de gel para protegê-la contra os pelos duros da porca.
	2d. O dispositivo de ultrassom pode ser uma pequena unidade portátil ou outro aparelho maior, utilizado em práticas veterinárias diversas.

EXAME REPRODUTIVO DO MACHO

A capacidade reprodutiva dos machos das espécies também deve ser verificada. O exame reprodutivo pode ser parte do manejo de rotina dos rebanhos ou pode ser realizado para fins de seguro ou venda. O procedimento é o mesmo, independentemente da finalidade.

Finalidades

- Estabelecer a probabilidade de o macho ser fisicamente capaz de realizar a cobertura.
- Estabelecer a presença de espermatozoides viáveis.
- Eliminar ou diminuir a disseminação de doenças venéreas.
- Remover animais improdutivos do rebanho.

Complicações

- Lesão no manipulador: toda a equipe envolvida na coleta de sêmen de um garanhão deve usar capacete de segurança.
- Lesão no garanhão que tenta montar a égua ou o manequim.
- Lesão no touro, devido à queda no tronco.
- Lesão no paciente por excesso de zelo no uso do eletroejaculador.
- Qualidade ruim da amostra em virtude de inadequadas técnicas de amostragem.

Material

- Luvas obstétricas.
- Lubrificante.
- Lubrificante estéril e não espermicida (garanhão).
- Vagina artificial e frasco coletor (garanhão).
- Balde de água e sabão antisséptico neutro.
- Manequim ou égua em cio (garanhão).
- Eletroejaculador e sonda retal (touro, carneiro, bode).
- Luvas de coleta reutilizáveis ou descartáveis.
- Copo coletor.
- Tubo de ensaio.
- Mensurador escrotal (garanhão, lhama, cachaço, touro).
- Fita escrotal (touro, carneiro, bode).
- Microscópio e lâminas.
- Corante vital.
- Pipetas Pasteur.
- Espectrofotômetro ou hemocitômetro (equino).
- Pipeta e seringa de coleta (lhama).

Procedimentos para o exame reprodutivo do macho

Avaliação da capacidade reprodutiva no garanhão

Ação técnica	Fundamento/extensão
1. Contenção.	1a. Cabresto, corda guia e corrente.

2. Exame físico geral.

3. Análise dos órgãos genitais externos.

4. Exame das glândulas sexuais acessórias.

2a. Consulte o Exame Físico do Equino.

3a. O prepúcio e o pênis do garanhão são lavados com água morna e detergente diluído. Certifique-se de lavar bem (Figura 4-10A).

3b. O procedimento de lavagem talvez precise ser realizado na presença de uma égua no cio, para estimular que o garanhão exponha seu pênis.

3c. Neste momento, o prepúcio e o pênis podem ser examinados, tomando-se o cuidado de evitar possíveis coices.

3d. Verificam-se lesões e material estranho na extremidade do pênis (fossa, processo uretral e tecidos circundantes).

3e. Uma pequena quantidade de esmegma gorduroso pode estar presente no prepúcio ou mesmo sobre o corpo do pênis.

3f. O corpo do pênis deve estar livre de cicatrizes, tumores ou outras lesões.

3g. O escroto e os testículos podem ser analisados imediatamente após a coleta de sêmen, quando o garanhão estiver mais dócil.

3h. A pele do escroto deve ser macia e flexível, com os testículos deslocando-se livremente no seu interior. Testículos normais são orientados horizontalmente e posicionam-se relativamente próximos ao corpo (Figura 4-10B).

3i. Mede-se a largura escrotal com mensuradores especiais colocados no ponto mais largo.

4a. O garanhão é palpado por via retal antes ou após a ejaculação, dependendo da preferência do examinador e da cooperação do garanhão.

4b. Os cavalos têm glândulas bulbouretrais, glândulas vesiculares e uma glândula prostática. Todas elas fornecem uma parte do fluido seminal.

4c. Durante a palpação retal, o veterinário também verifica os anéis inguinais para se assegurar de que não haja herniação do conteúdo abdominal através deles.

5. Processo de coleta de sêmen.

5a. Deve haver uma égua treinada ou um manequim para o garanhão montar. A utilização do manequim é mais segura para o garanhão e para os manipuladores.

5b. Um assistente devidamente protegido com capacete coleta todo o material ejaculado em uma vagina artificial especialmente concebida.

5c. A vagina artificial é preparada colocando-se água morna (45 °C a 48 °C ou 113 °F a 115 °F) na bolsa de água que compõe a vagina artificial. A quantidade de água depende da preferência do garanhão em relação à quantidade de pressão.

5d. Um lubrificante estéril e não espermicida é aplicado no revestimento interno da vagina artificial. Mais uma vez, a quantidade depende da preferência do garanhão.

5e. O frasco de coleta é aquecido a 38 °C (100,4 °F) e mantido nesta temperatura.

5f. O garanhão é exposto a uma égua no cio, e é assim estimulado a obter uma ereção plena. Em seguida, permite-se que ele monte a égua treinada ou o manequim.

5g. A pessoa que segura a vagina artificial guia, suavemente, o pênis do garanhão para a vagina artificial, suportando-a durante as estocadas.

5h. Quando ocorre a ejaculação, o garanhão levanta e abana a cauda (embandeiramento).

5i. O sêmen é colocado imediatamente em uma estufa aquecida a 37 °C (98,6 °F), e permanece nela até sua avaliação.

6. Avaliação de sêmen.

6a. A avaliação do sêmen baseia-se em quatro critérios. Todo o material que entra em contato com o sêmen deve ser aquecido a 37 °C (98,6 °F).

- O volume é a quantidade total de ejaculado livre de gel, e é medido em mililitros.

- A concentração é determinada com um hemocitômetro ou espectrofotômetro.

- A mobilidade espermática é determinada, tão logo após a coleta quanto possível, colocando-se uma gota de sêmen em uma lâmina aquecida, que é observada em um microscópio de alta potência. O técnico estimará o porcentual de espermatozoides progressivamente móveis.
- A morfologia espermática é avaliada por exame microscópico dos espermatozoides individualmente, utilizando-se uma coloração especializada. Cem espermatozoides são contados, identificando-se aqueles que apresentam anormalidades, como caudas dobradas, caudas ausentes e cabeças duplas. Pelo menos 70% dos espermatozoides na lâmina devem ser normais.

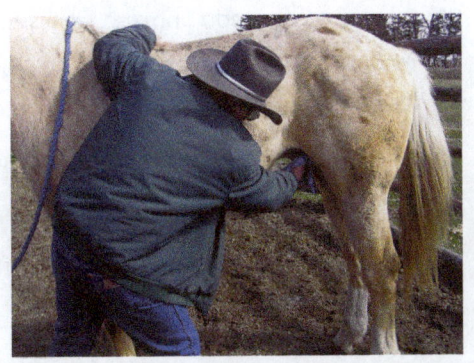

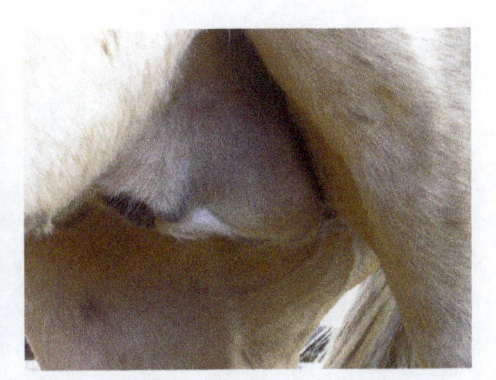

Figura 4-10 (A) Garanhão é lavado durante a preparação para a cobertura. O tratador deve ter o cuidado de permanecer fora do alcance dos membros pélvicos. (B) Vista aproximada do prepúcio e do escroto do garanhão.

Avaliação da capacidade reprodutiva no touro

Ação técnica	Fundamento/extensão
1. Contenção.	1a. O touro é colocado em um tronco de contenção.
	1b. Touros maduros têm pescoço mais espesso do que a largura de sua cabeça. Por razões de segurança, coloque uma trava atrás do touro, através das barras do tronco, para impedir seu retorno quando a porta estiver aberta.
2. Exame físico geral.	2a. Consulte o Exame Físico de Bovinos de Corte.

2b. Deve se dar atenção especial às patas e aos membros. Um touro que não possa caminhar normalmente também não poderá alcançar e montar normalmente uma vaca.

2c. A acuidade visual também é importante, porque o touro usa pistas visuais para identificar uma vaca no cio.

2d. O escore de condição corporal deve estar entre 2 e 3,5. Um touro obeso não terá resistência para perseguir as vacas e ainda pode, com seu peso, lesionar vacas menores. Touros muito magros podem estar mais interessados em comer do que em reproduzir ou podem não ter reservas para terminar a estação de monta.

3. Circunferência escrotal.

3a. Em ruminantes, a circunferência escrotal está diretamente relacionada ao volume de sêmen produzido.

3b. O escroto é palpado primeiro. Os testículos devem mover-se livremente no interior do saco escrotal e são orientados verticalmente.

3c. Os testículos e epidídimos são palpados, avaliando-se sua consistência, tamanho, forma e simetria.

3d. Os testículos devem ser do mesmo tamanho e ter a consistência de um músculo bíceps flexionado, sem irregularidades.

3e. O epidídimo deve ser palpável e simétrico ao epidídimo contralateral.

3f. A circunferência escrotal é medida fixando-se os testículos totalmente no saco escrotal e colocando-se, confortavelmente, a fita escrotal ao redor da parte mais larga do escroto. A medida é tomada em centímetros e lida onde o marcador cruza a fita (Figura 4-11A).

4. Exame interno.

4a. As glândulas sexuais acessórias (vesículas seminais, próstata e ampolas) são palpadas, verificando-se seu tamanho, forma, consistência e simetria.

4b. Frequentemente, se houver um problema, será nas vesículas seminais.

4c. Muitas vezes o veterinário massageia esses órgãos e a uretra para fornecer estímulo prévio para a eletroejaculação.

5. Coleta de sêmen.

    4d. Verificam-se os anéis inguinais para herniação.

    5a. A coleta de sêmen em ruminantes (exceto na lhama) é, geralmente, feita por eletroejaculação.

    5b. Uma sonda retal bem lubrificada é inserida no reto, com os eletrodos em posição ventral. Um assistente deve segurar a sonda no lugar durante todo o processo (Figura 4-11B).

    5c. A sonda é ligada a uma caixa que fornece eletricidade de baixa amperagem e baixa tensão.

    5d. A partir da configuração mais baixa, o coletor envia eletricidade à sonda, de forma pulsátil. Isso pode ser feito manualmente, girando-se um reostato, ou a máquina pode ser programada para proceder automaticamente.

    5e. Gradualmente, a quantidade de eletricidade que vai para o touro é aumentada, até que ele exponha seu pênis e ejacule.

    5f. O material ejaculado é coletado em um tubo aquecido anexado a um copo de coleta e a um extensor (Figura 4-11C).

    5g. Enquanto o pênis está exposto, o examinador verifica a existência de quaisquer lesões ou cicatrizes no órgão, que deve estar livremente móvel dentro do prepúcio.

    5h. O sêmen é avaliado imediatamente em um microscópio.

6. Avaliação do sêmen.

    6a. Uma gota de sêmen é colocada em uma lâmina aquecida e o grau de motilidade progressiva é observado ao microscópio.

    6b. Uma lâmina é feita com coloração especial para avaliar-se a morfologia individual dos espermatozoides. Cem espermatozoides são contados, identificando-se aqueles com anormalidades, como caudas dobradas, caudas ausentes e cabeças duplas. Pelo menos 70% dos espermatozoides na lâmina devem ser normais.

7. Formulário de avaliação da capacidade reprodutiva.

    7a. Na América do Norte, os veterinários usam um sistema padronizado de avaliação da capacidade reprodutiva de touros e outros ruminantes.

7b. A Society for Theriogenology definiu critérios que o animal deve satisfazer para ser considerado um reprodutor satisfatório. O animal deve passar em todas as categorias.

7c. As categorias incluem: exame físico, circunferência escrotal, mobilidade e morfologia espermática. A Figura 4-12 mostra o formulário utilizado por esta autora.

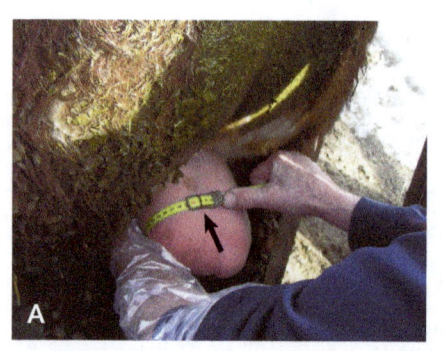

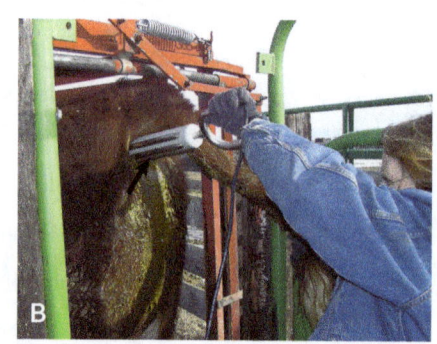

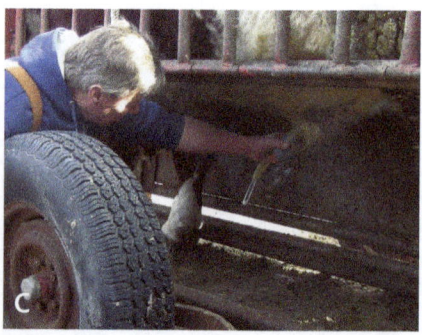

Figura 4-11 (A) Fita escrotal ao redor do escroto de um touro. A *seta* aponta o marcador de medida na fita. (B) Assistente coloca a sonda retal no ânus do touro. A *seta* indica os eletrodos. (C) Coleta de amostra de sêmen. Alguns veterinários mantêm o copo de coleta anexado a um extensor. O sêmen pode ser visualizado na parte inferior do tubo de ensaio.

NOTA

Alguns touros podem deitar-se quando o sêmen estiver sendo coletado por meio da eletroejaculação. Caso não seja possível coletar a amostra, estes touros podem ser estimulados manualmente pelo reto.

AVALIAÇÃO DA CAPACIDADE REPRODUTIVA EM PEQUENOS RUMINANTES

Ação técnica	Fundamento/extensão
1. Ovino (carneiro).	**1a.** O sêmen não é testado com frequência, exceto quando há venda de carneiros ou se houver um problema de fertilidade no rebanho. Isso dependerá da sua região.
	1b. Primeiro, são verificados defeitos conformacionais e o estado geral de saúde dos carneiros.
	1c. Em grandes rebanhos, os carneiros são colocados em uma seringa estreita. Os testículos e epidídimos são palpados, com especial atenção para a cabeça do epidídimo, onde infecções tendem a se localizar.

RESULTADOS DO EXAME DE CAPACIDADE REPRODUTIVA

Identificação do animal_____

Motilidade Espermática:	**Muito boa** (Linear Rápida)	**Boa** (Linear Moderada)	**Regular** (Linear Lenta)	**Fraca** (Errática)

Morfologia Espermática:

% de anormalidades primárias:_____   % de anormalidades secundárias:_____

% de espermatozoides normais:_____   Deve ser de, no mínimo, 70% para passar

Circunferência Escrotal/Idade:	**Muito boa**	**Boa**	**Insatisfatória**
< 15 meses	> 34	30-34	< 30
15-18 meses	> 36	31-36	< 31
19-21 meses	> 38	33-38	< 33
22-24 meses	39	33-38	< 33
Acima de 31 meses	> 39	34-39	< 34

Exame Físico:

Condição Geral	**Normal/Anormal**	**Normal/Anormal**
Obeso	Glândulas Vesiculares	Pênis
Bom	Epidídimos	Olhos
Regular	Testículos	Patas
Fraco	Prepúcio	Outro_____

Resultados Finais

Potencial Reprodutivo Satisfatório

O touro deve passar em todas as categorias para passar na avaliação da capacidade reprodutiva.

Potencial Reprodutivo Insatisfatório

Falha na(s) seguinte(s) categoria(s)_____

Potencial Reprodutivo Duvidoso: nova avaliação sugerida em _____ dias.

Comentários:

Testado para Tricomoníase: Data:_____ Resultado:_____

Assinatura:_____ Data:_____

Figura 4-12 Formulário utilizado na clínica da autora, com base nas recomendações da Society for Theriogenology.

2. Caprinos (bode).

3. Lhamas (macho).

1d. Um exame de capacidade reprodutiva completo pode ser feito em um indivíduo utilizando-se o mesmo procedimento realizado no touro.

2a. Em virtude do menor tamanho dos rebanhos (em relação aos ovinos), os caprinos são mais suscetíveis a um exame de capacidade reprodutiva completo.

2b. As únicas diferenças em relação ao exame no touro são a necessidade de uma sonda retal de tamanho adequado e o fato de que caprinos são, muitas vezes, contidos pelo manipulador e fazem muito mais barulho quando a eletroejaculação é realizada.

2c. Um bode treinado pode ser induzido a montar em um manequim na presença de uma cabra no cio e, em seguida, ejacular em um frasco coletor.

3a. Os exames de capacidade reprodutiva em lhamas são mais semelhantes aos dos equinos do que aos realizados em outros ruminantes.

3b. O pênis da lhama dirige-se caudalmente, quando relaxado, e o escroto é ajustado ao períneo ventral, de modo similar ao de um varrão (Figura 4-13).

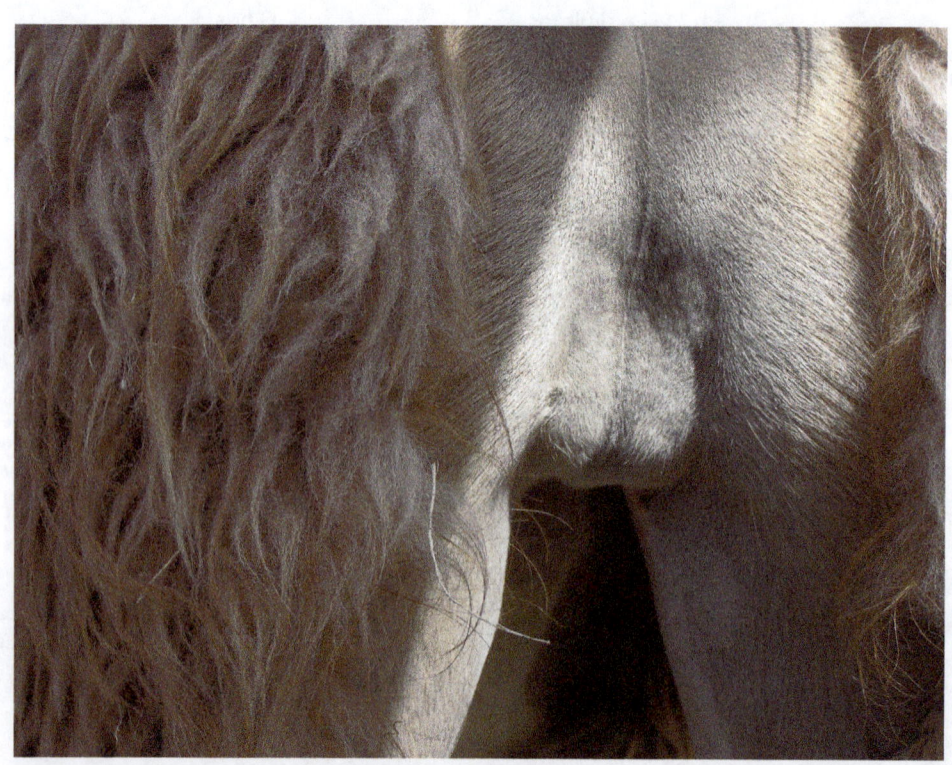

Figura 4-13 Vista aproximada do escroto de uma lhama.

3c. A maneira mais eficaz de se obter uma amostra de sêmen é permitir que a lhama cubra uma fêmea (com a fêmea em decúbito esternal) por um período mínimo de 12 minutos. O fluido seminal é, em seguida, coletado da vagina com auxílio de uma pipeta.

3d. A eletroejaculação pode ser realizada em lhamas, mas requer anestesia geral.

Exame para objetivos legais*

Exames realizados por motivos legais incluem aqueles para obtenção de certificados sanitários e para fins de seguros, assim como a avaliação pré-comercialização. Legalmente, o veterinário deve fazer o exame completo do paciente ou dos pacientes. A abrangência do exame e dos testes diagnósticos que serão realizados depende do propósito do exame.

Certificado sanitário

Um certificado sanitário é necessário para o transporte interestadual de todos os animais (Figura 4-14). Para grupos de animais como bovinos ou ovinos, pode ser necessário que cada animal seja inspecionado e marcado, ou o grupo pode ser inspecionado como um todo. Os testes diagnósticos dependem dos regulamentos de cada Estado para a espécie, a idade e o sexo dos animais envolvidos. Dados de seu proprietário, do local de onde provêm e do local para o qual serão levados devem ser preenchidos de modo legível no certificado sanitário. Deve ser indicado até mesmo o nome da empresa transportadora ou do transportador. Muitas vezes, o Estado ao qual os animais se dirigem deve ser consultado com antecedência para que se obtenham as normas atualizadas e um número de licença. Se qualquer linha não for preenchida ou for preenchida incorretamente, a entrada dos animais no Estado pode ser negada e o veterinário, o proprietário ou ambos, multados. Em geral, certificados sanitários têm validade de apenas 30 dias a contar da data do exame.

Os regulamentos para o transporte internacional são ainda mais complicados. Cada país tem suas próprias regras e regulamentos de importação. Um certificado sanitário especial emitido pelo país deve ser preenchido e assinado pelo veterinário examinador. Em seguida, deve ser apresentado e assinado por um veterinário federal que, geralmente, fica sediado na capital do Estado. Isso significa que deve haver tempo para se obter o certificado sanitário e levá-lo ao escritório do veterinário federal. Muitas vezes, diversos exames diagnósticos de sangue são necessários em momentos muito específicos, antes do transporte. Pode ser que animais produtores de alimento, dirigidos ao Canadá, precisem ser transportados em um veículo que tenha sido lacrado por um veterinário ou inspetor. Para isso, todas as portas de acesso do veículo de transporte deverão ter uma fita numerada especial fixa à trava, tornando impossível a abertura das portas sem que se rompa o lacre. Manter o controle de toda a documentação é vital para o veterinário, o cliente e o comprador. Sem a documentação correta, os animais não poderão cruzar fronteiras internacionais.

---

* Trâmites em acordo com normas e leis dos Estados Unidos. Para mais informações sobre as normas brasileiras, consulte: http://www.agricultura.gov.br. (N. E.)

SECRETARIA DE AGRICULTURA DE IDAHO DEPARTAMENTO DE SAÚDE ANIMAL, BOISE, IDAHO	CERTIFICADO DE INSPEÇÃO VETERINÁRIA	82-110288

Nome e Endereço do Remetente	Nome e Endereço do Destinatário	Inspeção de Marca Nº	Autorização Nº
Endereço de Origem (*se diferente do acima*)	Endereço de Destino (*se diferente do acima*)		Nome e Endereço do Transportador

Espécie	Quantidade de Animais Embarcados	ORIGEM DO CARREGAMENTO	Status da Área		Status do Rebanho		DATAS DOS EXAMES NO REBANHO	VACINAÇÃO e/ou TRATAMENTO
Bovina		País	Livre de TB	Brucelose B	Rebanho Reconhecido	Nº_	1.	Para
Equina			TB Reconhecida	Brucelose C	Rebanho Certificado	Nº_	2.	
Ovina	Aves	Mercado	Livre de Brucelose	Outra	Rebanho Validado	Nº_	3.	Data e Produto
Suína	Outra____		Brucelose A	______	Outro______			

IDENTIFICAÇÃO INDIVIDUAL E DADOS DO TESTE				TESTE DE TUBERCULINA (INTRADÉRMICO)		BRUCELOSE					SÍMBOLO DA TATUAGEM DA VACINAÇÃO DE BRUCELOSE	OUTROS TESTES	
IDENTIFICAÇÃO INDIVIDUAL, PERMANENTE, OFICIAL E DESCRIÇÃO	IDADE	RAÇA	SEXO	INJ	Data / Hora	Data Laboratório (Nome e Endereço)						Teste para Laboratório e Data	Teste para Laboratório e Data
				OBS.	Data / Hora	TESTE				RESULTADO DO TESTE		RESULTADO	RESULTADO
						CARTÃO	PLACA	RIV	FC				
1													
2													
3													
4													
5													
6													
7													
8													
9													
10													
11													
12													
13													
14													
15													
16													
17													
18													
19													
20													
21													
22													
23													
24													

CERTIFICAÇÃO VETERINÁRIA		DECLARAÇÃO DO PROPRIETÁRIO/AGENTE		Verificação do Estado
Certifico, como veterinário oficial, que os animais acima descritos foram inspecionados por mim e não mostram sinais de doença infecciosa, contagiosa e/ou notificável. As vacinações e os resultados dos testes são os especificados no certificado. No meu conhecimento, os animais listados neste certificado seguem as recomendações federais e do Estado de destino de transporte interestadual. Nenhuma outra garantia é feita ou implícita.		"Os animais neste carregamento são os certificados e listados neste certificado."		
Data	Veterinário Oficial	Data	Proprietário/Agente	
	Endereço		Endereço	

Figura 4-14 Exemplo de certificado de sanidade.

Para equinos, exige-se um resultado negativo atualizado para a anemia infecciosa equina (teste de Coggins) e cada exemplar deve ser identificado e descrito individualmente (Figura 4-15). Os testes de Coggins devem ser feitos em um laboratório certificado, o que pode exigir o envio das amostras de sangue e a espera pelos resultados. O teste de Coggins pode ser encomendado apenas por um veterinário ou agente certificado pelo governo. Novamente, devem-se verificar as regras de transporte do Estado para onde o equino vai e obter qualquer número de licença que possa ser necessário. Alguns Estados trabalham cooperativamente e desenvolveram um sistema de passaporte de 3 meses para que o proprietário possa competir nos diferentes Estados sem a necessidade de obter um certificado sanitário a cada 30 dias. A maioria dos Estados membros tem um programa de controle de marca e exigem que um inspetor verifique que o equino transportado é o mesmo que foi listado nos documentos de transporte.

Viagens internacionais de equinos são muito mais complicadas e podem envolver o alojamento do animal em uma instalação de quarentena certificada antes da saída ou após a chegada ao país de destino – ou quando (e se) o cavalo retornar a este país. Os regulamentos mudam frequentemente, assim, um contato com o serviço veterinário federal é necessário. Equinos para exposições internacionais viajam com um passaporte especial que os identifica e verifica sua saúde.

EXAME PARA SEGURADORAS

Animais podem ser segurados por inúmeras razões, e a cobertura abrange de mortalidade a queda de produção. Touros comumente são segurados no momento da compra contra a queda de produção. Em outras palavras, se algo acontecer com o touro, fazendo que ele já não possa cobrir e fecundar uma vaca, o seguro pagará ao proprietário uma parte do valor de compra. Para que o animal seja segurado, deverá passar por uma avaliação completa da sua capacidade reprodutiva, feita por um veterinário. Para touros e vacas mais valiosos serão necessários um exame físico completo, complementado por testes diagnósticos. Toda a documentação deve ser preenchida com precisão e rapidez.

Equinos podem ser segurados contra mortalidade, doença ou detrimento de uso. Alguns proprietários contratam o seguro do equino contra mortalidade apenas para o período durante o qual ele será transportado. O valor do cavalo se baseia no preço de compra, qualquer prêmio que ele tenha ganhado e seus registros reprodutivos ou de exposições (se aplicável). Mais uma vez, garanhões devem ter uma avaliação completa da capacidade reprodutiva realizada por um veterinário, que o qualifica, e éguas devem ser certificadas como férteis. Para qualquer equino, é necessário que um exame físico completo e seu histórico de vacinação e de vermifugação sejam enviados para a seguradora. A documentação varia de acordo com a empresa de seguros e é fundamental que ela seja preenchida corretamente.

AVALIAÇÃO PRÉ-COMERCIALIZAÇÃO DE EQUINOS

Na maioria das vezes, um exame anterior à comercialização é realizado em equinos de trabalho para verificar se são fisicamente capazes de realizar o trabalho para o qual tenham sido vendidos. Cada mancha, marca e lesão (antiga ou nova) é cuidadosamente registrada. Muitas vezes, são realizados muitos testes diagnósticos para complementar o exame físico geral. Radiografias de patas e membros podem ser feitas, à procura de danos ocultos. Exames aprofundados de claudicação muitas vezes são realizados para testar a solidez de cada articulação. Às vezes, até mesmo bloqueios nervosos são efetuados, além de endoscopia em suas vias aéreas anteriores para averiguar dificuldades respiratórias. Sangue pode ser coletado para testar infecções inaparentes, ou lesões nos rins ou no fígado. Um exame antidoping pode também ser realizado, ou amostras de soro podem ser congeladas para futuros testes, caso o comprador solicite. Todos os equinos também devem ter resultado negativo no teste de Coggins no prazo de seis meses da venda. A maneira pela qual o comprador deseja que o equino seja examinado varia, muitas vezes, de acordo com o preço de compra. Todos os resultados são de propriedade do veterinário e do comprador; o proprietário do cavalo não deve ser comunicado, a menos que o comprador concordar por escrito. Registros completos e precisos, armazenados de forma segura, são vitais para o veterinário, caso uma queixa venha a ser apresentada no futuro. Todos os registros veterinários são documentos legais e sujeitos a revisão.

	**USE UMA MÁQUINA DE ESCREVER OU PREENCHA COM CLAREZA – PRESSIONE – VOCÊ ESTÁ FAZENDO 5 CÓPIAS**

USE UMA MÁQUINA DE ESCREVER OU PREENCHA COM CLAREZA – PRESSIONE – VOCÊ ESTÁ FAZENDO 5 CÓPIAS

Consulte o verso para mais informações da OMB FORMULÁRIO APROVADO – NÚMERO OMB 0579 – 0127

DEPARTAMENTO DE AGRICULTURA SERVIÇO DE INSPEÇÃO SANITÁRIA ANIMAL E VEGETAL EXAME DE ANEMIA INFECCIOSA EQUINA (VS Memorandum 555.8)	Nº de série D 155273	1. NÚMERO DE ACESSO	2. DATA DA COLETA DE SANGUE

Formulários Sem Descrição Adequada Do Equino e Endereço Completo, Incluindo o Código Postal, País e Números de Telefone Não Serão Verificados

3. MOTIVO DO TESTE Exposição Primeiro Teste
Comercialização Mudança de Propriedade Reteste Exportação

7. NOME E ENDEREÇO DO HARAS/COMERCIANTE *(Por favor, em letra de forma ou datilografado)*

4. SISTEMA GEOGRÁFICO DE INFORMAÇÃO (SGI)	5. CRMV Nº	6. EXAME	
LAT:		ELISA	CEP
LONG:		IDAG	Telefone / País

8. NOME E ENDEREÇO DO PROPRIETÁRIO *(Por favor, em letra de forma ou datilografado)* **9. NOME E ENDEREÇO DO VETERINÁRIO** *(Por favor, em letra de forma ou datilografado)*

CEP CEP
Telefone / País Telefone / País

CERTIFICAÇÃO DO VETERINÁRIO OFICIAL
Certifico que a amostra submetida foi coletada por mim do equino descrito abaixo na data indicada acima.

10. ASSINATURA DO VETERINÁRIO OFICIAL	11. ESCREVA EM LETRA DE FORMA OU DATILOGRAFE O NOME	12. DATA DA ASSINATURA

CERTIFICAÇÃO DO PROPRIETÁRIO OU AGENTE
Certifico que examinei este formulário e, pelo meu conhecimento e opinião, este formulário é verdadeiro, correto e completo.

13. ASSINATURA DO PROPRIETÁRIO OU AGENTE	14. ESCREVA EM LETRA DE FORMA OU DATILOGRAFE O NOME	15. DATA DA ASSINATURA

16. Tubo Nº	17. Etiqueta Oficial Nº	18. Tatuagem/ Marca	19. Nome do Equino	20. Cor	21. Raça	22. Identificação Eletrônica Nº	23. Idade	24. Sexo	M – Macho F – Fêmea C – Castrado N – Neutro

DESENHE TODAS AS MARCAS, SINAIS, PARTICULARIDADES E CICATRIZES
1 – Coroa, 2 – Quartela, 3 – Boleto, 4 – Joelho, 5 – Jarrete

DESCRIÇÃO NARRATIVA E COMENTÁRIOS

25. CABEÇA	26. OUTRAS MARCAS E MARCAÇÕES
27. MEMBRO TORÁCICO ESQUERDO	28. MEMBRO TORÁCICO DIREITO
29. MEMBRO PÉLVICO ESQUERDO	30. MEMBRO PÉLVICO DIREITO

USO DO LABORATÓRIO

31. NOME DO LABORATÓRIO/ CIDADE/ESTADO	32. DATA DO RECEBIMENTO	33. DATA DA COMUNICAÇÃO	34. RESULTADO DO TESTE
		Negativo Positivo	IDAG ELISA
	35. ASSINATURA DO TÉCNICO		36. OBSERVAÇÕES

A falsificação deste formulário ou o uso consciente de um formulário falsificado é crime e pode resultar em multa de não mais de US$ 10.000, prisão por não mais de 5 anos ou ambos (U.S.C. Section 1001).

Figura 4-15 Exemplo do formulário para o teste de anemia infecciosa equina (teste de Coggins), que deve ser preenchido para o envio de amostras.

Questões de revisão

1. Por que realizar uma boa anamnese é importante para o diagnóstico e o tratamento do paciente?
2. Quais são as cinco perguntas que devem ser feitas quando o assunto for "vacinação"?
3. Liste cinco perguntas importantes que devem ser feitas a um produtor de bovinos de leite.
4. Como as perguntas a um produtor de bovinos de leite diferem das perguntas a um produtor de bovinos de corte?
5. Por que é importante saber se algum tratamento ou medicamento foi administrado ao paciente antes da visita?
6. Faça uma lista das três perguntas que devem ser feitas a um proprietário de lhamas.
7. Faça uma lista das três perguntas que devem ser feitas a um produtor de suínos.
8. Por que bovinos leiteiros são, geralmente, examinados em troncos ou com uma pescoceira, enquanto bovinos de corte são examinados em um tronco de contenção?
9. Qual é a importância do escore de condição corporal no exame físico?
10. Por que é importante observar o paciente antes da sua contenção para um exame físico?
11. Como a avaliação da capacidade reprodutiva em um garanhão difere da avaliação em um touro?
12. A ultrassonografia transabdominal pode ser utilizada para diagnosticar a gestação em quais espécies?
13. Por que é importante manter uma égua ou um garanhão adequadamente contidos durante a palpação retal?
14. Todos os itens utilizados na avaliação do sêmen devem ser aquecidos a ___ graus Celsius.
15. Como um exame pré-comercialização ou para fins de seguro difere do exame físico rotineiro?

Referências

BALL, L.; OTT, R. S.; MORTIMER, R. G.; SIMMONS, J. C. "Manual for breeding soundness evaluation of bulls", *J Soc Theriogenology, XII*, p. 1-65, 1983.

CONNOR, J. F.; TUBBS, R. C. "Management of gestating sows", *Compend Contin Educ Pract Vet, 14*, 10, p. 1395-1419, 1992.

DASCANION, J. J.; PARKER, N. A.; PURSWELL, B. J.; DIGRASSIE, W. A.; BAILEY, T. L.; LEY; W. B.; et al. "Diagnostic procedures in mare reproduction: Basic evaluation", *Compend Contin Educ Pract Vet, 19*, 8, p. 980-985, 1997.

FOWLER, M. *Medicine and surgery of South American camelids*. 2. ed. Ames: Iowa State Press, 1998.

KELLY, W. R. *Veterinary clinical diagnosis*. Baltimore: Williams & Wilkins, 1967.

KENNEDY, S. P.; SPITZER, J. C.; HOPKINS, F. M.; HIGDON, H. L.; BRIDGES, W. C. Jr. "Breeding soundness evaluations of 3,648 yearling beef bulls using the 1993 Society for Theriogenology guidelines", *Theriogenology, 58*, 5, p. 947-961, 2002.

LEVIS, D. G. "Managing postpubertal boars for optimum fertility", *Compend Contin Educ Pract Vet, 19*, Suppl 1, p. S17-S23, 1997.

LOWMAN, B. G.; SCOTT, N. A.; SUMERVILLE, S. H. "Condition scoring of cattle", *East of Scotland College of Agriculture Bulletin*, 6, 1976.

OTT, R. S.; MEMON, M. A. "Breeding soundness examinations of rams and bucks", *Sheep and goat manual from Society for Theriogenology*, v. X, p. 38-43, Hastings NE, 1980.

OTT, R. S.; MEMON, M. A. "Pregnancy diagnosis", *Sheep and goat manual from Society for Theriogenology*, v. X, p. 34-37, Hastings NE, 1980.

RUEGG, P. L. "Body condition scoring dairy cows: Relationships with production, reproduction, nutrition, and health", *Compend Contin Educ Pract Vet*, *13*, 8, p. 1309-1312, 1991.

SMITH, B. P. *Large animal internal medicine*. Philadelphia: C. V Mosby, 1990

SPITZER, J. C. Bull breeding soundness evaluation: Current status. In P. S. CHENOWETH (Ed.). *Topics in bull fertility*. Ithaca: IVIS, 2000. Acesso em: 16 jan. 2006, em <http://www.ivis.org>. Termo de busca: A0501.1000.

STROUD, B. K. "Clinical applications of bovine reproductive ultrasonography", *Compend Contin Educ Pract Vet, 16*, 8, p. 1085-1097, 1994.

TIBARY, A.; ANOUASSI, A. Reproductive disorders in the female camelid. In L. SKIDMORE; G. P. ADAMS (Eds.). Recent advances in camelid reproduction. Ithaca: IVIS, 2000. Acesso em: 16 jan. 2006, em <http://www.ivis.org>. Termo de busca: A1007.1100.

WESTENDORF, M.; ABSHER, C. W.; BURRIS, R. W.; GAY, N.; JOHNS, J. T.; MIKSH, J. D. *Scoring beef cattle condition*. Kentucky Extension Service, ASC-110. Lexington, 1988.

WOLVERTON, D. J.; PERKINS, N. R.; HOFFIS, G. F. "Veterinary application of pelvimetry in beef cattle", *Compend Contin Educ Pract Vet, 13*, 8, p. 1315-1320, 1991.

SEÇÃO TRÊS

Coleta de amostras e procedimentos químicos

CAPÍTULO 5
Coleta de amostras

CAPÍTULO 6
Procedimentos clínicos

CAPÍTULO 7
Procedimentos clínicos neonatais

5 Coleta de amostras

*Como na disputa manteiga versus margarina,
eu acredito mais nas vacas do que nos químicos.*
Joan Gussow

Palavras-chave

- abdominocentese
- aspiração
- biopsia
- *California mastitis test*
- carótida
- cateterização
- coccígea
- dermatófitos
- esfregaço por decalque
- jugular
- lavado transtraqueal
- necropsia
- ruminocentese
- testes de coagulação
- toracocentese
- venopunção

Objetivos

- Identificar finalidades para os procedimentos de coleta de sangue de rotina no equino, bovino, lhama, caprino e suíno.
- Listar os materiais e as técnicas necessárias para as coletas de amostra mais comuns.
- Discutir as complicações associadas à coleta de amostra nas diferentes espécies animais.
- Comparar as semelhanças e as diferenças dos procedimentos de coleta de amostras utilizados na prática de grandes animais.

Coleta de sangue

A coleta de sangue é um dos procedimentos mais frequentemente realizados na prática clínica. A acurácia das contagens sanguíneas completas, dos perfis bioquímicos, das análises de gases sanguíneos e da sorologia depende da obtenção de uma amostra de qualidade. Empregar uma técnica apropriada minimiza o desconforto do animal e assegura que os resultados tenham valor diagnóstico.

Venopunção

Finalidades

- Obter amostras de sangue para testes diagnósticos clínicos, incluindo hemograma completo, titulação de anticorpos ou análise de bioquímica sérica.
- Obter amostras de sangue para avaliar-se a resposta ao tratamento.
- Administrar diversas substâncias, incluindo medicamentos, líquidos ou substâncias diagnósticas.

Complicações

- Infecção iatrogênica.
- Formação de hematoma.
- Punção esofágica inadvertida (lado esquerdo).
- Punção inadvertida da artéria carótida interna (punção jugular).
- Traumatismo ocular (coleta facial).
- Tromboflebite.
- Pequenas hemorragias.

Material

- Agulha 0,90 mm × 40 mm (veia jugular do equino, lhama, suíno maior).
- Agulha 0,70 mm × 25 mm (veia jugular do suíno pequeno).
- Agulha 1,20 mm × 40 mm (veia jugular do bovino).
- Agulha 0,90 mm × 25 mm (veia coccígea do bovino).
- Agulha 1,20 mm × 25 mm (veia jugular do caprino).
- Agulha 0,60 mm a 0,90 mm × 25 mm (veia marginal da orelha do suíno).
- Seringa de 10 mL.
- Agulha de coleta com dois biséis com bainha (sistema Vacutainer, alternativa à agulha e seringa).
- Álcool isopropílico 70%.
- Algodão.
- Capilar para micro-hematócrito, agulha 0,70 mm × 25 mm (seio facial, veia marginal da orelha).
- Tubos de coleta: o tipo depende dos testes diagnósticos (Tabela 5-1 e Figura 5-1).

Tabela 5-1 Tubos de coleta

Cor da tampa	Conteúdo	Função
Púrpura	EDTA*	Hemograma completo
Vermelha	Sem aditivo	Testes séricos
Azul	Citrato de sódio	Testes de coagulação
Verde	Heparina	Esfregaços sanguíneos

* EDTA: ácido etilenodiamino tetra-acético.

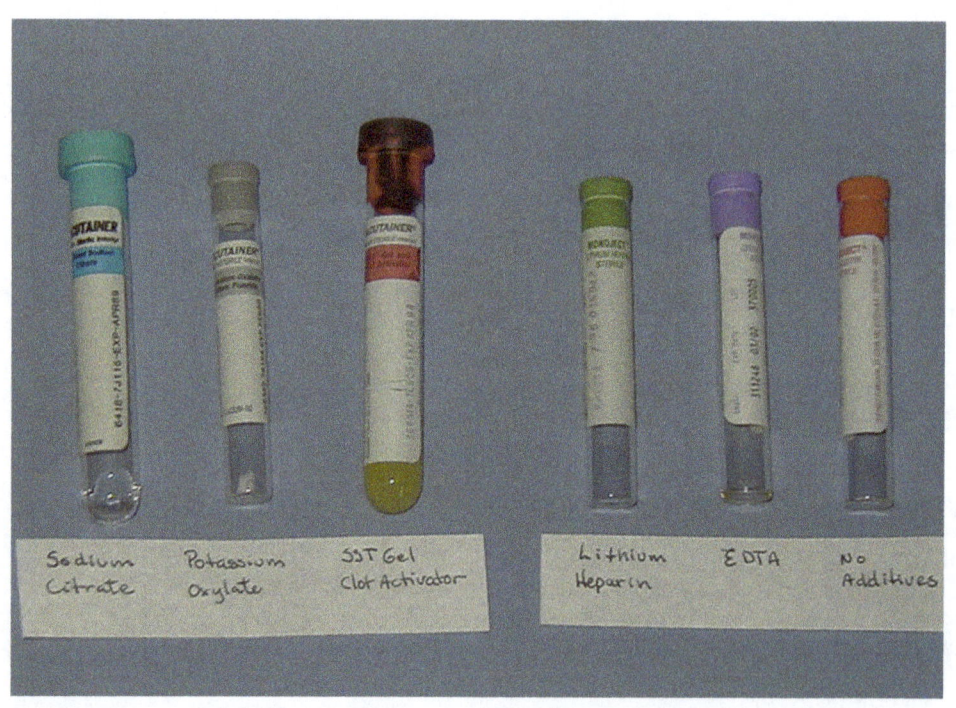

Figura 5-1 Frascos para coleta de sangue.

PROCEDIMENTO PARA VENOPUNÇÃO JUGULAR NO EQUINO

Ação técnica	Fundamento/extensão
1. Coloque o cabresto no equino e ponha-o no tronco. Alternativamente, um assistente do mesmo lado do coletor pode conter o animal.	1a. Nunca fique diretamente na frente do cavalo ou sob seu pescoço.
2. Identifique o sulco jugular.	2a. Figura 5-2.
3. Umedeça o sulco utilizando algodão embebido em álcool.	—
4. Oclua a veia jugular.	4a. A oclusão de ambas as veias fornece maior preenchimento e visibilização da veia jugular.

5. Segure a agulha com o bisel voltado para cima e insira-a na veia jugular distendida.

—

6. Acople a seringa à agulha utilizando ambas as mãos.

—

7. Reoclua a veia e colha o volume de sangue desejado.

—

8. Alternativamente, um sistema Vacutainer pode ser utilizado para a coleta. Assim que a agulha de dois biséis tiver sido inserida, utiliza-se um tubo de coleta ao invés da seringa.

8a. O vácuo no tubo permite o fluxo livre do sangue.

8b. As agulhas Vacutainer não exibem a gota de sangue (preenchimento de sangue no canhão da agulha).

8c. Vários tubos de sangue podem ser colhidos sem a retirada da agulha.

9. Após a coleta, aplique pressão digital por 20 segundos.

9a. A pressão previne a formação de hematomas.

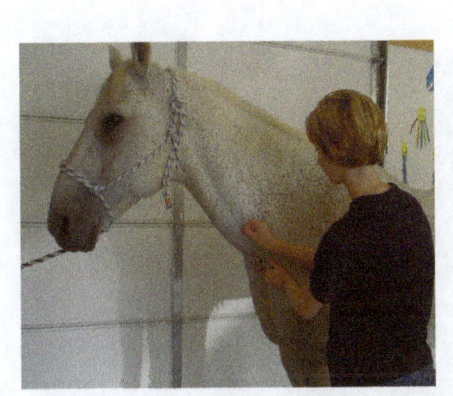

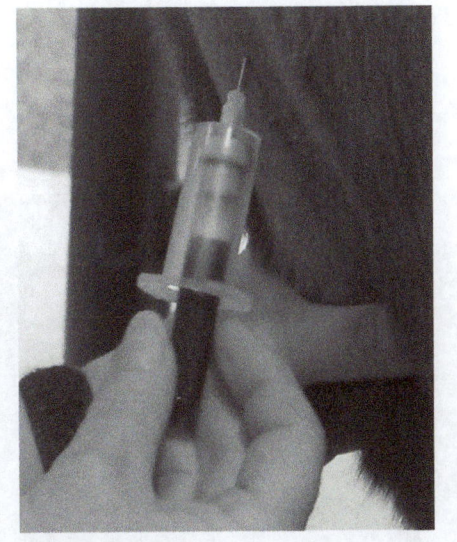

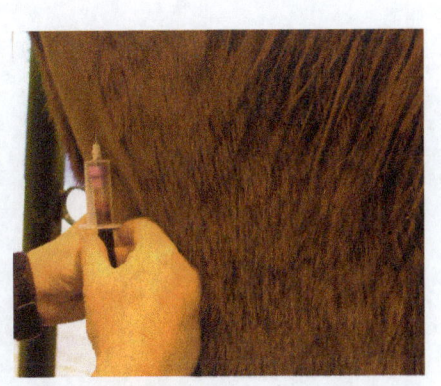

Figura 5-2 (A) Posição da pessoa durante a coleta de sangue, suas mãos e o equino. (B) Close-up da mão garroteando a veia durante a coleta de sangue. (C) Close-up do sistema Vacutainer durante a coleta de sangue.

Nota

A agulha pode ser posicionada para baixo, na direção do coração. Esta técnica diminui a chance de acontecer punção da artéria carótida. Alternativamente, a agulha pode ser posicionada para cima, longe do coração. Esta técnica minimiza a quantidade de ar que entra pela veia.

Procedimento para Venopunção do Seio Facial do Equino

Ação técnica	Fundamento/extensão
1. Encabresteie o equino e coloque-o no tronco.	—

2. Identifique o ponto de inserção do seio venoso. Ele está localizado ventralmente à crista facial, a meio caminho entre o canto medial do olho e a extremidade rostral da crista facial.

   2a. As coletas de sangue do seio facial são recomendadas somente quando a veia jugular precisa ser preservada para os cateteres.

   2b. Este ponto é limitado à coleta de pequenos volumes de sangue.

   2c. Figura 5-3.

3. Limpe o local utilizando algodão embebido em álcool. —

4. Insira a agulha de 0,70 mm a 0,90 mm × 25 mm perpendicularmente à pele. —

5. Permita que o sangue preencha os tubos de micro-hematócrito ou acople a seringa de 3 mL para a coleta.

   5a. É difícil acoplar a seringa e manter a agulha no seio.

6. Remova a agulha e aplique pressão digital por 20 segundos. —

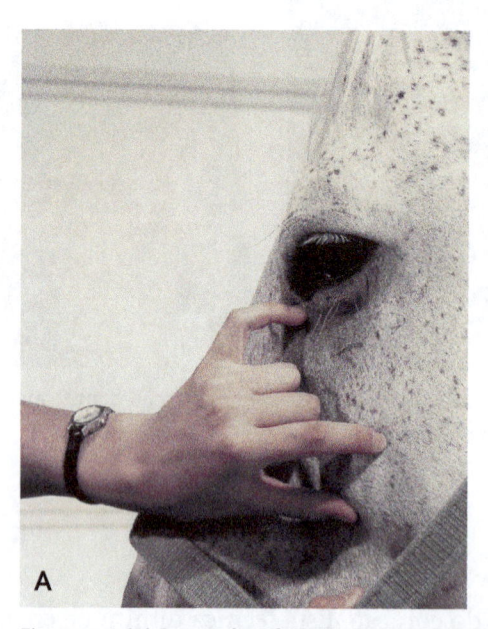

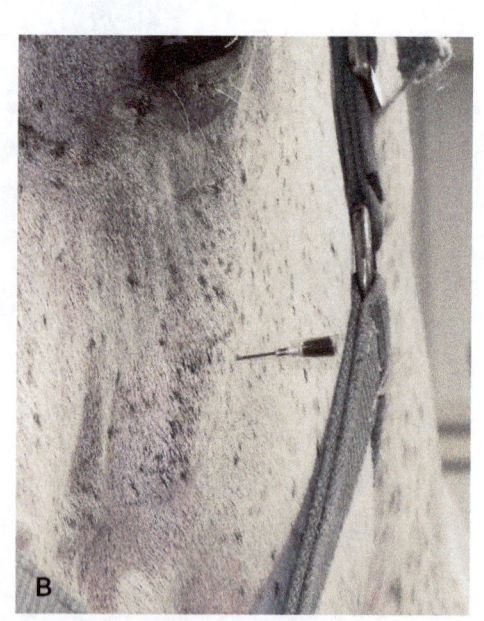

Figura 5-3 (A) Ponto de referência para se localizar o seio venoso facial. O dedo mínimo está no canto medial do olho. O polegar é colocado na extremidade rostral da crista facial. O indicador é posicionado na metade da porção ventral da crista facial. (B) Close-up da coleta de sangue do seio facial utilizando-se uma agulha.

Nota

Esta técnica deve ser realizada apenas por técnicos experientes. A punção inadvertida do olho pode ocorrer caso o equino se mova repentinamente.

Procedimento para venopunção jugular no bovino

Ação técnica	Fundamento/extensão
1. Coloque o bovino no brete ou tronco.	—
2. Prenda a cabeça do animal à lateral do tronco utilizando o cabresto.	2a. A cabeça pode ser presa de qualquer lado.
3. Identifique o sulco jugular.	3a. Figura 5-4.
4. Umedeça o sulco utilizando algodão embebido em álcool.	4a. O álcool ajuda a tornar visível a veia.
5. Oclua a veia (utilizando a mão esquerda) no terço caudal (baixo) no pescoço.	—
6. Segure a agulha pelo canhão com o polegar e o indicador.	—
7. Perfure a veia com a agulha através da pele a um ângulo de 45° a 90°.	—
8. Confirme a penetração da veia pela saída de fluxo de sangue no canhão da agulha.	8a. Os bovinos apresentam um fluxo de sangue pelo canhão; os equinos apresentam gotejamento. 8b. Se a agulha penetrar apenas a pele e não entrar na veia, localize a veia novamente e a perfure com a agulha, sem removê-la da pele. 8c. Se a agulha foi introduzida mais profundamente e transfixar a veia, retire-a de volta, cuidadosamente.
9. Introduza a agulha paralelamente à pele e avançando na veia. Introduza-a até o canhão.	—
10. Utilizando ambas as mãos, acople a seringa à agulha.	—
11. Reoclua a veia (utilizando a mão esquerda) e colete a quantidade de sangue desejada (utilizando a mão direita).	—
12. Após a coleta, aplique pressão digital por 20 segundos.	12a. A pressão evita a formação de hematomas.

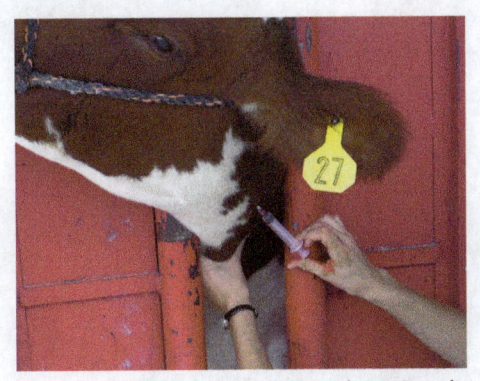

Figura 5-4 Posição do bovino e das mãos do manipulador na coleta de sangue da jugular.

Nota

As agulhas normalmente são voltadas para baixo (na direção do coração) em bovinos.

Procedimento para venopunção coccígea no bovino

Ação técnica	Fundamento/extensão
1. Coloque o bovino no brete ou tronco.	1a. O gado de leite, que é muito menos rebelde que o gado de corte, pode geralmente ser encabrestado e amarrado para este procedimento.
2. Coloque-se diretamente atrás do animal e levante a cauda.	2a. Figura 5-5.
	2b. A elevação da cauda diminui o movimento do animal e auxilia na visualização.
3. Retire as fezes da face ventral da cauda utilizando lenço embebido em álcool.	—
4. Palpe as proeminências vertebrais e o sulco que corre ao longo da linha média ventral da cauda.	—
5. Acople uma seringa de 3 a 5 mL à agulha (0,90 mm × 25 mm) antes de começar a coleta.	5a. Acoplar a seringa após a inserção da agulha geralmente resulta em laceração do vaso.

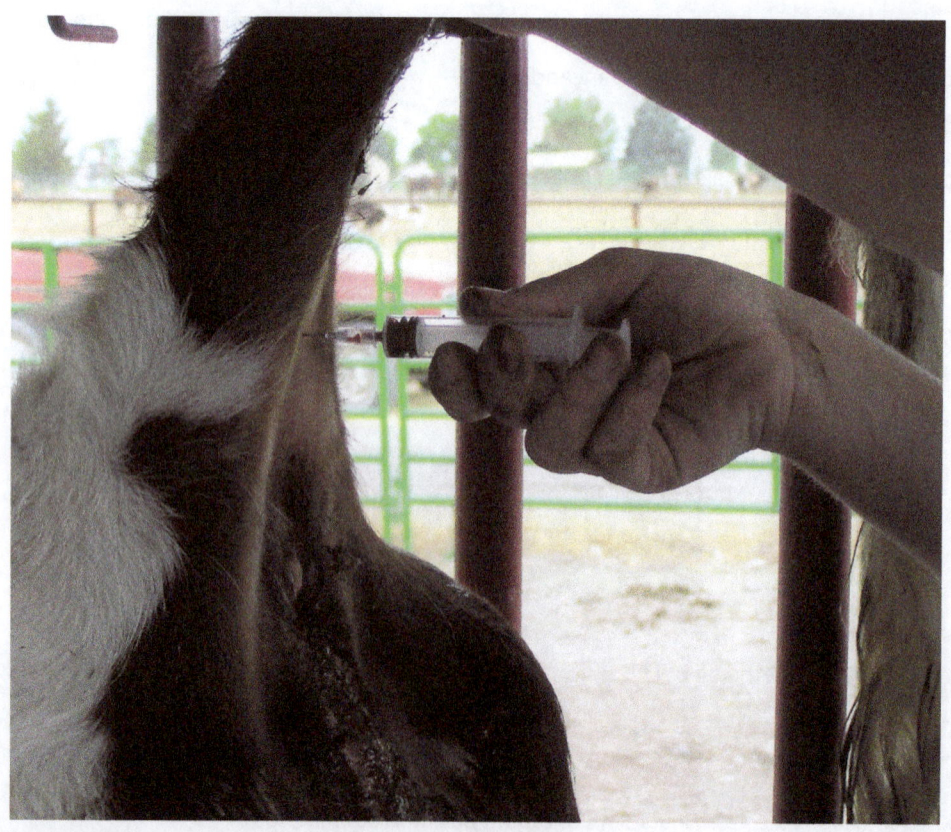

Figura 5-5 Coleta de sangue da veia coccígea de um bovino.

6. Insira a agulha a um ângulo de 90° (perpendicular), diretamente no sulco da linha média, aproximadamente a 7,5 cm da base da cauda. Evite a inserção diretamente sobre a proeminência óssea.

7. Colha de 2 a 5 mL de sangue.

7a. Só é possível coletar quantidades limitadas de sangue deste local.

8. Remova a agulha e aplique pressão digital por 30 segundos.

8a. A pressão digital evita a formação de hematomas. Este procedimento não é realizado em muitos bovinos.

Nota

A coleta da veia coccígea (veia da cauda) normalmente requer menos contenção e não é tão estressante para o bovino. A coleta neste ponto, entretanto, é limitada a pequenos volumes.

Procedimento para venopunção jugular alta na lhama

Ação técnica	Fundamento/extensão
1. Encabresteie a lhama e coloque-a no tronco, se disponível. Flexione levemente a cabeça e permita que o pescoço arqueie, de modo que o lado convexo penda para o lado da pessoa que fará a coleta.	1a. Caso não haja um tronco disponível, coloque a lhama próxima a uma cerca ou muro para minimizar o movimento. 1b. A posição da cabeça é essencial para se obter esta amostra.
2. Com a cabeça na posição identificada, desenhe uma linha imaginária desde a parte ventral da mandíbula até o pescoço.	2a. Não corte os pelos do animal, a menos que se obtenha permissão do proprietário. O crescimento do novo pelame pode levar mais de 18 meses. 2b. A punção jugular na lhama é mais difícil que em qualquer outra espécie de grandes animais por causa da localização do vaso. Ele é protegido pelos largos processos transversos das vértebras cervicais. A pele na área cervical cranial possui cerca de 1,25 cm de espessura. 2c. Estas características foram desenvolvidas para proteger os animais das exsanguinações causadas por mordidas nas disputas entre os machos.
3. Palpe o tendão do músculo esternomandibular. Desenhe uma linha paralela ao longo deste tendão. A inserção da agulha deve ocorrer no ponto dorsal e caudal à intersecção dessas duas linhas.	3a. Figura 5-6.

4. Aplique pressão ventral à vértebra para ocluir a veia.	4a. A veia distendida normalmente não pode ser visualizada.
5. A pessoa que realizará a coleta pode confirmar a localização do vaso dedilhando com o dedo da mão da coleta ao longo do vaso e sentindo a onda de líquido contra a mão de oclusão do vaso.	5a. Esta técnica não é muito confiável e o coletor talvez precise fazer a coleta utilizando apenas a palpação do ponto de referência.
6. Insira a agulha de 0,90 a 1,20 mm × 40 mm, com seringa já acoplada, a um ângulo de 45° em relação à pele.	6a. A coleta de amostra é facilitada se a agulha for inserida com a seringa já acoplada.
7. Colete a amostra.	—

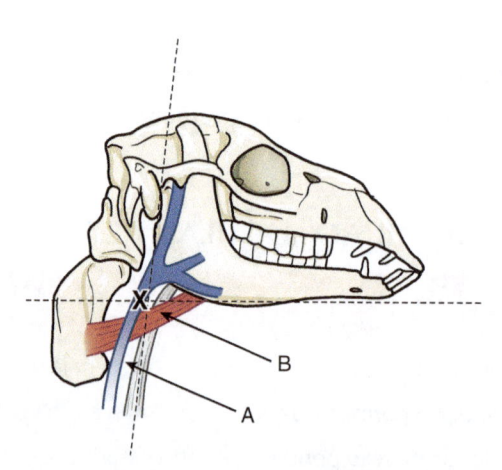

Figura 5-6 Close-up da cabeça da lhama para venopunção jugular alta. Os pontos de referência incluem a mandíbula, o tendão do músculo esternohioideo (A) e o músculo omohioideo (B).

NOTA

A técnica de coleta da jugular alta diminui a chance de ocorrer punção arterial acidental, pois a veia jugular é um tanto superficial nessa área. Infelizmente, a veia jugular não é prontamente visível nessa área, e o coletor deve confiar nos pontos de referência para obter a amostra.

PROCEDIMENTO PARA VENOPUNÇÃO JUGULAR BAIXA NA LHAMA

Ação técnica	Fundamento/extensão
1. Coloque a lhama no tronco ou em outro dispositivo de contenção para evitar a movimentação para a frente.	—
2. Eleve a cabeça.	—
3. No terço inferior do pescoço, palpe o processo transverso largo da sexta vértebra cervical.	3a. Figura 5-7.

3b. A veia jugular fica medial a este processo.

3b. A artéria carótida pulsante normalmente pode ser palpada profundamente ao processo transverso.

4. Oclua a veia. Confirme o ponto de penetração na jugular ocluindo e liberando a veia repetidamente.

4a. Observar a distenção jugular entre a quinta e a sexta vértebra cervical.

4b. Não corte os pelos do animal sem a permissão do proprietário. O crescimento do novo pelame pode levar mais de 18 meses. Caso se obtenha a permissão, a apara dos pelos pode ajudar na visualização.

5. Acople uma agulha de 0,90 a 1,20 mm × 40 mm à seringa e a insira em posição ligeiramente medial ao processo, em direção ao centro do pescoço.

5a. Acoplar a seringa antes da inserção ajuda na coleta.

6. Colete a amostra.

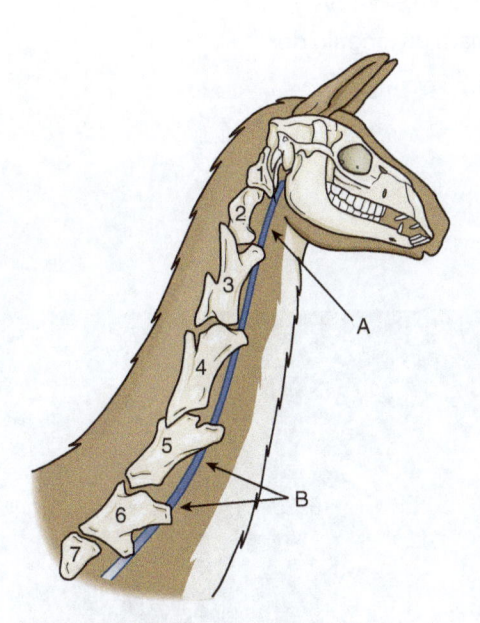

Figura 5-7 Locais de venopunção jugular na lhama. Local de punção jugular alta (A) e dois locais de punção jugular baixa (B).

Nota

A pele mais fina, a melhor visualização e a menor possibilidade de haver problemas associados ao movimento do animal são claras vantagens do ponto de coleta baixo no pescoço. As desvantagens incluem o pelame mais denso e a chance aumentada de ocorrer punção arterial.

Procedimento para venopunção jugular no caprino

Ação técnica	Fundamento/extensão
1. Coloque o caprino no canzil, coloque o cabresto e segure a cabeça para o lado. Alternativamente, um assistente pode acuar o caprino em um canto e montar sobre o pescoço.	1a. Caso o caprino seja muito grande para ser montado, o assistente pode acuar o animal em um canto ou contra uma cerca.
2. Agarre a mandíbula e eleve a cabeça enquanto a vira levemente para o lado.	2a. Figura 5-8.
3. Identifique o sulco da jugular e limpe com álcool.	3a. O álcool remove a sujeira e ajuda na visualização, especialmente em caprinos com pelo longo ou espesso.
4. Oclua a veia no terço inferior do pescoço ou na entrada do peito.	4a. A repetida oclusão e liberação da veia ajuda na visualização.
5. Acople uma agulha de 1,20 mm × 25 mm à seringa. Insira a agulha com o bisel para cima, a um ângulo de 30 graus com a pele, paralelamente à veia jugular.	—
6. Colete a amostra.	—

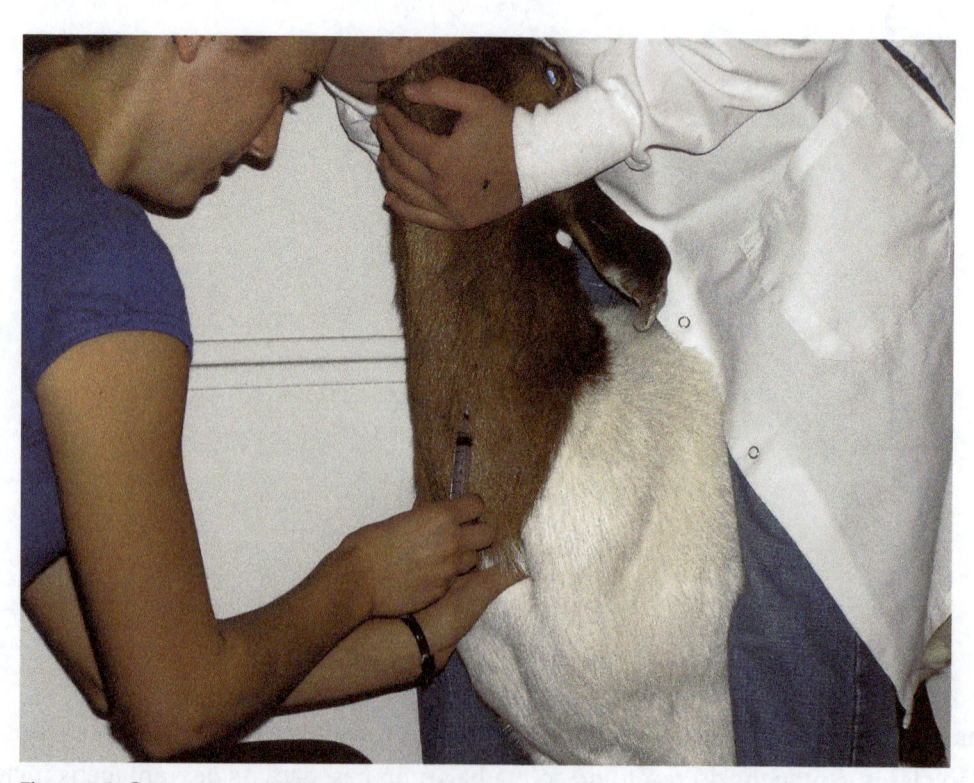

Figura 5-8 Contenção e posicionamento do caprino para venopunção jugular.

Procedimento para venopunção jugular no leitão

Ação técnica	Fundamento/extensão
1. Posicione o leitão em decúbito dorsal no colo do assistente, que deve permanecer sentado. O focinho do animal deve ser posicionado para o lado dos joelhos do assistente e a cauda, em direção a seu abdômen.	**1a.** Esta técnica é utilizada em suínos de 13 kg ou menos. **1b.** O assistente é orientado a se sentar sobre um objeto ou cadeira estável, que não se mova facilmente.
2. O assistente utilizará a mão esquerda para puxar os membros torácicos do leitão contra seu abdômen e a mão direita para segurar o focinho e estender o pescoço.	**2a.** Não estenda demais o pescoço do animal, pois isso pode causar dificuldade respiratória.
3. O coletor deve acoplar uma agulha de 0,60 a 0,70 mm × 25 mm à seringa.	—
4. Identifique o manúbrio. Insira a agulha a 2,5 cm craniolateralmente ao manúbrio e a um ângulo de 45° em relação à pele.	**4a.** Figura 5-9. **4b.** A ponta da agulha é voltada caudalmente na direção do coração.
5. Assim que a agulha penetrar a pele, inicie a aspiração conforme ela for introduzida. Os vasos normalmente são encontrados a uma profundidade entre 10 e 20 mm.	—

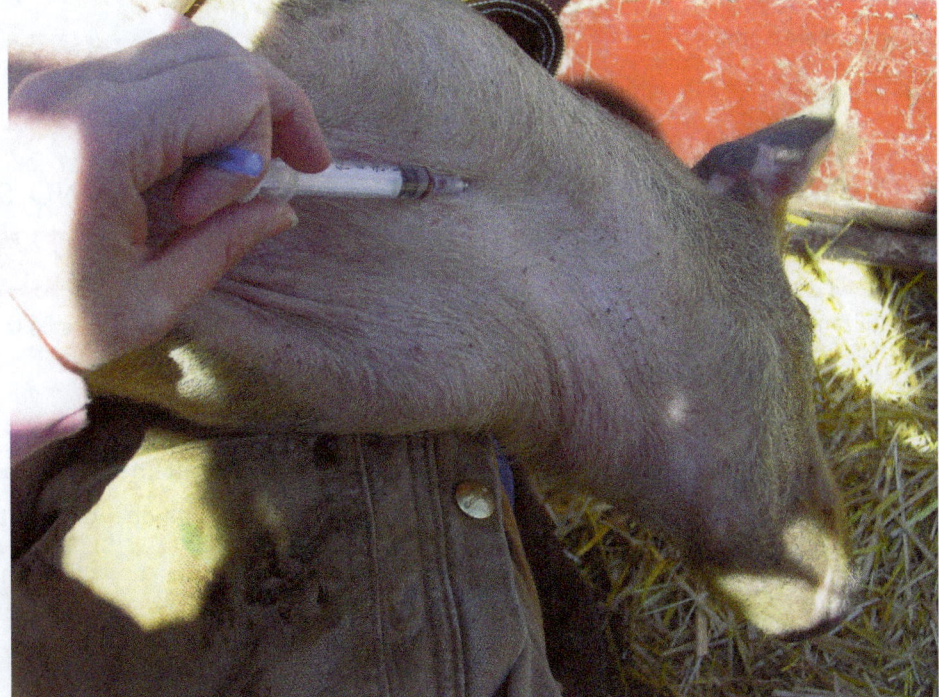

Figura 5-9 Posicionamento e coleta de sangue em um suíno com menos de 13 kg.

6. Tão logo ocorra o preenchimento de sangue, mantenha a agulha na posição e colete a amostra.

6a. O preenchimento é a presença de uma gota de sangue no canhão da agulha.

6b. Posicionar a mão de coleta contra o porco durante a coleta ajuda a estabilizar a agulha.

Procedimento para venopunção jugular no suíno maior

Ação técnica	Fundamento/extensão
1. Contenha o suíno utilizando um cambão e estique o pescoço para cima.	**1a.** Esta técnica deve ser utilizada para todos os suínos pesando 34 kg ou mais. **1b.** O suíno deve distribuir seu peso entre os quatro membros. **1c.** A técnica de segurar o suíno para animais entre 14 e 34 kg fica a critério do assistente que fará a contenção.
2. Identifique o ponto mais profundo no sulco da jugular no terço caudal do pescoço.	**2a.** Figura 5-10. **2b.** Este ponto normalmente dista 10 cm do ponto do ombro, ou 17,5 cm da mandíbula. **2c.** Coletores destros acharão mais fácil utilizar a veia jugular direita.
3. Acople uma agulha 0,90 mm × 40 mm à seringa.	—
4. Insira a agulha perpendicularmente à pele. Aspire conforme avança lentamente com a agulha.	—
5. Assim que uma gota de sangue for visível, mantenha a agulha na posição e colete a amostra.	—

Procedimento para punção da veia marginal da orelha no suíno

Ação técnica	Fundamento/extensão
1. Contenha o suíno utilizando cambão, brete ou um assistente segurando-o contra o corpo.	**1a.** A técnica de contenção depende do tamanho do animal.
2. As veias marginais da orelha são visíveis sem oclusão. Existem três veias na orelha, sendo a lateral ou a central as de mais fácil visualização.	**2a.** Figura 5-11. **2b.** Os suínos não apresentam sudorese, por isso, as orelhas são um componente importante na termorregulação. **2c.** O aumento da temperatura ambiente resultará em vasodilatação e auxilia na visualização das veias.

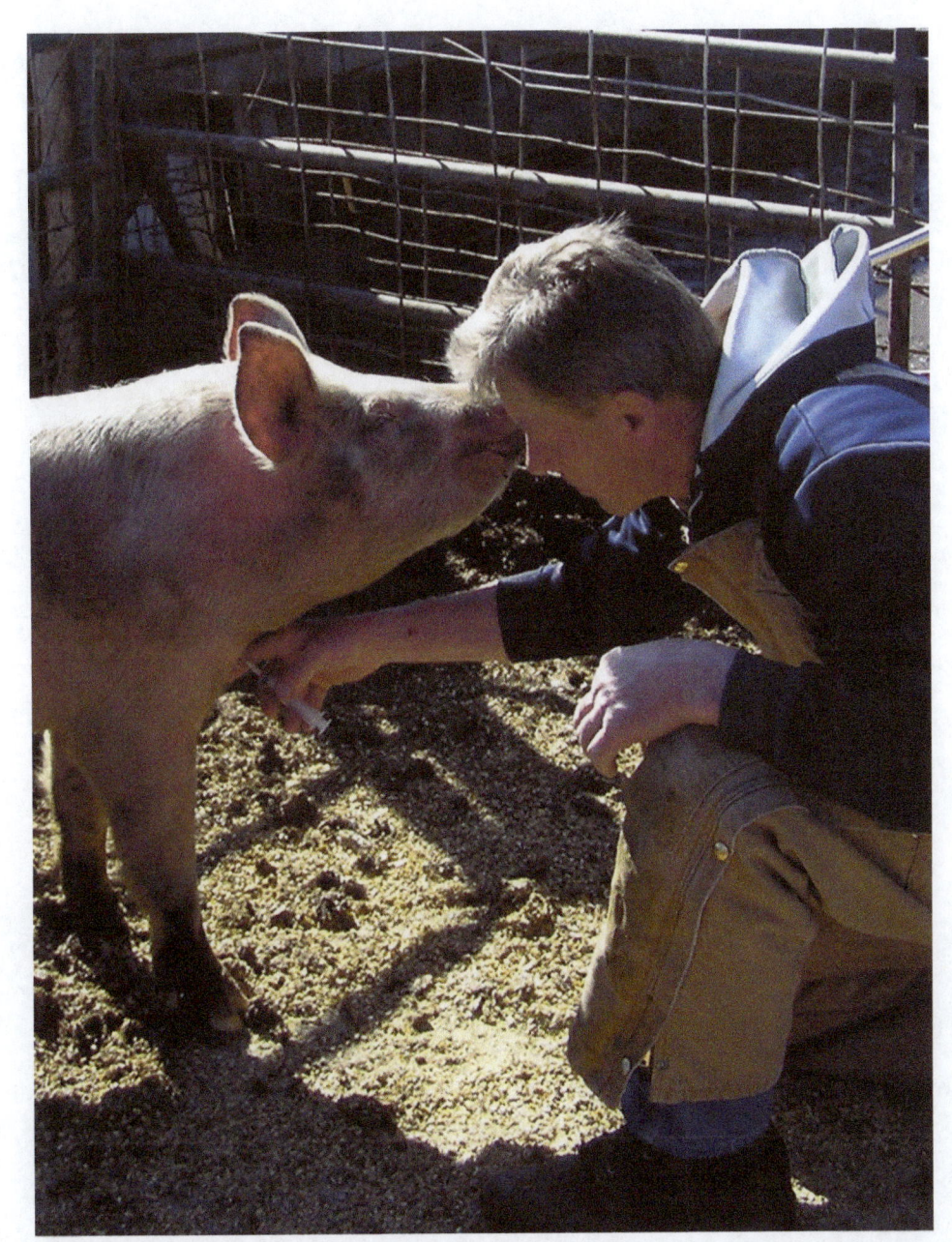

Figura 5-10 Posicionamento de um suíno maior para venopunção jugular. O animal é contido por um cambão. Observe o ângulo da seringa agulhada.

3. Um assistente deve comprimir a base da orelha para a oclusão da veia. Um movimento de bombeamento pode ajudar a fazer a veia saltar.

4. Acople uma agulha à seringa. Insira a agulha ao longo do vaso em um ângulo bem pequeno de penetração. Colete a amostra.

3a. Alternativamente, o coletor pode usar a mão oposta à da escrita para ocluir a veia.

4a. Suínos pequenos: agulha 0,50 mm × 25 mm; suínos médios: agulha 0,70 mm × 25 mm; suínos grandes: agulha 0,90 mm × 25 mm.

4b. A agulha deve estar acoplada à seringa antes da inserção, pois as veias auriculares são muito frágeis.

4c. Quando houver necessidade de volumes de sangue muito pequenos, como para hematócrito ou esfregaços sanguíneos, a agulha pode ser inserida no vaso sem a seringa. Então, um capilar de micro-hematócrito é utilizado para se colher a amostra por capilaridade.

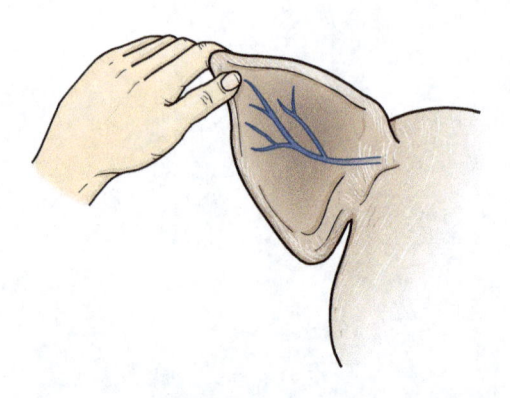

Figura 5-11 Veias marginais da orelha do suíno.

LOCAIS ALTERNATIVOS DE COLETA

As veias a seguir podem ser utilizadas para coleta de amostras, mas seu uso não é recomendado.
- Equino: veia cefálica, dorsal ao carpo, e veia safena.
- Complicação: risco extremo de lesão do manipulador.
- Bovino: veia torácica lateral ou abdominal subcutânea (veia do leite).
- Complicação: hemorragia subcutânea grave.

PUNÇÃO ARTERIAL

FINALIDADES

- Obter amostras para análise de gases presentes no sangue e pH.
- Determinar a função pulmonar em equinos adultos e neonatos.

COMPLICAÇÕES

- Formação de hematoma.
- Infecção iatrogênica.
- Hemorragia.

Material

- Agulha de 1,20 mm × 40 mm.
- Seringa de 5 mL.
- Escova e solução de iodopovidona.
- Álcool isopropílico a 70%.
- Algodão ou compressas de gaze estéreis.
- Tricótomo com pente número 40.
- Caixa térmica (gelo).

Procedimento para punção da artéria carótida no equino

Ação técnica	Fundamento/extensão
1. Encabresteie o equino e coloque-o no tronco.	—
2. Palpe a artéria carótida profundamente à veia jugular no terço distal do pescoço.	2a. As artérias femoral e braquial também podem ser utilizadas nos neonatos.
3. Tricotomize uma área de 10 cm × 10 cm e realize o preparo cirúrgico de três etapas.	—
4. Palpe a pulsação da artéria carótida utilizando dois dedos da mão esquerda e insira uma agulha de 1,20 mm × 40 mm utilizando a mão direita.	4a. Use agulha de 0,50 mm × 0,70 mm de diâmetro em neonatos. 4b. O fluxo de sangue vermelho brilhante em pulso confirma o posicionamento.
5. Acople a seringa e colete a amostra.	—
6. Aplique compressão por 5 minutos após a retirada da agulha.	6a. Podem ocorrer grandes hematomas e hemorragia grave caso a compressão seja insuficiente.

Procedimento para punção das artérias facial, facial transversa e metatársica maior

Ação técnica	Fundamento/extensão
1. A punção da artéria facial ou da metatársica maior deve ser realizada somente em equinos anestesiados.	—
2. Tricotomize uma área de 10 cm × 10 cm e realize o preparo cirúrgico de três etapas.	—
3. Palpe o pulso das artérias facial, facial transversa ou metatársica maior com a mão esquerda e insira uma agulha de 0,90 mm × 40 mm com a mão direita.	3a. Figura 5-12.

4. Acople a seringa e colete a amostra.

5. Aplique compressão por 5 minutos após a retirada da agulha.

5a. Podem ocorrer grandes hematomas e hemorragia grave caso a compressão seja insuficiente.

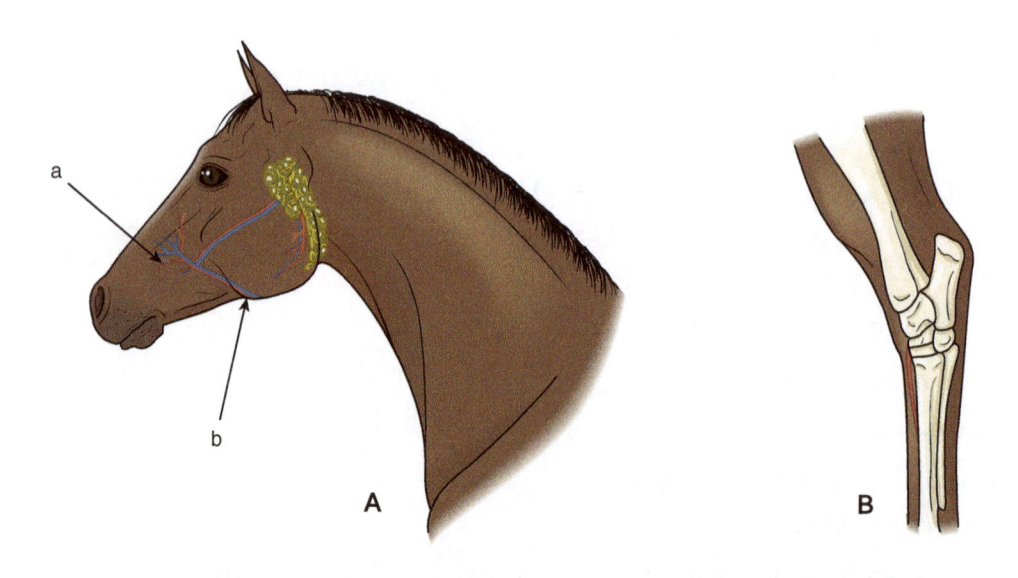

Figura 5-12 (A) Desenho dos locais da artéria facial lateral (a) e da artéria facial (b). (B) Esquema da localização da artéria metatársica maior em relação aos pontos de referência palpáveis.

Procedimento para punção da artéria coccígea no bovino

Ação técnica	Fundamento/extensão
1. Aplique-a apenas em bovinos.	**1a.** Não aplique o procedimento de punção da artéria coccígea em equinos, caprinos, suínos ou lhamas.
2. Coloque o animal no tronco e levante a cauda.	—
3. Palpe a artéria coccígea na linha média ventral da cauda.	—
4. Limpe com álcool.	—
5. Insira uma agulha de 1,20 mm × 25 mm acoplada à seringa. Colete a amostra.	**5a.** Aplique pressão digital por 5 minutos após a remoção da agulha para evitar a formação de hematomas.

Procedimento para punção da artéria auricular medial

Ação técnica	Fundamento/extensão
1. Coloque o bovino no tronco e prenda a cabeça utilizando o cabresto.	1a. Não use esta técnica em equinos, a menos que estejam sob efeito de anestesia geral.
2. Tricotomize uma área de 10 cm × 10 cm sobre o aspecto dorsal da pina da orelha e proceda ao preparo cirúrgico de três etapas.	—
3. Localize a artéria cranial à veia auricular.	3a. Figura 5-13.
4. Insira a agulha e colha o sangue em uma seringa heparinizada.	4a. O tamanho da agulha varia de acordo com o peso do animal. Bezerro: 0,70 mm × 25 mm; bovino adulto: 0,90 a 1,20 mm × 25 mm.
5. Retire a agulha e aplique pressão por 5 minutos.	5a. A pressão evita a formação de hematomas.
6. Coloque a agulha com a seringa no gelo e processe a amostra imediatamente.	6a. A análise de gases presentes no sangue arterial deve ser realizada em 1 hora após a coleta.

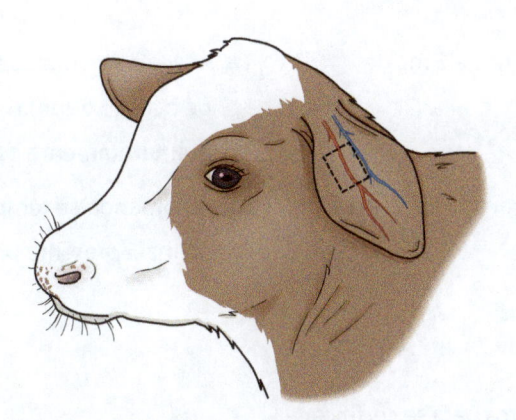

Figura 5-13 Localização da artéria auricular medial (vermelho) próxima das veias auriculares (azul). As linhas tracejadas mostram a área a ser tricotomizada.

Coleta de sangue para testes de coagulação

Finalidade

Diversos testes diagnósticos são realizados para que se avaliem os mecanismos de coagulação. Os testes comuns incluem o tempo de protrombina em um estágio, tempo de tromboplastina parcial ativada e os tempos de coagulação ativada.

Complicações

- Amostra inutilizada por técnica de coleta pobre ou traumática.
- Todas as complicações listadas para a venopunção de rotina.

Material

- Agulha de 0,90 mm × 40 mm (equino) ou 1,20 mm × 40 mm (bovino).
- Seringas de 5 mL e 10 mL (diversas).
- Agulha de coleta de dois biséis com bainha (sistema Vacutainer, alternativa preferida a agulha e seringa).
- Álcool isopropílico a 70%.
- Algodão.
- Tubos de tampas azul (citrato de sódio) e púrpura (ácido etilenodiamino tetra-acético, EDTA).

Procedimento para coleta de sangue para testes de coagulação

Ação técnica	Fundamento/extensão
1. Siga os procedimentos iniciais descritos na venopunção jugular.	—
2. Assim que a seringa estiver acoplada, aspire 1 mL.	—
3. Mantenha a agulha na veia; desacople e descarte a seringa.	—
4. Acople uma segunda seringa e aspire 5 a 6 mL de sangue.	4a. A técnica de duas seringas minimiza a probabilidade de ocorrer trauma de coleta da amostra, o que ativaria prematuramente os fatores de coagulação.
5. Após a coleta, aplique pressão digital no local de coleta por 3 minutos.	5a. Recomenda-se tempo adicional de compressão caso o animal apresente problemas de coagulação.
6. Coloque as amostras no gelo.	—
7. Processe imediatamente.	—
8. Examine o animal em 10 a 15 minutos para se certificar de que não ocorreu hemorragia no ponto de coleta.	—

Notas

Sempre que possível, as amostras de sangue destinadas a testes de coagulação devem ser coletadas pelo sistema Vacutainer. Devem-se correr amostras-controle de animais normais simultaneamente àquelas do animal em estudo.

Coleta de amostra fecal

Apesar de sua falta de glamour, a matéria fecal é uma substância valiosa para o diagnóstico. A obtenção de fezes frescas garante acurácia na cultura e na pesquisa de areia e carga parasitária. As fezes podem ser colhidas do solo, embora não seja o ideal, sendo recomendada a coleta realizada diretamente do reto.

Finalidades

- Realizar a análise parasitológica.
- Realizar análises microscópicas, determinações químicas e culturas.
- Avaliar as fezes para determinar se há presença de areia.

Complicações

- Laceração retal.
- Traumatismos nas pessoas envolvidas (coices).

Contraindicações

- Suspeita de laceração retal.

Material

- Luva obstétrica.
- Gel de lubrificação.
- Atadura para cauda.
- Frasco para amostra fecal.

Procedimento para coleta de fezes no equino

Ação técnica	Fundamento/extensão
1. Coloque o equino no tronco.	—
2. Aplique a atadura na cauda.	2a. Figura 6-26.
3. Calce uma luva obstétrica e utilize grande quantidade de lubrificação na luva.	3a. Lembre-se de remover todas as suas joias e de manter as unhas curtas para minimizar a chance de lacerações no reto do equino.
4. Fique do lado do equino e remova um punhado de fezes diretamente do reto.	—
5. Se a finalidade da coleta da amostra for a pesquisa de areia, colete um mínimo de 1,5 kg de esterco.	5a. Alternativamente, o esterco para pesquisa de areia pode ser recuperado ainda fresco do *trailer* ou de superfície cimentada.

Procedimento para coleta de amostra fecal no bovino

Ação técnica	Fundamento/extensão
1. Veja o procedimento anterior para equinos.	1a. Não é necessário enrolar a cauda do bovino com ataduras.
	1b. O esterco bovino não é avaliado rotineiramente quanto à presença de areia.

Procedimento para a coleta de amostra fecal na lhama

Ação técnica	Fundamento/extensão
1. Coloque o cabresto e leve a lhama para um monte de esterco.	1a. Normalmente as lhamas defecam apenas em um monte de esterco. Se for necessária uma amostra fresca, é recomendável pedir aos proprietários que tragam uma pequena sacola com fezes colhidas do monte de esterco da propriedade. As fezes são colocadas em uma área específica ou no canto de uma baia ampla. Fezes novas podem então ser colhidas nessa área.
2. Pode-se tentar o estímulo retal lubrificando-se um dedo e aplicando estímulo suave.	2a. Esta técnica possui valor limitado na lhama, mas é bastante efetiva no caprino.

Nota

As amostras para avaliação de *Salmonella* podem ser colocadas em meio enriquecido, como o ágar soja tripticase (AST), tetrationato ou selenito. Uma amostra deve ser obtida diariamente por três dias consecutivos para confirmar a ausência de *Salmonella*.

Coleta de urina

A urinálise é uma ferramenta diagnóstica de grande valor na avaliação de infecções, distúrbios metabólicos ou resíduos de drogas. Os técnicos normalmente são responsáveis pela coleta dessas amostras. Tanto o método de coleta por micção espontânea como a cateterização são realizados, sendo que a escolha da técnica depende da espécie do paciente e do sexo. A cistocentese como meio de coleta de urina não é realizada em animais de grande porte.

Finalidades

- Avaliar o pH da urina e a presença de cetonas e glicose.
- Cultura de urina e análise citológica.
- Detecção de resíduos de drogas.

Complicações

- Infecção do trato urinário.
- Irritação da mucosa.
- Estrangúria transitória.
- Lesão na equipe.
- Contaminação bacteriana da amostra.

Material

- Frasco para coleta por micção espontânea.
- Fitas de teste.
- Solução de iodopovidona e escova.
- Luvas estéreis.
- Cateter de Foley estéril ou sonda de alimentação de borracha vermelha.
- Garanhão: sonda de 6 mm a 7 mm de diâmetro externo.
- Lhama: sonda de 5 French.
- Algodão.
- Lubrificante estéril.
- Seringa com bico de cateter.
- Frasco de coleta.

Procedimento para sondagem no equino

Ação técnica	Fundamento/extensão
1. Coloque o equino no tronco.	—
2. Sede os machos.	2a. A sedação facilita a extensão do pênis.
	2b. Os agentes anestésicos podem afetar o volume de urina e alguns valores bioquímicos.
	2c. As fêmeas geralmente não precisam de sedação, a não ser que sejam muito irritadiças.
3. Limpe meticulosamente o pênis distal e o prepúcio (incluindo a fossa uretral) ou a área da vulva utilizando escova iodada e água estéril.	—
4. Calce luvas estéreis.	—
5. Selecione o tamanho e o tipo apropriado de cateter.	5a. Potros e potras: Foley 12 French. Potros maiores: sonda de alimentação de borracha vermelha 12 French. Machos: utiliza-se uma sonda para garanhão, que inclui estilete.
	5b. Utilize a sonda de menor diâmetro possível para minimizar o trauma uretral.
6. Lubrifique o cateter.	—
7. Machos: introduza a ponta do cateter no orifício uretral e avance pela uretra até a bexiga.	—
8. Fêmeas: palpe com o dedo o orifício uretral ao longo do assoalho da vagina. Avance com o cateter ao longo do dedo até o orifício uretral.	—

9. Acople a seringa e aspire a amostra.

9a. Alternativamente, a urina de micção espontânea pode ser colhida em um frasco estéril.

9b. A pressão de aspiração excessiva pode alterar o conteúdo celular da amostra e causar hemorragia leve.

PROCEDIMENTO PARA COLETA DE URINA POR MICÇÃO ESPONTÂNEA NO EQUINO

Ação técnica	Fundamento/extensão
1. Coloque o equino no tronco ou amarre-o com cabresto e corda guia.	—
2. Limpe meticulosamente o pênis distal e o prepúcio (incluindo a fossa uretral) ou a área vulvar utilizando escova iodada e água estéril.	**2a.** A limpeza da genitália externa não é necessária na coleta de amostra de urina para teste de drogas.
3. Espere o animal urinar tendo à mão o frasco de coleta.	**3a.** Para estimular a micção, as seguintes estratégias podem ser utilizadas: levar o animal para uma baia com cama nova, jogar água na superfície cimentada, estimular o prepúcio com palha.

NOTAS

Potros deitados frequentemente aprendem a urinar quando segurados em posição quadrupedal. Amostras de urina por micção espontânea podem ser obtidas posicionando-se um frasco sob o potro após levantá-lo.

A sondagem resulta em contaminação bacteriana significativamente menor na urina. Notam-se valores típicos de sondagem de 500 unidades formadoras de colônia (UFC) *versus* 20 mil UFC associadas às amostras de micção espontânea. Amostras coletadas de fêmeas exibem contaminação muito maior que as coletadas de machos.

Alguns tipos de contenção química podem alterar os valores urinários. Documente qualquer utilização de fármacos para assegurar a interpretação apropriada dos valores laboratoriais.

PROCEDIMENTO PARA COLETA DE URINA UTILIZANDO A TÉCNICA DIGITAL NA VACA

Ação técnica	Fundamento/extensão
1. Coloque o bovino no brete ou tronco ou prenda a cabeça no canzil.	—
2. Levante a cauda utilizando a mão esquerda.	—
3. Esfregue o animal delicadamente para cima e para baixo, logo abaixo dos lábios vulvares.	**3a.** Pequenos volumes de urina são colhidos desta maneira.

4. Colha a amostra ou coloque a fita de teste no fluxo da urina.	3b. A técnica é utilizada para monitorar o pH urinário e as cetonas.
	4b. A contaminação bacteriana é significante.

Notas

Não se realiza a sondagem uretral no macho bovino.

A sondagem uretral da vaca é rara, mas pode ser realizada lançando-se mão das técnicas utilizadas em éguas.

Procedimento para a técnica de coleta por micção espontânea na lhama

Ação técnica	Fundamento/extensão
1. Coloque o cabresto na lhama e leve-a para o monte de esterco	1a. As lhamas urinam e defecam quase exclusivamente em montes de esterco.
	1b. A coleta da amostra é mais bem-sucedida ao tentar-se logo cedo, pela manhã.
2. Segure o frasco (acoplado ou não a um extensor de 1,2 m). Posicione-se caudal e lateralmente ao animal.	2a. Tanto machos como fêmeas agacham-se e liberam a urina caudalmente.
3. Colete a amostra e processe-a imediatamente.	3a. A micção completa normalmente ocorre por 30 a 60 segundos.

Procedimento para a sondagem urinária na lhama

Notas

A sondagem uretral não se realiza no macho da lhama. A sondagem retrógrada até a bexiga não é possível em virtude da existência de uma prega membranosa no arco isquiático.

Ação técnica	Fundamento/extensão
1. Encabresteie a lhama e coloque-a no tronco.	1a. Os machos da lhama não podem ser sondados. Um recesso dorsal no nível do arco isquiático torna a sondagem praticamente impossível.
2. Limpe os lábios vulvares utilizando solução de clorexidina e água. Seque a área.	2a. Pode-se utilizar também uma diluição de solução de iodo.
3. Calce luva estéril e aplique uma pequena quantidade de lubrificante estéril.	—

4. Insira o dedo na vulva e apalpe ventralmente o orifício uretral externo no assoalho da vagina.

4a. Figura 5-14.

5. Uma vez palpado o orifício, recue levemente o dedo cerca de 2 cm e insira uma sonda de borracha vermelha ou de polipropileno de 5 French ao longo do aspecto dorsal do dedo índice pelo orifício.

5a. A inserção ao longo do aspecto dorsal do dedo evita a inserção inadvertida pelo divertículo localizado ventral e caudalmente ao orifício uretral.

6. Avance vagarosamente a sonda. A bexiga pode ser alcançada a 25 cm dos lábios vulvares.

—

7. Acople uma seringa com bico de cateter e colete a amostra.

7a. Se a urina sair livremente, pode ser colhida diretamente no frasco.

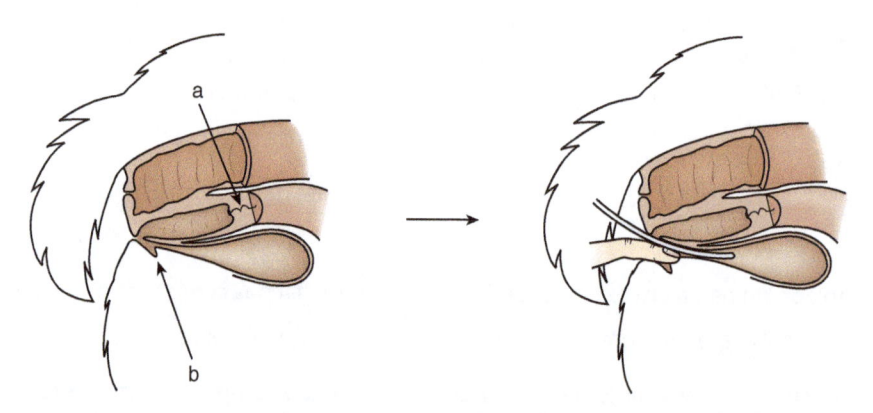

Figura 5-14 (A) Esquema da anatomia da fêmea da lhama: (a) é a cérvix e (b) é o divertículo suburetral. (B) Ponta do dedo ocluindo a abertura para o divertículo uretral, permitindo a passagem do cateter pela uretra.

CENTESE

A centese envolve a colocação de uma agulha em uma cavidade do corpo. O rúmen e as cavidades torácica e abdominal são de interesse particular na medicina de grandes animais. Amostras desses locais contribuem para a acurácia do diagnóstico de uma miríade de enfermidades respiratórias e gastrintestinais.

ABDOMINOCENTESE

FINALIDADE

- Obter uma amostra da cavidade abdominal para avaliação bioquímica, microscópica e citológica.

COMPLICAÇÕES

- Peritonite.
- Laceração intestinal (especialmente em potros).

- Lesão na equipe.
- Lesão fetal acidental (éguas prenhes).
- Pequenas hemorragias cutâneas.
- Hematoma subcutâneo.
- Punção acidental de órgãos abdominais.

Contraindicações

- Gestação tardia em animais prenhes.
- Timpanismo grave.
- Compactações por areia.
- Dor abdominal extrema não controlada com escoiceamento e rolamento.

Material

Método da agulha

- Agulha de 1,20 mm × 40 mm.
- Seringa de 5 mL.
- Tubo de tampa púrpura (EDTA).
- Escova e solução de iodopovidona.
- Álcool isopropílico a 70%.
- Algodão ou compressas de gaze estéreis.
- Tricótomo com pente número 40.
- Luvas estéreis.
- Antibiótico (apropriado para infusão intra-abdominal).

Método da sonda de teto

- Material listado anteriormente.
- Lâmina de bisturi número 15 (equino, bovino) ou número 12 (lhama).
- Sonda de metal de extremidade romba como sonda de teto (14 g × 7,5 cm) ou sonda uretral de cadela.
- Lidocaína a 2%.
- Seringas de 3 mL.

Preparação para abdominocentese no equino: tanto para o método da agulha como para o método da sonda de teto

Ação técnica	Fundamento/extensão
1. Coloque o equino no tronco.	—
2. Sede e administre analgésicos, se necessário.	2a. Os analgésicos podem ser necessários se o animal apresentar dor extrema.

3. Tricotomize uma área de 10 cm × 10 cm na porção mais ventral do abdômen, caudal ao processo xifoide.

3a. Evite a linha branca e as veias superficiais.

4. Prepare o local assepticamente utilizando a técnica padrão de três etapas.

—

Procedimento para abdominocentese no equino: método da agulha (continuação)

Ação técnica	Fundamento/extensão
1. Calce luvas estéreis.	—
2. Introduza rapidamente uma agulha de 1,20 mm × 40 mm através da pele, musculatura e tecido subcutâneo no centro da área tricotomizada de 10 cm × 10 cm.	—
3. Reposicione lentamente a ponta da agulha em um espaço com líquido.	**3a.** Para este procedimento, puxe a agulha para trás ou avance lentamente. Rotacionar a agulha também é útil.
4. Caso não se obtenha líquido, insira uma segunda agulha alguns centímetros cranial ou caudalmente à primeira agulha.	**4a.** *Não* remova a primeira agulha.
5. Se ainda não se obteve amostra, utilize a seringa para injetar de 5 a 10 mL de ar.	**5a.** A injeção de ar quebra o vácuo peritoneal.
6. Colete o líquido que drena livremente em um tubo de tampa púrpura.	**6a.** O líquido normalmente pinga rapidamente.
7. Remova a agulha e borrife a área com solução de iodo.	—
8. Avalie a amostra imediatamente.	**8a.** Confirme os valores normais nos apêndices.

Procedimento para abdominocentese no equino: método da sonda de teto (continuação)

Ação técnica	Fundamento/extensão
1. Injete um botão de 3 mL de lidocaína no tecido subcutâneo no centro da área tricotomizada de 10 cm × 10 cm.	—
2. Calce luvas estéreis.	—
3. Utilize uma lâmina número 15 e faça uma incisão em lancetada. Não entre na cavidade abdominal com o bisturi.	**3a.** O bisturi é utilizado apenas para penetrar a pele.
4. Insira a sonda de teto na incisão e force-a para a cavidade abdominal.	—

5. Reposicione a ponta da sonda conforme necessário para chegar ao espaço com líquido.

6. Colha o líquido que drena livremente em um tubo de tampa púrpura

7. Remova a sonda e borrife com solução de iodo.

8. Avalie a amostra imediatamente.

5a. Faz-se isso retirando-se ou empurrando-se lentamente a sonda. Rotacionar a sonda também é útil.

6a. O líquido normalmente pinga da sonda.

—

8a. Confirme os valores normais nos apêndices.

Notas: comparação de métodos

Método da Agulha
- Vantagens: rápido, material mínimo.
- Desvantagem: grande risco de laceração.

Método da Sonda de Teto
- Vantagem: menor risco de perfuração.
- Desvantagens: tempo maior, material.

Procedimento para abdominocentese no bovino

Ação técnica	Fundamento/extensão
1. Coloque o bovino no tronco.	—
2. Tricotomize um quadrado de 10 cm × 10 cm no quadrante apropriado.	**2a.** Devido ao tamanho do rúmen e à localização dos distúrbios abdominais no bovino, as amostras devem ser obtidas de todos os quatro quadrantes. A ordem de coleta não é importante. A maioria dos veterinários prefere começar do quadrante anormal.
3. Localização do quadrante. • Cranial esquerdo: 5 cm caudal ao processo xifoide, à esquerda da linha média • Caudal esquerdo: diretamente anterior à inserção anterior da glândula mamária à parede abdominal • Cranial direito: 20 a 30 cm cranial à inserção anterior da glândula mamária à parede abdominal • Caudal direito: diretamente anterior à inserção anterior da glândula mamária à parede abdominal	—
4. Realize o preparo cirúrgico padrão de três etapas.	—
5. Levante a cauda do bovino.	—

Procedimento para abdominocentese na lhama

Ação técnica	Fundamento/extensão
1. Encabresteie e coloque a lhama no tronco.	—
2. Tricotomize uma área de 10 cm × 10 cm na linha média ventral imediatamente caudal ao umbigo.	2a. Entrar caudalmente ao umbigo diminui a chance de ocorrer emaranhamento no omento durante a coleta da amostra. 2b. É extremamente importante seguir a linha branca (linha média). As lhamas possuem colchões significativos de gordura retroperitoneal de ambos os lados da linha branca. Estes depósitos de gordura de 7,5 cm de espessura impedem a coleta da amostra se a inserção da sonda for feita fora da linha média.
3. Limpe a área meticulosamente utilizando escova com iodo. Enxague com água ou álcool.	—
4. Injete um botão subcutâneo de 2 a 5 mL de lidocaína no local pretendido de inserção.	—
5. Realize o preparo padrão de três etapas utilizando iodo e álcool.	—
6. Utilize uma lâmina de bisturi número 12 para fazer uma incisão em lancetada na pele. Não penetre a cavidade peritoneal.	—
7. Insira uma sonda de teto de 14 g × 7,5 cm no peritôneo com uma estocada rápida.	—
8. Se a amostra drenar livremente, colete-a neste momento.	—
9. Caso a amostra não drene, tente o seguinte: a. Reposicione a ponta da sonda movendo-a cranial e caudalmente, para cima e para baixo. b. Acople uma seringa e faça uma leve pressão negativa enquanto se reposiciona a ponta da sonda. c. Injete 10 mL de ar na cavidade abdominal, depois reposicione a ponta da sonda.	9a. A coleta da amostra depende da presença de um bolsão de líquido no abdômen.

Observação anterior (procedimento em equinos/bovinos):

6. Siga os passos 1 a 8 do procedimento para equinos no Procedimento para Abdominocentese no Equino: Método da Agulha (Continuação).

6a. O método da sonda de teto para coleta também pode ser usado em bovinos. Devido ao baixo risco de laceração, esta técnica raramente é utilizada em bovinos.

Manejo das complicações

- Perfuração intestinal: a amostra terá coloração esverdeada. Injete antibiótico antes de remover a agulha ou a sonda. Inicie a administração de antibióticos parenterais.
- O fracasso na obtenção de amostra não é incomum. O motivo mais comum é a ausência de um bolsão de líquido no ponto de coleta. Caso ocorra em equinos ou bovinos, reavalie o ponto de coleta para determinar se é o ponto mais ventral do abdômen.

Toracocentese

Finalidades

- Obter amostras para exame diagnóstico. Exames comuns incluem análise microscópica, citológica e bioquímica.
- Remoção terapêutica de efusões pleurais.
- Tratamento de pneumotórax.

Complicações

- Infecção iatrogênica.
- Pneumotórax.
- Dispneia.

Material

- Tricótomo com pente número 40.
- Escova e solução de iodopovidona e álcool isopropílico a 70%.
- Compressas de gaze estéreis.
- Agulhas de 1,20 mm × 40 mm e 0,90 mm × 25 mm.
- Seringas de 5 mL e 10 mL.
- Luvas estéreis.
- Tubos de tampa vermelha (sem aditivo) e púrpura (EDTA).
- Lâminas de microscopia.
- Sonda de teto de 5 cm a 7,5 cm ou sonda de cadela (equino, bovino).
- Agulha de 16 g × 5 cm (lhama).
- Fita-crepe (lhamas).
- Lidocaína a 2%.

Somente para equinos e bovinos:
- Lâmina de bisturi número 15.
- Conjunto extensor de cateter.
- Válvula de 3 vias.
- Aparelho de ultrassom (opcional).
- Material de sutura (tamanho 0, não absorvível).

- Porta-agulhas.
- Tesoura de sutura.

Procedimento para toracocentese no equino e no bovino

Ação técnica	Fundamento/extensão
1. Posicione o equino ou o bovino no tronco.	—
2. De modo geral, a sedação ou a analgesia não são necessárias.	—
3. Tricotomize do olécrano ao décimo espaço intercostal. A tricotomia deve se estender do ponto do ombro dorsalmente até 5 cm abaixo do olécrano ventralmente.	3a. Figura 5-15.
4. Prepare assepticamente o local utilizando a técnica de preparo cirúrgico de três etapas.	—
5. Borrife solução de iodo.	—
6. Calce luvas estéreis.	—
7. Injete um botão de lidocaína de 25 mm de diâmetro na porção cranial da sétima costela, 10 cm dorsalmente ao olécrano. Injete 2 a 3 mL adicionais no espaço intercostal, profundamente ao botão.	7a. A incisão é feita cranialmente à costela, evitando-se assim os vasos e nervos que correm pelo aspecto caudal. 7b. Caso haja possibilidade da ultrassonografia, identifique o bolsão de líquido e altere o ponto de aspiração de acordo.
8. Utilize uma lâmina número 15 e faça uma lancetagem.	—
9. Introduza a sonda de teto com a extensão e a válvula de 3 vias acopladas. Avance pela pleura parietal de maneira roma.	9a. Você saberá que está na cavidade torácica quando sentir uma perda súbita de resistência.
10. Acople uma seringa de 5 mL e aspire o líquido.	10a. Normalmente, não são colhidos mais que alguns poucos mililitros de líquido cor de palha.
11. Caso o líquido não seja obtido, redirecione a ponta da sonda e tente aspirar novamente.	—
12. Faça uma sutura bolsa de fumo ao redor da incisão.	—
13. Retire a sonda enquanto se aperta a sutura bolsa de fumo.	—
14. Coloque imediatamente parte da amostra nos frascos de tampa púrpura e vermelha; com o restante, prepare uma lâmina para análise microscópica.	—

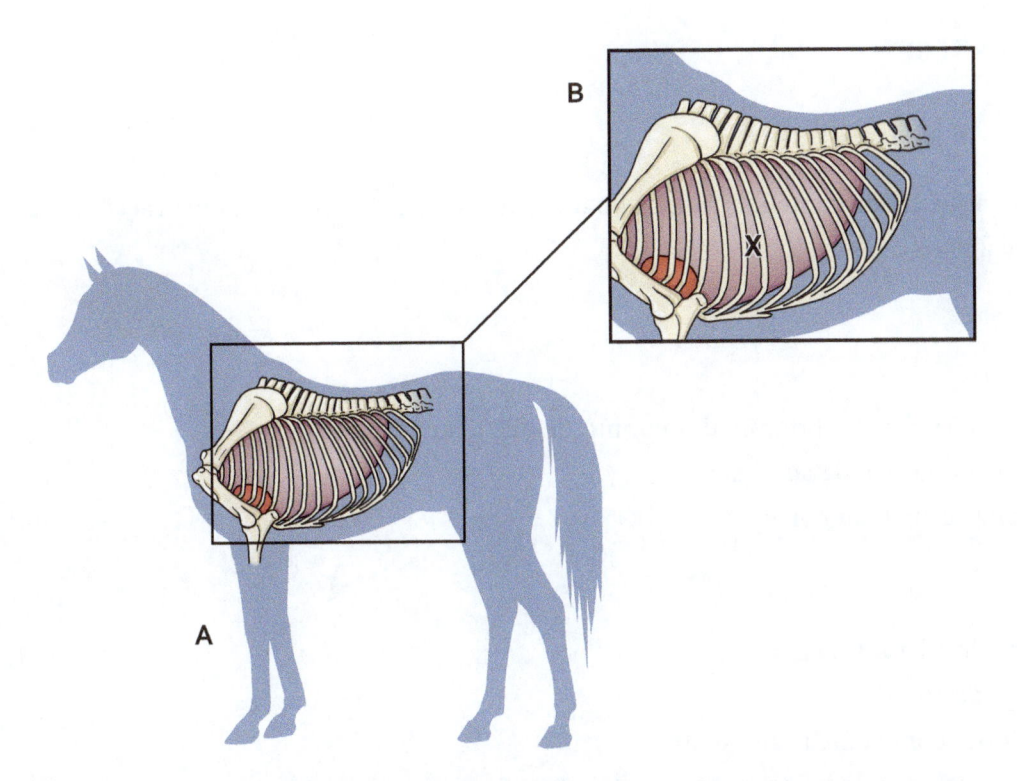

Figura 5-15 (A) Representação anatômica do sistema pulmonar do equino. (B) Close-up em que se marca o ponto exato para punção em uma toracocentese.

Procedimento para toracocentese na lhama

Ação técnica	Fundamento/extensão
1. Encabresteie e coloque a lhama no tronco.	—
2. Tricotomize uma área de 10 cm × 10 cm na altura do sexto e sétimo espaços intercostais, 2,5 cm a 5 cm dorsalmente à articulação costocondral.	2a. As lhamas possuem 12 costelas. Conte a partir da última costela para identificar o sexto espaço intercostal. 2b. A articulação costocondral está localizada cerca de 10 a 15 cm do esterno. 2c. A utilização do lado esquerdo ou direito varia e é determinada pela necessidade da amostra.
3. Prenda fita-crepe nas bordas do pelame e realize um preparo cirúrgico padrão de três etapas.	3a. A fita-crepe evita que os pelos compridos contaminem o local.
4. Insira uma agulha de 16 g × 5 cm com seringa acoplada ao longo do bordo cranial da sétima costela. Avance a agulha 2,5 cm a 3,5 cm na cavidade pleural.	4a. Os vasos intercostais se localizam no bordo caudal de cada costela. Eles são evitados entrando-se pelo bordo cranial. 4b. Uma seringa de 10 mL é preferível.
5. Aspire a amostra.	5a. Processe imediatamente.
6. Retire a agulha e borrife a área com iodo. Remova a fita.	6a. Uma pequena quantidade de pomada antibiótica pode ser espalhada sobre o ponto de coleta.

Ruminocentese

Finalidade

- Colher amostra de conteúdo ruminal para exames diagnósticos. A mensuração de acidose ruminal (pH) é a mais comum.

Complicações

- Peritonite.
- Abscesso na parede abdominal no ponto de inserção da agulha.
- Oclusão do lúmen da agulha.
- Lesão na equipe por coices.

Material

- Agulha de 16 g × 12,5 cm.
- Seringa de 10 mL.
- Tricótomo com pente número 40.
- Escova e solução de iodopovidona e álcool isopropílico a 70%.
- Gaze ou algodão.
- Fita de pH ou medidor de pH.

Procedimento para ruminocentese

Ação técnica	Fundamento/extensão
1. Coloque o bovino no tronco ou coloque a peia.	—
2. Sede, se necessário.	2a. A sedação geralmente não é necessária.
3. Tricotomize uma área de 10 cm × 10 cm, 15 a 20 cm caudoventralmente à articulação costocondral da última costela.	3a. Este local permite que a agulha seja inserida na camada de líquido do saco ventral do rúmen. 3b. Figura 5-16.
4. Realize o preparo cirúrgico de três etapas.	—
5. Levante a cauda do bovino.	—
6. Insira a agulha apenas pela pele.	6a. Os bovinos são os que mais se opõem à penetração da pele, rica em inervações.
7. Quando o bovino se acalmar, insira a agulha até o canhão, empurrando suavemente.	—
8. Acople uma seringa e aspire o líquido.	8a. Quando o lúmen da agulha se ocluir pela ingesta, limpe o lúmen injetando uma pequena quantidade de ar. 8b. Normalmente, é possível coletar um volume máximo de 8 mL.
9. Meça o pH imediatamente utilizando a fita ou o medidor de pH.	—

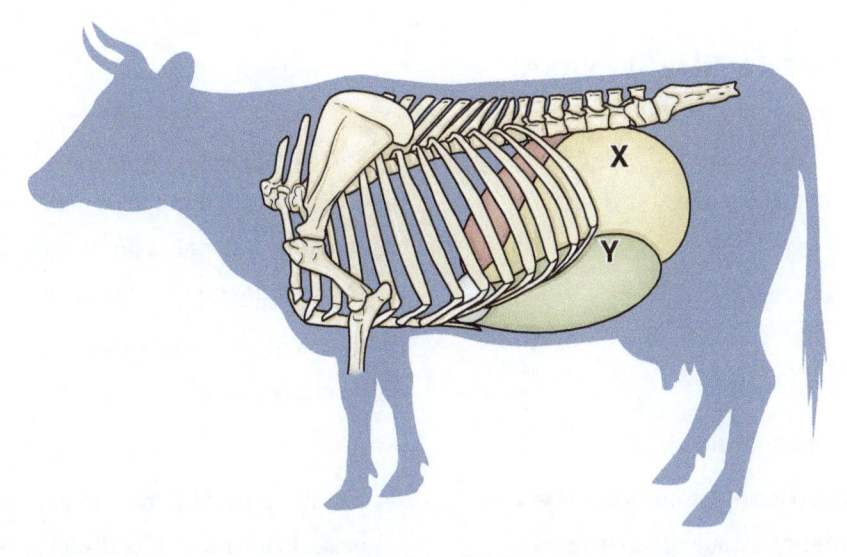

Figura 5-16 Representação anatômica do rúmen de um bovino. O X marca o ponto para a coleta de gás e o Y marca o local para a coleta de líquido ruminal.

Nota

Colete a amostra 2 a 5 horas pós-prandial para uma medida mais acurada do pH ruminal.

Amostragem do trato respiratório

Amostras coletadas no trato respiratório superior facilitam o diagnóstico de muitas enfermidades do trato respiratório. Equinos e suínos são as espécies que mais se submetem à amostragem. O **lavado transtraqueal** geralmente é limitado aos equinos e seu foco é o diagnóstico tanto de doenças infecciosas como de não infecciosas. Em contraste, os suabes nasais normalmente são utilizados para o diagnóstico de doenças transmissíveis nos suínos.

Suabe nasal

Finalidade

- Identificar bactérias que causam doenças respiratórias infecciosas. É realizado em suínos como um componente dos programas de monitoramento da rinite atrófica.

Complicações

- Contaminação da amostra.

Material

- Bolsas de gelo.
- Algodão.
- Suabe estéril.

Procedimento para suabe nasal

Ação técnica	Fundamento/extensão
1. Um assistente deve conter o leitão.	1a. A maioria dos protocolos prevê amostragem às 4 semanas, 8 semanas ou 3 meses de idade. Os adultos são testados quando necessário.
	1b. Normalmente são realizadas amostras em um mínimo de oito animais.
2. Limpe a área do focinho com algodão.	—
3. Segure a mandíbula e o focinho e insira o suabe até o fundo da narina. Rotacione o suabe várias vezes.	3a. O suabe deve penetrar o mais caudalmente possível na cavidade nasal. Esta distância equivale a vários centímetros (Figura 5-17).
4. Retorne o suabe para o tubo de transporte. Insira a ponta do suabe no meio de transporte dentro do tubo para mantê-lo imerso.	—
5. Identifique as amostras. Coloque-as no gelo e envie para análise o mais rápido possível.	5a. As amostras devem ser resfriadas durante o transporte e processadas rapidamente.

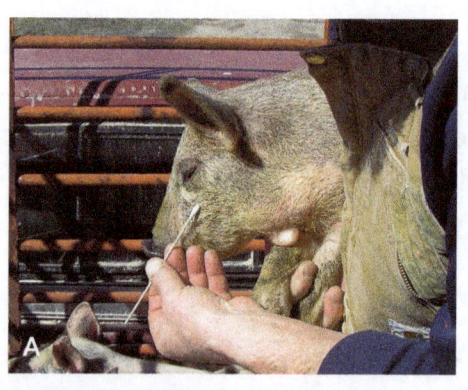

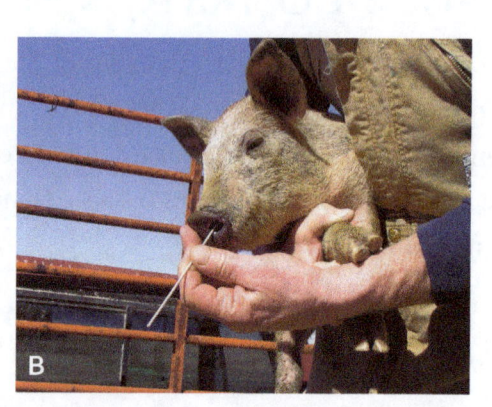

Figura 5-17 (A) Mensuração antes da inserção de um suabe nasal em um leitão. (B) Inserção do suabe na cavidade nasal de um suíno.

Lavado transtraqueal

Definição

- Técnica diagnóstica utilizada para colher amostras de exsudato bronquial.

Finalidades

- Colher amostras de esputo sem contaminação da faringe para análise histológica e microbiológica.
- Lavagem terapêutica.

- As indicações incluem tosse persistente sem diagnóstico e achados radiográficos ou ultrassonográficos anormais.

COMPLICAÇÕES

- Enfisema subcutâneo peritraqueal.
- Celulite.
- Corpo estranho pulmonar pela presença do cateter nas vias aéreas.
- Dispneia aguda.
- Laceração traqueal.
- Hemorragia subcutânea menor.
- Infecção iatrogênica.

MATERIAL

- Escova e solução de iodopovidona.
- Álcool isopropílico a 70%.
- Compressas de gaze.
- Tricótomo com pente número 40.
- Lâmina de bisturi número 15 com cabo.
- Lidocaína a 2%.
- Seringas de 5 mL, 30 mL e 60 mL.
- Tubos de tampa vermelha (sem aditivo) e púrpura (EDTA).
- Lâminas para microscopia.
- Trocarte ou cateter intravenoso.
- Sonda de polietileno ou cateter intravenoso.
- Solução salina.
- Pomada antibiótica, material para curativo.

PROCEDIMENTO PARA LAVADO TRANSTRAQUEAL

Ação técnica	Fundamento/extensão
1. Coloque o equino ou o bovino no tronco.	—
2. Recomenda-se leve sedação.	2a. Não sede demasiadamente ou o reflexo da tosse será interrompido.
3. Palpe a traqueia e tricotomize um quadrado de 10 cm × 10 cm sobre a traqueia do terço médio ao distal do pescoço.	3a. Figura 5-18.
4. Prepare assepticamente o local utilizando o preparo cirúrgico de três etapas.	—
5. Borrife com solução de iodo.	—

6. Calce luvas estéreis.

7. Injete um botão de lidocaína de 25 mm de diâmetro sobre a traqueia.

8. Faça uma pequena incisão em lancetada através da pele.

9. Introduza o trocarte na linha média e puncione a parede traqueal ventral entre os anéis cartilaginosos.

10. Com o trocarte no local, introduza aproximadamente 30 cm da sonda de polipropileno na traqueia.

    10a. Direcionar a ponta do trocarte para baixo ajudará a introdução da sonda traqueia abaixo.

11. Retire o trocarte e mantenha-o seguro durante toda a duração do procedimento.

    11a. A retirada evita uma possível laceração e a perda da sonda.

    11b. Sondas de ponta romba não necessitam ser retiradas neste momento.

12. Instile 30 mL de salina estéril.

    12a. Não utilize solução salina comercial com aditivos antibacterianos.

    12b. A instilação de solução salina geralmente estimula o reflexo da tosse, que ajuda na coleta da amostra.

13. Aspire de forma intermitente enquanto se retira a sonda.

    13a. Pode-se instilar 30 mL adicionais caso não se obtenha amostra.

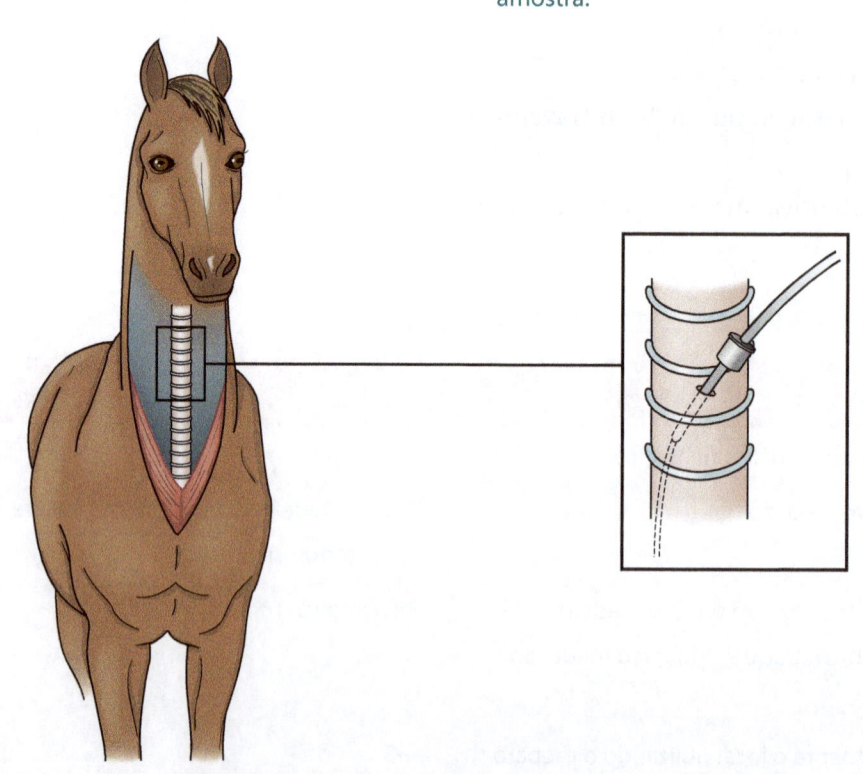

Figura 5-18 (A) Localização anatômica do ponto de realização de lavado transtraqueal. O retângulo representa a área a ser tricotomizada e preparada. (B) Close-up de trocarte (ou agulha) e cateter no lúmen da traqueia.

14. Coloque um pouco da amostra nos tubos de tampa vermelha e púrpura; com o restante, prepare imediatamente uma lâmina para coloração de Gram.

15. Aplique pomada antibiótica e confeccione bandagem no pescoço por 24 horas.

15a. A bandagem evitará crepitação e infecção.

Biopsia, aspiração, raspados e esfregaços

As técnicas de **aspiração**, **biopsia**, raspado e **esfregaço por decalque** fornecem a compreensão de vários processos mórbidos em nível celular. O exame do parênquima tecidual ou da composição celular fornece informações tanto para diagnóstico como para prognóstico. Embora os procedimentos sejam realizados mais frequentemente em animais de companhia, são componentes de grande valor na medicina de grandes animais.

Biopsia uterina

Finalidades

- Determinar o grau uterino ou o prognóstico do útero para sustentar uma gestação.
- Determinar a causa da diminuição de fertilidade.
- Avaliar a endometrite.

Complicações

- Infecção iatrogênica.
- Laceração uterina.
- Laceração retal.

Material

- Rolo de gaze ou bandagem veterinária.
- Luvas de palpação estéreis.
- Luvas cirúrgicas estéreis.
- Punch de biopsia.
- Lubrificante estéril.
- Balde.
- Solução de clorexidina.
- Rolo de algodão.
- Toalhas de papel.
- Solução de Bouin ou formalina a 10%.
- Frasco para amostra (tubo de tampa vermelha).
- Agulha de 1,20 mm × 25 mm.

Procedimento para biopsia uterina na égua

Ação técnica	Fundamento/extensão
1. Coloque a égua no tronco.	—
2. Sede, se necessário.	**2a.** A sedação geralmente não é necessária.
3. Enrole a cauda com a bandagem.	—
4. Calce luva de palpação não estéril e remova as fezes do reto.	—
5. Lave e seque as áreas perineal e vulvar.	—
6. Calce duas luvas de palpação estéreis em uma mão.	**6a.** A técnica das duas luvas evita a contaminação do útero por bactérias da vagina.
7. Coloque o instrumento de biopsia entre as duas luvas.	—
8. Aplique lubrificante estéril na luva externa.	**8a.** Não use lubrificante com agentes antibacterianos.
9. Entre na vagina e posicione o dedo indicador na cérvix.	—
10. Pressione o instrumento de biopsia através da luva externa e deslize-o pelo dedo indicador para o útero.	—
11. Mantenha o instrumento de biopsia no local e retire a mão da vagina.	—
12. Insira a mão pelo reto e localize (palpe) a ponta do instrumento de biopsia.	—
13. Direcione a ponta do instrumento de biopsia para o corno uterino esquerdo ou direito.	—
14. Abra a pinça de biopsia, pressione o tecido para a pinça e feche-a. Tracione com um movimento rápido e preciso para remover a amostra.	—
15. Remova o instrumento de biopsia.	—
16. Utilizando uma agulha hipodérmica, remova a amostra da pinça de biopsia e coloque-a na solução de Bouin ou na formalina a 10%.	**16a.** A solução de Bouin produz um espécime mais firme com poucos artefatos. Após 2 a 24 horas na solução de Bouin, a amostra deve ser colocada na solução de formalina a 10% e enviada para o laboratório.
17. Remova a bandagem da cauda.	**17a.** Observe a égua quanto a qualquer sinal de desconforto.

Nota

Deve-se sempre obter amostras para cultura uterina antes de se realizar a biopsia.

Biopsia de fígado

Finalidades

- Avaliar a função hepática.
- Avaliar o grau de patologia hepática em casos de lipidose hepática, migração parasitária, intoxicação.
- Análise de minerais (cobre).

Complicações

- Infecção iatrogênica.
- Hemorragia.
- Traumatismo na equipe.

Material

- Luvas cirúrgicas estéreis.
- Pinça de biopsia longa, tipo jacaré.
- Agulha de biopsia Tru-Cut de 14 g × 15 cm (lhama).
- Fita-crepe (lhama).
- Balde.
- Escova e solução de iodopovidona.
- Álcool isopropílico a 70%.
- Tricótomo com pente número 40.
- Lidocaína.
- Seringa de 10 mL com agulha de 1,20 mm × 40 mm.
- Lanceta ou lâmina de bisturi número 10.

Procedimento para biopsia de fígado no bovino

Ação técnica	Fundamento/extensão
1. Coloque o bovino no brete.	—
2. Tricotomize uma área de 10 cm × 10 cm do lado direito na junção dos terços superior e médio do 11º espaço intercostal.	2a. Trace uma linha horizontal da metade da fossa paralombar direita ao 11º espaço intercostal. 2b. O fígado do bovino fica localizado no lado direito do abdômen. 2c. Figura 5-19.
3. Limpe a área com a escova com iodo. Passe álcool.	3a. A área deve ser limpa antes de injetar-se anestésico local.
4. Injete um botão de 3 mL de lidocaína.	4a. O anestésico local reduz o desconforto durante o procedimento.

5. Realize um preparo cirúrgico de três etapas.   —

6. Use o bisturi ou a lanceta para fazer uma pequena abertura na pele.

    6a. A incisão deve ser ampla o suficiente para acomodar o instrumento de biopsia.

    6b. A pele bovina é extremamente espessa, por isso, as pinças de biopsia não conseguem penetrar a derme.

7. Insira o instrumento de biopsia na direção do cotovelo esquerdo.   —

8. Avance a pinça de biopsia até que se sinta passar a resistência peritoneal.

    8a. Passada a resistência peritoneal, a ponta da pinça estará adjacente ao fígado.

9. Penetre rapidamente 1,5 cm com a pinça e obtenha o espécime de biopsia.   —

10. Coloque o espécime em um frasco apropriado.

    10a. As amostras normalmente são preservadas em formalina a 10% ou enviadas a fresco ou congeladas para cultura.

11. Borrife a área com solução de iodo.   **11a.** Normalmente não se sutura o local.

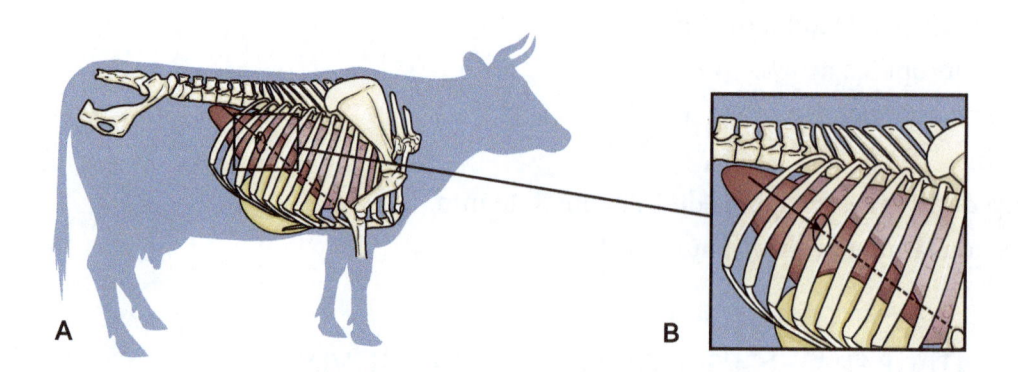

Figura 5-19 (A) Localização do fígado do bovino em relação a seus pontos de referência anatômicos. O local para biopsia está no interior do retângulo e marcado com um círculo. A seta e a linha pontilhada mostram a direção da agulha de biopsia. (B) Close-up do local de biopsia. A seta e a linha pontilhada representam a direção da agulha de biopsia

PROCEDIMENTO PARA BIOPSIA DE FÍGADO NO EQUINO

Ação técnica	Fundamento/extensão
1. Coloque o equino no tronco.	—
2. Sede e promova analgesia.	**2a.** Capítulo 10.

3. Identifique a área de biopsia no lado direito, formando um triângulo que conecta a tuberosidade coxal, o olécrano e a articulação escápulo-umeral. Conte a partir da última costela e identifique do 12º ao 14º espaços intercostais.

4. Tricotomize um quadrado de 20 cm × 20 cm na área-alvo.

5. Use um transdutor de ultrassom de 3,5 MHz para identificar o parênquima hepático.

3a. Figura 5-20.

4a. Use pentes de tricotomia número 40.

5a. Escolha a área com maior profundidade de parênquima hepático livre de vasos.

5b. A ultrassonografia é utilizada para se evitar punção acidental dos intestinos.

5c. A biopsia hepática no equino sem o uso da ultrassonografia não é recomendada.

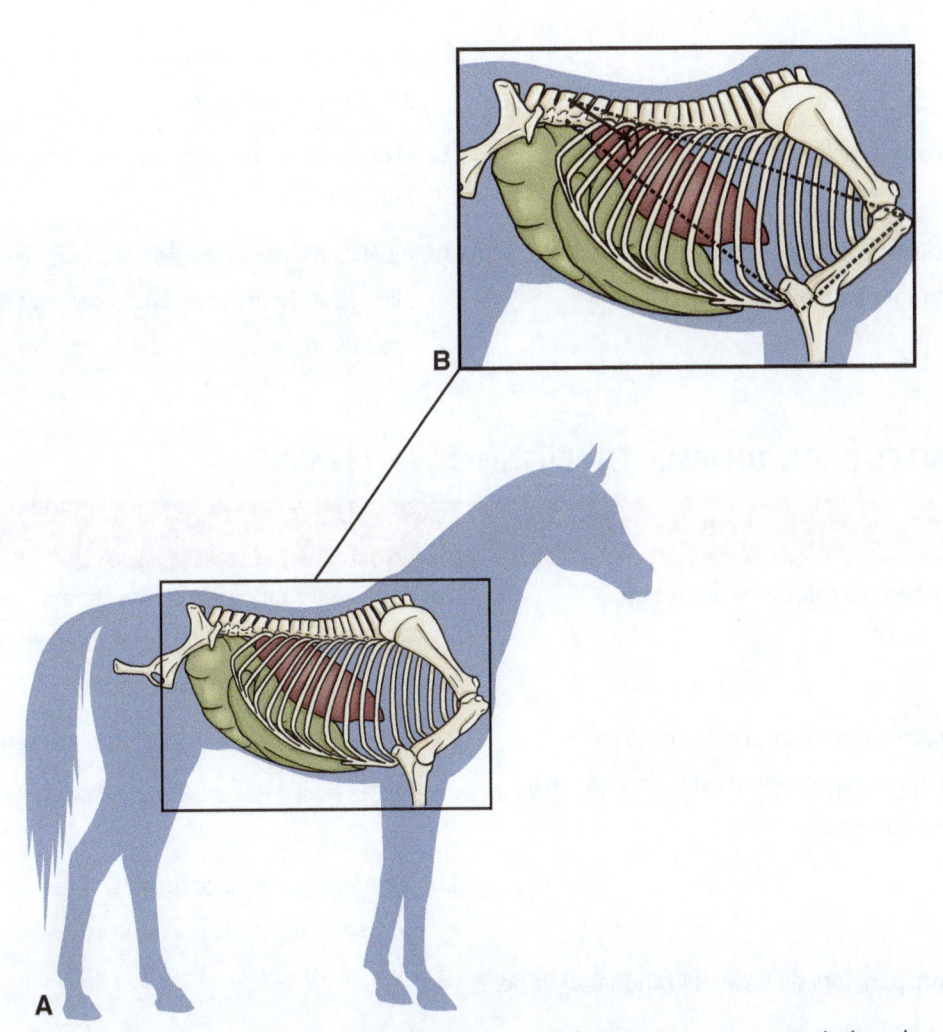

Figura 5-20 (A) Localização do fígado do equino em relação a seus pontos anatômicos de referência. (B) Close-up do fígado. As linhas pontilhadas mostram a triangulação dos pontos de referência descritos no texto. O círculo representa o local da incisão para biopsia por agulha e a seta indica a direção que a agulha deve seguir.

Ação técnica	Fundamento/extensão
6. Injete um botão de 2 a 4 mL de lidocaína no local identificado.	—
7. Realize um preparo estéril de três etapas.	—
8. Injete 5 a 8 mL de lidocaína no subcutâneo adjacente e na área intercostal.	8a. Analgesia adicional minimiza a movimentação do animal durante o procedimento.
9. Faça uma incisão de 5 mm em lancetada utilizando uma lâmina de bisturi número 21.	—
10. Insira a agulha de biopsia orientada cranioventralmente em direção ao ombro contralateral.	10a. Utilize uma agulha de biopsia Tru-Cut de 14 g × 15 cm (Baxter).
11. Avance no parênquima hepático e obtenha o espécime de biopsia.	11a. Dependendo da quantidade de amostra necessária, a sonda pode ser deixada no local enquanto o trocarte é removido para a retirada do tecido. Então, o trocarte pode ser reinserido para a obtenção de outro espécime.
	11b. Duas ou três amostras normalmente equivalem de 30 a 60 mg de fígado.
12. Borrife a área com solução de iodo.	12a. O procedimento completo leva cerca de 15 a 20 minutos.
13. Mantenha o animal em baia para descansar e monitore-o durante 3 a 4 dias.	13a. A cólica é a complicação mais comum. Normalmente ela é contornada com êxito com a aplicação de flunixin meglumine.

PROCEDIMENTO PARA BIOPSIA DE FÍGADO NA LHAMA

Ação técnica	Fundamento/extensão
1. Encabresteie a lhama e coloque-a no tronco.	1a. Pode-se tentar o procedimento enquanto o animal encontra-se em decúbito esternal, mas a posição quadrupedal é preferida.
2. Do lado direito, tricotomize uma área de 7,5 cm × 7,5 cm sobre o nono espaço intercostal, de 22,5 cm a 25 cm distantes do dorso.	2a. O fígado da lhama se localiza totalmente do lado direito.
	2b. A lhama possui 12 costelas. Conte a partir da última costela para localizar a nona costela.
3. Prenda o pelame para fora do local utilizando fita-crepe.	—
4. Limpe a área utilizando a escova com iodo e álcool.	—
5. Injete um botão de lidocaína de 25 mm de diâmetro no subcutâneo	

6. Realize um preparo padrão de três etapas.

6a. Se houver disponível um aparelho de ultrassom, pode-se determinar o local exato da biopsia hepática neste momento.

7. Insira uma agulha de biopsia Tru-Cut de 14 g × 15 cm angulada em direção à linha média, caudalmente, e ligeiramente em direção ventral

7a. O diafragma está imediatamente adjacente à parede torácica, que é bastante fina. Para confirmar o posicionamento, libere a agulha após passá-la através da parede torácica. As agulhas posicionadas corretamente no diafragma se movem cranial e caudalmente em sincronia com a respiração.

7b. Direcione a agulha em direção à patela contralateral.

8. Avance 2,5 cm uma vez passada a parede torácica.
9. Colete a amostra. Processe conforme necessário.
10. Borrife a área com iodo.

10a. Monitore a lhama quanto a sinais de desconforto.

Biopsia de pele

Finalidades

- Identificar bactérias, fungos ou parasitas responsáveis por doenças de pele.
- Diagnosticar enfermidades imunomediadas.
- Diagnosticar e determinar o prognóstico da neoplasia.

Complicações

- Infecção iatrogênica.
- Pequenas hemorragias.
- Formação de cicatriz.

Material

- Solução de iodopovidona.
- Álcool isopropílico a 70%.
- Gaze.
- Tricótomo.
- Material de sutura (n 2–0).
- Tesouras ou punch de biopsia (4-6 mm).
- Porta-agulhas.
- Pinças.
- Lidocaína a 2%.
- Agulha de 0,70 mm × 25 mm com seringa 3 mL.
- Frasco com formalina a 10%.

Procedimento para biopsia de pele

Ação técnica	Fundamento/extensão
1. Identifique a área de biopsia e limpe com algodão embebido em álcool.	1a. Deve-se remover a contaminação grossa, mas não se deve escovar ou tricotomizar a área, o que pode remover tecido epitelial importante para o diagnóstico.
2. Injete 0,5 a 1,0 mL de lidocaína no subcutâneo do local pretendido. Espere de 2 a 5 minutos para o anestésico fazer efeito.	2a. Não se deve infiltrar a derme ou usar lidocaína em excesso, pois isso pode distorcer o espécime.
3. Imobilize a área de biopsia com uma mão.	—
4. Posicione o punch de biopsia diretamente sobre a lesão (área da biopsia); aplique pressão e rotacione com um movimento circular contínuo até alcançar o tecido subcutâneo.	4a. Um punch de biopsia descartável pode ser esterilizado e reutilizado 2 ou 3 vezes até que a lâmina perca o corte.
5. Segure o espécime da biopsia pelo lado do subcutâneo utilizando uma pinça. Utilize tesoura para cortar qualquer tecido conjuntivo preso, se necessário.	5a. Evite a manipulação no lado da pele para minimizar artefatos no espécime.
6. Passe a amostra na gaze para remover qualquer superfície com sangue e coloque-a na formalina a 10%.	6a. Esfregaços por decalque podem ser feitos antes de se colocar a amostra na formalina.
7. Obtenha dois ou três espécimes.	7a. Múltiplos espécimes melhoram potencialmente o diagnóstico.
8. Limpe o local de biopsia utilizando solução de iodo e realize um ou dois pontos de sutura simples separados por local de biopsia.	8a. Dependendo da condição da pele, os locais podem permanecer sem sutura, com cicatrização por segunda intenção.

Notas

Algumas condições, como úlceras, são diagnosticadas com mais precisão com a utilização de biopsias elípticas em vez dos punches padrões. Elas permitem ao operador colher uma porção de tecido normal e outra de tecido alterado em um único espécime.

Biopsias para teste de imunofluorescência devem ser colocadas em fixador de Michel.

Qualquer administração de esteroides deve ser suspensa três semanas antes da realização da biopsia.

Aspiração por agulha fina

Finalidades

- Diferenciar as várias causas de edema ou aumento tecidual, incluindo neoplasia, inflamação e hiperplasia.
- Diferenciar tumores benignos de malignos para fins de desenvolvimento de protocolos terapêuticos.

COMPLICAÇÕES

- Infecção iatrogênica.
- Pequenas hemorragias.
- Dano tecidual.

MATERIAL

- Agulha de 0,70 mm × 40 mm.
- Lâminas para microscopia.
- Seringa de 5 mL ou 10 mL.
- Álcool isopropílico a 70%.
- Algodão ou compressas de gaze.
- Conjunto extensor intravenoso flexível de 84 cm (apenas para a técnica dois).

PROCEDIMENTO PARA ASPIRAÇÃO POR AGULHA FINA UTILIZANDO A TÉCNICA UM

Ação técnica	Fundamento/extensão
1. Identifique a área para aspiração e limpe com algodão embebido em álcool.	1a. Deve-se remover a contaminação grossa, mas não é necessária qualquer preparação cirúrgica.
2. Imobilize a área de biopsia ou aspiração com uma mão.	—
3. Introduza a agulha acoplada à seringa na lesão ou massa.	—
4. Faça pressão negativa para aspirar puxando-se o êmbolo da seringa.	4a. Realize este procedimento várias vezes em uma sequência rápida.
5. Retire parcialmente a agulha e redirecione-a na lesão uma segunda vez.	5a. Não remova a agulha completamente. Tome cuidado para que a ponta da agulha não saia da área desejada de biopsia.
6. Aspire novamente.	—
7. Libere a pressão negativa.	7a. Solte o êmbolo da seringa, pois ajuda a reter a amostra no lúmen da agulha.
8. Retire a agulha.	—
9. Desacople a agulha da seringa.	—
10. Puxe 5 mL de ar na seringa vazia e reacople a agulha.	10a. Sempre desacople a seringa quando for enchê-la de ar. Caso contrário, haverá perda da amostra aspirada.
11. Expila com força a amostra sobre a lâmina para microscopia.	11a. A amostra é muito pequena. A seringa pode ser removida e preenchida com ar uma segunda vez, se necessário, para que se esvazie o lúmen da agulha completamente.
12. Caso necessário, faça um esfregaço utilizando a técnica de duas lâminas.	—

Procedimento para aspiração por agulha fina utilizando a técnica dois

Ação técnica	Fundamento/extensão
1. Identifique a área de aspiração e limpe com algodão embebido em álcool.	1a. Deve-se remover a contaminação grossa, mas a área não necessita do preparo cirúrgico de três etapas.
2. Imobilize a área de aspiração com uma mão.	—
3. Conecte a agulha à seringa com o equipo extensor de 84 cm.	3a. O equipo extensor garante melhor controle da agulha e posicionamento mais preciso.
4. Encha previamente a seringa de 10 mL com 5 mL de ar.	—
5. Segure a agulha como um lápis e passe o equipo extensor ao redor do pescoço.	5a. Este procedimento mantém a seringa e o conjunto extensor fora do caminho do operador.
6. Posicione a ponta da agulha rapidamente dentro da lesão ou massa.	6a. Durante o procedimento, jamais permita que a ponta da agulha saia do tecido-alvo.
7. Mova rapidamente a ponta da agulha para cima e para baixo sem alterar a sua direção.	7a. A movimentação deve ser rápida, pois os fatores de coagulação serão induzidos rapidamente, diminuindo-se assim a qualidade da amostra.
	7b. A aspiração não é necessária com esta técnica, pois o movimento rápido cria um lodo com células que fica aprisionado no lúmen da agulha.
8. Expila com força a amostra em uma lâmina utilizando a agulha acoplada e previamente peenchida com ar.	—
9. Caso necessário, faça um esfregaço utilizando a técnica padrão de duas lâminas.	—

Notas

O comprimento da agulha varia de 2,5 cm a 7,5 cm, dependendo da profundidade do tecido-alvo.

O tamanho da amostra geralmente é mínimo ou não visível.

Deve-se coletar de três a cinco amostras para cada área de interesse. Assegura-se assim que pelo menos uma amostra para diagnóstico foi obtida.

Raspados de pele

Definição

- Abrasão intencional da pele com propósito diagnóstico.

Finalidade

- Detectar parasitas externos ou fungos.

COMPLICAÇÕES

- Pequena irritação de pele ou hemorragia.
- Laceração acidental da pele.

MATERIAL

- Lâmina e lamínula de vidro.
- Lâmina de bisturi número 10.
- Óleo mineral.

PROCEDIMENTO PARA RASPADOS DE PELE

Ação técnica	Fundamento/extensão
1. Encabresteie o equino e coloque-o no tronco. Coloque o bovino no brete.	1a. As lhamas e os caprinos devem ser encabrestados.
2. Coloque uma gota de óleo mineral na lâmina de microscopia.	—
3. Pingue uma gota de óleo diretamente na área a ser raspada.	3a. O óleo ajuda na aderência dos debris da pele à lâmina de bisturi e à lâmina de microscopia.
	3b. A área selecionada para o raspado deve ser a periferia ou a área ativa da lesão.
4. Aperte firmemente a área a ser raspada.	4a. O procedimento força os parasitas externos para fora dos folículos pilosos.
5. Segure a lâmina do bisturi com o polegar e o indicador, mantenha a superfície de corte da lâmina perpendicular à pele e raspe a superfície.	—
6. Continue a raspagem até que se veja uma pequena quantidade de sangue capilar.	6a. Geralmente os parasitas se localizam profundamente na derme.
7. Transfira o material da pele da lâmina de bisturi para o óleo na lâmina de microscopia raspando-se a lâmina de bisturi na borda da lâmina de microscopia.	—
8. Extraia também dois ou três pelos e coloque-os na lâmina.	8a. Elementos fúngicos frequentemente aderem ao folículo piloso.
9. Coloque a lamínula sobre a amostra.	9a. Pingue mais óleo, se necessário.
10. Examine imediatamente no microscópio.	10a. Múltiplos raspados de pele geralmente são necessários para se avaliar acuradamente a lesão.

Esfregaços por decalque

Finalidade
- Obter informações diagnósticas a respeito da amostra tecidual.

Complicação
- Excesso de sangue no espécime, o que impede o diagnóstico nos esfregaços por decalque.

Material
- Pinça dente de rato.
- Gaze.
- Lâmina de microscopia.
- Lâmina de bisturi.

Procedimento para esfregaços por decalque

Ação técnica	Fundamento/extensão
1. Espécimes de biopsia: comprima várias vezes na gaze.	1a. O procedimento remove o excesso de sangue e de líquidos da amostra.
	1b. Limpe a superfície da massa in situ utilizando salina estéril e gaze. Comprima a superfície caso haja sangramento.
2. Pressione a lâmina firmemente contra a massa ou a amostra de biopsia.	2a. Faça várias impressões da massa em cada lâmina.
	2b. Não esfregue a lâmina, já que pode causar distorção das células.
3. Seque ao ar e fixe a amostra com calor.	—
4. Core conforme necessário.	4a. A coloração Dip Quick® é a mais comumente utilizada na prática da clínica veterinária. Ela fornece uma coloração similar à Wright-Giemsa.

Culturas e testes

A cultura envolve a inoculação de um meio apropriado com a intenção de isolamento de bactérias, vírus ou fungos. As amostras podem ser enviadas a um laboratório de diagnóstico, mas muitas clínicas veterinárias possuem instalações apropriadas para culturas de rotina.

Cultura uterina

Definição

- Cultura da superfície endometrial para propósitos de diagnóstico, prognóstico e resposta ao tratamento.

Finalidades

- Determinar causas bacterianas de diminuição de fertilidade.
- Avaliação da endometrite.
- Avaliação da resposta ao tratamento.

Complicações

- Perfuração uterina.
- Lesão na equipe.

Material

- Rolo de gaze ou bandagem veterinária.
- Luvas de palpação estéreis.
- Lubrificante estéril.
- Balde.
- Solução de clorexidina.
- Rolo de algodão.
- Toalhas de papel.
- Suabe para cultura uterina.

Procedimento para cultura uterina na égua

Ação técnica	Fundamento/extensão
1. Coloque a égua no tronco.	—
2. Sede, se necessário.	2a. Geralmente não é necessário sedar.
3. Coloque bandagem na cauda.	3a. Capítulo 6, Aplicação de bandagem de cauda.
4. Lave e seque as áreas do períneo e da vulva.	—
5. Calce duas luvas de palpação estéreis, uma sobre a outra.	5a. A técnica de duas luvas evita a contaminação do útero por bactérias da vagina.
6. Coloque o suabe entre as duas luvas.	—
7. Aplique lubrificante estéril na luva externa.	7a. Use um lubrificante que não contenha agentes antibacterianos.

8. Adentre a vagina e posicione o dedo indicador na cérvix. —

9. Deslize a ponta do suabe protegido pelo dedo, forçando através da luva externa. —

10. Passe o suabe pelo corpo do útero. —

11. Exponha o suabe no endométrio por 2 a 3 minutos. —

12. Ponha o suabe de volta na capa; depois, retire-o da égua.
12a. A proteção evita a contaminação da amostra por bactérias da vagina.

13. Remova a bandagem da cauda. —

14. Processe a amostra imediatamente. —

Procedimento para cultura uterina na vaca

Ação técnica	Fundamento/extensão
1. Coloque a vaca no tronco ou brete.	—
2. Limpe o períneo utilizando solução de clorexidina ou iodo e água. Enxague bem e seque com toalhas de papel.	2a. Os bovinos geralmente defecam quando lavados. Limpe a área tão bem quanto as circunstâncias permitirem.
3. Faça bandagem na cauda com gaze.	3a. A bandagem minimiza a contaminação por fezes.
4. Calce luva plástica e lubrifique. Insira a mão de palpação no reto.	4a. Para remover as fezes do reto, o procedimento mais simples consiste em inserir três dedos no ânus e permitir que entre ar no reto. Normalmente, isso estimula o animal a defecar. Não é possível remover todas as fezes. 4b. Certifique-se de que a cauda do animal esteja posicionada lateralmente ao braço de palpação.
5. Localize a cérvix no assoalho ventral da pelve fazendo-se uma varredura pelo assoalho pélvico.	5a. A constrição ou o endurecimento retal acontece comumente durante a palpação. Para auxiliar o relaxamento, massageie delicadamente com os dedos, para trás e para a frente ao longo da área de constrição. 5b. A cérvix possui aspecto firme e elástico.
6. Segure firmemente a cérvix com o polegar e os dois primeiros dedos.	—
7. Afaste os lábios vulvares pressionando delicadamente para baixo com a mão de palpação.	—
8. Insira o suabe de cultura protegido na vagina, em um ângulo de 30° para cima.	8a. A angulação ajuda a evitar o orifício uretral.

9. Tracione a cérvix para a frente levemente para eliminar as pregas da vagina. Alinhe a haste da cultura e avance até que a ponta alcance a abertura externa da cérvix.

9a. O suabe encontrará resistência ao alcançar a cérvix.

10. Retroceda o suabe por 2,5 cm e reposicione a mão de palpação para que o polegar e os dedos segurem a extremidade caudal da cérvix.

10a. A palma da mão de palpação ajuda a guiar o suabe pela cérvix.

11. Avance o suabe delicadamente pela cérvix. Mantenha o polegar e dois dedos logo à frente da ponta do suabe.

11a. Esta posição auxilia na manipulação da cérvix.

11b. O suabe deve ser direcionado para cima e para baixo para passar pela cérvix.

11c. A cérvix da vaca, que possui vários anéis, é muito mais difícil de ser transpassada que a da égua.

12. Assim que a ponta da cultura passar para o útero, force o suabe pela proteção e colete a amostra. Retire a ponta da cultura de volta para a proteção antes de remover o suabe.

12a. A proteção ajuda a evitar a contaminação da amostra.

13. Remova a bandagem da cauda.

14. Processe a amostra imediatamente.

Culturas de pele

Finalidade

- Diagnosticar infecções por **dermatófitos** (fungos) ou bactérias na derme.

Complicação

- Nenhuma.

Material

- Luvas estéreis.
- Água estéril.
- Álcool isopropílico a 70%.
- Agulha de 1,20 mm × 40 mm.
- Lâmina de bisturi número 10.
- Pinça mosquito.
- Solução de clorexidina.
- Escova de dentes.
- Meio de inoculação e caneta de marcação permanente ou lápis de cera (Notas).

Procedimento para cultura bacteriana da pele

Ação técnica	Fundamento/extensão
1. Limpe a área ao redor do local de coleta.	**1a.** Utilize apenas água estéril.
	1b. A tricotomia pode ser necessária. Deve ser feita cuidadosamente para não danificar a área afetada.
2. Passe álcool na área.	**2a.** O álcool remove a contaminação bacteriana superficial.
3. Deixe a área secar.	**3a.** O álcool líquido pode queimar o animal se for necessário incisar uma pústula. Adicionalmente, o suabe de cultura não deve ser umedecido no álcool, pois isso pode interferir na cultura.
4. Puncione a pústula utilizando uma agulha ou lâmina de bisturi e suabe.	**4a.** Alternativamente, o conteúdo da pústula pode ser aspirado utilizando-se agulha e seringa estéreis.
5. Inocule o meio ou coloque o suabe em meio de transporte.	—
6. Lave delicadamente a área de coleta com uma mistura de solução de clorexidina e água.	—

Procedimento para cultura de dermatófitos

Ação técnica	Fundamento/extensão
1. Limpe a área de coleta com álcool e deixe secar.	**1a.** O álcool remove os contaminantes bacterianos e saprófitas.
2. Extraia pelos da margem mais externa da lesão cutânea utilizando a pinça mosquito. A lâmina de bisturi pode ser utilizada para raspar crostas de pele.	**2a.** A margem mais externa possui infecção ativa. As porções centrais não possuem áreas ativas de infecção e não resultam em crescimento para diagnóstico.
	2b. O folículo piloso deve ser removido. Não corte o pelo utilizando tesoura ou lâmina de bisturi.
3. Pressione os pelos no meio de teste de dermatófitos (DTM).	**3a.** O DTM é um ágar Sabouraud que contém um indicador de pH e agentes antibacterianos e antifúngicos que evitam o crescimento de contaminantes.
	3b. Pressionar os pelos no meio certifica de que os dermatófitos entrarão em contato com o DTM.

4. Uma alternativa à extração de pelos e seu pressionamento envolve escovar a pele firmemente com uma escova de dentes, pressionando as cerdas no DTM e cortando-as da cabeça da escova.

5. Posicione a tampa frouxamente no DTM inoculado.

6. Coloque em uma área escura (gaveta) em temperatura ambiente e examine diariamente quanto ao crescimento.

4a. Esta técnica é utilizada em portadores possíveis (mas não confirmados) ou em lesões pobremente definidas.

5a. Uma tampa muito apertada limita a disponibilidade de oxigênio e inibe o crescimento dos dermatófitos.

6a. O ambiente escuro favorece o crescimento fúngico. As culturas devem ser examinadas também quanto a alterações de cor.

6b. O crescimento normalmente ocorre em cinco a sete dias. A cultura deve ser mantida por 30 dias, entretanto, antes de se afirmar que o resultado é negativo.

6c. As colônias assemelham-se a crescimentos pilosos brancos. Colônias escuras ou marrons são contaminantes.

6d. Culturas positivas podem exibir alterações de cor com crescimento mínimo. Uma alteração de cor do amarelo para o vermelho indica resultado positivo. O dejeto alcalino do fungo combinado com o indicador de pH do meio causa tal alteração de cor.

7. Pode-se retirar uma amostra e corá-la utilizando-se novo azul de metileno para verificar o tipo de esporo.

NOTAS

Culturas bacterianas de pele podem ser mantidas em suabes disponíveis comercialmente e transportados para um laboratório de diagnóstico ou podem ser cultivadas na propriedade.

A identificação de hifas de fungo é mais efetiva usando-se a seguinte mistura de coloração. Combine 100 mg de corante clorazol black E em 10 mL de dimetilsulfóxido (DMSO). Adicione 9 mL de água e 5 g de hidróxido de potássio (KOH). Esta coloração faz com que as hifas do fungo apareçam em verde claro contra um fundo acinzentado. (Os ingredientes podem ser obtidos na maioria das empresas de suprimentos químicos, como Fisher Scientific ou VWR.[1])

CULTURAS DE LEITE

FINALIDADES

- Identificar os agentes causadores de mastite.

---

[1] Fisher Scientific e VWR são empresas norte-americanas de suprimentos para laboratórios. (N. T.)

- Determinar a sensibilidade antibiótica dos patógenos.
- Determinar a presença de resíduos antibióticos no leite.

Complicação

- Traumatismo na equipe durante a coleta.

Material

- Álcool isopropílico a 70%.
- Algodão ou compressas de gaze.
- Hastes de aplicação com pontas de algodão.
- Garrafas ou tubos de tampa de rosca estéreis.
- Caneta de marcação permanente.

Procedimento para coleta de leite

Ação técnica	Fundamento/extensão
1. Coloque a vaca no brete ou tronco.	—
2. Identifique os tubos com o nome do proprietário, data, número de identificação da vaca e quarto do úbere amostrado.	**2a.** Amostras coletadas em três dias de tratamento não são válidas. **2b.** Idealmente, uma amostra de leite deve ser obtida quando observadas alterações no leite, antes de se iniciar o tratamento.
3. Limpe os tetos com álcool.	**3a.** Não lave o úbere com sabão e água. **3b.** Caso o úbere esteja extremamente sujo e necessite ser lavado, certifique-se de secar toda a sua superfície utilizando toalhas de papel descartáveis.
4. Limpe cuidadosamente o esfíncter do teto com suabe embebido em álcool.	—
5. Comprima o teto e descarte os primeiros dois ou três jatos de leite.	**5a.** Ordenhadores inexperientes podem usar a seguinte técnica: comprima a porção proximal (base) do teto utilizando o polegar e o indicador. Sem diminuir a pressão, aperte sequencialmente o terceiro, quarto e quinto dedos ao redor do teto. **5b.** Figura 5-21.
6. Segurando o tubo de coleta o mais horizontalmente possível, ordenhe dois ou três jatos de leite no tubo.	**6a.** Manter o tubo em uma posição vertical aumenta a chance de contaminação.

7. Caso todos os quartos tenham que ser amostrados, colete o leite dos tetos mais próximos primeiro.

8. Inocule imediatamente no meio de cultura apropriado.

7a. Evita-se que o braço contamine o teto mais próximo preparado com álcool durante a coleta do teto mais distante.

8a. As amostras que não sejam processadas imediatamente devem ser refrigeradas.

8b. Não congele amostras.

8c. Se houver suspeita de mastite por micoplasma, adicione ampicilina à amostra na razão de 1 a 10 mg/mL para evitar o crescimento de contaminantes.

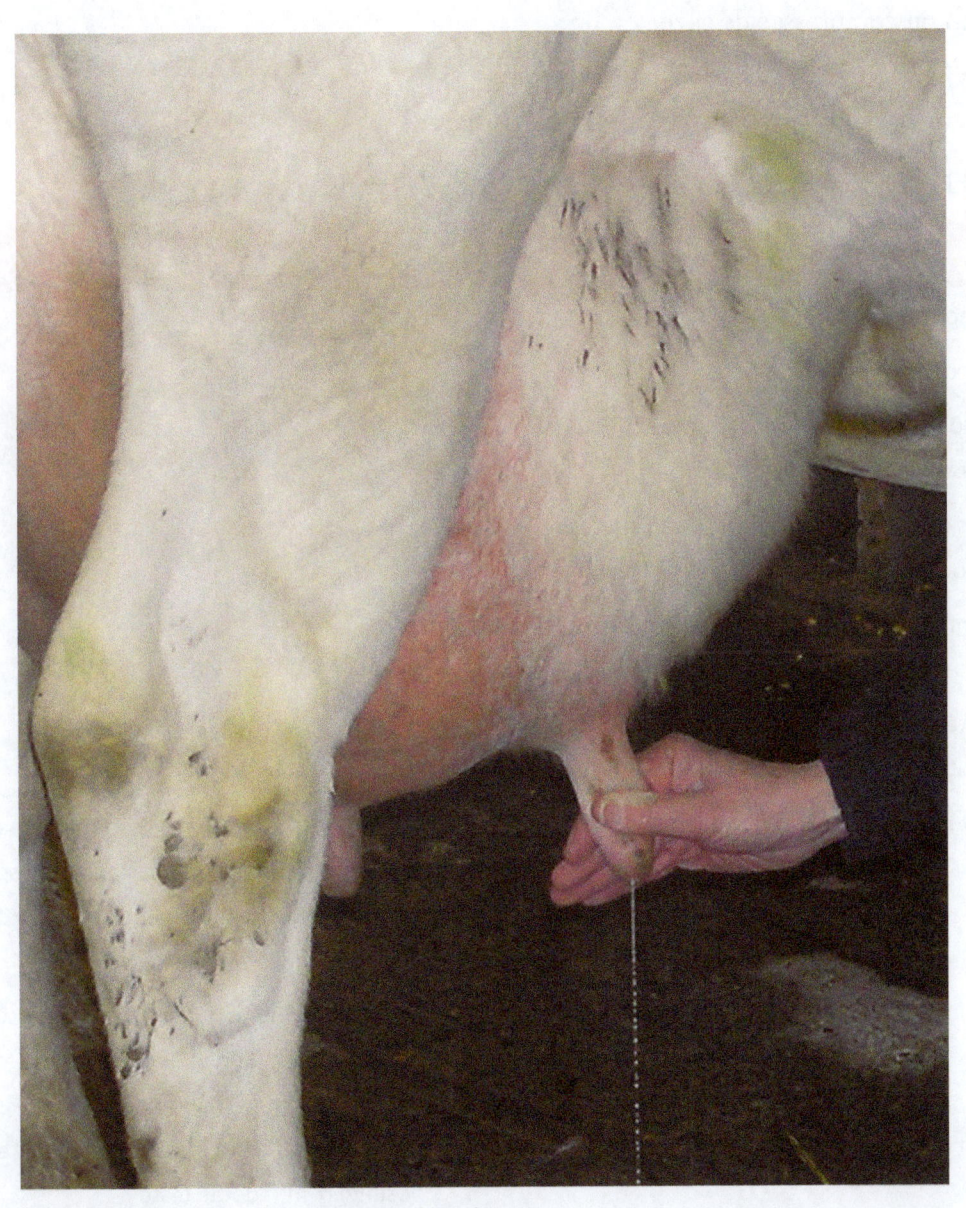

Figura 5-21 Close-up de uma amostra de leite de vaca.

CALIFORNIA MASTITIS TEST (CMT)

FINALIDADE

- Avaliar a contagem de células somáticas para detectar mastite subclínica.

COMPLICAÇÃO

- Lesão à equipe durante a coleta.

MATERIAL

- Álcool isopropílico a 70%.
- Algodão ou compressas de gaze.
- Reagentes e raquete de CMT.

PROCEDIMENTO PARA O CALIFORNIA MASTITIS TEST

Ação técnica	Fundamento/extensão
1. Coloque a vaca no tronco.	—
2. Limpe todos os tetos com álcool.	—
3. O teste é feito utilizando-se uma raquete com quatro quadrantes marcados como A, B, C e D.	—
4. Coloque dois ou três jatos de leite de cada quarto no quadrante correto da raquete.	—
5. Misture quantidade equivalente de reagente de CMT nas amostras de leite.	—
6. Misture o leite com o reagente rotacionando delicadamente a raquete por 10 segundos.	—
7. Leia os resultados do teste imediatamente.	**7a.** A mastite subclínica (alta contagem de células somáticas) evidencia-se caso ocorra espessamento da solução reagente, uma vez que os leucócitos se ligam ao reagente. **7b.** O espessamento é proporcional à infecção. O resultado do teste é negativo quando a mistura reagente-leite conserva-se inalterada. Um espessamento ou gelificação da mistura reagente-leite indica um positivo resultado de teste.
8. Registre os resultados.	—

Notas

Os testes de resíduos antibióticos frequentemente são realizados para que se ateste a inexistência de resíduos antibióticos no leite.

O *California mastitis test* detecta a mastite subclínica ou contagens elevadas de células somáticas. O teste pode ser feito a campo e normalmente é realizado antes da cultura.

A amostragem de leite não é realizada rotineiramente em outras espécies além da vaca.

Amostras de necropsia

Costuma-se dizer que os patologistas têm todas as respostas, elas (as respostas) só não estão disponíveis quando você precisa delas. Dada sua realização *post mortem*, a necropsia é sem dúvida um pouco tardia para o animal. Entretanto, seu uso como ferramenta diagnóstica e sua habilidade de facilitar a saúde continuada do rebanho é inigualável.

Finalidades

- Obter diagnósticos *post mortem*.
- Aplicar as informações do diagnóstico nos outros animais do rebanho.
- Cumprir com as regras impostas pela empresa de seguro do proprietário.

Complicações

- Possível contaminação zoonótica.
- Lesão na equipe pelo material de necropsia (lacerações).

Material

- Formulário de Histórico e caneta.
- Faca de necropsia.
- Pedra para amolar faca.
- Machado.
- Serra.
- Tesoura de poda.
- Cabo e lâmina de bisturi.
- Tesoura.
- Pinça dente de rato.
- Tábua de corte.
- Régua.
- Caneta de marcação permanente.
- Fita umbilical.
- Tubos de tampa vermelha (sem aditivo) e de tampa púrpura (EDTA).
- Formalina a 10%.
- Agulhas de 1,20 mm × 40 mm e seringas de 10 mL.

- Frascos à prova de vazamento para espécimes.
- Luvas.
- Botas de borracha.
- Aventais descartáveis ou laváveis.
- Óculos ou máscara de segurança.

PROCEDIMENTO PARA NECROPSIA

Ação técnica	Fundamento/extensão
1. Obtenha o histórico clínico completo.	1a. Capítulo 4.
2. Determine quais amostras devem ser colhidas.	2a. As amostras são determinadas pelo veterinário com base nos diagnósticos diferenciais.
	2b. Confirme a submissão de amostra requisitada com o laboratório de diagnóstico.
3a. Identifique os frascos de amostra com o marcador permanente.	3a. O número de identificação do animal, data e tipo de tecido devem ser escritos em todos os frascos.
b. Bovino: coloque o animal em decúbito lateral esquerdo.	3b. A posição com o lado esquerdo para baixo evita que o rúmen obscureça outras estruturas abdominais. Idealmente, a superfície de necropsia deve ser antiderrapante e lavável.
c. Equino: posicione o animal em decúbito lateral direito.	3c. O decúbito lateral direito garante melhor acesso ao estômago e ao intestino grosso.
4. Realize exame externo detalhado.	4a. Fotografe para o seguro, caso necessário.
5. Incise os músculos peitorais e rebata os membros torácicos dorsalmente.	5a. Observe a condição dos linfonodos axilares e do plexo braquial.
	5b. Figura 5-22.
6. Incise os músculos da área pélvica e desarticule a articulação coxofemoral. Rebata dorsalmente o membro.	6a. Observe a condição da cartilagem articular, da sinóvia e do nervo ciático.
7. Incise ao longo da linha média ventral desde o púbis até o mento, contornando o umbigo e a genitália externa.	—
8. Rebata a pele do lado direito da linha média dorsal. Incise os músculos dos membros pélvicos e torácicos várias vezes em busca de lesões.	8a. Observe a condição da musculatura e dos linfonodos externos.

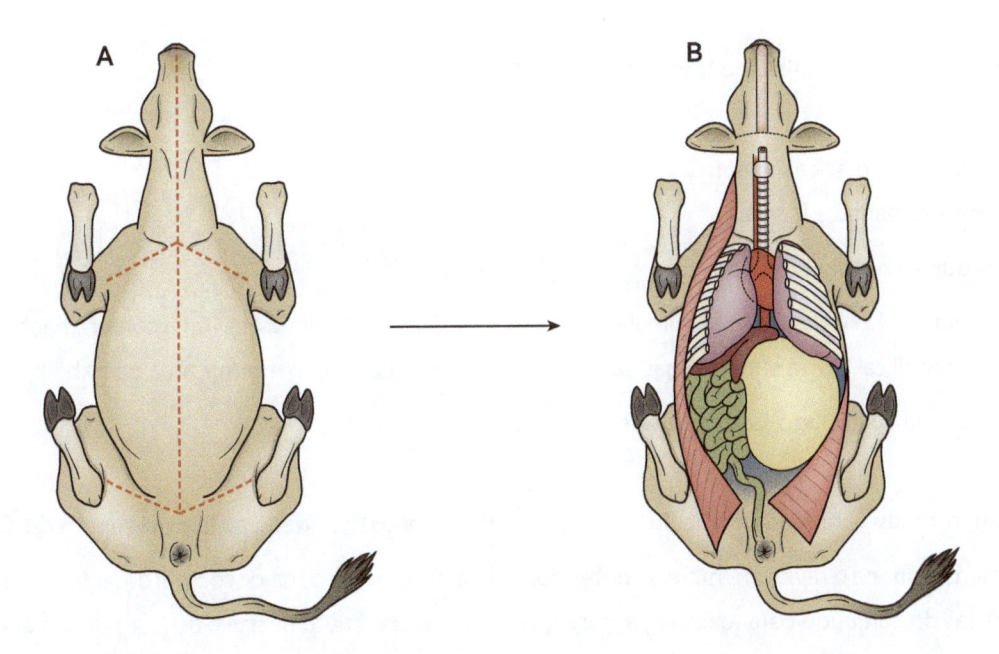

Figura 5-22 (A) Linhas pontilhadas indicam as linhas de incisão para bovinos ou equinos em uma necropsia diagnóstica. O animal pode ser colocado em decúbito dorsal após as incisões serem feitas e os membros tornaram-se mais móveis. (B) Representação de um bovino após a pele, as costelas e a parede corporal serem extraídas e o esterno, retirado.

9. Colete amostras histopatológicas de tecido muscular e de linfonodos. Colete amostras para cultura, caso necessário.

10. Incise as articulações da patela e do jarrete. Observe a condição dos ligamentos, da cartilagem articular e da sinóvia. Colete amostras para cultura, caso necessário.

   10a. Caso essas articulações estejam anormais, incise todas as articulações, procurando outras lesões.

11. Incise desde o aspecto dorsocaudal da última costela até a linha média e da tuberosidade coxal até a linha média, para abrir a cavidade abdominal.

   11a. O procedimento cria uma aba que pode ser rebatida dorsalmente

12a. Examine as vísceras abdominais quanto ao tamanho, forma e localização.

   12a. Muitas enfermidades são resultado de posicionamento anormal, como o deslocamento de abomaso e o aprisionamento nefroesplênico.

   b. Bovino: examine o espaço entre o retículo e o diafragma.

   12b. Aderências ou objetos metálicos indicam reticuloperitonite traumática.

13. Puncione o diafragma e escute o influxo de ar.

   13a. Uma cavidade torácica normal está sob pressão negativa.

14. Incise o diafragma ao longo da inserção no arco costal.

15. Corte e remova as costelas utilizando tesouras de poda ou machado.

16. Examine as estruturas torácicas quanto ao posicionamento, tamanho e forma.

17. Faça ligadura dupla com fita umbilical.

   a. Bovino: ligadura dupla no duodeno proximal e no reto utilizando fita umbilical. Corte entre as ligaduras.

   17a. A ligadura ajuda a evitar a contaminação de outras estruturas e mantém a área de trabalho mais limpa.

   b. Faça ligadura dupla no esôfago. Corte entre as ligaduras.

   c. Remova rúmen, omaso, abomaso e retículo.

   17c. O baço fica ligado ao lado esquerdo do rúmen.

   d. Incise o rúmen. Examine o revestimento e o conteúdo. Colete amostras do conteúdo para toxicologia, caso necessário.

   17d. O rúmen é o maior compartimento e o seu revestimento possui o aspecto de um gramado.

   e. Incise o retículo e verifique a presença de objetos metálicos. Recupere o ímã.

   17e. O retículo é o menor compartimento e possui um revestimento distinto tipo favo de mel. Os ímãs, que foram posicionados corretamente para evitar os objetos metálicos, devem ser recuperados do retículo.

   f. Incise o omaso e o abomaso.

   17f. Observe o revestimento e o conteúdo. Colete amostras histopatológicas e para cultura, caso necessário.

   g. Equino: reto e esôfago.

18. Remova o trato gastrintestinal.

   18a. Deve-se cortar a inserção do mesentério.

19. Abra os intestinos delgado e grosso em seu comprimento utilizando tesoura. Examine a presença de lesões.

   19a. Colete amostras histopatológicas do cólon, jejuno, íleo, duodeno e estômago, caso se esteja realizando uma necropsia no equino. Colete amostras para cultura, conforme necessário.

20. Equino: o ceco característico e os intestinos grosso, transverso e delgado devem ser examinados.

21. Remova o baço e examine a superfície externa. Faça vários cortes paralelos para examinar o parênquima. Colete amostras histopatológicas.

22. Remova o fígado.

23. Inspecione a cápsula e a superfície externa do fígado.

24. Bovino: incise a vesícula biliar. Examine a superfície mucosa. Colete amostras histopatológicas ou para cultura.

   24a. Os equinos não possuem vesícula biliar.

25. Faça várias incisões paralelas no fígado. Examine o parênquima quanto a anormalidades.

   25a. Colete amostras histopatológicas ou para cultura.

26. Examine as veias porta e hepáticas quanto a trombose. —

27. Remova os sistemas reprodutivo e urinário. —

28. Examine a superfície externa dos rins. Faça uma incisão longitudinal para inspecionar a pelve renal.

    28a. Colete amostras para cultura. A amostra histopatológica deve incluir as áreas de córtex e medular.

29. Faça vários cortes paralelos para examinar o parênquima. Incise ao longo dos ureteres até a bexiga. Incise a bexiga e examine a superfície mucosa.

    29a. Obtenha amostras para cultura e histopatológicas.

30. Remova as glândulas adrenais. Examine a superfície externa e o parênquima.

    30a. As glândulas adrenais se encontram nos polos anteriores dos rins.

    30b. Colete amostras histopatológicas.

31. Examine a superfície externa dos testículos ou do útero e dos ovários. Faça várias incisões longitudinais para examinar o parênquima dos testículos e dos ovários. Incise o útero e examine a superfície mucosa.

    31a. Colete amostras para cultura e histopatológicas.

32. Incise ao longo do aspecto medial das mandíbulas para liberar a língua.

    32a. O procedimento é muito mais difícil no equino. A separação da sínfise mandibular facilita a remoção.

33. Puxe a língua para baixo em direção à traqueia. Corte o necessário para liberar a língua e a traqueia. —

34. Puxe a traqueia caudalmente para iniciar a remoção tanto da própria traqueia como dos pulmões e do coração *in situ*.

    34a. A aorta, a veia cava e o esôfago necessitam de transecção.

    34b. O procedimento permite que o veterinário remova o bloco inteiro, consistindo em traqueia, tireoide, paratireoide, coração, pulmões, timo, língua e esôfago.

35. Localize e examine o timo.

    35a. O timo normalmente atrofia com a idade.

    35b. Colete amostras histopatológicas.

36. Localize as glândulas tireoides no aspecto anterior da traqueia. Observe o tamanho.

    36a. Colete amostras histopatológicas.

37. Incise ao longo do lúmen do esôfago. Examine a superfície mucosa.

    37a. Colete amostras histopatológicas.

38. Examine a superfície externa do coração, observando a condição do pericárdio e a presença de gordura normal no sulco cardíaco.

    38a. É difícil remover o coração equino com o pericárdio intacto.

39. Incise o coração para examinar as valvas.

    39a. Aorta, pulmonar, câmaras atriais e ventriculares direitas e esquerdas e tamanho da parede.

40. Examine os grandes vasos quanto à evidência de estenose ou aneurisma. Examine os septos atrial e ventricular quanto a defeitos.

41. Incise o miocárdio várias vezes, utilizando cortes paralelos, para examinar a sua condição.

41a. Colete amostras para cultura e histopatológicas.

42. Examine a superfície externa dos pulmões.

43. Incise a traqueia até o nível da árvore brônquica principal.

44. Palpe a consistência do tecido pulmonar. Incise os pulmões, fazendo diversos cortes paralelos.

44a. Não manipule o tecido pulmonar que será objeto de estudo histopatológico, pois isso cria excesso de artefato.

44b. Colete amostras para cultura e histopatológicas.

45. Examine os dentes e o palato duro.

46. Colete o líquido cerebroespinal na articulação atlanto-occipital utilizando uma agulha de 18 g × 7,5 cm e uma seringa de 10 mL.

46a. A flexão da cabeça em direção ao tórax abre esta articulação.

47. Remova a cabeça neste momento, se necessário. Estenda a cabeça e transeccione a musculatura da nuca e a articulação atlanto-occipital.

48. Para retirar o cérebro, remova a pele e a musculatura do aspecto dorsal do crânio. Corte o crânio com auxílio de serra ou machado.

48a. Figura 5-23.

49. Utilizando uma chave de fenda ou objeto similar, remova a tampa do crânio com um movimento de alavanca. Corte a dura-máter. Seccione o tentório do cerebelo.

49a. A secção do tentório do cerebelo permite que o cerebelo e os hemisférios cerebrais sejam removidos conjuntamente.

50. Obtenha amostras para cultura, caso necessário.

50a. O quiasma óptico fornece um bom local de amostragem.

51. Corte os nervos cranianos e remova o cérebro intacto.

51a. A hipófise normalmente permanece no crânio e deve ser removida utilizando-se uma pinça.

51b. Submeta seções para análise histopatológica.

51c. Alternativamente, o cérebro inteiro pode ser colocado em 3 L de formalina.

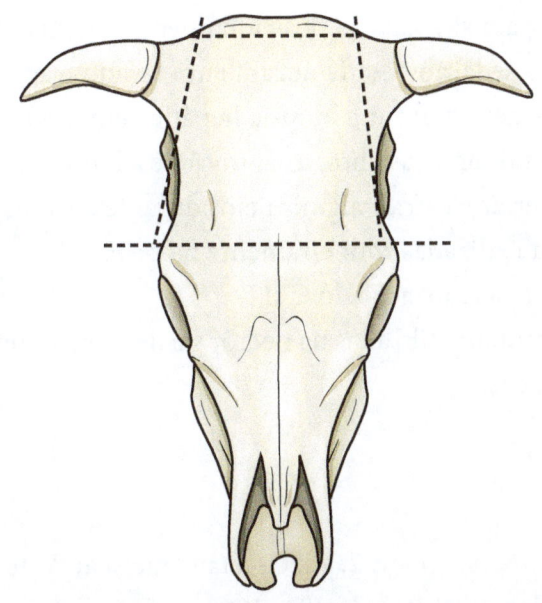

Figura 5-23 As linhas pontilhadas representam os cortes a serem feitos no crânio do bovino para o acesso ao cérebro.

Notas

- Necrópsias realizadas mais de 48 horas após a morte não têm valor diagnóstico.
- As amostras enviadas para cultura ou histologia não devem ser congeladas.
- As amostras enviadas para análise histopatológica devem ser colocadas em formalina a 10%. A espessura do tecido não deve exceder 1,8 cm.
- Todas as amostras devem ser enviadas em frascos à prova de vazamento.
- Utilize uma régua para medir e registrar o tamanho de todas as lesões grosseiras.
- Afie os instrumentos conforme necessário durante a necropsia.
- Animais submetidos a necropsia com propósitos de seguro devem ser fotografados antes do procedimento. Confirme quaisquer marcas ou tatuagens nas orelhas ou nos lábios. Contate a empresa de seguro para detalhes antes de realizar a necropsia.

Questões de revisão

1. Cite os pontos apropriados de venopunção e de punção arterial em todas as espécies de animais de grande porte.
2. Descreva as diferenças entre a técnica usada para a coleta rotineira de amostras de sangue venoso e aquela para **testes de coagulação**.
3. Cite possíveis complicações da coleta de fezes.
4. Cite a razão mais comum para a realização de **abdominocentese** no equino.
5. Descreva as duas técnicas utilizadas para a realização de abdominocentese. Qual técnica pode causar laceração de alguma estrutura abdominal com mais frequência?
6. Nomeie os testes normalmente realizados na urina coletada pelo método digital no bovino.
7. Qual é o teste mais comumente realizado em uma amostra de **ruminocentese**.

8. Descreva as técnicas usadas para se avaliar o posicionamento de uma sonda nasogástrica.
9. Cite as razões para se evitar a sedação pesada durante um lavado transtraqueal.
10. Identifique o local em que se deve realizar a biopsia hepática em um bovino.
11. Compare as semelhanças e as diferenças entre a aspiração e a biopsia de pele.
12. Explique por que se deve apertar e extrair alguns pelos durante a rotina de um raspado de pele.
13. Cite duas técnicas de cultura realizadas rotineiramente na pele.
14. Cite a razão mais comum para a realização do CMT.
15. Identifique as posições de decúbito utilizadas na necrópsia de um equino e de um bovino e explique por que estas posições são utilizadas.

Referências

ACKERMAN, L. *Practical equine dermatology*. 2. ed. Goleta: American Veterinary Publications, 1989.

AUER, J. *Equine surgery*. Philadelphia: W. B. Saunders, 1992.

CROW, S.; WALSHAW, S. *Manual of clinical procedures in the dog cat and rabbit*. 2. ed. Philadelphia: Lippincott, Williams & Wilkins, 1997.

FAERBER, C. *Dairy production medicine and management*. Animal Health Publications, 1999.

FOWLER, M. *Medicine and surgery of South American camelids*. 2. ed. Ames: Iowa State University Press, 1998.

HERMAN, H.; MITCHELL, J.; DOAK, G. *The artificial insemination and embryo transfer of dairy and beef cattle*. 8. ed. Danville: Interstate Publishers, 1994.

KOTERBA, A.; DRUMMOND, W.; KOSCH, P. *Equine clinical neonatology*. Philadelphia: Lea & Febiger, 1990.

MCCURRIN, D. *Clinical textbook for veterinary technicians*. 4. ed. Philadelphia: W. B. Saunders, 1998.

MORROW, D. *Current therapy in theriogenology 2*. Philadelphia: W. B. Saunders, 1986.

NORDLUND, G. "Rumenocentesis: A technique for the diagnosis of subacute rumen acidosis in dairy herds", *Bov Pract*, 28, p. 109-112, 1994.

OAKLEY, G.; JONES, D.; HARRISON, J. A.; WADE G. E. et al. "A new method of obtaining arterial blood samples from cattle", *Vet Rec*, v. 106, p. 460, 1980.

OEHME, F. *Textbook of large animal surgery*. 2. ed. Baltimore: Williams & Wilkins, 1974.

PEARCE, S. G.; FIRTH, E. C.; GRACE, N. D.; FENNESSY, P. F. "Liver biopsy techniques used for adult horses and neonatal foals to assess copper status", *Aust Vet J*, 75, p. 194-198, 1997.

PRATT, P. *Principles and practice of veterinary technology*. 4. ed. St. Louis: C. V. Mosby, 1998.

SMITH, B. *Large animal internal medicine*. St. Louis: C. V. Mosby, 1990.

Procedimentos clínicos

6

Um sujeito foi a um restaurante e perguntou: "Qual é o prato do dia?"
O garçom respondeu: "Língua de boi."
O sujeito disse: "Ugh! Eu não quero nada que tenha saído da boca de uma vaca... Frite uns ovos."

Palavras-chave

- bainha
- cateter
- ducto nasolacrimal
- estilete
- garantia de qualidade da carne
- intramuscular
- intravenoso
- ocular
- parenteral
- pistola dosadora
- seringa dosadora
- sondagem
- subcutâneo

Objetivos

- Descrever o material e as técnicas utilizados na administração oral, **parenteral** e **ocular** de medicamentos.
- Identificar a finalidade e a metodologia dos procedimentos clínicos de rotina em grandes animais.
- Comparar e realçar as técnicas clínicas utilizadas nas várias espécies de grandes animais.

Administração de medicamentos orais

As substâncias administradas por via oral em grandes animais são inúmeras e podem incluir antibióticos, agentes anti-inflamatórios, medicamentos anti-helmínticos, probióticos ou outros suplementos nutricionais. A maioria dos animais é passível da administração de substâncias pela cavidade oral. No entanto, o grau de contenção necessário varia para cada espécie animal.

Administração de pastas

Finalidade

- Administrar medicamento oral ou agentes anti-helmínticos.

Complicações

- O animal cuspir a pasta.
- Trauma oral.
- Lesão na equipe.
- Ulceração oral.
- Pneumonia por aspiração.

Material

- Seringa dosadora que contém o medicamento.

Procedimento para a administração oral de pastas em equinos

Ação técnica	Fundamento/extensão
1. Coloque um cabresto no equino.	1a. Um tronco de contenção pode ser usado, mas geralmente não é necessário.
2. Certifique-se de que a cavidade oral não contenha alimentos.	2a. Caso haja alimento na boca, o equino cuspirá facilmente o medicamento.
3. Mantenha-se ao lado do equino e coloque uma mão sobre o chanfro.	3a. A maioria dos equinos levantará a cabeça quando a seringa for introduzida na cavidade oral.
4. Insira a seringa na comissura labial através do espaço interdental.	4a. Nunca use uma pistola dosadora em equinos. 4b. Figura 6-1.
5. Administre a pasta sobre a língua. Levante a cabeça do equino.	5a. Não coloque a pasta na bochecha. Isso pode resultar em ulceração por tempo prolongado de contato com o medicamento. 5b. Levantar a cabeça desencoraja o equino a cuspir o medicamento.

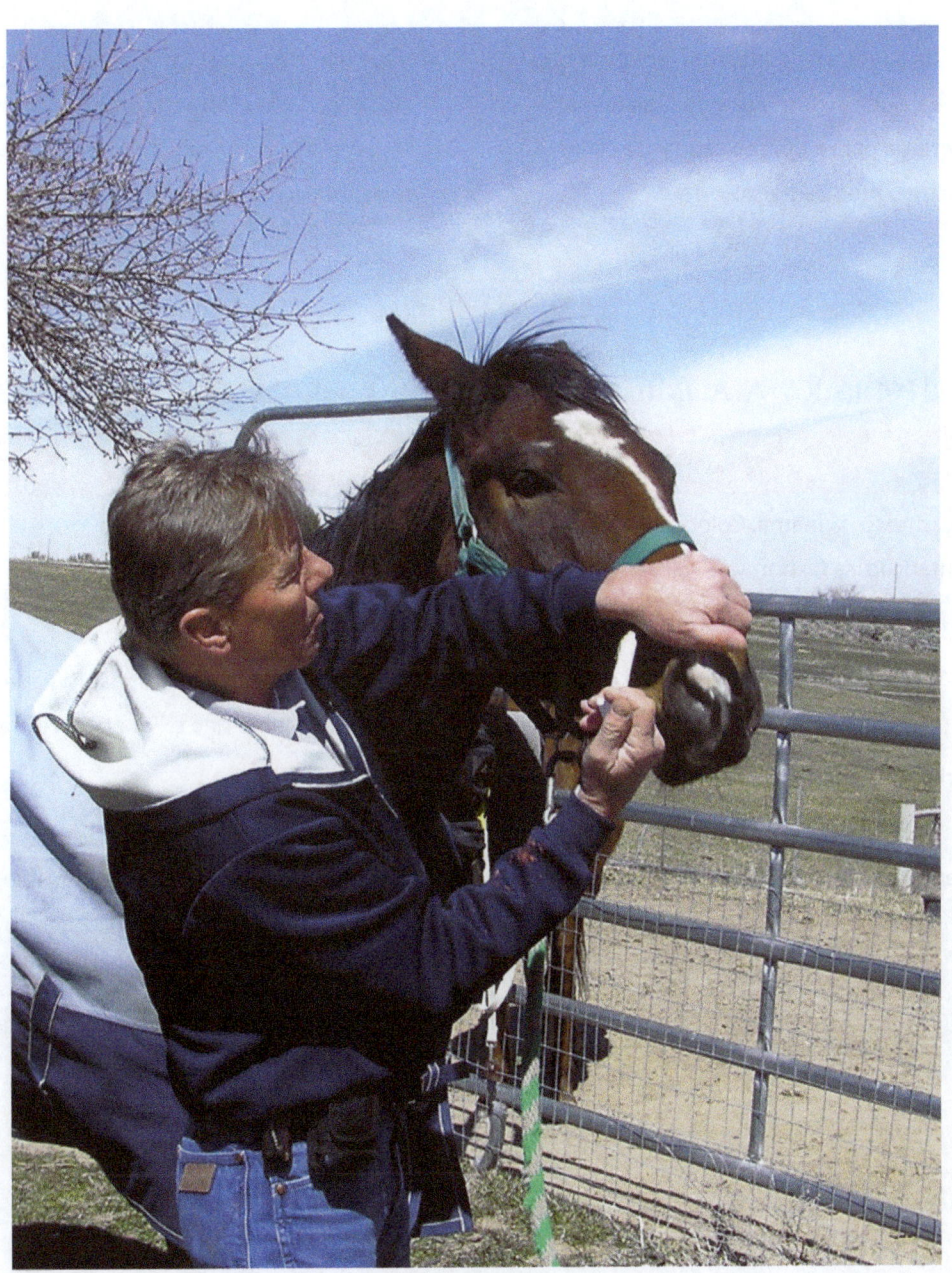

Figura 6-1 Administração de medicamento oral a um equino.

Procedimento para a administração oral de pastas em caprinos

Ação técnica	Fundamento/extensão
1. Segure o caprino montando sobre seu pescoço ou segurando o laço e empurrando-o contra a parede.	—
2. Certifique-se de que a cavidade oral esteja vazia. Segure a mandíbula e eleve levemente a cabeça.	2a. Elevar a cabeça ajuda a manter o medicamento líquido na boca.

3. Insira a ponta da seringa na comissura labial até que o caprino abra a boca. Assim que a boca se abrir, direcione a seringa para a porção caudal da cavidade oral e administre o medicamento.

3a. Não coloque o medicamento na bochecha, pois isso poderá causar ulceração oral.
3b. Se o caprino começar a tossir ou apresentar sinais de desconforto, abaixe a cabeça.

Procedimento para a administração oral de pastas em lhamas

Ação técnica	Fundamento/extensão
1. Coloque um cabresto na lhama. Coloque-a em um tronco de contenção, se disponível.	—
2. Certifique-se de que a boca não contenha alimentos.	—
3. Contenha a cabeça o mais próximo possível de um mourão.	**3a.** Provavelmente, as lhamas manipuladas frequentemente não exigirão tal contenção.
4. Coloque a seringa na comissura labial e avance através do espaço interdental.	—
5. Avance suavemente a seringa até a porção caudal da boca e administre o medicamento. Levante a cabeça da lhama.	**5a.** Não coloque a pasta na bochecha. Isso pode resultar em ulceração por contato prolongado com o medicamento. **5b.** Levantar a cabeça desencoraja a lhama a cuspir o medicamento.

Pistolas dosadoras

Finalidade

- Administrar medicamento oral ou ímã.

Complicações

- Trauma na laringe.
- Aspiração.

Material

- **Pistola dosadora.**
- Pistola para bezerros, utilizada para caprinos.

Procedimento para a utilização de uma pistola dosadora

Ação técnica	Fundamento/extensão
1. Coloque o bovino em um tronco de contenção. Monte sobre o pescoço de caprinos.	1a. Bezerros também são montados por sobre o pescoço
2. Faça que o bovino ou o caprino engula qualquer alimento que esteja na boca.	2a. Uma cavidade oral limpa acelera o processo.
3. Coloque os dedos na comissura labial e insira os dedos ou a mão no espaço interdental para abrir a boca.	3a. Animais podem resistir balançando a cabeça. Tenha o cuidado de evitar que suas mãos sejam pressionadas contra o tronco de contenção.
4. Insira a pistola dosadora e a direcione caudalmente na boca. Talvez seja necessário direcionar ligeiramente a ponta da pistola em direção dorsal para passá-la sobre a base da língua, caso esta seja alcançada.	4a. Bovinos e caprinos frequentemente tentam mastigar ou expulsar a pistola. 4b. A pistola não precisa ser lubrificada. 4c. Figura 6-2.
5. Pressione o êmbolo para administrar o medicamento.	5a. Use pistolas dosadoras plásticas ao administrar ímãs. Se houver necessidade de se usar uma pistola de metal, coloque feno em torno do ímã para evitar sua aderência à pistola.

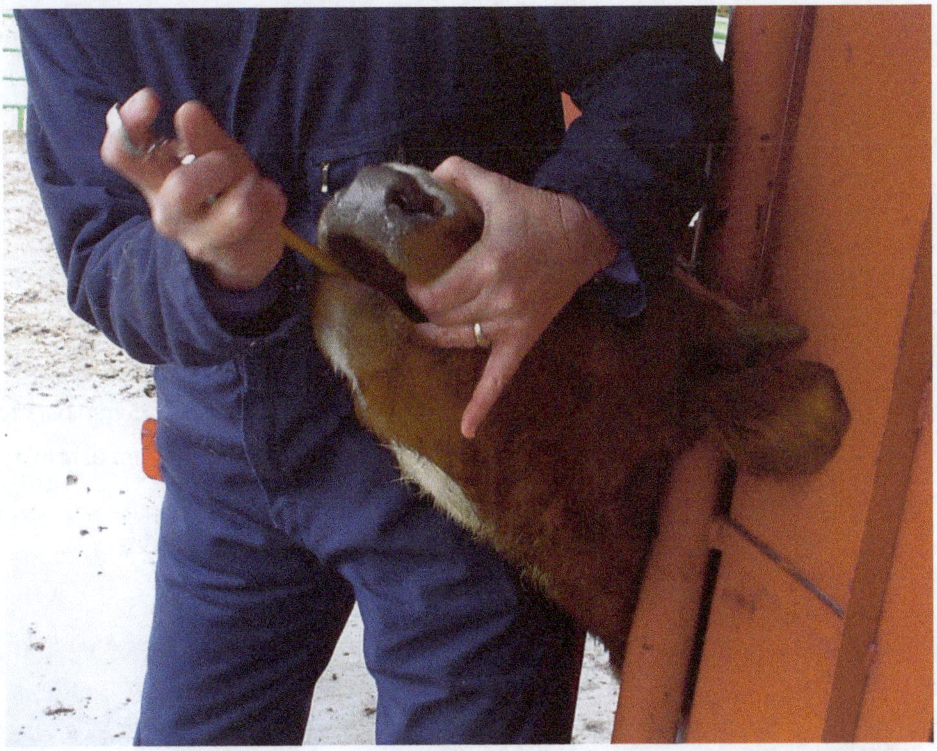

Figura 6-2 Uso de pistola dosadora para a administração de medicamento oral a um ruminante.

Administração parenteral de drogas

A administração parenteral de drogas, implantes ou vacinas é um dos alicerces da prática veterinária. A importância do desenvolvimento de boas técnicas para injeção não pode ser preterida. Além de minimizar a dor ou o desconforto imediato do animal, técnicas apropriadas de injeção diminuem futuras perdas econômicas decorrentes de dano tecidual. O papel do técnico na utilização de protocolos de garantia de qualidade é crucial.

Antes de administrar uma substância, confirme que o paciente, a dosagem, a via, a droga ou o agente biológico, o tempo e a frequência de administração estão corretos. Assim, a utilização desta rotina garantirá uma terapia segura e eficaz.

Tamanhos comuns de agulha

A seleção do tamanho da agulha varia de acordo com a espécie, a idade, o local de injeção e a substância injetada. A Tabela 6-1 apresenta uma lista os tamanhos de agulha apropriados para cada espécie.

Tabela 6-1 Tamanhos comuns de agulha

Espécie	Diâmetro externo e comprimento da agulha	Via	Comentários
Equino Adulto	0,9-1,2 mm × 40 mm	IM, IV	Fluidos viscosos exigem uma agulha de calibre maior. Vacinas podem ser administradas com uma agulha de 25 mm. Para injeção IM de volumes menores que 10 mL, o tamanho mais comum de agulha é de 0,9 mm × 40 mm.
Potro ou pônei	0,9 mm × 25 mm	IM, IV	—
Bovino Adulto	1,6 mm × 25 mm 1,2-1,6 mm × 13 mm	IM, SC, IV	1,6 mm × 25 mm: vacinação de bovinos adultos. Agulha de 1,2-1,6 mm × 40 mm para bovinos adultos; o diâmetro depende da viscosidade e do volume do fluido. Use agulhas de 25 mm para todas as injeções SC. Use agulhas de 40 mm para injeções IV.
Bezerro	1,2 mm × 25 mm 0,9 mm × 13-25 mm	IM, SC, IV	1,2 mm × 25 mm: vacinação de bezerros. 0,9 mm × 25 mm: injeções de rotina em bezerros.
Suíno Leitões	0,9-1,2 mm × 13 mm 0,5 mm × 25 mm	IM, SC IV	—
Terminação	1,6 mm × 25 mm 0,9 mm × 25 mm	IM, SC IV	—

Adulto	1,6-2,1 mm × 25-40 mm	IM, SC	O comprimento da agulha depende da profundidade da gordura dorsal e do método de contenção.
	0,9-1,2 mm × 25 mm	IV	O diâmetro depende da viscosidade do fluido e do volume de injeção.
Caprino			
Adulto	0,9 mm × 25 mm	IM, SC, IV	—
Cabrito	0,7 mm × 25 mm	IM, SC, IV	—
Lhama			
Filhote	0,7-0,9 mm × 25 mm	IM, SC, IV	—
Adulto	0,9-1,2 mm × 25 mm	IM, SC	O diâmetro depende da viscosidade do fluido.
	0,9-1,2 mm × 40 mm	IV	

* *IM*: intramuscular; *IV*: intravenoso; *SC*: subcutâneo.

Administração de injeções intramusculares

Finalidade

- Administrar agentes biológicos ou outras drogas no interior da musculatura.

Complicações

- Miosite.
- Infecção iatrogênica.
- Injeção acidental na corrente sanguínea.
- Trauma na equipe.

Material

- Álcool isopropílico a 70%.
- Agulha.
- Seringa.
- Algodão.

Procedimento para injeção intramuscular no equino

Ação técnica	Fundamento/extensão
1. Coloque um cabresto no equino e ponha-o em um tronco.	1a. Troncos ajudam a minimizar o movimento e, assim, o desconforto durante a injeção.
	1b. Mesmo que o animal esteja confinado em uma baia, nunca administre qualquer injeção em um equino sem o cabresto.

2. Localize o músculo para aplicar a injeção.

    2a. A Figura 6-3 mostra os locais para a injeção.

    2b. A Tabela 6-1 apresenta a lista de uma seleção de tamanhos apropriados de agulha.

    2c. A Tabela 6-2 apresenta a lista dos locais apropriados para a injeção intramuscular.

3. Limpe o local da injeção usando álcool.

    3a. O álcool remove detritos superficiais e minimiza a contaminação.

4. Remova a agulha da seringa. Segure firmemente o canhão da agulha. Mantenha a agulha perpendicular ao equino e a insira rapidamente no músculo. Certifique-se de que todo o comprimento da agulha seja inserido.

    4a. Ocasionalmente, os técnicos seguram a agulha e batem firmemente no músculo 3-4 vezes com as costas da mão (a mesma mão segura a agulha e bate no músculo). Na última batida, a mão é girada e a agulha, inserida. Esta técnica é normalmente usada por técnicos inexperientes, que têm dificuldade para inserir a agulha rapidamente no músculo. Tal técnica alerta o equino para a injeção iminente, causando contração muscular e dor mais intensa após a injeção.

    4b. Inserir todo o comprimento da agulha (ou inserir até o canhão da agulha) no equino assegura que ela não avançará depois da aspiração e, inadvertidamente, penetrar em um vaso sanguíneo.

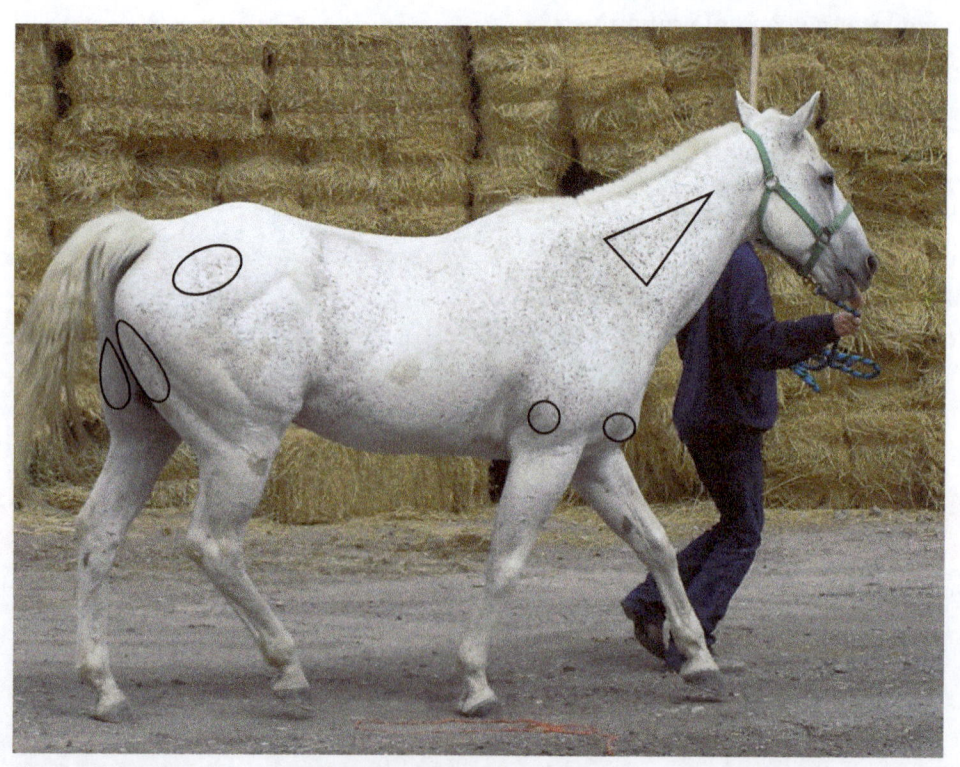

Figura 6-3 Locais para injeções intramusculares no equino.

Procedimentos clínicos

5. Anexe a seringa à agulha.

6. Aspire para certificar-se de que um vaso sanguíneo não foi penetrado.

4c. Muitos indivíduos usam a mão livre para aplicar um pinçamento no pescoço ao colocar a agulha. Essa técnica de distração funciona bem.

5a. Equinos frequentemente se movimentam após uma agulha ser inserida. Para evitar que a agulha entorte e cause trauma muscular significativo, as seringas são anexadas após a colocação da agulha.

5b. Figura 6-4.

6a. Aspirar significa puxar o êmbolo da seringa até que apareça sangue no canhão da agulha.

6b. Nunca deixa de praticar a inspiração quando administrar uma injeção intravenosa. Muitos agentes biológicos podem ser fatais se injetados na corrente sanguínea.

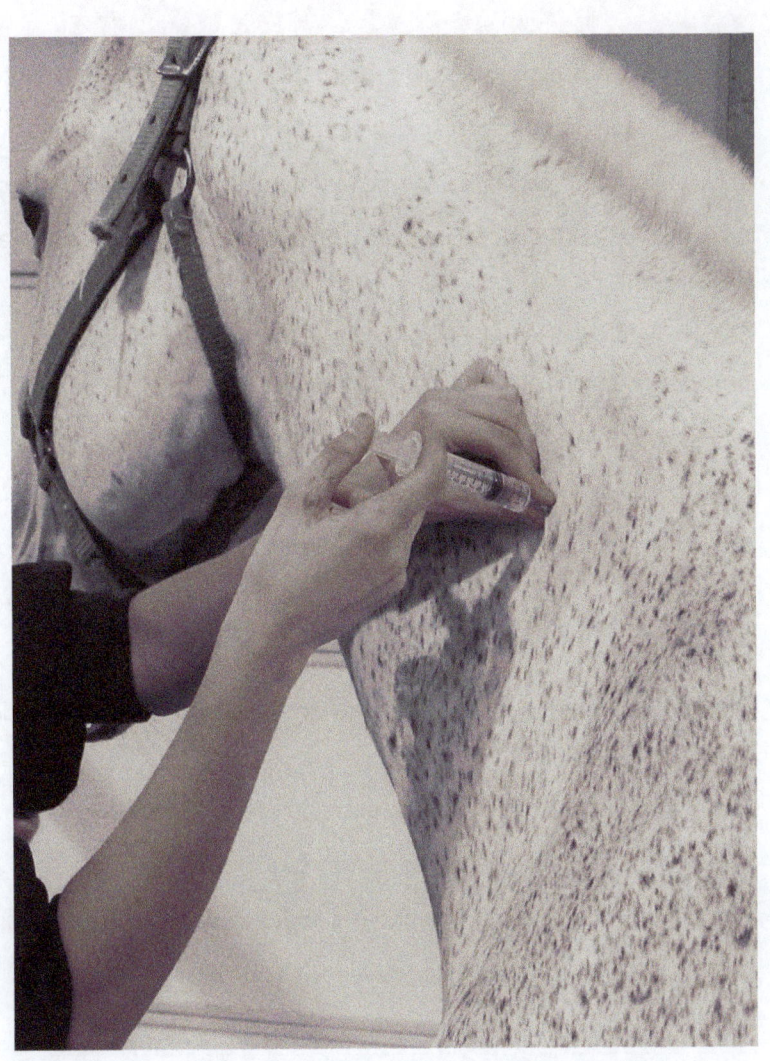

Figura 6-4 Administração de injeção intramuscular em um equino.

7. Injete a uma velocidade moderada.

6c. Se for observado sangue durante a aspiração, simplesmente remova a agulha, obtenha uma agulha nova e aplique outra injeção a 2,5-5 cm do primeiro local.

7a. O volume máximo por local de injeção é de 15 mL. Neonatos devem receber um máximo de 5-10 mL por local de injeção.

8. Remova a agulha e massageie o local de injeção.

8a. A massagem ajuda a aliviar a dor no local de injeção.

8b. Ocasionalmente, após a remoção da agulha, observa-se sangramento no local da injeção. Ele é causado, provavelmente, pela ruptura de vasos no tecido subcutâneo e não significa que a injeção penetrou um vaso. Limpe o sangue usando algodão ou gaze.

Tabela 6-2 Locais para aplicação de injeção intramuscular no equino

Músculo	Comentários
Pescoço	A Figura 6-3 mostra os locais utilizados para a aplicação de injeção intramuscular.
	Local utilizado para a aplicação de volumes menores ou injeção ocasional de grande volume.
	Local mais seguro para o técnico, pois é improvável que o equino escoiceie.
	Os limites externos do local incluem o ligamento nucal, a borda cranial da escápula e o sulco da veia jugular.
	Sempre palpe para assegurar-se de que a injeção não seja aplicada diretamente sobre o processo alar palpável da vértebra cervical.
Tríceps e peitorais	Local usado principalmente para vacinação.
	Estes músculos compõem o peito e a área cranial à cilha.
	Local mais seguro para o técnico, pois é improvável que o equino escoiceie.
	Músculos mais volumosos podem acomodar volumes maiores ou injeções repetidas.
Semimembranoso ou semitendinoso	Este é o local mais comumente usado em potros.
	Os técnicos devem ter cuidado para evitar os coices, permanecendo do lado oposto àquele em que estiverem injetando.
	Nunca injete na área de ligamento entre dois feixes musculares.
	Esses músculos estão localizados na área caudal da garupa.
Glúteos	Este grande músculo pode acomodar grandes volumes ou injeções repetidas.
	É difícil estabelecer a drenagem, devendo desenvolver um abscesso.
	Estes músculos compõem a garupa do equino.

Procedimento para injeção intramuscular no bovino

Ação técnica	Fundamento/extensão
1. Coloque o bovino em um tronco de contenção.	**1a.** O tronco de contenção ajuda a minimizar o movimento e, assim, o desconforto durante a injeção.
2. Localize os músculos cervicais. As vértebras cervicais encontram-se, aproximadamente, entre a base da orelha e a ponta do ombro. Aplique injeções acima desta linha, a cerca de 10 cm abaixo da crista do pescoço e cranialmente à escápula.	**2a.** Se possível, os músculos do pescoço devem ser usados. Locais alternativos para injeção incluem os músculos glúteos, semimembranosos e semitendinosos.
	2b. Publicações acerca da garantia de qualidade da carne especificam que injeções devem, sempre que possível, ser administradas na região cervical. Mesmo pequenos volumes injetados podem afetar negativamente a qualidade da carne, anos após a injeção. A utilização dos músculos glúteos ou de outros músculos deve ser limitada a neonatos ou quando da utilização de vários locais ou volumes muito grandes de injeção. Consulte as recomendações na seção de Garantia da Qualidade da Carne.
	2c. Quando em um tronco de contenção, injeções intramusculares administradas cranialmente à pescoceira serão, provavelmente, administradas em uma região muito cranial do pescoço.
	2d. A Tabela 6-1 apresenta uma seleção de tamanhos de agulha apropriados.
3. Limpe o local da injeção usando álcool.	**3a.** O álcool remove detritos superficiais e minimiza a contaminação. No entanto, essa ação é executada somente em animais hospitalizados. Geralmente, quando muitos bovinos são manipulados, eles não são limpos com álcool.
4. Segure a seringa e mantenha a agulha perpendicular ao pescoço. Insira rapidamente a agulha até o canhão.	**4a.** Inserir todo o comprimento da agulha (ou inserir até o canhão da agulha) no bovino assegura que a agulha não avançará depois da aspiração e, inadvertidamente, penetrará em um vaso sanguíneo.
	4b. Após a penetração de agulha, o bovino se moverá rapidamente para a frente ou para trás no tronco de contenção.

5. Aspire e injete.

4c. Na administração de grandes volumes, muitos indivíduos devem inserir a agulha e, então, anexar a seringa. Usa-se esta técnica quando um ou dois bovinos estão sendo tratados, mas jamais se deve utilizá-la durante o manejo de grande número de animais.

4d. Figura 6-5.

5a. Aspirar significa puxar o êmbolo da seringa até que apareça sangue no canhão da agulha.

5b. Infelizmente, muitas injeções intramusculares em bovinos são executadas sem aspiração. Essa situação surge normalmente durante a manipulação de muitos animais ou no uso de uma **seringa dosadora** automática.

5c. Seringas dosadoras automáticas aumentam a eficiência porque o técnico não precisa aspirar a vacina após injetar cada bovino. Cada seringa carregada pode conter 10-25 doses. A aspiração não pode ser feita com uma seringa dosadora do modo como é feita com uma seringa comum.

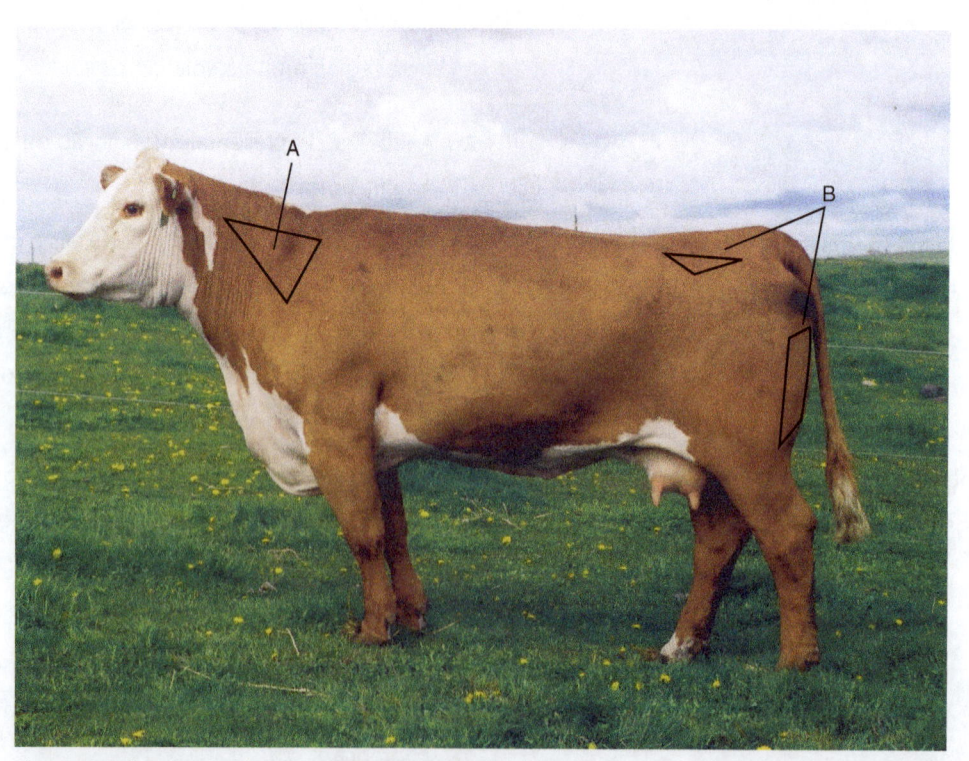

Figura 6-5 Locais para injeção utilizados no bovino. (A) Local preferido para todas as injeções intramusculares e subcutâneas. (B) Locais para injeção intramuscular (uso não recomendado nas diretrizes da GQC).

6. Se uma segunda injeção deve ser administrada, injete a uma distância de 7,5-10 cm do primeiro local.

7. Massageie o local de injeção, caso seja viável.

5d. O volume máximo por local de injeção é de 10 mL. Neonatos devem receber um máximo de 5 mL por local.

6a. A injeção de duas vacinas em um espaço de 5-7,5 cm aumentará a probabilidade da formação de abscesso.

7a. A massagem ajuda a aliviar a dor no local de injeção. A massagem não é viável no manejo de muitos animais ou na manipulação de gado selvagem.

Recomendações de garantia de qualidade da carne

Como a maioria dos bovinos (de corte e leiteiros) acaba sendo consumida como alimento, as recomendações a seguir foram reunidas para minimizar os danos musculares e melhorar a qualidade da carcaça.

- Use os músculos do pescoço, craniais ao ombro, para injeções **intramusculares**, se possível.
- Administre todas as injeções **subcutâneas** cranialmente ao ombro.
- Use agulhas limpas e afiadas e troque-as a cada 8-10 injeções, durante a manipulação de grande quantidade de bovinos.
- Para vacinação, use agulhas de 1,2-1,6 mm × 25 mm.
- Administre um máximo de 10 mL por local de injeção.
- Contenha adequadamente os animais durante a injeção.
- Certifique-se de que diferentes locais de injeção distem pelo menos 10 cm entre si.
- Mantenha os frascos de vacina (ou de qualquer droga) limpos e use uma agulha estéril nova para retirar o produto do frasco.
- Se possível, administre injeções por via subcutânea ao invés de administrar por via intramuscular.

Cuidados com seringas dosadoras automáticas

Ação técnica	Fundamento/extensão
1. Descarte apropriadamente qualquer agente biológico ou medicamento não utilizado.	1a. Consulte as Fichas de Informações de Segurança de Produto Químico (FISPQ) para os métodos adequados de eliminação.
2. Encape, remova e descarte a agulha.	2a. As agulhas devem ser descartadas em um recipiente apropriado para objetos perfurocortantes.
	2b. Remover agulhas de seringas automáticas pode ser difícil. Pode-se utilizar um alicate ou outra ferramenta apropriada. Encape as agulhas antes da remoção.
3. Desmonte a seringa automática e lave-a com detergente neutro.	3a. Tenha cuidado para não perder as arruelas de borracha.

4. Enxague cuidadosamente com água morna.

5. Verifique a possibilidade de ocorrência de danos em todas as peças, prestando atenção especial ao tubo de vidro e às arruelas.

6. Monte a seringa.

3b. Figura 6-6.

4a. Mesmo vestígios de resíduo de sabão podem inativar vacinas vivas modificadas.

5a. Rachaduras nos tubos de vidro e nas arruelas de borracha são problemas muito comuns.

6a. Não aperte o tubo de vidro ou tensione demais o êmbolo.

6b. As arruelas são esquecidas frequentemente. A seringa não funciona sem as arruelas.

6c. Se necessário, uma leve camada de vaselina pode ser aplicada à borracha do êmbolo, antes da montagem.

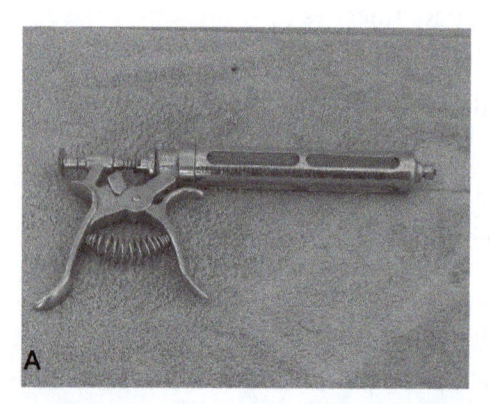

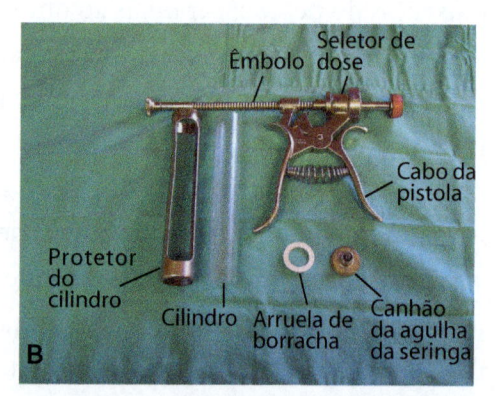

Figura 6-6 (A) Uma seringa dosadora automática do tipo pistola. (B) Seringa dosadora desmontada. Observe o protetor do cilindro, o cilindro, o êmbolo, o cabo da pistola, o canhão da agulha da seringa, o seletor de dose e a arruela de borracha.

Procedimento para injeção intramuscular no caprino

Ação técnica	Fundamento/extensão
1. Segure o caprino pelo laço ou o coloque em um canzil.	1a. Pressionar o caprino contra uma parede facilitará o procedimento quando ele for seguro pelo laço.
2. Localize o músculo para a injeção.	2a. Injeções intramusculares em caprinos são executadas com mais frequência nos músculos semimembranoso e semitendinoso. Os músculos do pescoço e o tríceps podem ser usados, mas apenas para volumes menores. A injeção no músculo lombar deve ser evitada.
	2b. Nunca se deve injetar na área de ligamento entre os feixes musculares.

3. Limpe o local da injeção usando álcool.

4. Segure a seringa e mantenha a agulha perpendicular ao músculo. Rapidamente, insira a agulha até o canhão.

5. Aspire para certificar-se de que um vaso sanguíneo não foi penetrado.

6. Injete a uma velocidade moderada.

7. Remova a agulha e massageie o local.

2c. A Tabela 6-1 apresenta uma seleção de tamanhos de agulha apropriados.

3a. O álcool remove detritos superficiais e minimiza a contaminação.

4a. Inserir todo o comprimento da agulha (ou inserir até o canhão da agulha) no caprino assegura que a agulha não avançará depois da aspiração.

4b. Normalmente, os caprinos vocalizam neste momento.

4c. Figura 6-7.

5a. Aspirar significa puxar o êmbolo da seringa até que apareça sangue no canhão da agulha.

5b. Nunca injete no músculo sem aspirar. Muitos agentes biológicos podem ser fatais se injetados na corrente sanguínea.

5c. Se for observado sangue durante a aspiração, simplesmente remova a agulha, obtenha uma agulha nova e aplique outra injeção a 2,5-5 cm do primeiro local.

6a. Não injete mais de 5 mL por local de injeção.

7a. A massagem alivia a dor e melhora a absorção da droga.

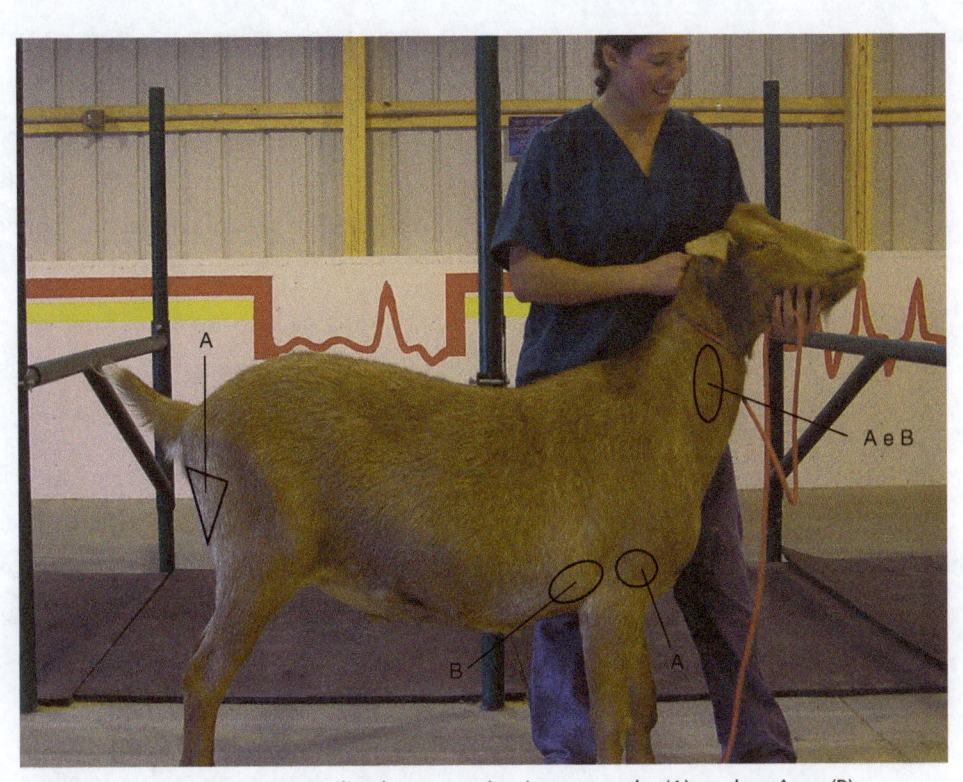

Figura 6-7 Locais para injeção utilizados no caprino. Intramuscular (A) e subcutânea (B).

Procedimento para injeção intramuscular no suíno

Ação técnica	Fundamento/extensão
1. Contenha o suíno usando um cambão, um caixote ou um tronco de contenção.	1a. Suínos em crescimento ou acabamento podem ser imobilizados com a suspensão de seus membros pélvicos.
	1b. Neonatos são levantados do chão.
	1c. Durante este procedimento, os suínos gritam muito. Aconselha-se que técnicos e veterinários utilizem dispositivos de proteção auricular.
2. Identifique o local da injeção, na região lateral do pescoço, exatamente caudal e ventral à orelha. Certifique-se de que o local de injeção esteja limpo e seco.	2a. Figura 6-8.
	2b. Providências que garantem a qualidade da carne são extremamente importantes em suínos. Não use outros músculos para injeção.
	2c. Evite injetar na gordura, pois a absorção da droga será drasticamente retardada.
	2d. A Tabela 6-1 apresenta uma seleção de tamanhos de agulha apropriados.
3. Segure a pele e puxe-a cranialmente. Mantenha a agulha perpendicular à pele e insira rapidamente no músculo.	3a. A agulha e a seringa são mantidas anexadas.
	3b. Puxar a pele cranialmente ajuda a vedar o local e impede que haja vazamento no local da injeção.
4. Aspire e injete.	4a. Aspirar significa puxar o êmbolo da seringa até que apareça sangue no canhão da agulha.
	4b. Se for observado sangue durante a aspiração, simplesmente remova a agulha, obtenha uma agulha nova e aplique outra injeção a 2,5 cm do primeiro local.
	4c. Em adultos, injete um volume máximo de 5-10 mL por local. Injete um volume máximo de 1-2 mL por local em leitões.
	4d. A injeção de volume excessivo em um mesmo local causa necrose por pressão e retarda a absorção.
5. Retire a agulha e massageie.	5a. Se utilizar uma seringa dosadora automática, troque de agulha a cada 10 suínos. Troque imediatamente as agulhas que se entortarem, perderem o fio ou que se contaminem.

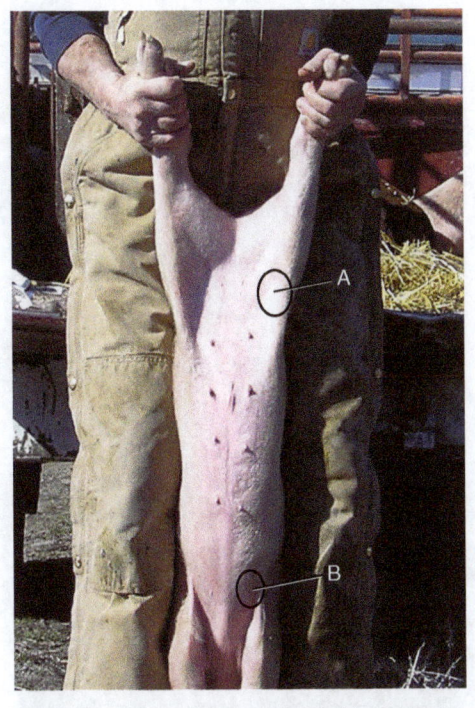

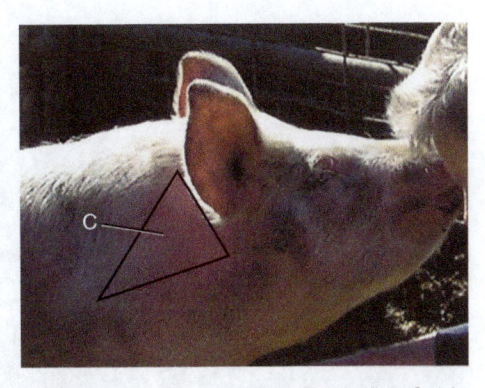

Figura 6-8 Locais para injeções subcutânea e intramuscular utilizados no suíno. (A) Local preferido para injeções subcutâneas. (B) Local alternativo para injeções subcutâneas. (C) Local para injeções intramusculares.

Procedimento para injeção intramuscular na lhama

Ação técnica	Fundamento/extensão
1. Coloque um cabresto e contenha a lhama.	1a. Minimizar o movimento durante injeções diminui o trauma e a dor da injeção.
2. Localize e limpe o local para injeção usando álcool. Os músculos semimembranoso e semitendinoso são os mais frequentemente usados.	2a. Evite usar os músculos do pescoço. 2b. Os tríceps também são habitualmente usados. 2c. Figura 6-9.
3. Mantenha a agulha anexada à seringa. Segure-as perpendicularmente à pele e insira suave e rapidamente no músculo.	3a. A Tabela 6-1 apresenta uma seleção de tamanhos de agulha apropriados.
4. Aspire e injete a uma velocidade moderada.	4a. Aspirar significa puxar o êmbolo da seringa até que apareça sangue no canhão da agulha. 4b. Nunca injete no músculo sem aspirar. Muitos agentes biológicos podem ser fatais se injetados na corrente sanguínea.

5. Remova a agulha e massageie.

4c. Se for observado sangue durante a aspiração, simplesmente remova a agulha, obtenha uma agulha nova e aplique outra injeção a 2,5 cm do primeiro local.

5a. A massagem alivia a dor e melhora a absorção da droga.

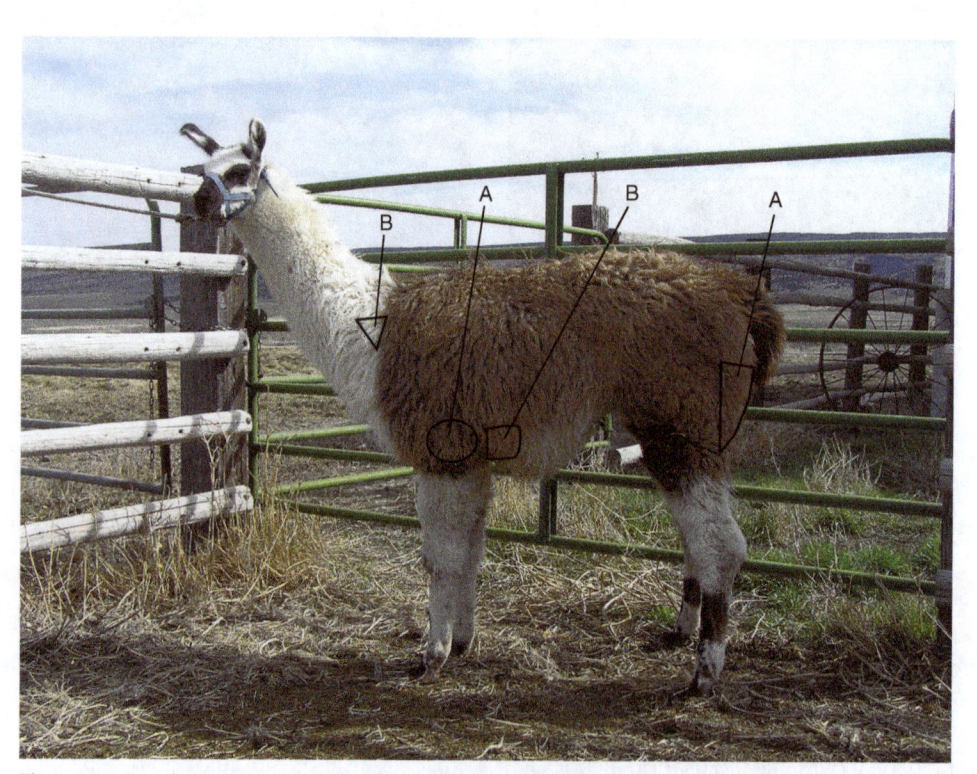

Figura 6-9 Locais para injeção utilizados na lhama. Intramuscular (A) e subcutânea (B).

Administração de injeções intravenosas

Finalidade

- Rápida absorção do medicamento.

Complicações

- Punção arterial inadvertida.
- Injeção extravascular.
- Hematoma.
- Reação adversa ao medicamento.

Material

- Álcool isopropílico a 70%.
- Algodão ou gaze.
- Medicamento em seringa e agulha de tamanho adequado (Tabela 6-1).

Procedimento para injeção intravenosa no equino

Ação técnica	Fundamento/extensão
1. Coloque um cabresto no equino e ponha-o em um tronco de contenção. Como alternativa, um assistente do mesmo lado do coletor pode conter o equino.	1a. Nunca permaneça diretamente na frente do equino ou sob seu pescoço.
2. Identifique o sulco da veia jugular.	—
3. Umedeça o sulco usando algodão embebido em álcool e, em seguida, remova a agulha da seringa.	3a. A agulha pode permanecer anexada à seringa durante a administração de volumes pequenos (menos de 5 mL).
	3b. A Tabela 6-1 apresenta uma seleção de tamanhos de agulha.
4. Oclua a veia jugular.	—
5. Mantenha o bisel da agulha voltado para cima e insira na veia jugular distendida.	5a. Se for observado sangue pulsando ou um fluxo vermelho brilhante, provavelmente ocorreu uma punção arterial inadvertida da artéria carótida. Remova imediatamente a agulha e aplique compressão por 5 minutos.
	5b. O menor diâmetro de agulha que se pode utilizar com segurança no equino é de 0,9 mm. Agulhas de diâmetro menores não permitirão ao técnico detectar uma punção arterial acidental.
6. Anexe a seringa e aspire para confirmar a localização intravenosa.	6a. O sangue fluirá para a seringa, confirmando a localização intravenosa.
	6b. Figura 6-10.
7. Injete a uma velocidade moderada.	—
8. Remova a agulha e aplique compressão por 1-2 minutos.	8a. A pressão previne a formação de hematomas.

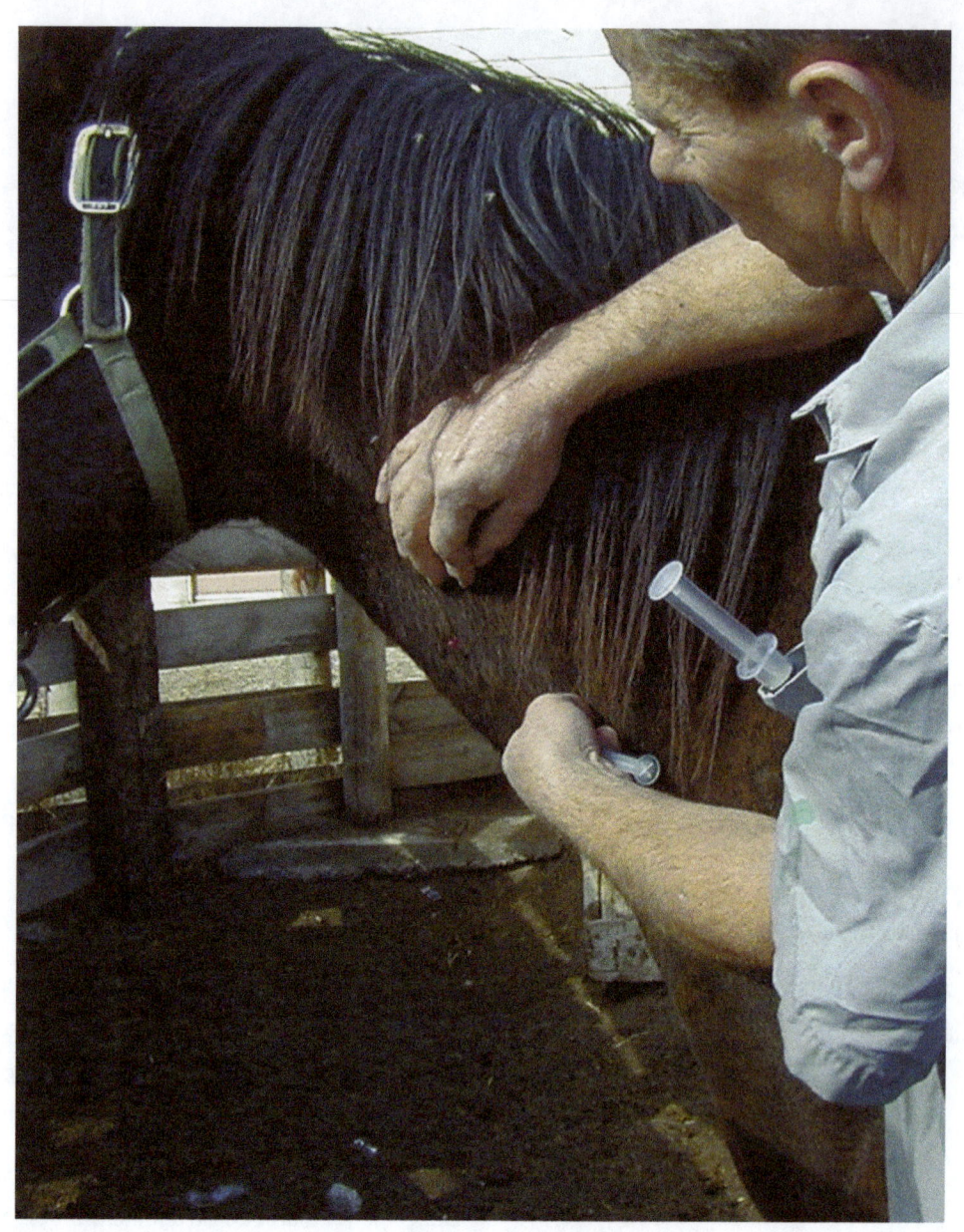

Figura 6-10 Injeção intravenosa (veia jugular) no equino. Agulha na veia, verificando a gota de sangue venoso no canhão da agulha.

Notas

A agulha pode ser inserida apontada para baixo, na direção do coração. Esta técnica diminui a chance de ocorrer punção inadvertida da carótida. Como alternativa, a agulha pode ser inserida apontada para cima, na direção oposta ao coração. Esta técnica minimiza a quantidade de ar que entra na veia.

Procedimento para injeção intravenosa no bovino

Ação técnica	Fundamento/extensão
1. Coloque o bovino em um tronco de contenção.	—

2. Desvie a cabeça do bovino para o lado do tronco de contenção usando um cabresto.

2a. A cabeça pode ser desviada para qualquer um dos lados.

3. Identifique o sulco da veia jugular.

—

4. Umedeça o sulco usando algodão embebido em álcool e oclua a veia.

4a. O álcool auxilia na dilatação da veia.

5. Segure a agulha pelo canhão com os dedos polegar e indicador. Insira a agulha através da pele em um ângulo de 45-90° em relação à veia.

5a. Figura 6-11.

5b. A Tabela 6-1 apresenta uma seleção de tamanhos de agulha.

6. Confirme a penetração na veia, observando se há sangue saindo do canhão da agulha.

6a. Bovinos apresentam um fluxo de sangue no canhão; equinos, um gotejamento.

6b. Se a agulha penetrou a pele, mas não entrou na veia, identifique novamente o local da veia e insira a agulha, sem removê-la da pele.

6c. Se a agulha foi colocada muito profundamente e transpassou a veia, puxe-a devagar.

7. Insira a agulha posicionando-a paralelamente à jugular e avançando para o interior da veia. Insira a agulha até o canhão.

—

8. Anexe a seringa e administre o medicamento a uma velocidade moderada.

—

9. Remova a agulha e aplique pressão por 20 segundos.

9a. A pressão previne a formação de hematomas.

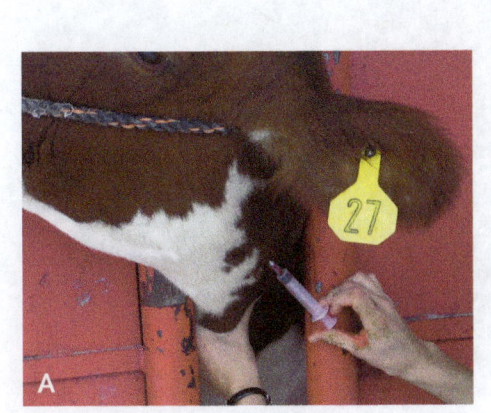

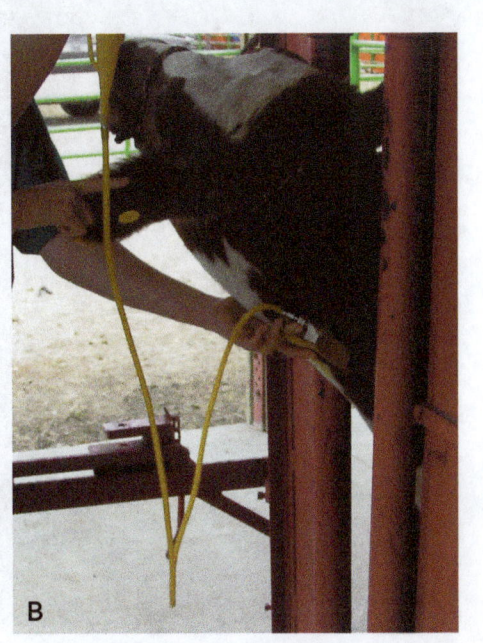

Figura 6-11 (A) Injeção intravenosa (veia jugular) no bovino. (B) Administração de uma infusão intravenosa (veia jugular).

Procedimento para injeção intravenosa no caprino

Ação técnica	Fundamento/extensão
1. Coloque o caprino em um canzil; ponha um cabresto e desvie a cabeça para o lado. Como alternativa, um assistente pode empurrar o caprino para um canto e, então, montar sobre seu pescoço.	1a. Se o caprino for muito grande para montar em seu pescoço, o auxiliar pode pressionar o animal em um canto ou contra uma cerca.
2. Segure a mandíbula e eleve a cabeça enquanto a vira ligeiramente para o lado.	2a. Figura 6-12.
	2b. A Tabela 6-1 apresenta uma seleção de tamanhos de agulha.
3. Identifique o sulco da veia jugular e limpe com álcool.	3a. O álcool remove a sujeira e auxilia na visualização, especialmente em caprinos com pelame longo ou grosso.
4. Oclua a veia no terço inferior do pescoço ou na entrada do tórax.	4a. Ocluir e liberar a veia várias vezes pode auxiliar na sua visualização.
5. Anexe a agulha à seringa. Insira a agulha, com o bisel para cima, em um ângulo de 30° em relação à pele, paralelo à veia jugular.	—

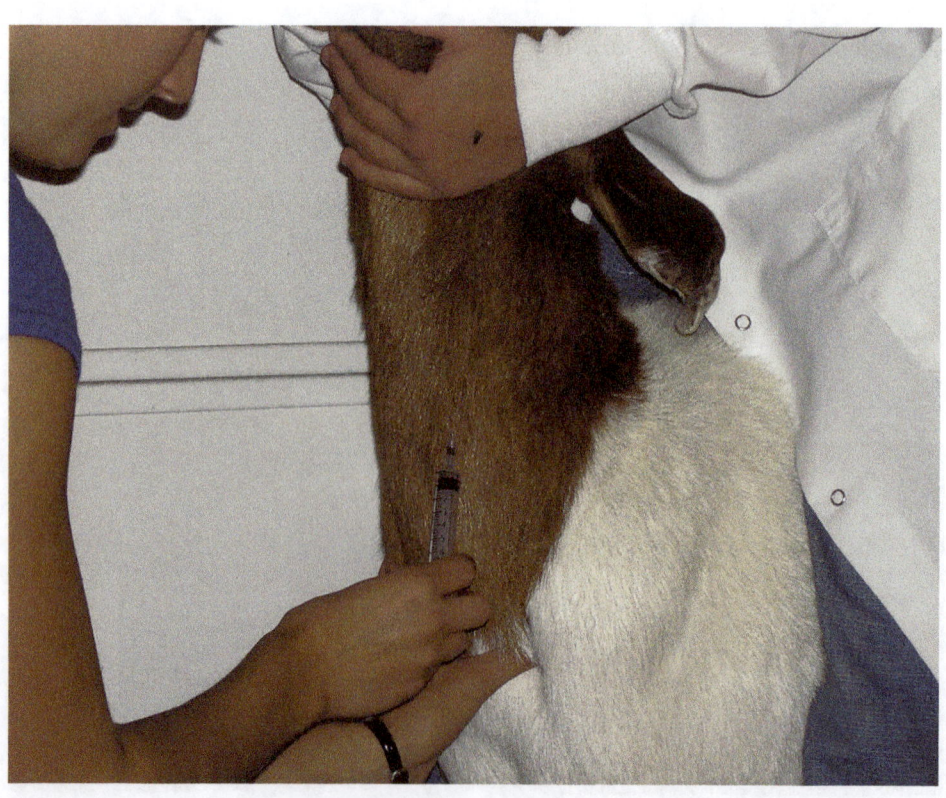

Figura 6-12 Injeção intravenosa (veia jugular) no caprino.

6. Aspire sangue na seringa para confirmar a localização. —

7. Injete a uma velocidade moderada. —

8. Remova a agulha e aplique pressão por 20 segundos. **8a.** A pressão previne a formação de hematomas.

Procedimento para injeção intravenosa no suíno

Ação técnica	Fundamento/extensão
1. Contenha o suíno usando um cambão, um tronco de contenção ou com o auxílio de um assistente, que deve segurá-lo contra o corpo.	**1a.** A técnica de contenção dependerá do tamanho do suíno.
2. As veias marginais da orelha normalmente são visíveis sem oclusão. Três veias estão presentes na orelha, sendo a lateral e a central de visualização mais fácil.	**2a.** Figura 6-13. **2b.** Suínos são incapazes de suar, por isso, as orelhas são um componente importante na regulação da temperatura. O aumento da temperatura ambiente resultará em vasodilatação e auxilia na visualização da veia.

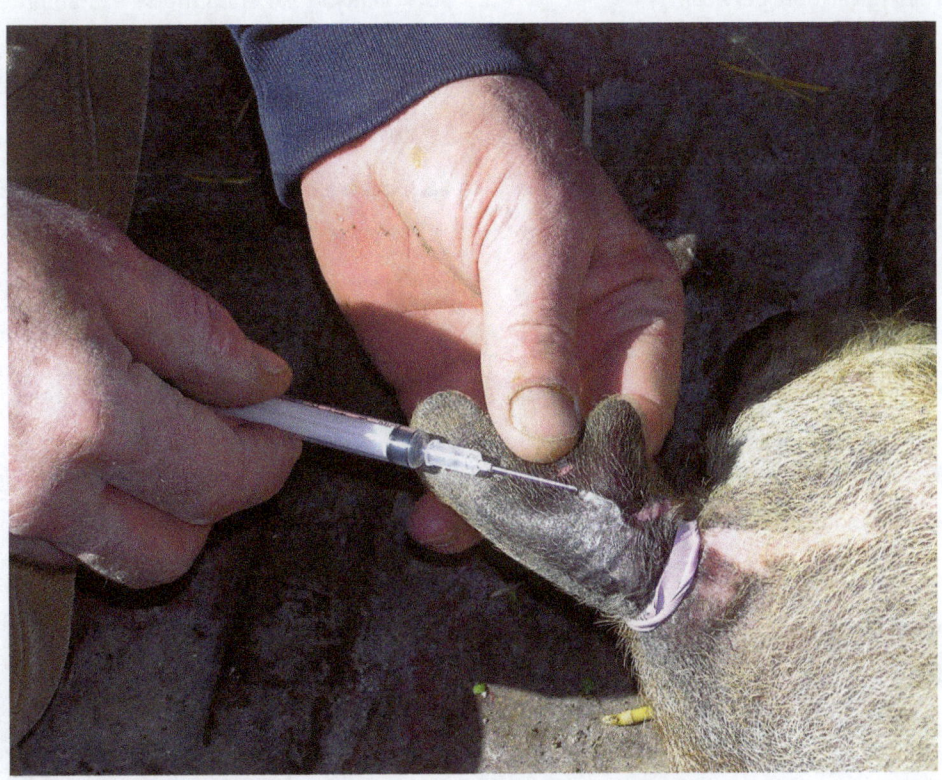

Figura 6-13 Coleta de sangue intravenoso (veia auricular) no suíno. Em injeções, não se deve utilizar faixa elástica para ocluir a veia.

3. O assistente deve comprimir a base da orelha para ocluir a veia. Um movimento de bombeamento pode ser usado para ajudar a dilatá-la.

3a. Como alternativa, o coletor pode usar a mão livre para ocluir a veia.

4. Anexe a agulha na seringa. Insira a agulha ao longo do vaso em um ângulo de penetração bastante agudo.

4a. A Tabela 6-1 apresenta uma seleção de tamanhos de agulha apropriados.

4b. A agulha deve ser anexada à seringa antes da inserção, porque as veias da orelha são muito frágeis.

5. Aspire para confirmar o posicionamento vascular. Peça ao assistente que libere a pressão que ocluía a veia. Injete a uma velocidade moderada.

—

6. Remova a agulha e aplique compressão por 1 minuto.

6a. A compressão reduz a incidência de hematomas.

PROCEDIMENTO PARA INJEÇÃO INTRAVENOSA NA LHAMA

Ação técnica	Fundamento/extensão
1. Coloque a lhama em um tronco ou outro dispositivo de contenção para impedir sua movimentação para a frente.	—
2. Eleve a cabeça.	—
3. No terço inferior do pescoço, palpe os largos processos transversos da sexta vértebra cervical.	**3a.** Figura 6-14. **3b.** A veia jugular encontra-se exatamente na porção medial a este processo. **3c.** O pulso da artéria carótida pode ser palpável medialmente ao processo transverso.
4. Oclua a veia. Confirme o ponto de penetração da veia jugular, ocluindo e liberando a veia diversas vezes.	**4a.** Observe a distensão da veia jugular entre a quinta e a sexta vértebra cervical. **4b.** Não corte os pelos do animal sem permissão do proprietário. O crescimento do novo pelame pode levar até 18 meses. Se houver permissão, a tricotomia pode auxiliar a visualização.
5. Anexe a agulha na seringa e a insira um pouco medialmente ao processo, na direção do centro do pescoço.	**5a.** Anexar a seringa antes de inserir auxilia a coleta. **5b.** A Tabela 6-1 abrange a seleção dos tamanhos da agulha.
6. Aspire para confirmar o posicionamento vascular. Injete a uma velocidade moderada.	—
7. Remova a agulha e aplique compressão por 1 minuto.	**7a.** A compressão reduz a incidência de hematomas.

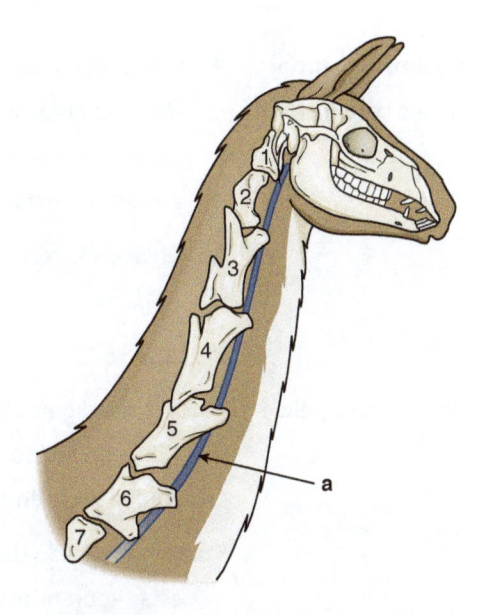

Figura 6-14 Local para injeções intravenosas (a, veia jugular) na lhama.

ADMINISTRAÇÃO DE INJEÇÕES SUBCUTÂNEAS

FINALIDADE

- Administrar medicamentos, vacinas ou fluidos no tecido subcutâneo.

COMPLICAÇÕES

- Penetração vascular inadvertida.
- Abscesso iatrogênico.

MATERIAL

- Álcool isopropílico a 70%.
- Algodão.
- Agulha (tamanho na Tabela 6-1).
- Seringa.

PROCEDIMENTO PARA INJEÇÃO SUBCUTÂNEA NO BOVINO

Ação técnica	Fundamento/extensão
1. Contenha o bovino em um tronco de contenção.	1a. Conter adequadamente o animal minimiza seu movimento, diminuindo, desse modo, a extensão do dano tecidual causado pela injeção.

Ação técnica	Fundamento/extensão
2. Técnica com duas mãos. Segure a pele a uma distância de 10 cm craniais ao ombro. Levante a pele para formar uma prega em forma de tenda.	2a. Uma linha da base da orelha à ponta do ombro delimita efetivamente as vértebras cervicais. Injeções devem ser realizadas dorsalmente a esta linha e 10 cm abaixo da crista do pescoço.
	2b. Observe as recomendações de garantia da qualidade da carne.
	2c. Figura 6-5.
3. Segure a agulha a um ângulo de 20° em relação à pele e insira na base da prega.	3a. Levantar ligeiramente a ponta da agulha para separar a pele do tecido subjacente ajudará a confirmar que agulha não atingiu o músculo.
	3b. Tome cuidado para não perfurar ou injetar na mão que está segurando a pele.
	3c. Não use a técnica de duas mãos durante a administração de agentes zoonóticos vivos, como brucelose.
	3d. Veja a Tabela 6-1 para selecionar o tamanho da agulha.
4. A técnica para a injeção com uma mão é essencialmente a mesma, exceto pelo fato de que a pele não é pregueada usando-se a segunda mão.	4a. A técnica de uma mão deve ser usada quando a segurança da pessoa que está injetando for comprometida pela técnica de duas mãos.
	4b. A técnica de uma mão é muito mais rápida e segura para o operador.
5. Aspire e injete.	5a. Aspirar significa puxar o êmbolo até que apareça sangue no canhão da agulha.
	5b. É comum não se executar a aspiração executada quando muitos animais são manipulados. A aspiração é impossível nas seringas automáticas.

Procedimento para injeção subcutânea no caprino e na lhama

Ação técnica	Fundamento/extensão
1. Coloque um cabresto na lhama; ponha um laço no caprino.	1a. Um tronco de contenção (lhama) ou um canzil (caprino) também podem ser usados.
2. Identifique o local de injeção cranial ao ombro.	2a. Locais alternativos para a injeção incluem a região caudal ao cotovelo (lhama) e a área lateral do peito, 7,5 cm caudais ao ombro (caprino).
	2b. Estas áreas são caracterizadas por uma fixação frouxa da pele.

Ação técnica	Fundamento/extensão
3. Certifique-se de que o local de injeção esteja livre de sujeira ou detritos.	3a. Animais individuais muitas vezes são limpos com algodão e álcool, mas essa limpeza não é feita quando se manipula um rebanho. 3b. Figuras 6-7 e 6-9.
4. Segure e levante a pele com a mão livre.	4a. O procedimento forma uma prega em forma de tenda.
5. Segurando a agulha em um ângulo de 20° em relação à pele, insira-a na base da prega.	5a. Levantar ligeiramente a ponta de agulha para separar a pele do tecido subjacente ajuda a confirmar que agulha não atingiu o músculo. 5b. Tome cuidado para não perfurar ou injetar na mão que está segurando a pele. 5c. Frequentemente, lhamas escoiceiam e caprinos vocalizam neste momento.
6. Aspire e injete.	6a. Aspirar significa puxar o êmbolo até que apareça sangue no canhão da agulha.
7. Massageie o local de injeção.	7a. A massagem diminui a dor e distribui a droga.

Procedimento para injeção subcutânea no suíno

Ação técnica	Fundamento/extensão
1. A técnica de contenção e o local da injeção dependem do tamanho do suíno.	—
2. Injeções em leitões: Suspenda o leitão pelos membros pélvicos para expor o local da injeção no interior do flanco ao longo da parede abdominal.	2a. A Figura 6-8 mostra o local da injeção. 2b. A dobra de pele caudal e medial ao cotovelo também pode ser usada. 2c. Esse método pode ser usado até quando o suíno estiver grande demais para ser suspenso pelos membros pélvicos. A maioria dos animais do tamanho de suínos em crescimento ou acabamento pode ser imobilizada dessa maneira.
3. Injeções em suínos maiores: Utilize um cambão ou um tronco de contenção que permita acesso à área de pele solta caudal ao ouvido.	—
4. Certifique-se de que o local da injeção esteja limpo e seco.	4a. A contaminação do local de injeção aumenta a frequência de formação de abscessos.
5. Segure a pele e puxe dorsalmente. Insira a agulha em ângulo agudo (aproximadamente 10°) em relação à pele.	5a. A inserção em um ângulo agudo impede a penetração no músculo.

Ação técnica	Fundamento/extensão
6. Aspire e injete a uma velocidade moderada.	6a. Aspirar significa puxar o êmbolo até que apareça sangue no canhão da agulha. 6b. Em suínos adultos, deve ser injetado um volume máximo de 10 mL por local.
7. Remova a agulha e massageie.	7a. A massagem ajuda a dispersar o medicamento e a aliviar a dor.

Implantes de hormônio de crescimento

Finalidade

- Utilização do alimento de forma mais eficiente pelo bovino.[1]

Complicações

- Formação de abscessos.
- Implantes expelidos.
- Incorporação do implante à cartilagem.
- Implantes esmagados ou quebrados.

Material

- Canivete.
- Escova dura.
- Solução de clorexidina.
- Balde.
- Pistola de implante com agulhas.
- Implantes.

Procedimento para a colocação de implantes de hormônio de crescimento

Ação técnica	Fundamento/extensão
1. Coloque o bovino em um tronco de contenção.	—
2. Se a orelha estiver limpa e seca, vá diretamente para o passo 4. Se necessário, raspe fezes ou detritos do lado de trás da orelha com um canivete.	2a. O método de raspar, escovar e desinfetar foi iniciado para minimizar infecções associadas a implantes contaminados.
3. Limpe a orelha usando a solução de clorexidina.	3a. Uma escova de dois lados, com cerdas de náilon de um lado e de metal do outro, é a mais comumente usada.

---

[1] A Instrução Normativa nº 10, do Ministério de Agricultura, Pecuária e Abastecimento, de 27 de abril de 2001, proíbe, no Brasil, o uso de substâncias com atividade anabolizante para fins de crescimento e ganho de peso em bovinos. (N. T.)

4. Insira a agulha por via subcutânea no terço médio do lado de trás da orelha. Insira o comprimento total da agulha. Aperte o gatilho e retire a agulha lentamente enquanto o gatilho é pressionado.

5. Inspecione e apalpe o local do implante. Implantes colocados não se agrupam corretamente e ficam ligeiramente móveis no interior do tecido subcutâneo.

3b. Entre seu uso entre um animal e outro, a escova deve ser colocada de volta na solução de clorexidina.

4a. A correta inserção resultará em uma linha suave de péletes implantados.

4b. O único local aprovado para a administração de implante é a parte de trás da orelha. Esta localização minimiza a exposição humana aos implantes, pois as orelhas são descartadas no momento do abate.

4c. Girar a agulha ligeiramente e usar um leve toque ajuda a evitar a colocação de implantes na cartilagem da orelha.

4d. Use apenas agulhas afiadas. Agulhas cegas tornam muito mais difícil a colocação do implante e aumentam a taxa de infecção.

—

SONDAGEM

A **sondagem** gástrica serve a muitas finalidades. Um antigo sustentáculo da terapia para cólicas e necessária para o alívio bem-sucedido do meteorismo, a sondagem gástrica ainda é um dos mais valiosos procedimentos médicos em grandes animais. Embora o método de acesso ao estômago possa variar em função da espécie (oral *versus* nasal), as técnicas básicas de sondagem permanecem constantes. Os técnicos devem investir o tempo necessário para desenvolver esta habilidade. É um procedimento que merece o tempo e o esforço necessários para seu domínio.

SONDAGEM NASOGÁSTRICA

FINALIDADE

- Administrar fluidos, medicamentos ou nutrientes ou aliviar a pressão gástrica.

COMPLICAÇÕES

- Epistaxe.
- Aspiração.
- Trauma esofágico.

Material

- Sonda nasogástrica.
- Balde.
- Bomba estomacal.
- Gel ou óleo lubrificante.
- Cachimbo.

Procedimento para a sondagem nasogástrica do equino

Ação técnica	Fundamento/extensão
1. Coloque um cabresto no equino e ponha-o em um tronco de contenção.	1a. Em muitos equinos, a sondagem torna-se mais fácil quando um cachimbo é aplicado. Alguns equinos podem exigir a administração de tranquilizantes.
2. Umedeça levemente a extremidade da sonda com lubrificante ou óleo.	2a. A lubrificação facilita a passagem da sonda. 2b. Mantenha uma toalha à mão, porque a mão do técnico pode se tornar escorregadia durante o procedimento. 2c. A sonda geralmente é enrolada por cima do ombro, com sua extremidade livre colocada na boca do técnico durante a sondagem.
3. Posicione-se lateralmente ao equino. Insira a sonda no aspecto ventromedial da narina. Use o dedo indicador ou o polegar para assegurar-se de que a sonda seja direcionada ventralmente.	3a. Colocar uma mão sobre o chanfro ajudará a estabilizar a cabeça. Certifique-se de não ocluir as vias respiratórias durante o procedimento. 3b. Orientar a sonda em uma direção ventromedial minimiza o trauma nas conchas nasais e, portanto, diminui a incidência de epistaxe. 3c. Se ocorrer epistaxe durante a sondagem, aguarde 5-10 minutos e continue, em seguida, usando a outra narina. Esta é uma complicação secundária e não justifica a interrupção do processo. 3d. Normalmente, os equinos resistem (sacudindo a cabeça) até que os primeiros 15 cm da sonda tenham passado. Após este ponto, a maioria dos animais tolera o procedimento muito bem.
4. Avance lentamente a sonda até atingir a nasofaringe. Continue a exercer pressão suave e permita que o equino engula a sonda.	4a. A deglutição pode ser facilitada com a flexão do pescoço. Outros equinos podem ser estimulados a engolir girando-se lentamente a sonda. 4b. Figura 6-15.

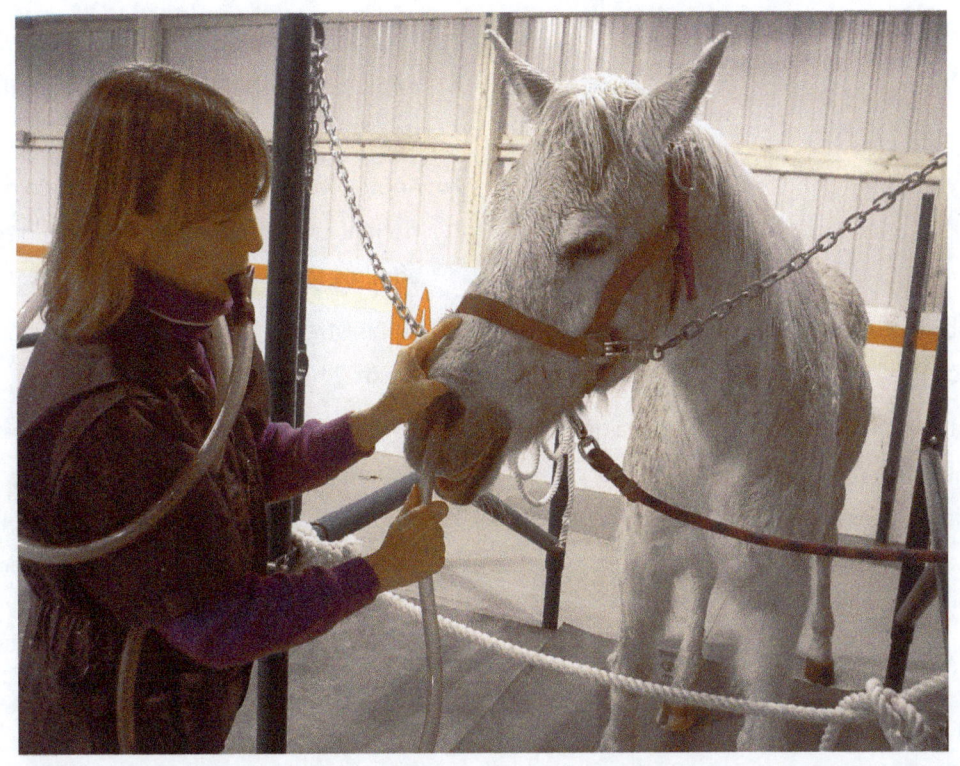

Figura 6-15 Sondagem nasogástrica do equino. Observe o uso do polegar para direcionar a sonda ventralmente.

5. Confirme que a sonda entrou no esôfago detectando a pressão negativa ou palpando a sonda no esôfago.

   5a. Para avaliar a pressão negativa, aspire na extremidade da sonda.

   5b. Palpe o lado esquerdo do pescoço, dorsal ao sulco da veia jugular. Mover a sonda auxilia a palpação. O mais fácil é manter a ponta dos dedos em uma posição fixa sobre o terço cranial do pescoço e, em seguida, sentir a passagem da sonda sob elas.

   5c. Frequentemente, é mais fácil detectar a pressão negativa do que palpar a sonda.

6. Sopre na sonda e avance-a lentamente no estômago.

   6a. Soprar na sonda dilata o esôfago, o que facilita sua passagem sem a ocorrência de traumas.

7. Verifique o refluxo gástrico, anexando a bomba estomacal e preenchendo a sonda com água morna. Abaixe a extremidade da sonda e permita a drenagem do fluido.

   7a. Preencher significa colocar água na sonda. Isso ajuda a criar um sifão.

   7b. Equinos são incapazes de vomitar e, portanto, suscetíveis à ruptura gástrica. Antes de administrar fluidos, o técnico deve estar certo de que a pressão gástrica está normal e que quantidades excessivas de refluxo (fluido) não estão presentes.

Ação técnica	Fundamento/extensão
	7c. Puxar a sonda rapidamente 7,5-17,5 cm depois que ela esteja preenchida com água pode facilitar o efeito de sifão.
	7d. Anote o volume do refluxo removido no registro do paciente. Confirme com o veterinário se fluidos serão administrados na presença de refluxo.
8. Anexe a bomba estomacal e administre fluidos ou medicamento.	**8a.** Administre fluidos orais a uma taxa máxima de 6 litros a cada 2 horas.
9. Para a remoção, sopre na sonda para limpá-la de todos os fluidos. Coloque o polegar sobre a extremidade e dobre a sonda. Retire-a com um movimento contínuo.	**9a.** Limpar a sonda e dobrá-la ajuda a impedir a aspiração durante sua remoção.
	9b. Nos casos de potencial ruptura gástrica, sondas nasogástricas podem ser fixadas temporariamente no cabresto, usando-se uma fita adesiva.

Sondagem orogástrica

Finalidade

- Administrar fluidos, medicamento ou nutrientes, ou aliviar a pressão gástrica.

Complicações

- Aspiração.
- Trauma esofágico.
- Regurgitação (lhama).

Material

- Sonda (tamanho no passo 3 em Sondagem Orogástrica).
- Espéculo de Frick ou abridor de boca (bovino).
- Espéculo oral (lhama, caprino).
- Balde.
- Bomba estomacal.

Procedimento para a sondagem orogástrica de bovinos, lhamas e caprinos

Ação técnica	Fundamento/extensão
1. Coloque o bovino ou a lhama em um tronco de contenção. Contenha o caprino pelo laço.	**1a.** Lhamas pequenas podem ser colocadas em decúbito esternal enquanto o coletor monta, de joelhos, sobre elas.

2. Coloque o espéculo de Frick na cavidade oral do bovino. Coloque o espéculo oral em uma lhama ou um caprino.

1b. Caprinos geralmente são montados.

2a. Anexar permanentemente uma formiga à extremidade de um espéculo de Frick o torna autorretentor. Assim, permite-se o uso de ambas as mãos pelo operador (Figura 6-16).

2b. Um segmento de 20 cm de mangueira de jardim, confeccionada em borracha, funciona muito bem como espéculo para lhamas. Alternativamente, um cano de policloreto de vinila (PVC) envolvido em fita adesiva também funciona.

2c. Um espéculo é necessário, pois os molares afiados de ambas as espécies podem dilacerar as sondas.

2d. Um rolo de fita adesiva velho ou um pedaço de tubo de policloreto de vinila (PVC) envolto em fita tornam-se excelentes espéculos para caprinos (Figura 6-17).

3. Passe a sonda pelo espéculo até o esôfago. É necessária uma suave pressão para se passar pela região da orofaringe. Girar a sonda em um movimento circular facilita a deglutição.

3a. Tamanhos de sonda:
- Bovinos: 25 mm de diâmetro interno ou maior.
- Caprinos: sonda pequena, para potros.
- Lhamas:
  - 4,5-9 kg: 18-22 French ou 6-7 mm de diâmetro externo
  - 30-90 kg: 30-40 French ou 10-13 mm de diâmetro externo (sonda para potro ou para equino pequeno)
  - 90 kg ou mais: 40-45 French ou 13-15 mm de diâmetro externo (tamanho para equino pequeno)

3b. A passagem da sonda em lhamas e caprinos é facilitada flexionando-se levemente a cabeça.

3c. Nunca force a sonda. Se houver resistência, reposicione o espéculo ou retire delicadamente a sonda e comece novamente.

4. Aspire na extremidade da sonda enquanto ela passa pelo esôfago. Uma pressão negativa indica que a sonda está colocada corretamente.

4a. A sucção na extremidade da sonda permite que o operador avalie se ela está corretamente colocada no esôfago ou incorretamente na traqueia (Notas Especiais).

4b. Lhamas podem regurgitar neste momento. Embora isso não seja muito perigoso, pode exigir que o procedimento seja reiniciado.

5. O operador também pode palpar a extremidade da sonda ao longo da região ventral esquerda do pescoço enquanto ela passa pelo esôfago.

6. Uma vez confirmado que a sonda encontra-se no esôfago, sopre para dilatá-lo e facilitar uma passagem sem traumas.

7. Anexe a bomba estomacal e administre fluidos ou medicamento.

8. Antes de remover a sonda, sopre com força na sua extremidade para limpar todo o conteúdo interno. Coloque o polegar sobre sua extremidade ou dobre a sonda.

9. Remova a sonda puxando-a para baixo, em um movimento contínuo.

10. Remova o espéculo.

5a. Este é um excelente método para confirmar o posicionamento.

6a. Uma vez no rúmen, um forte odor de grãos ou forragem é normalmente notado.

7a. Fluidos devem ser aquecidos à temperatura corpórea.

8a. Estas técnicas minimizam a possibilidade de aspiração acidental durante a remoção.

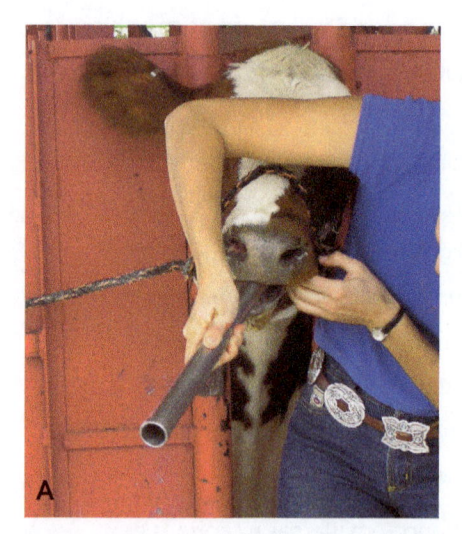

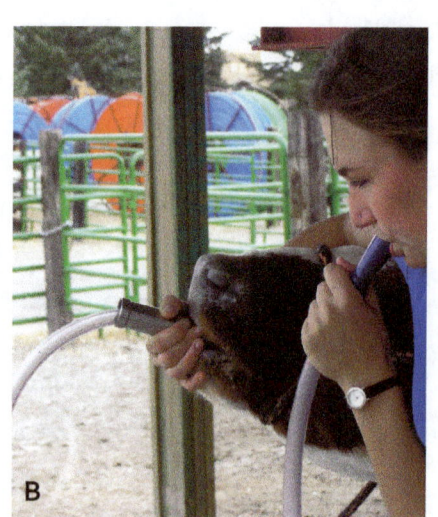

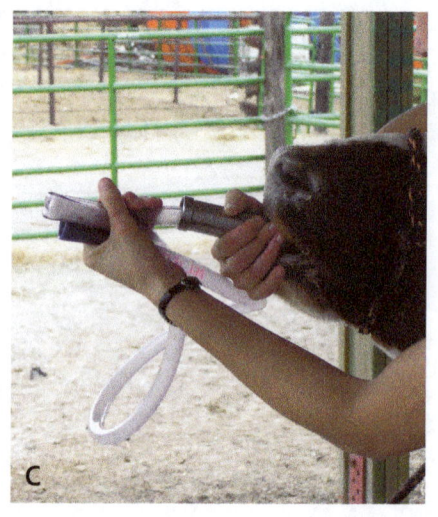

—

—

Figura 6-16 (A) Colocação de um espéculo de Frick para sondagem orogástrica de um bovino. (B) Confirmação da presença de pressão negativa. (C) Dobrando a sonda para a remoção.

NOTAS

Pressão negativa significa que o operador não será capaz de puxar o ar através da sonda. As bochechas do operador contraem-se durante a sucção. Para simular a sensação, coloque um canudo na boca, tampe a outra extremidade com o dedo e tente sugar o ar. Esta sensação indica pressão negativa. Uma sonda que tenha sido incorretamente posicionada na traqueia apresentará pressão positiva quando sugada. Para simular a sensação, coloque um canudo na boca e sugue o ar. Esta é a chamada pressão positiva.

Além da avaliação da pressão negativa, o posicionamento da sonda é confirmado quando se sente o cheiro do conteúdo gástrico e se ouvem os sons de motilidade através da sonda.

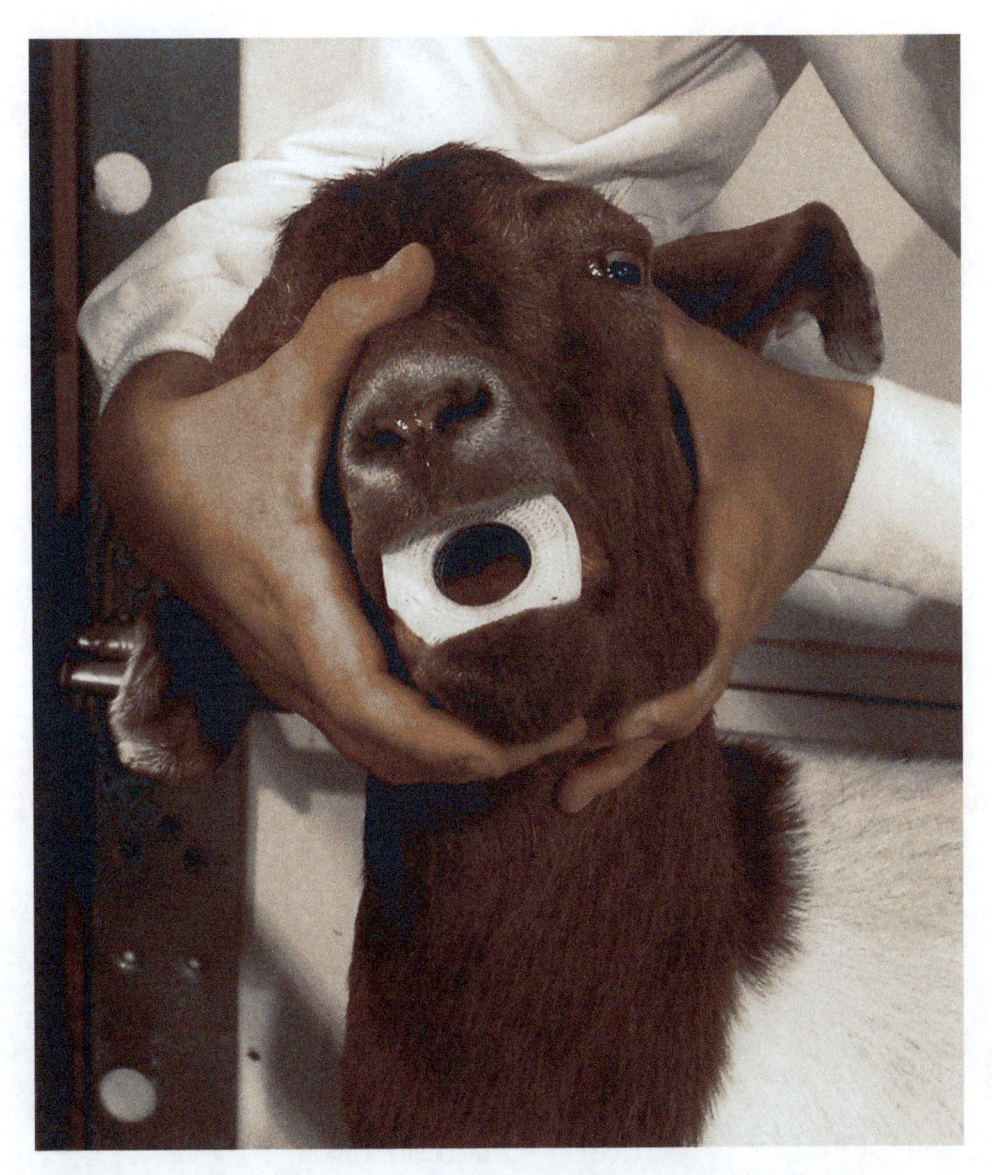

Figura 6-17 Colocação de um espéculo para sondagem orogástrica em um caprino.

CATETERES

A cateterização **intravenosa** garante a rápida administração de drogas ou fluidos no espaço vascular venoso. Ela minimiza o potencial de uma injeção extravascular inadvertida e o trauma vascular, quando são previstas injeções intravenosas repetidas. A decisão de se colocar um cateter intravenoso geralmente reflete o volume global de fluido que o animal receberá e a duração do tratamento. O tipo de **cateter** muitas vezes depende da experiência da equipe médica, da preferência pessoal e da duração prevista do uso (Tabelas 6-3 e 6-4). Ao contrário dos cateteres intravenosos, que são usados para uma infinidade de razões, cateteres intra-arteriais são usados, principalmente, no paciente anestesiado.

TIPOS DE CATETER

A Figura 6-18 apresenta dois tipos de cateteres.

Tabela 6-3 Tipos de cateter

Tipo de cateter	Utilizações e vantagens	Desvantagens
Agulha tipo borboleta	Rápida colocação	Uso limitado de curto prazo
		Laceração de vasos
Cateter com agulha interna	Baixo custo	Menos flexível
	Colocação fácil	Maior incidência de trombose e flebite
Cateter com agulha externa	Muito flexível	Caro
	Menor incidência de flebite	Risco maior de laceração do cateter
	Uso de longo prazo	Mais difícil de colocar

TAMANHOS DE CATETER PARA DIVERSAS ESPÉCIES DE ANIMAIS

Tabela 6-4 Tamanhos de cateter para diversas espécies de animais

Espécie	IV ou IA	Nome do vaso	Tamanho
Equino			
Adulto	IV*	Jugular	16-18 g × 150 mm
	IA*	Facial	18-20 g × 40-50 mm
		Metatársica maior	
Potro	IV	Jugular	18-20 g × 50 mm
	IA	Facial	20-22 g × 25 mm
		Metatársica maior	
Bovino			
Adulto	IV	Jugular	14-16 g × 150 mm
Bezerro	IV	Jugular	18-20 g × 50 mm
Caprino			
Adulto	IV	Jugular	18-20 g × 50 mm
Cabrito	IV	Jugular	20-22 g × 25-50 mm
Lhama			
Adulto	IV	Jugular	16-18 g × 150 mm
Filhote	IV	Jugular	18-20 g × 50 mm
Suíno			
Adulto	IV	Auricular	18 g × 50 mm
Leitão	IV	Auricular	20-22 g × 25-50 mm

* *IA*: intra-arterial; *IV*: intravenoso.

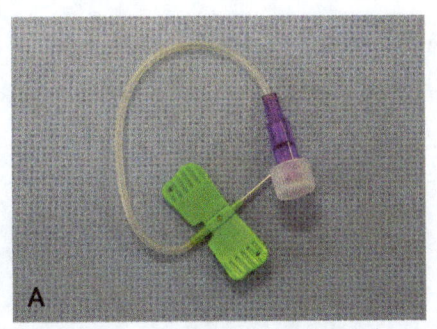

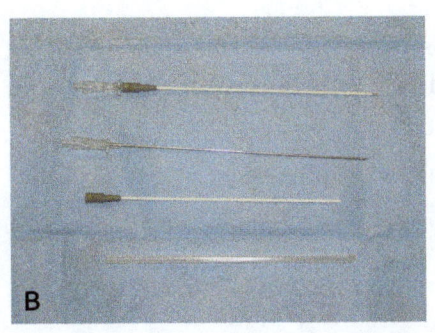

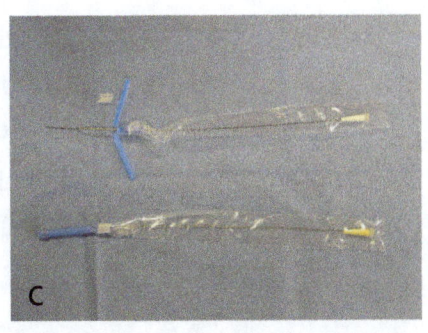

Figura 6-18 (A) Cateter tipo borboleta. (B) Cateter com agulha interna montado e desmontado, mostrando o cateter e o estilete. (C) Um cateter com agulha externa montado e aberto, mostrando o cateter passando através da agulha e da capa da agulha.

Nota

Cateteres intra-arteriais podem ser utilizados em todas as espécies animais. No entanto, sua utilização em espécies diferentes da equina é bastante limitada. O tamanho do cateter intra-arterial em outras espécies seria comparável àquele utilizado em equinos.

Recomendações gerais para a colocação e cuidados com o cateter intravenoso

Certos princípios aplicam-se a todos os cateteres. As seguintes recomendações devem ser exercidas independentemente da espécie, do vaso selecionado ou do tipo de cateter colocado.

- Para preparar um cateter para o posicionamento, inspecione visualmente o **estilete** e a ponta do cateter procurando rebarbas ou outros defeitos de fabricação. Lave-o internamente, usando solução salina heparinizada.
- Ao inserir um cateter, segure o estilete e o canhão firmemente juntos. Isso impede que o cateter deslize para a frente, sobre o estilete.
- Manuseie apenas o canhão do cateter. Para evitar contaminação, nunca toque o corpo do cateter.
- Nunca posicione um cateter por sobre o estilete em um vaso e, em seguida, tente puxá-lo de volta para o estilete. Esta ação pode resultar no corte do cateter, acarretando, desta forma, um êmbolo causado por corpo estranho (morte).
- Quando injetar pela tampa do cateter, use uma agulha de espessura menor que o próprio cateter. Sempre limpe a tampa do cateter com álcool antes de inserir uma agulha.
- O sistema de cateter e o método de fixação escolhidos para cada paciente dependem do tipo e do volume de fluidos administrados, da duração do cateterismo e do potencial para trombose.
- Todos os cateteres devem ser removidos imediatamente se for observado inchaço ou dor no local da cateterização, trombose ou febre de origem desconhecida.
- Cateteres devem ser lavados com solução salina heparinizada a cada 8-12 horas.
- Cateteres devem ser inspecionados quanto à patência ou problemas 2 a 3 vezes por dia.
- Cateteres devem ser trocados a cada 72 horas, salvo indicação em contrário.
- A aplicação de lidocaína tópica após a preparação cirúrgica de três etapas minimiza o desconforto na colocação do cateter em todas as espécies.

- Muitas vezes, a solução salina heparinizada que se utiliza para lavagem é feita no hospital adicionando-se heparina a 1 litro de solução salina estéril. A solução final deve conter duas unidades de heparina por mL de solução salina.
- A Figura 6-19 apresenta as partes do cateter.

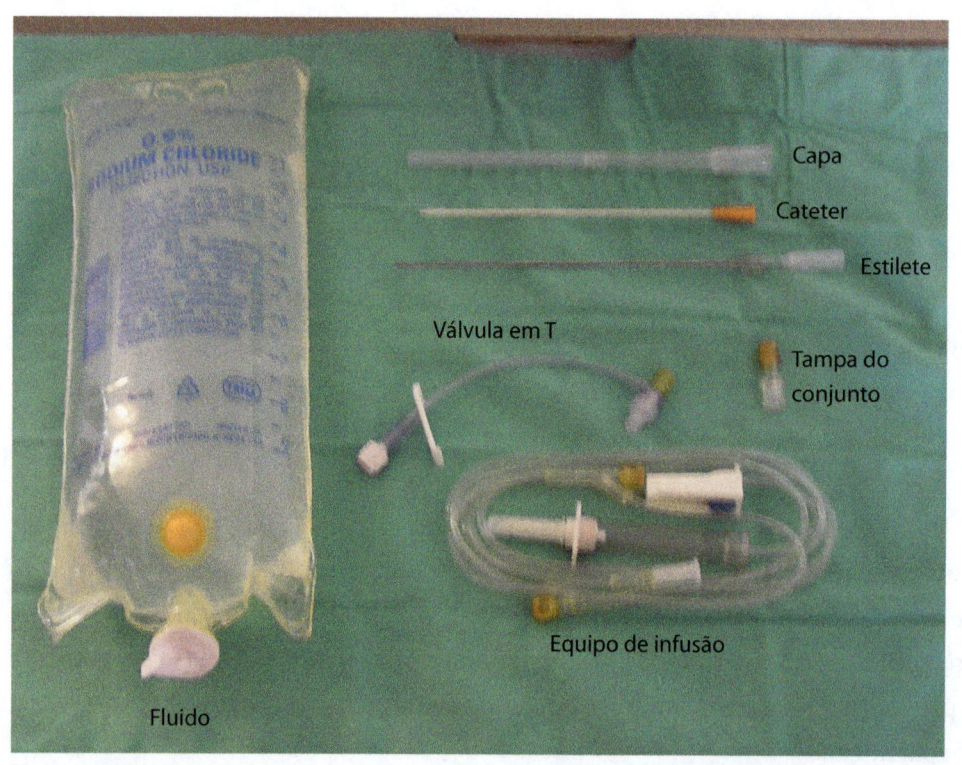

Figura 6-19 Conjunto para administração intravenosa de fluidos.

Cateteres intravenosos

Finalidade

- Estabelecer um meio seguro e eficaz de administrar fluidos, drogas ou agentes anestésicos.

Complicações

- Tromboflebite.
- Infecção.
- Hematoma.
- Hemorragia subcutânea.
- Punção arterial inadvertida.
- Obstrução do cateter.

Material

- Luvas estéreis.
- Tricótomo com pente nº 40.
- Solução e escova de iodopovidona.
- Álcool isopropílico a 70%.
- Lidocaína (tópica e injetável).
- Lâmina número 15 ou agulha de 2,1 mm de diâmetro externo.
- Cateter (Tabela 6-4).
- Fita adesiva de 2,5 cm.
- Supercola ou adesivo de tecido (metoxipropil cianoacrilato).
- Sutura (fio de sutura agulhado não absorvível tamanho 0).
- Tesoura.
- Tampa do cateter.
- Conjunto de extensão.
- Fluidos.
- Seringas e agulhas.
- Materiais para bandagem de proteção.

Procedimento para a colocação de um cateter intravenoso com agulha interna no equino

Ação técnica	Fundamento/extensão
1. Coloque um cabresto no equino e ponha-o em um tronco de contenção.	**1a.** Figura 6-20.
2. Lave as mãos e prepare o cateter.	**2a.** Consulte as instruções listadas nas recomendações gerais para cuidados com o cateter.
	2b. Caso o cateter venha a ser suturado, coloque a borboleta de fita adesiva neste ponto (passo 12 neste procedimento).
3. Depile uma área de 10 cm × 10 cm sobre o sulco da veia jugular, no meio do terço proximal do pescoço.	**3a.** Podem ser usados o lado esquerdo ou o direito do pescoço. Em caso de emergência, as veias torácica lateral ou cefálica são utilizadas.
4. Realize uma preparação padrão de três etapas.	**4a.** Instruções para a preparação de três etapas podem ser encontradas no Capítulo 8. Uma cateterização estéril ajudará a minimizar infecções iatrogênicas.
5. Coloque luvas estéreis. Aplique lidocaína tópica na área tricotomizada.	**5a.** Luvas estéreis ajudam a minimizar infecções iatrogênicas.

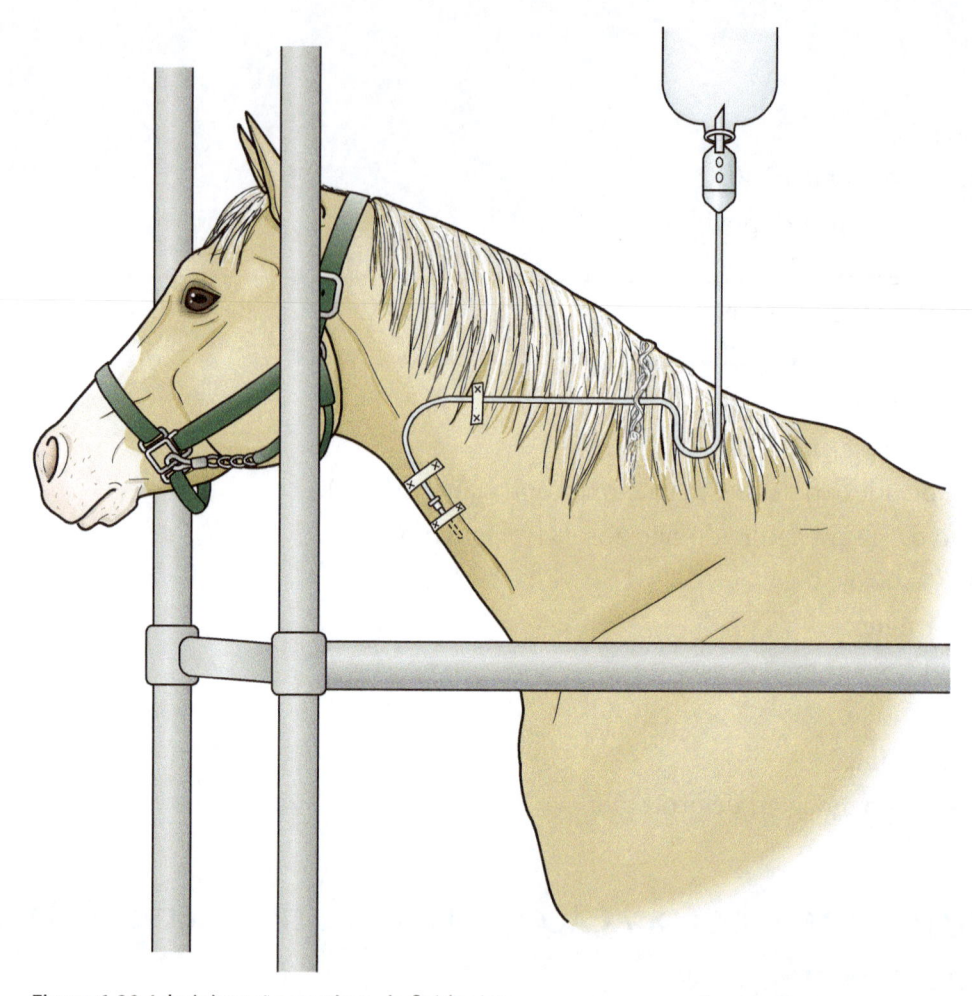

Figura 6-20 Administração contínua de fluidos intravenosos a um equino em um tronco.

6. Oclua e distenda a veia jugular no nível da entrada torácica ou na porção proximal do pescoço com a mão que não inserirá o cateter.

7. Segure o cateter e o canhão firmemente juntos. Mantenha o cateter em um ângulo de 60° em relação à pele e avance rapidamente, através da pele e do tecido subcutâneo, para a veia jugular.

8. Confirme a localização do cateter, visualizando sangue no canhão.

5b. A lidocaína tópica minimiza o desconforto na cateterização.

6a. É fácil distinguir este vaso. No entanto, inserir o cateter em alguns pôneis, muares ou equinos de pescoço fino é mais difícil.

7a. Cateteres são inseridos na direção do coração, eles não são direcionados para a cabeça.

7b. O comprimento do cateter pode causar algum constrangimento em técnicos principiantes. Isso se resolve com a experiência.

8a. Com o correto posicionamento, sangue escorrerá do cateter ou será visualizado no canhão. Em um equino, isso deve ocorrer assim que 2,5-4 cm do cateter forem inseridos. Não avance o cateter além disso no equino, com a intenção de tentar localizar o vaso.

9. Assim que o sangue for visualizado, avance o estilete e o cateter mais 0,5 cm no vaso para acomodar o cateter.

10. Mantenha o estilete parado e avance lentamente o cateter no vaso.

11. Segure o canhão do cateter e remova o estilete. Anexe a tampa do cateter ou o conjunto de extensão.

12. Fixe o cateter usando um dos métodos a seguir.

13. Método adesivo:
    Coloque uma gota de cola no aspecto medial do canhão do cateter. Pressione firmemente contra o pescoço por 1 minuto.

14. Método de sutura:
   a. Use fita adesiva para formar uma borboleta sobre o canhão do cateter.
   b. Injete 1 mL de lidocaína no tecido subcutâneo ventral à borboleta.
   c. Suture as duas asas da borboleta na pele usando um padrão simples interrompido.

15. Se um conjunto de extensão for usado, aplique uma segunda borboleta a 7,5 cm do cateter. Fixe ao pescoço usando o método de sutura. Enrole o equipo restante, fixe com uma terceira borboleta e suture na área lateral do pescoço.

9a. Acomodar o cateter garante que tanto o cateter quanto o estilete estejam no interior do vaso.

10a. Cateteres devem entrar suavemente, com mínima resistência. Se houver resistência, é mais provável que o cateter esteja no espaço extravascular.

11a. Certifique-se de que a tampa esteja presa firmemente.

11b. Conjuntos de extensão contêm um equipo longo e flexível, que facilita o acesso para as injeções. Se um conjunto de extensão for utilizado, coloque a tampa em sua extremidade.

12a. Figuras 6-21d e 6-21e.

13a. Este método é muito mais rápido e, com frequência, mais bem tolerado pelo animal do que a sutura.

13b. Conjuntos de extensão não podem ser usados com esse método. Todos os medicamentos ou fluidos terão de ser administrados através da tampa do cateter.

13c. A remoção de um cateter fixado por este método é muito mais fácil para o animal. Deste modo, ele é normalmente reservado para procedimentos rápidos de rotina, não sendo utilizado em longas cirurgias ou em animais debilitados.

14a. A borboleta de fita adesiva fornece uma superfície para a sutura.

14b. A lidocaína diminui o desconforto durante a sutura. Antes de prosseguir, aguarde 3 minutos após a injeção.

14c. Repousar o conjunto de extensão por sobre o pescoço durante o processo de fixação ajuda a manter o posicionamento do cateter. Não permita que o conjunto penda, pois ele arrancará o cateter.

14d. Consulte o Capítulo 8 para a colocação de suturas simples interrompidas.

15a. Esta segunda borboleta deve ser colocada na área do sulco da veia jugular para manter o alinhamento e evitar a dobra do cateter.

16. Coloque uma cobertura protetora usando gaze e bandagem.

16a. Cateteres fixados usando o método adesivo podem permanecer descobertos.

16b. Todos os cateteres com conjuntos de extensão devem ser cobertos.

Nota

Cateteres são inseridos rotineiramente em potros. Use um cateter de 18-gauge ou menor. O comprimento varia de 50 a 130 mm, dependendo do tamanho do potro e da necessidade da cateterização.

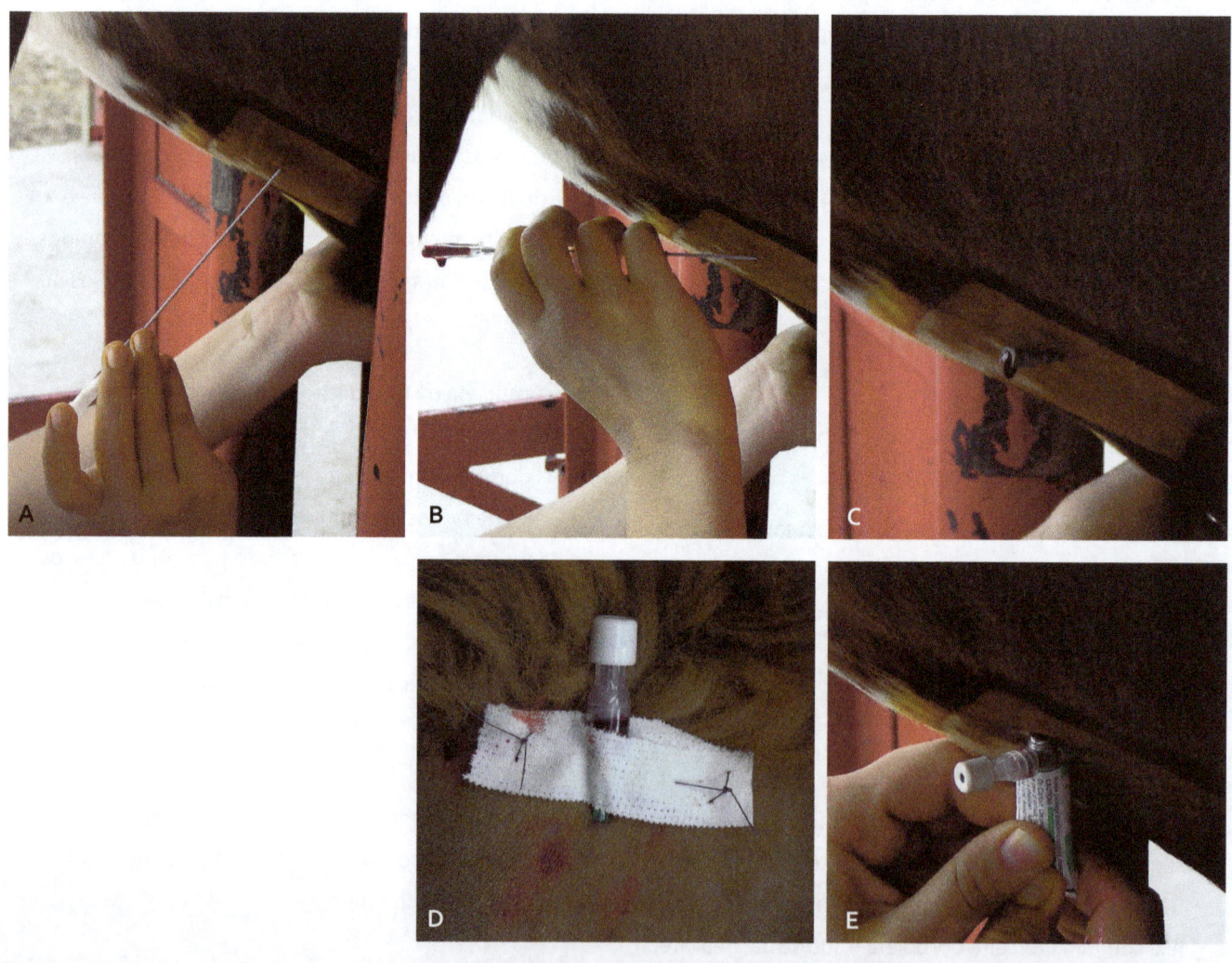

Figura 6-21 (A) Colocação de um cateter intravenoso (veia jugular) no equino. Área de tricotomia e preparação. Inserção do estilete e do cateter através da pele. (B) Avançando o cateter para o interior da veia. (C) Mostrando a gota de sangue no canhão do cateter. (D) Cateter fixado usando-se a técnica de borboleta e sutura. (E) Fixação do cateter usando-se adesivo de tecido.

Procedimento para a colocação de um cateter intravenoso com agulha externa no equino

Ação técnica	Fundamento/extensão
1. Siga os passos 1 a 5 do procedimento para a colocação de cateter com agulha interna no equino.	1a. O procedimento de preparação é idêntico para ambos os tipos de cateteres.
2. Exponha a agulha do cateter deslizando o anel plástico até o canhão da capa da agulha.	2a. Não descarte o anel plástico ou remova a cobertura protetora do cateter, feita de plástico transparente, neste momento.
3. Oclua e distenda a veia jugular na entrada torácica ou na região proximal do pescoço com a mão que não inserirá o cateter.	3a. É fácil distinguir este vaso. No entanto, em alguns pôneis, muares ou equinos de pescoço fino, haverá mais dificuldade.
4. Segure a agulha e mantenha-a em um ângulo de 40-60° em relação à pele. Avance, através da pele e do tecido subcutâneo, para a veia jugular.	4a. Cateteres são colocados na direção do coração, eles não são direcionados para a cabeça. 4b. O bisel da agulha deve estar voltado para cima. 4c. Você não verá sangue para confirmar o posicionamento do cateter porque o fio guia (estilete) obstrui a luz do cateter.
5. Assim que o vaso tiver sido penetrado, insira totalmente o cateter na veia empurrando-o através da capa plástica.	5a. O cateter deve penetrar facilmente. Não deve haver nenhuma resistência. Se for encontrada resistência, remova a agulha e o cateter simultaneamente. 5b. Nunca puxe o cateter de volta através da agulha, ela pode cortar o cateter e criar um êmbolo (levando à morte do animal).
6. Conecte o canhão do cateter ao canhão da capa da agulha. Remova a capa plástica.	6a. A capa plástica garante a esterilidade do cateter enquanto ele é projetado através da agulha.
7. Retire a agulha e o cateter juntos para expor 4 cm do cateter. Feche a capa da agulha.	7a. A capa da agulha impede o corte inadvertido do cateter.
8. Remova o fio guia (estilete) do cateter e coloque a tampa.	8a. O fio guia (estilete) dá rigidez ao cateter, facilitando, assim, sua passagem por dentro da agulha.
9. Suture a capa à pele usando um padrão de sutura simples interrompido.	9a. Uma borboleta de fita adesiva pode ser necessária para fornecer superfície de sutura para a capa. 9b. Lidocaína pode ser injetada para diminuir o desconforto durante a sutura. Aguarde 3 minutos após a injeção antes de prosseguir.

Ação técnica	Fundamento/extensão
10. Lave o cateter usando solução salina heparinizada. Coloque a bandagem protetora ou anexe o conjunto de extensão.	10a. Se for usado um conjunto de extensão, remova a tampa do cateter e anexe o conjunto de extensão diretamente ao cateter. Coloque a tampa na extremidade do conjunto de extensão. 10b. Se estiver usando um conjunto de extensão, conclua o passo 15 da colocação de cateter com agulha interna no equino.

Procedimento para a colocação de um cateter intravenoso em bovinos e lhamas

Ação técnica	Fundamento/extensão
1. Contenha o animal apropriadamente.	1a. Coloque o bovino em um tronco de contenção. Coloque um cabresto e vire a cabeça para o lado. 1b. Coloque um cabresto na lhama e a posicione em um tronco de contenção. Segure a cabeça. 1c. Se um tronco de contenção não estiver disponível, contenha a lhama de modo que um lado fique contra a parede.
2. Lave as mãos e prepare o cateter.	2a. Consulte as Recomendações Gerais para Colocação e Cuidados com Cateter Intravenoso.
3. Prepare o local da cateterização. Bovino: depile um quadrado de 10 cm × 10 cm na região cervical média, centralizando na veia jugular. Lhama: depile uma área de 10 cm × 10 cm no terço inferior do pescoço, centralizando sobre o processo transverso da sexta vértebra cervical.	3a. Sempre informe os proprietários que o animal será depilado. O pelo da lhama tem um crescimento muito lento e o local da cateterização poderá ser visível por até 1 ano. 3b. Não há nenhum sulco da veia jugular perceptível na lhama. Ocasionalmente, o vaso pode ser detectado por percussão, que envolve bater no vaso bruscamente com uma mão enquanto se sente o movimento do fluido com a outra. 3c. Embora a veia jugular direita seja de acesso mais fácil em lhamas, a veia esquerda também pode ser cateterizada. 3d. Em situações de emergência, as veias cefálicas ou antecubitais de lhamas podem ser usadas. 3e. Uma fita adesiva pode ser usada para afastar a lã da área depilada. 3f. Consulte o diagrama com a representação da veia jugular da lhama, que se encontra medial ao processo transverso da vértebra.

4. Realize uma preparação cirúrgica de três etapas no local da cateterização.

5. Calce luvas estéreis.

6. Se optar por realizar uma incisão com bisturi, injete, por via subcutânea, 1-2 mL de lidocaína sobre a veia jugular. Perfure a pele sobre o vaso usando uma lâmina nº 15 ou uma agulha de 2,1 mm de diâmetro externo.

3g. Figura 6-22.

4a. Instruções para a preparação cirúrgica de três etapas podem ser encontradas no Capítulo 8. Uma cateterização estéril ajudará a minimizar a possibilidade de ocorrerem infecções iatrogênicas.

5a. Luvas estéreis ajudam a minimizar a possibilidade de ocorrerem infecções iatrogênicas.

6a. Incisões com bisturi facilitam a passagem do estilete em animais de pele grossa. É importante evitar a perfuração do vaso subjacente.

6b. Atente para a distensão da veia jugular entre a quinta e a sexta vértebra cervical na lhama.

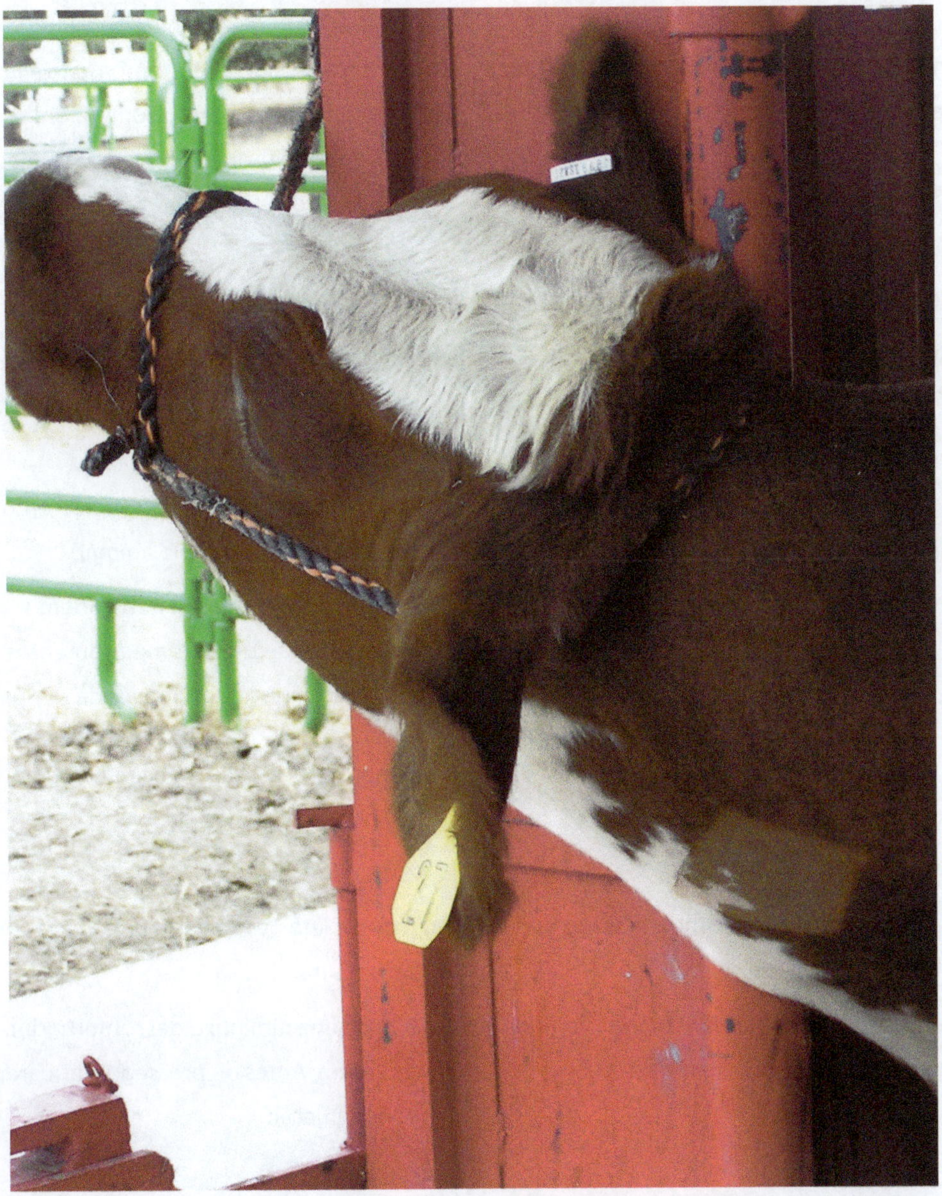

Figura 6-22 Preparação para a colocação de um cateter intravenoso (veia jugular) no bovino. Observe a área tricotomizada.

7. Oclua a veia jugular. Segure o cateter e o estilete pelo canhão. Segurando o cateter perpendicularmente em relação à pele, empurre-o rapidamente, através do tecido subcutâneo, para o vaso. Caso uma incisão com bisturi tenha sido feita, é necessária uma quantidade mínima de pressão.

7a. Incisões com bisturi não são necessárias. Se o operador optar por abster-se deste passo, uma pressão mais forte será necessária para se avançar o estilete na pele intacta.

7b. Muitos indivíduos estranham usar um cateter de 15 cm pela primeira vez. Isso desaparece com a prática.

7c. Aguarde 3 minutos após a injeção de lidocaína. A lidocaína minimiza o desconforto da incisão com bisturi.

8. Assim que o sangue estiver visível no canhão, alinhe o cateter paralelamente à veia jugular. Mantenha o estilete parado e avance lentamente o cateter no interior do vaso.

8a. Os cateteres devem entrar suavemente, com mínima resistência. Se houver resistência, é mais provável que o cateter esteja no espaço extravascular.

9. Segure o canhão do cateter e remova o estilete. Conecte a tampa do cateter ou o conjunto de extensão.

9a. Certifique-se de que a tampa esteja firmemente presa.

9b. Conjuntos de extensão contêm um equipo longo e flexível, que facilita o acesso para injeções. Se um conjunto de extensão for usado, coloque a tampa na sua extremidade.

10. Prenda o cateter usando um dos métodos a seguir.

11. Método adesivo:

—

11a. Aplique uma gota de cola no aspecto medial do canhão do cateter. Pressione firmemente contra o pescoço por 1 minuto.

11b. Este método é muito mais rápido e, com frequência, mais bem tolerado pelo animal.

11c. Conjuntos de extensão não podem ser usados com esse método. Todos os medicamentos ou fluidos terão de ser administrados através da tampa do cateter.

11d. É muito mais fácil para o animal remover um cateter fixado por este método.

12. Método de sutura:

a. Use fita adesiva para formar uma borboleta sobre o canhão do cateter.

b. Injete 1 mL de lidocaína no tecido subcutâneo ventral à borboleta.

12a. A borboleta de fita adesiva fornece uma superfície para a sutura.

12b. A lidocaína diminui o desconforto durante a colocação da sutura. Antes de prosseguir, aguarde 3 minutos após a injeção.

c. Suture as duas asas da borboleta na pele usando um padrão simples interrompido.

12c. Repousar o conjunto de extensão por sobre o pescoço durante o processo de fixação ajuda a manter o posicionamento do cateter. Não permita que o conjunto penda, ou ele arrancará o cateter.

13. Se um conjunto de extensão for usado, aplique uma segunda borboleta a 7,5 cm do cateter. Fixe ao pescoço usando o método de sutura. Enrole o equipo restante, prenda com um pequeno pedaço de fita adesiva e fixe à lã ou à pele.

—

14. Coloque uma cobertura protetora usando gaze e bandagem veterinária.

14a. Cateteres fixados com o método adesivo podem permanecer descobertos.

14b. Todos os cateteres com conjuntos de extensão devem ser cobertos.

Nota

Cateteres intravenosos podem ser inseridos facilmente em bezerros e filhotes de lhamas. Não faça incisões com bisturi, pois a pele do neonato é muito fina e delicada. Recomenda-se o método adesivo para a fixação do cateter.

Procedimento para a colocação de um cateter intravenoso no caprino

Ação técnica	Fundamento/extensão
1. Peça ao assistente para segurar o caprino montando sobre o pescoço e levantando a cabeça do animal.	**1a.** Segurar tanto o laço quanto a mandíbula com a mesma mão removerá o laço da área de interesse.
	1b. Caprinos também podem ser contidos segurando-se a cabeça e o cabresto.
2. Lave as mãos e prepare o cateter.	**2a.** Consulte as Recomendações Gerais para Colocação e Cuidados com Cateter Intravenoso.
3. Depile um quadrado de 5 cm × 5 cm sobre a veia jugular, no meio do pescoço. Realize uma preparação cirúrgica padrão de três etapas.	**3a.** A veia jugular dos caprinos é, em geral, de fácil visualização.
	3b. Instruções para a preparação de três etapas podem ser encontradas no Capítulo 8. A cateterização estéril ajudará a minimizar a ocorrência de infecções iatrogênicas.
	3c. Fig. 6-23.

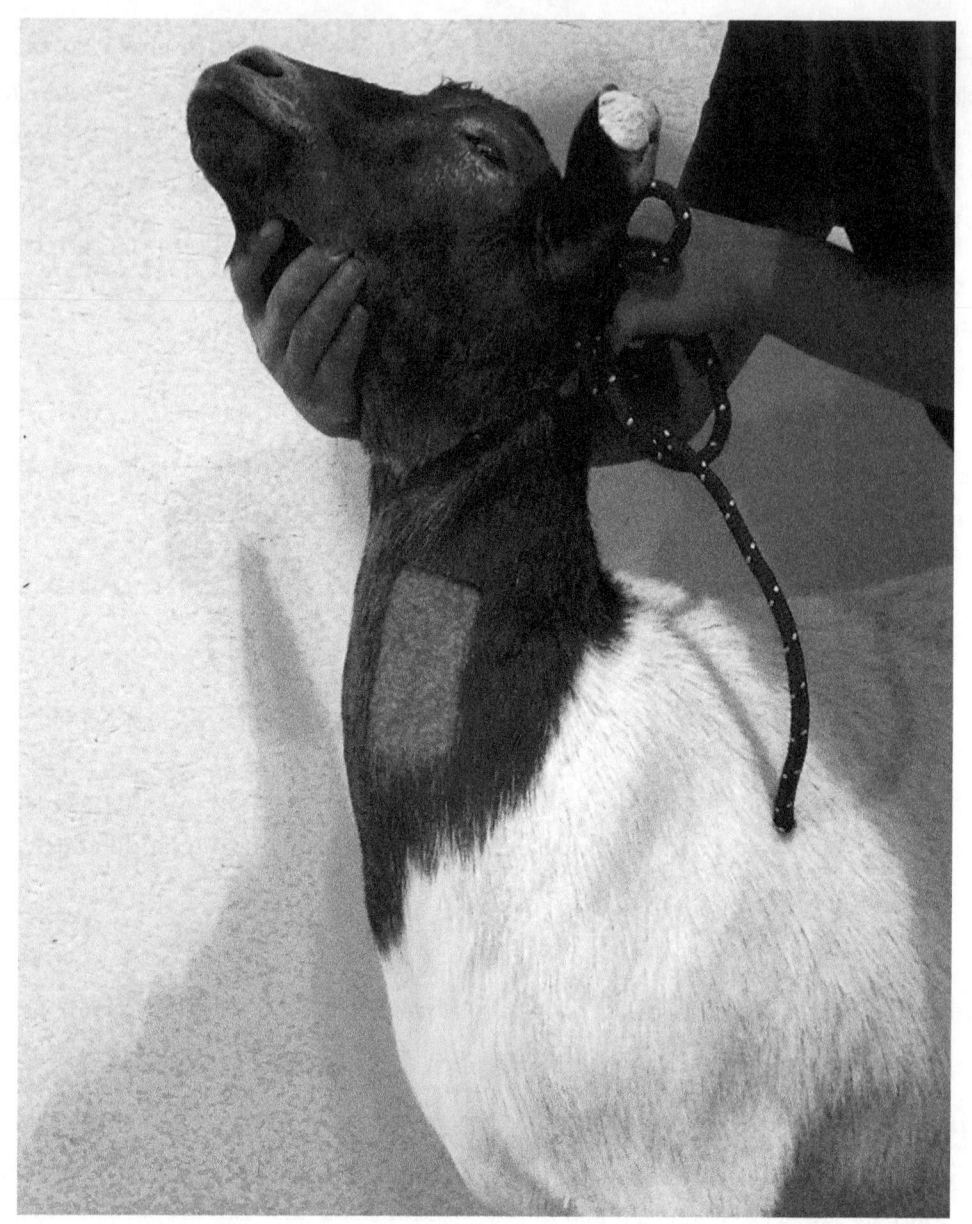

Figura 6-23 Preparação para a colocação de um cateter intravenoso (veia jugular) no caprino. Observe a área tricotomizada.

4. Coloque luvas estéreis.

5. Ajoelhando-se na frente do caprino, oclua a veia jugular com a mão que não está segurando o cateter.

6. Pegue o estilete e o cateter pelo canhão. Segure o cateter em um ângulo de 45° em relação à pele. Avance rapidamente, através da pele e do tecido subcutâneo, para a veia.

4a. Luvas estéreis ajudam a minimizar a ocorrência de infecções iatrogênicas.

5a. É mais fácil cateterizar um caprino com o técnico ajoelhado diante do animal. Com outras espécies, isso não é recomendado em razão do risco de lesão.

6a. Incisões com bisturi não são realizadas em caprinos.

Ação técnica	Fundamento/extensão
7. Assim que o sangue estiver visível, alinhe o cateter paralelamente à veia jugular. Mantenha o estilete parado e avance o cateter.	7a. Cateteres devem penetrar suavemente, com resistência mínima. Se houver resistência, é provável que o cateter esteja no espaço extravascular.
8. Remova o estilete e coloque a tampa do cateter.	8a. Mantenha o dedo sobre o canhão do cateter enquanto o estilete é removido e a tampa é colocada. Caprinos são extremamente sensíveis à embolia gasosa.
9. Fixe o cateter aplicando uma gota de cola para tecido ou de supercola gel no aspecto medial do canhão do cateter. Pressione firmemente contra o pescoço por 1 minuto.	9a. O método de sutura para fixação de cateteres não é recomendado para caprinos. 9b. Bandagens protetoras geralmente não são necessárias, mas isso depende do temperamento individual do caprino.

Procedimento para a colocação de um cateter intravenoso no suíno

Ação técnica	Fundamento/extensão
1. Contenha o suíno usando um cambão.	1a. Suínos pequenos podem ser imobilizados manualmente. Tal procedimento é preferível ao uso do cambão, pois o suíno vocaliza continuamente quando este é utilizado.
2. Lave as mãos e prepare o cateter.	2a. Consulte as Recomendações Gerais para Colocação e Cuidados com Cateter Intravenoso.
3. Identifique o local de inserção do cateter ao longo do aspecto dorsal da orelha e realize uma preparação cirúrgica de três etapas.	3a. Instruções para a preparação de três etapas podem ser encontradas no Capítulo 8. A cateterização estéril ajuda a minimizar a ocorrência de infecções iatrogênicas. 3b. Geralmente não se faz a tricotomia. Nos meses de inverno, suínos com pelos em excesso podem requerer uma rápida tricotomia.
4. Coloque luvas estéreis.	4a. Luvas estéreis ajudam a minimizar infecções iatrogênicas.
5. Peça ao assistente para ocluir a veia na base da orelha.	5a. Se um assistente não puder ocluir manualmente a veia auricular, uma faixa grande de borracha pode ser usada. Prenda a fita com pinças.
6. Segure o cateter e o estilete pelo canhão. Mantenha o cateter em um ângulo de 30° em relação à pele e insira no vaso.	6a. O bisel do estilete deve sempre estar voltado para cima ao penetrar um vaso.

	6b. Vasos sanguíneos de suínos são muito delicados, se comparados aos de outras espécies de grandes animais.
7. Avance o estilete 0,5 cm no interior do vaso. Mantenha o estilete na posição e avance lentamente o cateter dentro do vaso.	**7a.** O procedimento de se avançar o estilete 0,5 cm é conhecido como acomodação do cateter. **7b.** Cateteres devem entrar suavemente, com resistência mínima. Se houver resistência, é provável que o cateter esteja no espaço extravascular.
8. Segure o canhão do cateter e remova o estilete. Coloque a tampa do cateter.	**8a.** Certifique-se de que a tampa esteja firmemente presa. **8b.** Conjuntos de extensão não são usados. Suínos não os toleram. **8c.** Remova o torniquete, caso tenha sido usado.
9. Aplique uma gota de cola adesiva no aspecto medial do canhão do cateter. Pressione firmemente contra a orelha durante 1 minuto.	**9a.** Cateteres não são fixados pelo método de sutura.
10. Coloque um rolo de fita adesiva de 5 cm (ou um cilindro de tamanho similar) no aspecto ventral da orelha. Aplique um pequeno quadrado de Telfa ou de gaze diretamente sobre o cateter. Em seguida, prenda o cilindro à orelha usando fita adesiva.	**10a.** O uso de bandagem é opcional e depende do temperamento do suíno.

Remoção de cateteres intravenosos

Ação técnica	Fundamento/extensão
1. Contenha o animal apropriadamente.	**1a.** O método de contenção é determinado pela espécie animal.
2. Use tesouras de sutura para cortar as suturas de fixação.	**2a.** Se o método adesivo foi usado, prossiga para o passo 3.
3. Segure o canhão do cateter e remova o cateter com um movimento rápido e contínuo.	**3a.** Cateteres fixados usando sutura deslizam para fora facilmente. **3b.** Se o cateter foi fixado com adesivo, uma quantidade significativa de força será necessária para descolar o canhão da pele. Uma vez que a fixação seja desfeita, o cateter deslizará facilmente.
4. Aplique pressão digital direta no local da cateterização por 2 a 3 minutos.	**4a.** A pressão digital ajuda a minimizar a formação de hematomas.
5. Inspecione o local da cateterização para verificar a presença de sinais de inchaço, infecção ou flebite.	—

6. Aplique uma pequena porção de pomada antibiótica no local da cateterização.

6a. Curativos não são aplicados com frequência, mas podem ser necessários se anormalidades forem verificadas.

6b. Muitas vezes, aplica-se dimetilsulfóxido (DMSO) topicamente nos vasos que apresentam anormalidades.

CATETERES INTRA-ARTERIAIS

FINALIDADE

- Prover um mecanismo para obtenção de sangue para hemogasometria sequencial ou para monitorar a pressão sanguínea arterial.

COMPLICAÇÕES

- Hematoma.
- Trombose.
- Oclusão do cateter.
- Infecção iatrogênica.

MATERIAL

- Cateter de 18-20 g × 40-50 mm.
- Fita adesiva de 2,5 cm.
- Solução salina estéril heparinizada.
- Seringa de 12 mL.
- Conjunto de extensão.
- Torneira de 3 vias.
- Equipamento de monitoramento com equipo de conexão.
- Agulha de 1,2 mm de diâmetro externo.
- Tricótomos.
- Solução e escova de iodopovidona.
- Álcool isopropílico a 70%.
- Gaze ou algodão.

PROCEDIMENTO PARA A COLOCAÇÃO DE UM CATETER INTRA-ARTERIAL

Ação técnica	Fundamento/extensão
1. Acesse o membro apropriado ou a cabeça. Animais que requerem cateteres arteriais estão normalmente sob anestesia.	**1a.** Equinos são mais comumente cateterizados durante a anestesia.

2. Depile um quadrado de 5 cm × 5 cm sobre a artéria facial ou metatársica maior.

   2a. A artéria facial cruza a borda ventral da mandíbula e corre ao longo da borda cranial do músculo masséter (bochecha).

   2b. A artéria metatársica maior encontra-se distal ao jarrete no aspecto lateral do membro.

   2c. Além das artérias destacadas acima, podem ser usadas as artérias facial transversa, auricular caudal e digitais lateral e palmar medial.

   2d. Figura 6-24.

3. Realize uma preparação cirúrgica padrão de três etapas.

   3a. Instruções para a preparação cirúrgica de três etapas podem ser encontradas no Capítulo 8.

4. Puxe a pele para o lado da artéria e fure a pele usando uma agulha de 0,9-1,2 mm de diâmetro externo.

   4a. A pele é puxada para o lado para evitar uma perfuração acidental da artéria.

   4b. Uma incisão com bisturi facilita a passagem do cateter.

   4c. Uma vez que a pele seja solta, o orifício deve localizar-se diretamente sobre a artéria.

5. Oclua a artéria usando o polegar da mão que não segurará o cateter. Além de ocluir a artéria, aplique uma leve tração de pele para ajudar a imobilizar o vaso.

   —

6. Segurando o cateter e o estilete juntos, em um ângulo de 20 graus em relação à pele, avance pela incisão do bisturi e proceda à inserção na artéria.

   6a. Dada a natureza elástica da parede arterial, pequenos impulsos controlados são necessários para penetrar o vaso.

   6b. Sangue no interior do canhão confirma que o estilete está dentro da artéria. O sangue irrompe rapidamente.

7. Acomode o cateter, avançando o estilete por 2 mm.

   7a. As artérias facial e metatársica maior têm diâmetros muito pequenos. Não é incomum penetrar-se a parede distal e, com isso, a artéria ser perdida. Tenha cuidado para que isso não ocorra quando acomodar o cateter.

8. Mantenha o estilete imóvel e avance o cateter para o interior do vaso.

   8a. Não deve haver nenhuma resistência.

9. Remova o estilete e anexe o conjunto de extensão, que deve ter sido previamente preenchido com solução salina heparinizada estéril e tampado com uma torneira de três vias.

   9a. Preencher o conjunto de expansão ajuda a minimizar a oclusão do vaso.

   9b. Uma torneira de três vias facilita a lavagem e a fixação do equipamento de monitoramento.

10. Fixe o cateter e o conjunto de extensão no lugar com fita adesiva ou use uma pequena quantidade de adesivo de tecido para prendê-los.

10a. Cateteres são mantidos apenas durante o período de anestesia e, assim, não precisam ser suturados.

11. Lave o cateter a cada 3 minutos usando 5 mL de solução salina heparinizada para assegurar a patência. Anexe uma seringa de 12 mL à torneira para esta lavagem.

11a. Consulte as Recomendações Gerais para Colocação e Cuidados com Cateter Intravenoso para a preparação da solução heparinizada para lavagem.

12. Anexe o equipo do equipamento de monitoramento à torneira.

12a. O equipamento deve ser posicionado ao nível do coração para que se mantenha a exatidão da avaliação.

13. Colete amostras de sangue ou registre as pressões, conforme necessário.

—

14. Após a remoção, mantenha uma pressão digital sobre o local do cateter por um período mínimo de 5 minutos.

14a. A pressão minimiza a formação de hematomas.

14b. Uma bandagem de pressão temporária pode ser aplicada no local, se necessário.

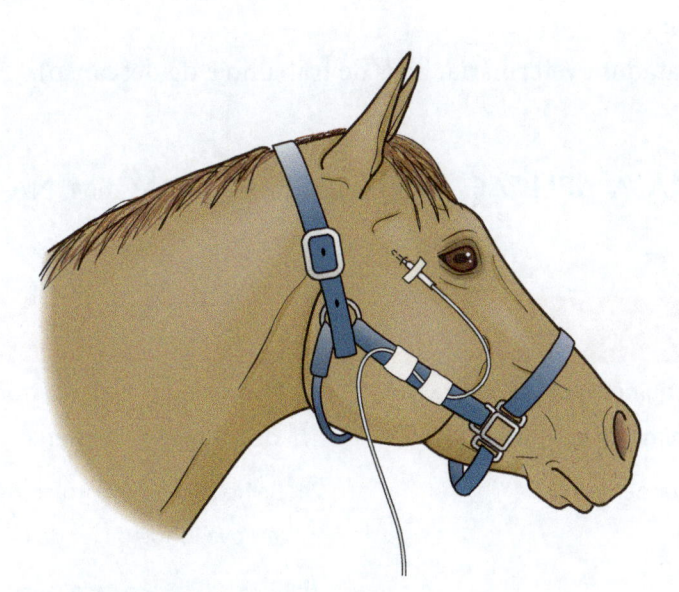

Figura 6-24 Localização de um cateter intra-arterial (artéria facial lateral) no equino.

BANDAGENS

A colocação de bandagens é um procedimento fundamental na clínica de grandes animais. O paciente equino é o principal beneficiário deste procedimento. O número de técnicas é enorme e reflete as muitas necessidades e funções da bandagem. Ter em mente que as bandagens são classificadas de acordo com a presença de uma camada primária (mais próxima da ferida), secundária (absorção e acolchoamento) e terciária (proteção externa) ajudará o técnico a decidir como adaptar do modo mais adequado uma bandagem às circunstâncias.

BANDAGENS BÁSICAS NA REGIÃO DISTAL DOS MEMBROS

FINALIDADE

- Fornecer apoio, promover a cicatrização de feridas, proteger a ferida contra dessecação ou contaminação, absorver exsudatos ou minimizar o inchaço tecidual.

COMPLICAÇÕES

- Maceração da ferida.
- Necrose de pressão.

MATERIAL

- Camada primária (compressa não aderente).
- Rolo de gaze.
- Camada secundária (rolo ou manta de algodão ou compressa acolchoada).
- Fita adesiva de 5 cm.
- Camada terciária (atadura veterinária, ligas de trabalho e de descanso).

PROCEDIMENTO PARA A APLICAÇÃO DE UMA BANDAGEM NA REGIÃO DISTAL DO MEMBRO

Ação técnica	Fundamento/extensão
1. Coloque um cabresto no equino. Amarre ou peça a um assistente que segure o animal.	1a. Não o coloque em um tronco de contenção. Troncos de contenção interferem na colocação de bandagens.
2. Escove o membro completamente.	2a. Se houver ferimento, tome cuidado para manter a escova longe da ferida.
	2b. Feridas devem ser avaliadas em cada mudança de curativo e o tratamento adequado, fornecido antes da reaplicação.
3. Coloque a camada primária se houver ferimento. Se nenhuma ferida estiver presente, vá para o passo 4.	3a. Camadas primárias podem ser absorventes, não absorventes, molhadas, secas, aderentes e não aderentes. Uma camada primária muito comum é o Telfa não aderente.

4. Aplique o rolo ou a compressa de algodão de modo confortável em torno do membro. Evite a ocorrência de rugas ou irregularidades. A camada de algodão deve estender-se de antes do casco até o solo.

5. Aplique o rolo de gaze a partir do meio da canela. Enrole confortável e uniformemente na direção do solo. Depois, vá em direção ao joelho e, em seguida, na direção do solo novamente. A bandagem deve terminar no meio da canela.

6. Aplique a camada terciária do mesmo modo como o rolo de gaze foi aplicado.

3b. Ligas quentes são usadas para aumentar a circulação e a temperatura do tecido. O suor normalmente é gerado usando-se um emplastro, seguido de uma atadura de material plástico. O material plástico seria considerado a camada primária.

3c. Bandagens nos membros de equinos são aplicadas com frequência para fornecer apoio aos membros que não têm feridas abertas.

4a. Bandagens em grandes animais sempre devem prolongar-se até o solo, ou poderão ocorrer deslizamento excessivo da bandagem e edema distal.

4b. Pode ser muito difícil acomodar esta camada ao membro, especialmente sobre o boleto. A prática melhora a técnica.

4c. Rugas causam pressão desigual e trauma tecidual.

5a. A tensão aplicada depende da quantidade de algodão ou de acolchoamento utilizada. Quanto mais espesso o acolchoamento, mais tensão poderá ser aplicada.

5b. A gaze ajudará a acomodar o algodão no membro. Não a torça ou dobre durante a aplicação. A gaze deve sobrepor-se à camada anterior em 50%, conforme é aplicada.

5c. Envolva confortavelmente o bulbo do talão ou a bandagem vira para cima.

5d. O ideal é a bandagem terminar no meio da canela.

6a. Materiais comuns para a camada terciária em equinos incluem atadura veterinária, ligas de trabalho e de descanso. Bandagens em bovinos normalmente são elásticas (Elastikon). Todos esses materiais têm um fator de alongamento. Um acolchoamento adequado é extremamente importante quando se utilizam esses materiais.

6b. Muitas bandagens de apoio para equinos utilizam apenas uma manta acolchoada de algodão e uma liga. Esses materiais podem ser lavados e reutilizados indefinidamente.

7. Aplique a fita adesiva na extremidade da bandagem para garantir sua estabilidade.

7a. Fita adesiva ou Elastikon podem ser aplicados na extremidade proximal da bandagem para impedir seu deslizamento ou a penetração de detritos. Certifique-se de que nenhuma tensão seja aplicada ao redor do membro.

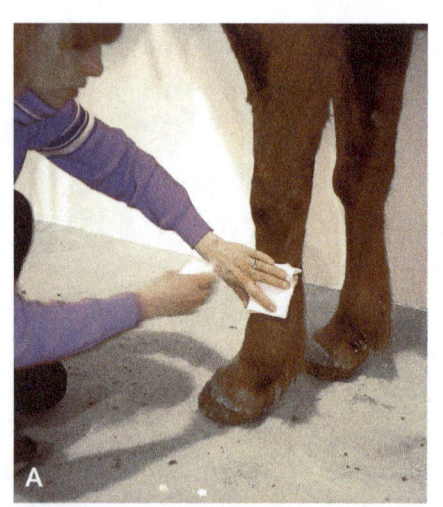

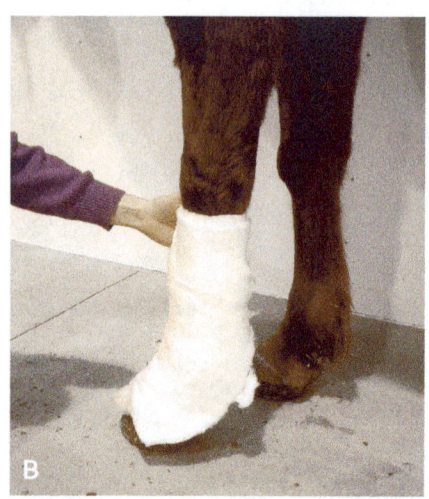

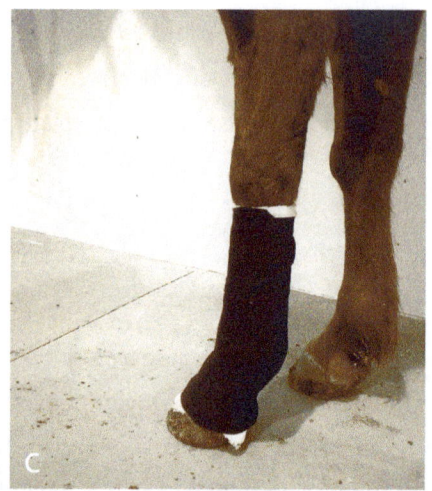

7b. Figura 6-25.

Figura 6-25 (A) Aplicação da camada primária de uma bandagem na região distal do membro do equino. (B) Aplicação da camada secundária (acolchoamento). (C) Aplicação da camada terciária.

Bandagens de cauda

Finalidade

- Proteger a cauda ou impedir que seus pelos penetrem no reto ou na vagina durante procedimentos clínicos.

Complicações

- Lesão na equipe.
- Necrose de pressão.

Material

- Atadura de gaze (atadura temporária).
- Fita adesiva de 2,5 cm.
- Atadura ou faixa veterinária.

Procedimento para a colocação de uma bandagem de cauda

Ação técnica	Fundamento/extensão
1. Coloque o equino em um tronco de contenção ou peça a um assistente que o segure.	1a. Fique ao lado da garupa para evitar ser escoiceado. 1b. Figura 6-26.
2. Levante gentilmente a cauda. Comece a enfaixar a 7,5-10 cm da base da cauda. Enrole firmemente em direção à base da cauda e, em seguida, continue distalmente, em direção ao fim da cauda.	2a. Diversos materiais para bandagem podem ser usados. Sua escolha ocorre em função do tempo que a bandagem permanecerá no animal. A atadura de gaze é usada em procedimentos retais ou outros procedimentos obstétricos rápidos. Faixas ou ataduras veterinárias podem ser usadas se a cauda tiver de permanecer enfaixada por um período significativo.
3. A bandagem deve cobrir 55 cm de cauda ou ainda mais, se desejado.	3a. Bandagens não devem se estender distalmente às vértebras coccígeas.
4. Prenda o final da bandagem usando fita adesiva.	4a. Se for usada a atadura de gaze, a extremidade da gaze é rasgada e amarrada com um nó, em vez de fixada com fita adesiva.

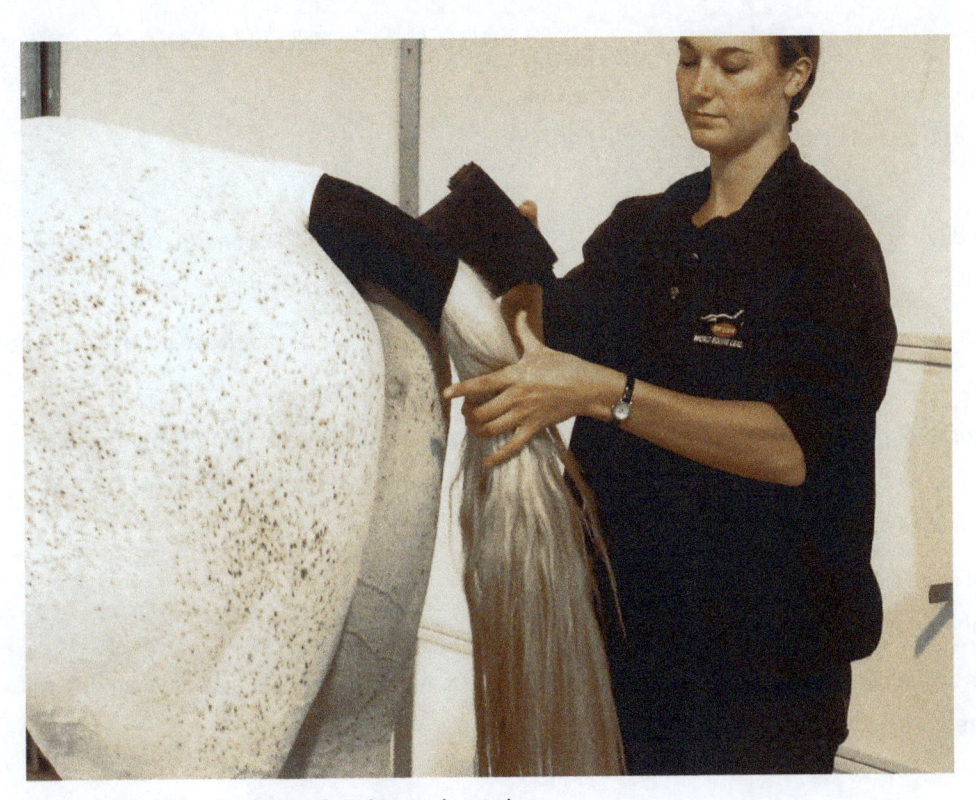

Figura 6-26 Aplicação de uma bandagem de cauda.

Bandagens abdominais

Finalidade

- Aplicar pressão após cirurgia abdominal para evitar a ocorrência de inchaço ou edema na linha de sutura.

Complicações

- Irritação na linha de sutura.
- Deslocamento da bandagem.

Material

- Bandagens elásticas (bandagens Ace ou Elastikon) (muitos rolos).
- Compressa absorvente.
- Fita adesiva de 5 cm.

Procedimento para a aplicação de uma bandagem abdominal

Ação técnica	Fundamento/extensão
1. Coloque um cabresto e segure o equino.	1a. O equino pode ser amarrado ou contido com guia dupla, mas não o coloque em um tronco de contenção.
	1b. O tronco de contenção interfere neste procedimento.
2. Escove o equino. Não escove diretamente sobre a linha de sutura. Certifique-se de que a linha de sutura esteja limpa.	—
3. Uma pessoa deve ficar de cada lado do equino.	3a. Os materiais da bandagem são passados por cima e por baixo do equino.
4. Coloque uma compressa absorvente sobre a linha de sutura.	4a. O algodão é inadequado, pois gruda nos fios de sutura.
5. Enfaixe confortavelmente, passando a atadura em torno do abdômen. Cada pessoa deve assegurar-se de que não ocorram rugas ou torções.	5a. No final de cada rolo de atadura, o próximo rolo deve sobrepor o anterior para evitar a separação das ataduras.
6. A bandagem deve estender-se por 10-15 cm craniais e caudais à linha de sutura.	—
7. Se bandagens elásticas forem usadas, proteja as margens anterior e posterior da atadura com fita adesiva.	7a. A colocação de fita adesiva ajuda a minimizar o deslizamento.

Tratamentos reprodutivos

A limpeza da bainha é um componente de todos os bons protocolos na criação de equinos. É um procedimento simples e direto, que melhora a saúde genital tanto de animais castrados quanto de garanhões. Os proprietários devem ser encorajados a realizar este procedimento por conta própria ou com a ajuda de um técnico.

Limpeza da bainha

Finalidade

- Limpar o pênis e a bainha para fins de cobertura ou na rotina da criação.

Complicações

- Trauma no técnico.
- Irritação por resíduo de sabão.

Material

- Sabão neutro (Ivory ou outra solução comercial para limpeza de bainha).
- Água morna.
- Manga ou luva obstétrica.
- Compressas de gaze.
- Balde.
- Tranquilizante, se necessário.

Procedimento para a limpeza da bainha

Ação técnica	Fundamento/extensão
1. Coloque o cabresto no equino e coloque-o em um tronco de contenção.	1a. Um tronco de contenção usado para este procedimento deve permitir fácil acesso lateral.
	1b. A limpeza de bainha, na rotina da criação, deve ser executada a cada 6-12 meses. Os proprietários devem ser instruídos sobre como executar o procedimento.
2. Tranquilize os equinos usando acepromazina ou xilazina, se necessário.	2a. A maioria dos equinos aprende a aceitar a limpeza de bainha, portanto, o uso de tranquilizantes torna-se desnecessário. Equinos não acostumados ao procedimento podem escoicear.

3. Coloque uma manga ou luva obstétrica para impedir a aderência do esmegma às mãos. Lubrifique completamente as mãos usando 2-3 colheres de sopa de sabão.

4. Insira a mão na bainha e, suavemente, comece a lavar as paredes da bainha e o pênis.

2b. Muitas vezes, a acepromazina facilita a exposição do pênis, o que torna a limpeza mais fácil. No entanto, este tranquilizante tem sido associado à ocorrência de parafimose.

3a. O esmegma é um material espesso, negro e ceroso que contém células e secreções das glândulas sebáceas. Possui odor desagradável.

3b. Não use esponjas com iodo ou clorexidina para a limpeza da bainha. Esses agentes são irritantes.

4a. A bainha também é chamada de prepúcio.

4b. É muito mais fácil lavar o pênis exposto, mas a limpeza pode ser realizada quando ele ainda está dentro da bainha.

4c. Se o pênis não estiver exposto, o técnico deverá inserir seu braço até o nível do antebraço.

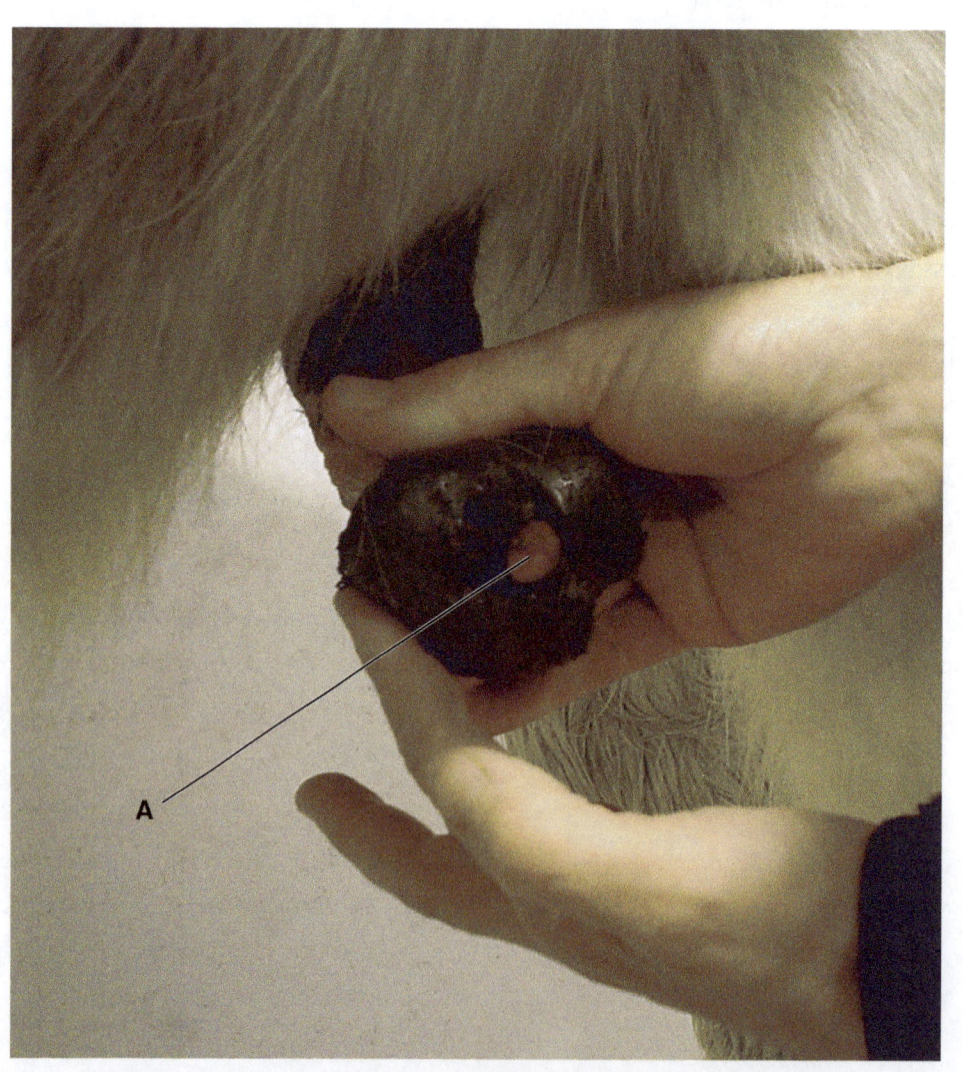

Figura 6-27 Extremidade distal do pênis do equino, mostrando-se o orifício (A) e a fossa uretral, que contém grãos de esmegma.

5. Uma vez que a área esteja completamente ensaboada, uma gaze molhada pode ser usada para ajudar a remover o esmegma.	5a. Use mais sabão, água e gaze, conforme necessário.
6. Verifique se há uma bola endurecida de esmegma (grão) na fossa uretral na cabeça do pênis.	6a. A fossa está localizada junto ao orifício uretral, e o esmegma deve ser removido usando-se o dedo indicador (Fig. 6-27).
	6b. A fossa tem poucos centímetros de profundidade.
	6c. Bolas de esmegma são uma causa comum de inchaço da bainha ou de obstrução do fluxo urinário.
7. Continue limpando até que todo o esmegma seja removido. Remova cuidadosamente o sabão usando água morna.	7a. Resíduos de sabão causam irritação ao pênis e à bainha.
	7b. Equinos acostumados à limpeza da bainha normalmente toleram um fluxo de água morna, de baixa pressão, utilizando-se uma mangueira. Isso torna a lavagem muito mais rápida.

Infusão intramamária

Finalidade

- Prevenir (tratamento no período seco) ou tratar mamites.

Complicação

- Infecção iatrogênica.

Material

- Suabe antisséptico ou escova com iodopovidona.
- Álcool isopropílico a 70%.
- Toalhas de papel.
- Medicamento com cânula.

Procedimento para a realização de uma infusão intramamária

Ação técnica	Fundamento/extensão
1. Contenha o animal apropriadamente.	1a. O método de contenção é determinado pela espécie. Bovinos são colocados em troncos de contenção ou contidos, com corrente, em argolas. Caprinos são colocados em canzis ou seguros pelo laço.

	1b. A infusão na vaca é mais comum. Ovelhas e cabras são tratadas ocasionalmente. Não são realizadas infusões habituais em éguas e lhamas.
2. Ordenhe o úbere.	**2a.** Consulte "Procedimento para a obtenção de uma cultura do leite", no Capítulo 5, para o procedimento de ordenha.
	2b. A remoção do leite permite melhor penetração do medicamento.
3. Lave e seque o teto usando um antisséptico e toalha de papel.	**3a.** É importante secar completamente o teto.
4. Limpe o esfíncter do teto com álcool e deixe-o secar ao ar livre.	—
5. Segure o teto na base e insira a cânula no orifício do teto. Administre o medicamento.	—
6. Oclua o orifício do teto e massageie gentilmente o teto (para cima) e do quarto à metade do úbere para distribuir o medicamento.	—
7. Marque adequadamente o animal para garantir que o leite não seja consumido.	**7a.** É extremamente importante seguir o período de descarte do leite. O leite deve ser descartado até que o período adequado de descarte esteja concluído.

Procedimentos oftálmicos

A maioria dos procedimentos oftálmicos descritos é executada no paciente equino. Embora bovinos sofram de muitos problemas oculares, tratamentos que requeiram atenção duas ou quatro vezes por dia são quase sempre limitados aos animais reprodutores mais caros.

Administração de medicamento oftálmico

Finalidade

- Administrar medicamentos no olho.

Complicação

- Trauma ocular.

Material

- Colírio ou pomada oftálmica.

Procedimento para a administração de medicamento oftálmico

Ação técnica	Fundamento/extensão
1. Contenha o animal conforme necessário.	1a. Coloque o bovino em um tronco de contenção e contenha a cabeça virada para o lado usando um cabresto.
	1b. Coloque o cabresto em um equino ou lhama e posicione-os em um tronco de contenção.
	1c. Contenha o caprino pelo laço.
2. Abra as pálpebras usando os dedos polegar e indicador.	2a. Sempre administre soluções oftálmicas antes de pomadas. Pomadas impedem a penetração da solução na córnea.
	2b. Se várias soluções forem administradas, aguarde 3-5 minutos antes de aplicar o próximo medicamento.
3. Apoie a mão que segura o medicamento contra a cabeça do animal.	3a. Repousar a mão contra a cabeça ajudará a minimizar o trauma ocular, caso o animal se mova rapidamente.
4. Aplique uma pequena quantidade da pomada ao longo da esclera superior ou da borda palpebral inferior. Não deixe que a ponta da bisnaga entre em contato com qualquer parte do olho.	4a. Gotas são colocadas no mesmo local.
	4b. O contato com a ponta da bisnaga pode causar traumas oculares graves.
	4c. Conforme o animal piscar, o medicamento será distribuído no olho.

Coloração por fluorescência

Finalidade

- Detectar ulceração da córnea e confirmar a patência do **ducto nasolacrimal**.

Complicações

- Infecção iatrogênica.
- Trauma ocular.

Material

- Tiras de papel estéreis para coloração por fluoresceína.
- Solução salina estéril.
- Gaze.

Procedimento para a realização de uma coloração por fluorescência

Ação técnica	Fundamento/extensão
1. Contenha as espécies conforme necessário.	1a. Coloque o bovino em um tronco de contenção e contenha a cabeça virada para o lado usando um cabresto.
	1b. Coloque o cabresto em um equino ou lhama e posicione-os em um tronco de contenção.
	1c. Contenha o caprino pelo laço.
2. Molhe a ponta da tira de corante estéril com solução salina. Coloque algumas gotas de corante no olho.	2a. Soluções de lágrima artificial podem ser usadas no lugar da solução salina.
	2b. Como alternativa, uma tira de papel com o corante pode ser colocada em uma seringa com um pouco de solução salina. O corante resultante é, então, instilado no olho.
	2c. Colorações de Rosa Bengala podem ser usadas para detectar células superficiais desvitalizadas, além de lesões muito mais sutis.
	2d. A coloração deve ser realizada após a realização de testes de lágrima de Schirmer e de coletas de amostras para cultura.
3. Permita que o animal pisque várias vezes e, em seguida, lave o olho cuidadosamente com solução salina.	3a. Equinos com olhos doloridos podem opor-se fortemente à manipulação da pálpebra. Uma tranquilização geral ou um bloqueio dos nervos auriculopalpebral ou frontal podem ser necessários.
4. Examine a córnea para determinar a presença de sinais de ulceração. Úlceras aparecem como pontos verdes.	4a. O exame pode ser facilitado com o uso de uma lanterna em uma sala mal iluminada.
5. Verifique se há corante nos orifícios nasolacrimais nasais.	5a. O orifício situa-se no aspecto ventromedial da narina.
	5b. Para confirmar a patência do ducto nasolacrimal, o corante deve surgir em 5 minutos.

Lavagem nasolacrimal

Finalidade

- Remover obstruções do ducto nasolacrimal.

Complicações

- Impossibilidade de se abrir o ducto.
- Infecção iatrogênica.

Material

- Tubo de polietileno tamanho 5 French ou com 1,7 mm de diâmetro externo.
- Proparacaína a 0,5%.
- Lubrificação estéril.
- Seringa de 60 mL.
- Solução salina estéril.

Procedimento para a lavagem do ducto nasolacrimal

Ação técnica	Fundamento/extensão
1. Coloque um cabresto no equino e posicione-o em um tronco de contenção.	—
2. Aplique proparacaína a 0,5% no olho e na abertura do ducto nasolacrimal, localizada na narina.	—
3. Inspecione a ponta do cateter para detectar se há quaisquer irregularidades e lave com solução salina. Aplique uma leve camada de lubrificante estéril.	3a. O cateter deve ser colocado sobre uma superfície estéril.
4. Avance o cateter 12,5-15 cm para dentro da abertura do ducto nasolacrimal.	4a. Equinos normalmente atiram suas cabeças para trás durante esta parte. Tranquilize-os, se necessário.
	4b. A abertura do ducto nasolacrimal situa-se no aspecto medial da narina.
5. Anexe a seringa e lave com solução salina estéril.	—

Canulação nasolacrimal ou tubo fixo de infusão

Finalidade

Este procedimento fornece um meio para a administração de medicamentos oculares sem que se entre em contato com o olho. Realiza-se geralmente quando o medicamento deve ser administrado pelo menos três vezes ao dia ou quando o equino é extremamente temperamental.

Complicações

- Remoção prematura da cânula.
- Oclusão da cânula.
- Infecção iatrogênica.

Material

- Fio de sutura não absorvível 3-0.

- Lâmina de bisturi número 15.
- Cânula de polietileno tamanho 5 French ou 1,7 mm de diâmetro externo.
- Anestésico tópico (proparacaína a 0,5%).
- Fita adesiva de 5 cm.
- Seringa de 3 mL com agulha de 0,9 mm × 25 mm.
- Seringa de 12 mL.
- Lidocaína (injetável).
- Porta-agulha.
- Tesoura.
- Conjunto de extensão.
- Solução salina estéril.
- Gaze estéril.
- Lubrificação estéril.

Procedimento para canulação do ducto nasolacrimal

Ação técnica	Fundamento/extensão
1. Coloque o cabresto no equino e posicione-o em um tronco de contenção.	1a. Talvez seja preciso sedar o animal.
2. Inspecione a ponta do cateter para determinar se há quaisquer irregularidades, lave com solução salina e reserve.	2a. O cateter deve ser colocado sobre uma superfície estéril.
3. Aplique proparacaína a 0,5% no olho e no orifício nasolacrimal da narina.	3a. Figura 6-28.
4. Injete 1-2 mL de lidocaína por via subcutânea no aspecto externo dorsolateral da narina. Aguarde 3-5 minutos.	—
5. Use uma lâmina nº 15 para fazer uma incisão através do aspecto externo dorsolateral da narina.	—
6. Passe o cateter através da incisão. Limpe a extremidade do cateter usando uma gaze estéril. Aplique uma camada muito fina de lubrificante.	6a. Cateteres urinários para caninos machos, de tamanho apropriado, são os mais comumente usados.
7. Insira o cateter no orifício nasolacrimal da narina e introduza o cateter cerca de 12,5-15 cm.	7a. O orifício nasolacrimal situa-se no aspecto medial da narina.
8. Aplique uma borboleta de fita adesiva no cateter a 5-7,5 cm da incisão, dorsal à narina. Suture ambas as asas da borboleta na pele.	8a. Equinos toleram melhor o procedimento se for usado um bloqueio local de lidocaína.

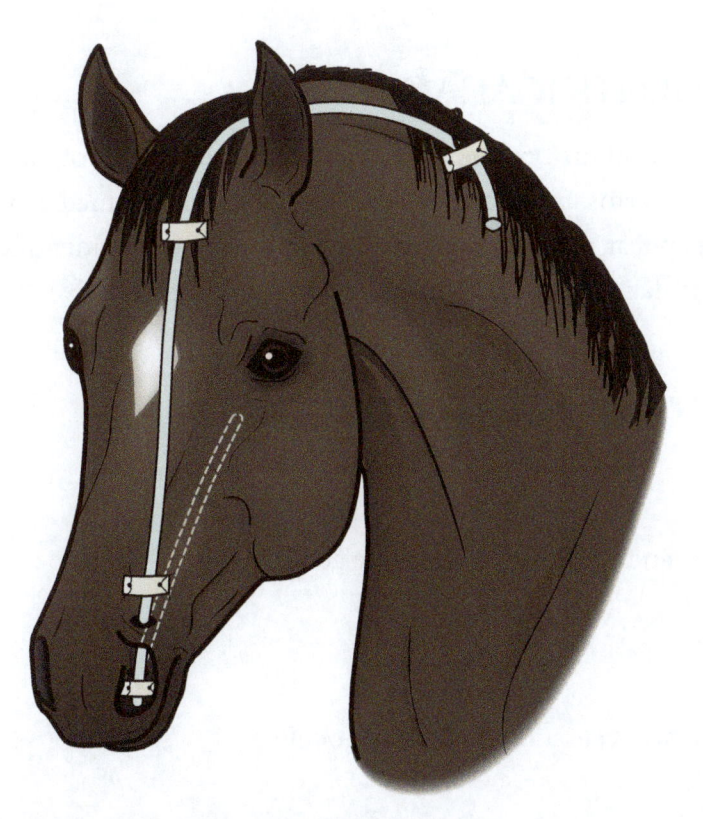

Figura 6-28 Canulação nasolacrimal do equino.

9. Uma segunda borboleta é fixada dentro da narina, sobre o assoalho ventral, próxima ao orifício nasolacrimal.

10. Conclua fixando o cateter, colocando uma terceira borboleta sobre a testa.

10a. É importante que o cateter permaneça próximo à testa. Isso ajuda a evitar sua remoção prematura pelo equino.

11. Anexe o conjunto de extensão preparado ao cateter. Passe o conjunto de extensão por entre as orelhas e fixe-o no aspecto dorsal do pescoço, 10-15 cm caudais ao ouvido.

11a. Frequentemente, o conjunto de extensão preparado é fixado ou trançado na franja e na crina.

11b. Um conjunto de extensão preparado contém solução salina.

11c. É importante que se saiba o volume exato necessário para preparar o conjunto de extensão. Após a administração do colírio, o conjunto de extensão é lavado com solução salina suficiente apenas para levar o medicamento até o olho.

12. Administre medicamentos segundo as instruções.

12a. Pomadas não podem ser aplicadas usando-se esse método.

12b. Um cateter deve permanecer no local por um período máximo de duas semanas.

12c. Inspecione os cateteres diariamente e remova ao primeiro sinal de vermelhidão, secreção anormal, inchaço ou dor.

Técnicas de identificação

A identificação apropriada minimiza o roubo dos animais e auxilia na rotina da criação, especialmente em assuntos como datas de partos, produção de leite, administração de medicamentos e rastreamento dos exemplares. A decisão de aplicar um meio permanente ou removível de identificação depende da espécie animal, da função primária da identificação e da preferência do proprietário.

Marcação a quente

Finalidade

- Fornecer identificação individual permanente ao animal.

Complicações

- Encobrir danos.
- Dano térmico excessivo causado por umidade oculta.

Material

- Fonte de calor.
- Cabo de extensão e tomada, quando do uso de marcas elétricas.
- Ferro de marcação.

Procedimento para marcação a quente

Ação técnica	Fundamento/extensão
1. Coloque o bovino ou o equino em um tronco de contenção.	1a. Sempre confirme com o proprietário a exata localização da marca. Locais comuns incluem o ombro, o quadril ou as costelas.
	1b. Recomenda-se que os equinos sejam tranquilizados para este procedimento.
2. Coloque o ferro de marcação na fonte de calor.	2a. Gás propano é a fonte mais comumente usada.
	2b. Os ferros de marcação prontos para a aplicação assumem um aspecto acinzentado. Ferros de marcação vermelhos estão quentes demais e ferros de marcação pretos estão muito frios.
	2c. A aplicação de ferros de marcação superaquecidos resultará em fogo na pelagem, excessivos danos ocultos e em sofrimento do animal.

3. Assegure-se de que a pelagem não esteja molhada ou excessivamente coberta de resíduos.

4. Aplique a marca por 3-5 segundos, usando um ligeiro movimento de balanço para assegurar a uniformidade da aplicação.

5. Recoloque o ferro de marcação na fonte de calor.

2d. Ferros de marcação são compostos de ferro ou aço. Modelos simples e menos intrincados produzem marcações melhores.

3a. Nunca marque animais molhados. O pelo molhado transferirá calor a uma grande área, causando excessivos danos ocultos e marcas manchadas.

4a. A área marcada deve apresentar coloração de couro marrom.

4b. Não permita que o ferro de marcação deslize ou se mova do lugar durante a aplicação.

4c. A marcação a quente destrói os folículos pilosos, resultando, assim, em uma cicatriz glabra permanente.

4d. O tempo de aplicação dos ferros de marcação varia drasticamente de acordo com a idade dos animais e a espécie. Bezerros, caprinos e equinos exigem muito menos tempo do que bovinos adultos.

Marcação a frio

Finalidade

- Fornecer identificação individual, permanente e de fácil visualização ao animal.

Complicações

- Marcas inadequadas e difíceis de ler.
- Marcas borradas.

Material

- Ferro de marcação a frio.
- Mistura para congelamento (nitrogênio líquido ou uma mistura de gelo seco e álcool isopropílico a 70%).
- Caixa térmica.
- Tricótomos com pentes nº 40.
- Escova rígida.
- Frasco plástico preenchido com álcool isopropílico a 70%.
- Luvas grossas e óculos de segurança.

Procedimento para marcação a frio

Ação técnica	Fundamento/extensão
1. Coloque o bovino ou o equino em um tronco de contenção.	**1a.** Comparada à marcação a quente, a marcação a frio causa menos danos à pele e é menos dolorosa.
	1b. Sempre confirme com o proprietário o local exato da marca. Locais comuns incluem o ombro, o quadril ou as costelas.
2. Resfrie o ferro de marcação durante 20 minutos antes da sua utilização no primeiro animal. Para tanto, coloque o ferro na mistura para congelamento.	**2a.** Para marcar de 20 a 30 cabeças, a mistura para congelamento, composta de álcool e gelo seco, requer 7,5-19 L de álcool e 450 g de gelo seco por animal.
	2b. A mistura para congelamento deve cobrir a cabeça do ferro de marcação em, pelo menos, 2,5 cm. O borbulhamento do álcool deve parar antes da aplicação da marca.
	2c. Linhas congeladas no cabo do ferro indicam que ele está pronto.
	2d. Caixas térmicas plásticas velhas, de 20 litros, funcionam muito bem.
	2e. O nitrogênio líquido requer menos tempo de contato que a mistura de álcool (30 segundos contra 1 minuto). Tenha extremo cuidado ao trabalhar com nitrogênio líquido.
	2f. Ferros de marcação a frio são feitos de cobre ou bronze. Ferros de marcação de aço usados na marcação a quente não esfriam suficientemente.
3. Depile o animal na área a ser marcada.	**3a.** A marcação por congelamento mata os melanócitos produtores de pigmento presentes no folículo piloso. Assim, as marcas a frio aparecem brancas. Se o ferro for aplicado por muito tempo, o folículo piloso será destruído e a marca, semelhante a uma marca a quente.
4. Use a escova rígida para remover qualquer resíduo.	—
5. Sature a área com álcool usando um frasco plástico.	**5a.** Use álcool suficiente. A área deve ficar completamente encharcada.
6. Aplique a marca. Pressione o ferro firmemente contra a pele e aplique um gentil movimento de balanço de cima para baixo e da esquerda para a direita.	**6a.** Calce luvas quando estiver segurando ferros de marcação.

7. O tempo de aplicação depende da espessura da pele, da idade dos animais, da mistura para congelamento e do tipo de metal usado.

6b. Os movimentos de balanço garantem pressão igual para todos os pontos de contato do ferro. Não permita que o ferro deslize do local da marcação enquanto o movimenta.

7a. Tempos de aplicação típicos para bovinos: álcool e gelo seco: 40-60 segundos; nitrogênio líquido: 20-30 segundos.

7b. Equinos demandam menos tempo de aplicação. O tempo de aplicação do nitrogênio líquido é, normalmente, de 15 segundos.

7c. A área de marcação inicialmente parece atrofiada. O inchaço subsequente faz com que a marcação tumefaça em poucos minutos. A área cicatriza e descasca 3 ou 4 semanas após a marcação. O pelo que crescer, no futuro, será branco.

8. Coloque o ferro de volta na mistura para congelamento imediatamente. Os ferros devem ser resfriados por, no mínimo, 2 minutos entre uma marcação e outra.

TATUAGEM DA ORELHA

FINALIDADE

- Fornecer identificação permanente para registro de raça ou verificação do *status* de vacinação contra brucelose.[2]

COMPLICAÇÕES

- Tatuagem ilegível.
- Transmissão de vírus do papiloma.

MATERIAL

- Gaze ou algodão.
- Álcool isopropílico a 70%.
- Alicate de tatuagem.
- Números ou letras para alicates.
- Tinta ou pasta para tatuagem.
- Escova de dentes.
- Papel e caneta.

---

[2] A Instrução Normativa nº 6, do Ministério de Agricultura, Pecuária e Abastecimento, de 12 de janeiro de 2004, estabelece que a marcação referente ao *status* de vacinação contra a brucelose deve ser realizada no lado esquerdo da face, utilizando-se ferro candente com um V, acompanhado do algarismo final do anos de vacinação. (N. T.)

Procedimento para tatuagem de orelha

Ação técnica	Fundamento/extensão
1. Coloque o bovino em um tronco de contenção.	**1a.** Caprinos e suínos também podem ser tatuados dessa maneira. Contenha conforme necessário.
	1b. Alguns equinos podem apresentar tatuagem labial, que é executada apenas por técnicos do registro de raça.
2. Limpe a cera da orelha usando álcool.	**2a.** A orelha direita é reservada para a tatuagem de brucelose, que pode ser executada apenas por veterinários licenciados. Use a orelha esquerda para as tatuagens do proprietário ou da raça.
3. Teste a precisão da tatuagem aplicando-a em uma folha de papel.	**3a.** Operadores inexperientes podem inverter números ou colocá-los de cabeça para baixo no alicate.
	3b. Em tatuagens para fins de registro de raça, a sequência de números e letras de identificação será fornecida pelo proprietário. Certifique-se de registrar quaisquer outros números de identificação utilizados no bovino no momento da aplicação da tatuagem. Por exemplo, números de brincos de orelha provavelmente não corresponderão aos números da tatuagem.
	3c. Tatuagens de brucelose incluem a letra R, o escudo do Estado e o último dígito do ano.
4. Aplique a tinta ou a pasta na orelha. As tatuagens são feitas entre a segunda e a terceira cartilagem da orelha.	**4a.** Para suínos, a parte mais delgada da porção inferior da orelha (dentro ou fora) funciona bem.
5. Aplique e prenda firmemente o alicate.	**5a.** Sangramento excessivo no local fará a tinta escorrer, resultando em uma tatuagem de má qualidade.
6. Aplique a tinta ou a pasta uma segunda vez, usando uma escova de dentes para assegurar a adequada penetração da tinta.	**6a.** A legibilidade de tatuagem é extremamente importante, porque afetará diretamente o valor comercial dos animais. Tatuagens ilegíveis podem resultar em significativas perdas monetárias.
7. Entre uma tatuagem e outra, coloque o alicate de tatuagem em solução de clorexidina.	**7a.** Alicates são um vetor comum para a transmissão do vírus do papiloma (verrugas).

Brincos de identificação

Finalidade

- Fornecer um sistema de identificação acessível, de fácil leitura e removível.

Complicações

- Remoção prematura do brinco.
- Propagação inadvertida do vírus do papiloma.

Material

- Brincos para identificação.
- Aplicador de brincos.
- Faca.
- Papel e caneta para o registro dos números de identificação.

Procedimento para a colocação de brincos de orelha

Ação técnica	Fundamento/extensão
1. Coloque o bovino em um tronco de contenção.	1a. Contenha caprinos, ovinos e suínos conforme necessário.
2. Coloque o brinco no aplicador.	2a. Certifique-se de que o brinco esteja colocado no aplicador de tal forma que o número fique voltado para a frente após a aplicação (Figura 6-29).
	2b. Dispositivos de identificação por radiofrequência (chips) estão ganhando popularidade. Esses dispositivos podem armazenar informações sobre cada animal e são colocados no mesmo local dos brincos mais antigos. Um chip aumenta drasticamente a eficiência ou a capacidade de se rastrear a movimentação dos animais (comercialização).
3. Use uma faca para remover um brinco antigo, se necessário.	3a. Cortadores de brincos são feitos especificamente para esta finalidade.
4. Identifique o centro entre a segunda e a terceira cartilagem da orelha esquerda.	4a. Se um brinco anterior foi removido, o buraco ou local da perfuração antigo pode ser usado, desde que não esteja significativamente alargado.
	4b. A orelha direita deve ser reservada para tatuagem de vacinação de brucelose.
5. Coloque o brinco e registre o número ou outras informações de identificação do animal, conforme solicitado pelo proprietário.	—

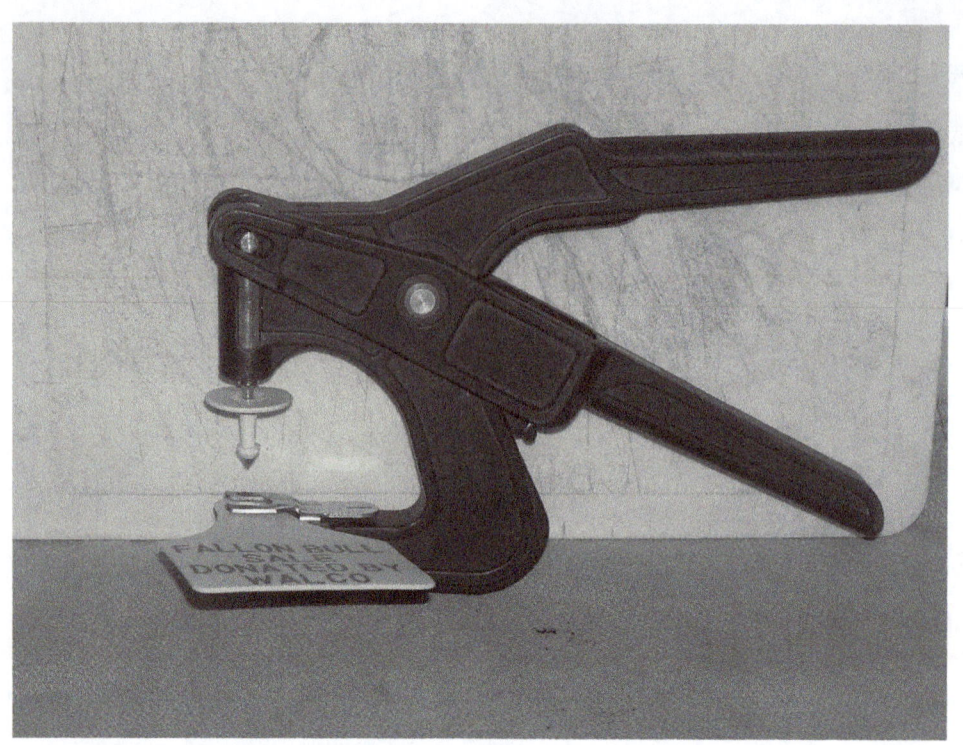

Figura 6-29 Aplicador de brincos, com o pino e o brinco.

Picote de orelha

Finalidade

- Fornecer identificação permanente, barata e individual a suínos.

Complicação

- Picotes aplicados no local incorreto.

Material

- Picotadores.
- Solução de clorexidina.

Procedimento para picotar a orelha de suínos

Ação técnica	Fundamento/extensão
1. Contenha o leitão.	1a. Normalmente, é mais fácil que uma pessoa contenha e uma segunda picote. No entanto, indivíduos muito experientes contêm e picotam simultaneamente.

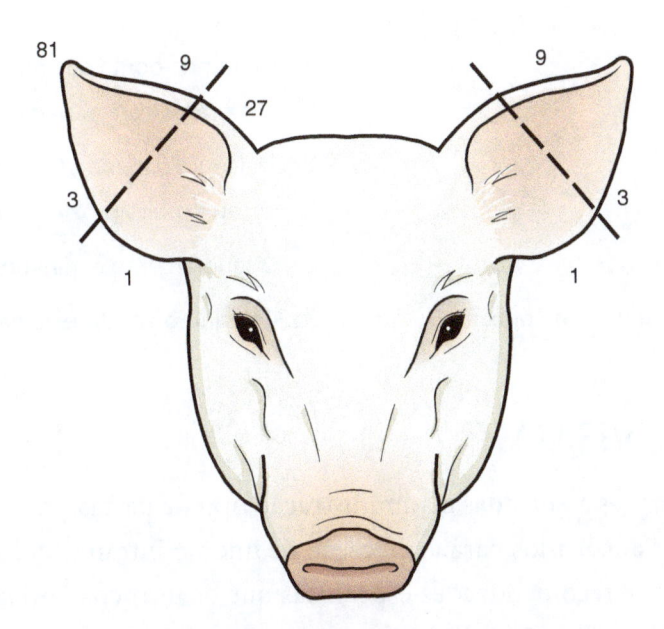

Figura 6-30 Sistema de identificação por picotes na orelha, utilizado em suínos.

2. Aplique o picotador nos quadrantes apropriados da orelha para identificar o suíno.

1b. Esta marcação é realizada na maternidade junto com o corte dos dentes, o corte de cauda e a administração de ferro. Idealmente, ocorre quando o animal tem menos de 3 dias de idade. Como para os leitões este procedimento é o menos agradável, execute-o após a conclusão de todos os outros procedimentos.

2a. Muitos padrões de marcação diferentes podem ser usados. Cada picote representa um número. Normalmente, na orelha direita é colocado o número da porca e, na orelha esquerda, o número do leitão dentro da leitegada (Figura 6-30).

2b. Picotes localizados na borda da orelha devem ser profundos o suficiente para garantir que não diminuam com o tempo. Suínos abaixo dos 11 kg devem ter picotes de 0,5-0,7 cm de profundidade.

2c. Picotes na ponta da orelha devem ser ligeiramente mais rasos para impedir a queda da orelha.

2d. Deixe, pelo menos, 0,7 cm entre os picotes. Evite picotes muito próximos da cabeça.

2e. O sangramento é mínimo e cessa espontaneamente.

3. Limpe o picotador antes de seu uso no próximo suíno.

3a. Coloque-o em clorexidina.

Questões de revisão

1. Especifique as complicações associadas à administração oral de pastas.
2. Identifique os músculos adequados para a aplicação de injeção intramuscular no equino.
3. Faça uma lista das ações e recomendações específicas que os técnicos devem seguir para minimizar o trauma tecidual durante a aplicação de injeções em bovinos.
4. Explique por que seringas dosadoras automáticas devem ser lavadas cuidadosamente com água.
5. Defina "inserir até o canhão de uma agulha" e explique a importância dessa ação.
6. Identifique os pontos apropriados para a aplicação de injeções intramusculares, subcutâneas e intravenosas no suíno.
7. Liste as complicações associadas à aplicação de implantes de hormônio de crescimento em bovinos.
8. Discuta a função e a importância da avaliação do refluxo gástrico em um equino com cólica.
9. Apresente três ocorrências que indiquem necessidade de remoção de cateteres intravenosos.
10. Desenhe e indique as seguintes partes de um cateter intravenoso: estilete, cateter, canhão, bisel, fio guia e tampa da agulha.
11. Explique por que razão incisões por bisturi são usadas, com frequência, durante a colocação de um cateter intravenoso em bovinos.
12. Defina esmegma e grão, quando se referem à limpeza da bainha.
13. Faça uma lista do material necessário na inserção de um tubo fixo de infusão nasolacrimal.
14. Compare os processos de marcação quente e fria.
15. Justifique o uso da orelha esquerda ao se colocarem brincos de identificação em bovinos.

Referências

FOWLER, M. *Medicine and surgery of South American camelids*. 2. ed. Ames: Iowa State University Press, 1998.

HALL, B.; GREINER, S. P.; GREGG, C. *Cattle identification: freeze branding*. Virginia Cooperative Ext. Blacksburg, Publicação n. 400-301. Acesso em: 12 jan. 2006, de http://www.ext.vt.edu/. Clicar em Educational Programs and Resources; Livestock, Poultry & Dairy; Beef.

MCCURNIN, D. *Clinical textbook for veterinary technicians*. 4. ed. Philadelphia: W. B. Saunders, 1998.

SMITH, B. *Large animal internal medicine*. St. Louis: C. V. Mosby, 1990.

Cattle and horse branding. Saskatchewan Agriculture, Food and Rural Revitalization. Acesso em: 23 jan. 2006, de <http://www.agr.gov.sk.ca>. Sheffield, England: 5M Enterprises. Acesso em: 23 jan. 2006, de <http://www.thepigsite.com>.

Procedimentos clínicos neonatais

7

Se as pessoas fossem superiores aos animais, elas cuidariam melhor do mundo.
Ursinho Pooh

Palavras-chave

- cabrito
- colostro
- enema
- filhote de lhama
- mecônio
- neonato
- nutrição parenteral
- placenta
- sondagem orogástrica
- sondagem nasogástrica

Objetivos

- Discutir as técnicas utilizadas para fornecer alimentação neonatal suplementar.
- Identificar os procedimentos clínicos e as técnicas de processamento realizados com frequência no paciente neonato.
- Comparar e diferenciar os cuidados neonatais prestados a cada espécie imediatamente após o nascimento.

Alimentação com mamadeira

A alimentação com mamadeira garante ao recém-nascido o suporte nutricional fundamental para a vida. Além do suporte nutricional, ela fornece uma interação positiva entre o **neonato** e a equipe de cuidados médicos. Deve ser um período calmo e confortável para o recém-nascido, não um episódio de esforço intenso e angústia. Lembre-se de que, quando se lida com neonatos, paciência e persistência são essenciais.

Finalidade

- Fornecer alimentação aos neonatos órfãos ou àqueles incapazes de mamar diretamente na mãe.

Complicações

- Aspiração.
- O neonato recusa-se a sugar.

Material

- Mamadeira para humanos com bico (potro, lhama, suíno).
- Mamadeira para bezerros com bico para ovino ou caprino (caprino, potro).
- Mamadeira para bezerros com bico para bezerro (bezerro).
- Toalha.

Procedimento de alimentação com mamadeira para um potro

Ação técnica	Fundamento/extensão
1. Misture o sucedâneo lácteo de acordo com as instruções.	1a. Sempre use água morna para misturar. 1b. Caso se trate da primeira alimentação do potro, alargue o buraco do bico para que escorram duas gotas por segundo quando a mamadeira for invertida. 1c. Potros recém-nascidos devem ser alimentados a cada 30-40 minutos (os potros mamam na mãe sete vezes por hora). Potros com 1 mês de idade ou mais velhos devem ser alimentados pelo menos quatro vezes por dia. 1d. Um potro deve consumir 30 mL de leite para cada 4,5 kg de peso corpóreo, por hora. 1e. Caso nenhum sucedâneo esteja disponível imediatamente, a seguinte mistura pode ser usada por um prazo muito curto: 1 lata de leite em pó, 2 latas de água e 50 mL de glicose a 50%.

Ação técnica	Fundamento/extensão
2. Envolva a cabeça e o pescoço do potro com o braço esquerdo, com o potro e o manipulador voltados para a mesma direção. Insira o bico na boca e pressione a mamadeira para colocar uma pequena quantidade (5 mL) de leite na boca.	**2a.** Estas instruções presumem que o potro esteja sendo amamentado pela primeira vez ou tenha dificuldade para mamar. Potros acostumados à mamadeira dão menos trabalho. Para eles, apenas mantenha a mamadeira no nível da cernelha. **2b.** Cobrir os olhos do potro com uma toalha muitas vezes facilita a sucção. **2c.** Não mantenha a mamadeira acima do nível da cernelha do potro. Isso aumenta o risco de aspiração.
3. O potro deve começar a sugar neste momento. Continue a apoiar levemente a cabeça enquanto o potro suga.	**3a.** Muitos potros resistem inicialmente. Seja paciente e repita o processo lentamente. **3b.** Potros podem mamar em estação ou em decúbito esternal. Nunca os alimente em decúbito lateral. **3c.** Reflexos de sucção diminuídos estão associados ao aumento do risco de pneumonia por aspiração.
4. Limpe o queixo e as narinas para remover o leite derramado. Registre a quantidade consumida e lave completamente todos os materiais.	**4a.** Potros alimentados por mamadeira são altamente suscetíveis a infecções entéricas. A limpeza do material para alimentação é essencial.

Procedimento de alimentação com mamadeira para um bezerro

Ação técnica	Fundamento/extensão
1. Misture o sucedâneo lácteo de acordo com as instruções.	**1a.** O leite deve estar aquecido. **1b.** Bezerros recém-nascidos devem ser alimentados três vezes por dia. Bezerros mais velhos e saudáveis são alimentados, geralmente, duas vezes por dia. **1c.** Bezerros consomem cerca de 2 L por amamentação. Animais doentes devem receber quantidades menores, com mais frequência.
2. Mantenha a mamadeira em uma altura que permita ao bezerro manter a cabeça na posição natural. Essa altura encontra-se, normalmente, abaixo do nível do ombro do bezerro.	**2a.** Figura 7-1.
3. Mantenha o bico diante do bezerro. A maioria dos bezerros o pegará prontamente.	—

4. Se o bezerro não agarrá-lo, abrace o pescoço do animal e coloque o bico na boca. Mantenha a boca fechada sobre o bico. Mova o bico para a frente e para trás, na boca.

5. Limpe o queixo e as narinas para remover o leite derramado. Registre a quantidade consumida e lave completamente todos os materiais.

4a. A maioria dos bicos tem uma abertura muito pequena. O buraco pode ser alargado para que um gotejamento constante seja observado quando a mamadeira é invertida.

5a. Bezerros acostumados a se alimentar em baldes muitas vezes têm menos problemas entéricos. Esta é uma questão sanitária, que reflete a limpeza pobre da mamadeira e do bico feita pelo tratador. A menos que o bezerro já tenha sido alimentado com o balde por tempo significativo, deve ser permitido a ele que mame em mamadeira. A amamentação com mamadeira facilita o fechamento da goteira esofágica.

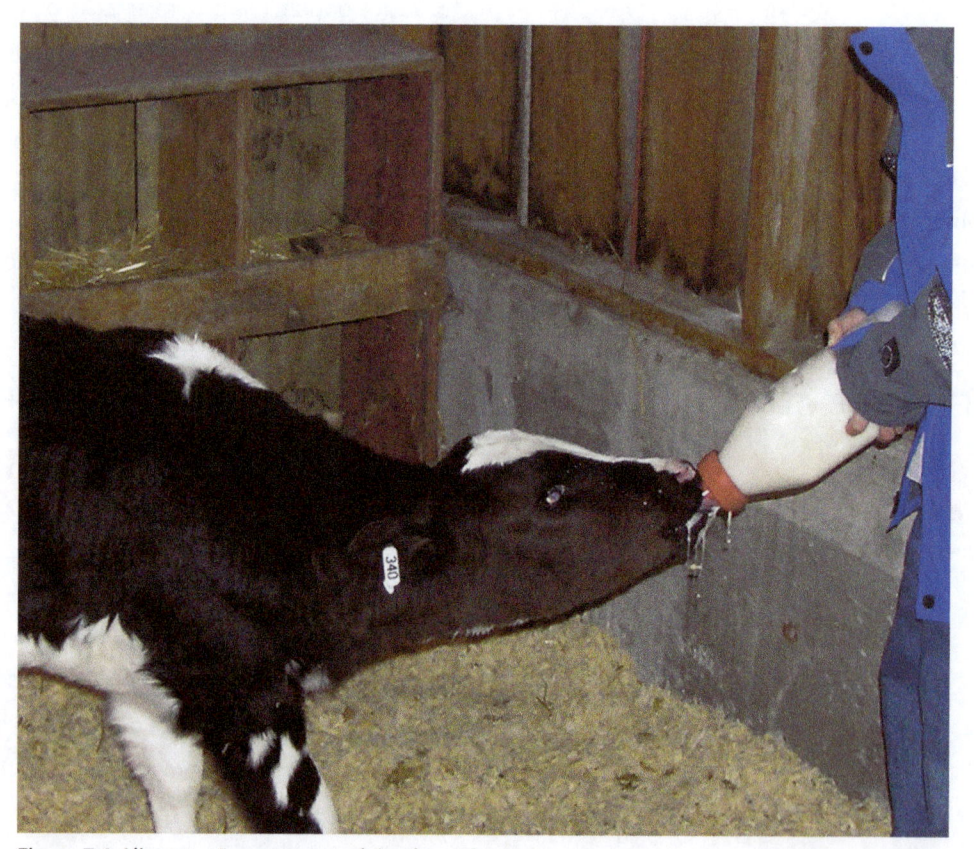

Figura 7-1 Alimentação com mamadeira de um bezerro.

Procedimento de alimentação com mamadeira para um cabrito

Ação técnica	Fundamento/extensão
1. Misture o sucedâneo lácteo de acordo com as instruções.	1a. Cabritos são as espécies mais fáceis de se alimentar com mamadeira. Cabritos ativos para mamar agitarão a cauda.

Procedimentos clínicos neonatais

2. Ofereça a mamadeira.

3. Se o cabrito não agarrar imediatamente, prenda-o voltado para a frente sob o braço esquerdo. Segure a mandíbula com a mão esquerda. Coloque o bico na boca e, suavemente, mantenha a boca fechada ao redor do bico por 1 minuto.

4. Limpe o queixo e as narinas para remover o leite derramado. Registre a quantidade consumida e lave completamente todos os materiais.

1b. Ofereça um máximo de 0,5 L por vez. O leite deve estar aquecido.

2a. Cabritos que tenham mamado várias vezes na cabra com frequência recusam a mamadeira inicialmente.

3a. Incentive o cabrito a mamar somente se houver reflexo de sucção.

3b. O bico pode ser movimentado, suavemente, para a frente e para trás, na boca, para incentivar a sucção.

3c. O buraco do bico pode ser ampliado, se necessário. Ele não deve escorrer quando invertido, mas pode gotejar à taxa de 1 a 2 gotas por segundo.

4a. Figura 7-2.

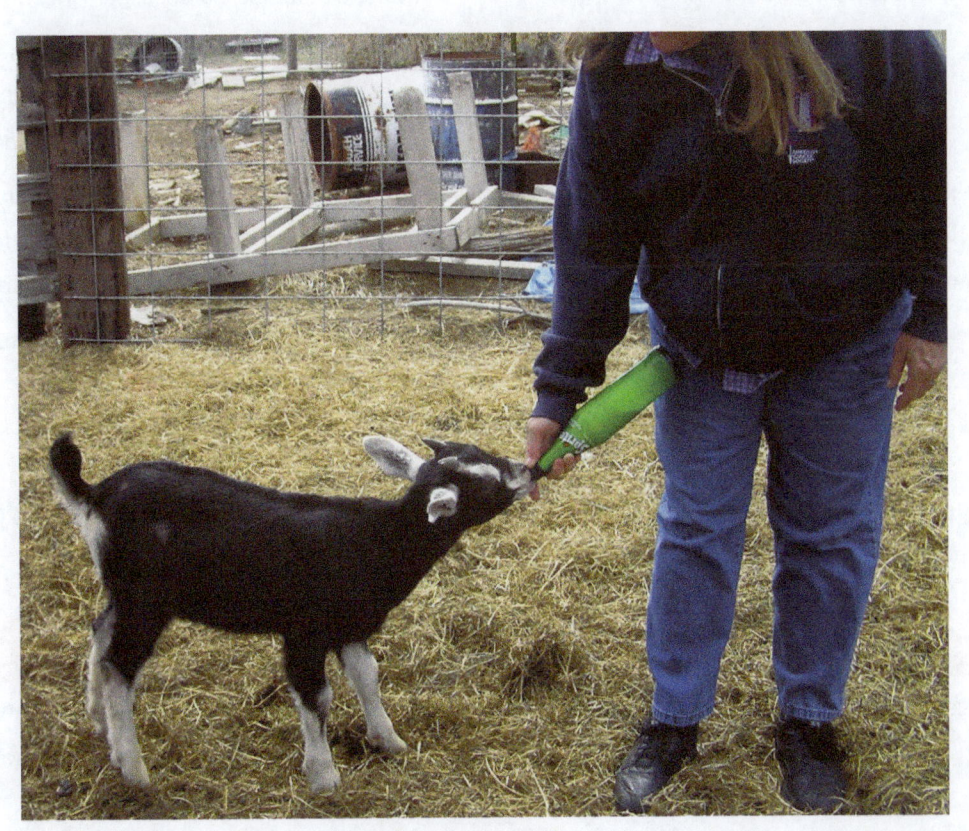

Figura 7-2 Alimentação de um cabrito com mamadeira.

Procedimento de alimentação com mamadeira para um suíno

Ação técnica	Fundamento/extensão
1. Misture o sucedâneo lácteo de acordo com as instruções.	1a. Se um sucedâneo lácteo para suínos não estiver disponível, um sucedâneo lácteo para caprinos pode ser utilizado temporariamente.
	1b. Certifique-se de que o leite esteja aquecido.
	1c. Se outra porca estiver disponível, os leitões devem ser transferidos.
2. Deixe que o leitão permaneça em estação. Coloque uma mão sobre o dorso do leitão e ofereça a mamadeira.	2a. Leitões normalmente alimentam-se facilmente na mamadeira.
	2b. No primeiro dia de idade, leitões consomem 2-3 colheres de sopa a cada mamada. Este volume aumenta com a idade.
	2c. Além do sucedâneo lácteo, ofereça alimentos sólidos a partir dos 10 dias de idade.
3. Se o leitão não agarrar o bico, coloque-o na boca do animal e a segure fechada durante 1 minuto.	3a. O bico pode ser suavemente movimentado para a frente e para trás, na boca, para incentivar a sucção.
	3b. O buraco do bico pode ser ampliado, se necessário. Ele não deve escorrer, quando invertido, mas pode gotejar à taxa de 1 a 2 gotas por segundo.
4. Limpe o queixo e as narinas para remover o leite derramado. Registre a quantidade consumida e lave completamente todos os materiais.	4a. Leitões recém-nascidos não conseguem manter a temperatura corpórea, portanto, uma fonte de calor externo deve ser fornecida durante várias semanas
	4b. Suínos geralmente são desmamados aos 28 dias de idade (5,4-6,4 kg).

Procedimento de alimentação com mamadeira para um filhote de lhama

Ação técnica	Fundamento/extensão
1. Misture o sucedâneo lácteo de acordo com as instruções.	1a. Lhamas são semelhantes aos potros quanto à dificuldade de alimentar-se com mamadeira. Os filhotes de lhama raramente aprendem a beber leite em baldes.
	1b. Devem ser oferecidos 120 mL (ou tanto quanto eles consumirem) aos filhotes, a cada 2-3 horas.

1c. Lhamas são frequentemente alimentadas com sucedâneos lácteos para caprinos. Podem ser adicionados 60 a 90 g de iogurte.

1d. Sucedâneos lácteos que contenham antibióticos causam diarreia em filhotes de lhama.

2a. Figura 7-3.

2. Mantenha a mamadeira no nível da cabeça. Coloque o braço esquerdo sobre o pescoço e segure a mandíbula com a mão esquerda. Acomode a cabeça suavemente contra sua perna ou abdômen, se necessário.

3. Coloque o bico na boca e mova-o para a frente e para trás (1,3 cm) para estimular a sucção. Continue apoiando a cabeça enquanto houver sucção.

4. Limpe o queixo e as narinas para remover o leite derramado. Registre a quantidade consumida e lave completamente todos os materiais.

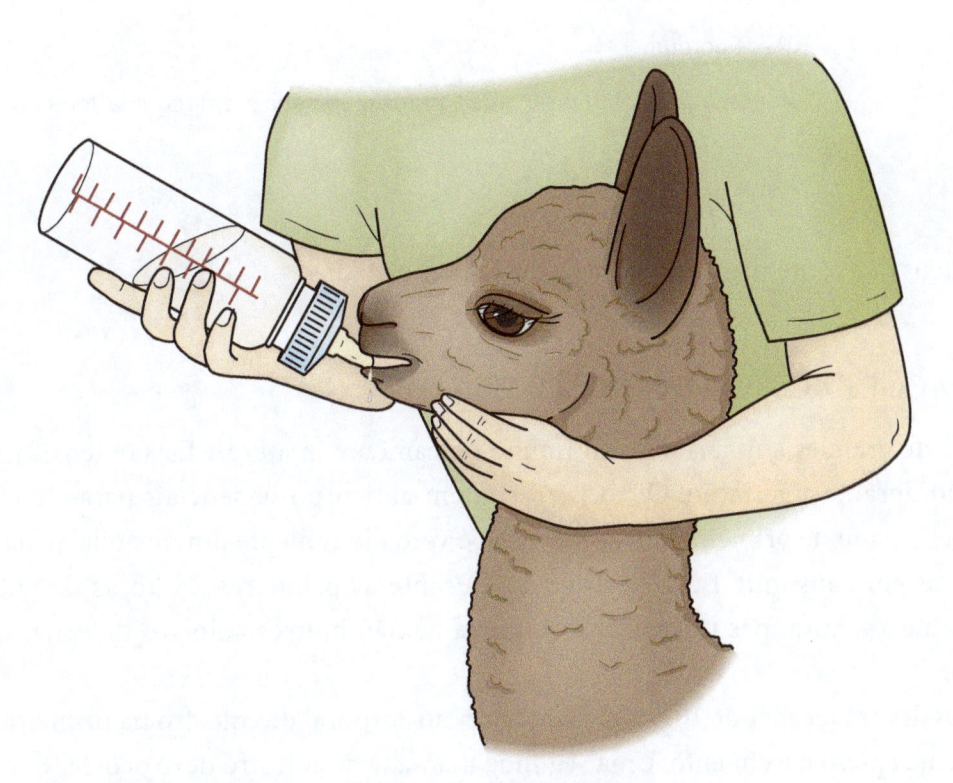

Figura 7-3 Alimentação com mamadeira de um filhote de lhama.

SUCEDÂNEOS LÁCTEOS E COLOSTRO

A produção comercial de sucedâneos lácteos tornou muito mais fácil satisfazer as necessidades nutricionais do neonato (Tabela 7-1). Se possível, use um sucedâneo lácteo apropriado para a espécie, que não contenha antibióticos, e seja meticuloso em relação à limpeza de mamadeiras e bicos após o uso.

Componentes comuns do sucedâneo lácteo

Tabela 7-1 Componentes comuns dos sucedâneos lácteos

Bezerro	20%–22% de proteína bruta (toda derivada do leite)
	20% de gordura bruta
	Fornecer 3 vezes ao dia
Potro	18%–22% de proteína bruta
	16% de gordura bruta
	Fornecer 16 vezes ao dia no primeiro dia, e 8 alimentações por dia no oitavo dia
Cabrito	21%–24% de proteína bruta
	24%–30% de gordura bruta
	Fornecer 4 vezes por dia durante uma semana e, em seguida, duas vezes por dia
Suíno	25% de proteína bruta
	10% de gordura
	Fornecer a cada 2 horas durante a primeira semana e, em seguida, fornecer 4 vezes por dia.

Nota

Sucedâneos lácteos que contenham antibióticos devem ser evitados.

Recomendações acerca do colostro

Muitas espécies de grandes animais nascem imunologicamente imaturas. Elas obtêm anticorpos após o nascimento, não durante a gestação. O **colostro** contém anticorpos essenciais para o combate às infecções. Também chamado de primeiro leite, o colostro é verdadeiramente um dos pilares da vida.

- Potros devem consumir 1,5 L de colostro durante as primeiras 24 horas de vida. Administre 250 mL a cada hora, nas primeiras 6-8 horas. Se não houver colostro de égua, utilize colostro de vaca.
- Bezerros devem receber de 10% a 15% de seu peso corporal de colostro na primeira mamada imediatamente após o nascimento. Uma segunda mamada de colostro deve ocorrer 8-10 horas depois. Dependendo do tamanho do bezerro, ela é, normalmente, de 2 a 4 litros.
- Um **cabrito** deve receber de 500 mL a 1 L nas primeiras 24 horas de vida. Cabritos normalmente consumem 200 mL a cada mamada. Um mínimo de quatro mamadas deve ocorrer durante as primeiras 24 horas.
- É difícil obter colostro de porca. Substitua-o por colostro de vaca e alimente os leitões nos primeiros 3-4 dias de vida.

- Um **filhote de lhama** deve consumir 10% do seu peso corporal, fornecidos ao longo de um período de 18 horas. Se não houver colostro de lhama, utilize o colostro de vaca ou de cabra. Não utilize colostro de ovelha.

SONDAGEM

A sondagem é a inserção de uma sonda em um órgão ou cavidade corporal. Em neonatos, a sondagem é mais comumente utilizada na administração de suplementos nutricionais diretamente no estômago. Os potros são sondados pelas narinas; é a chamada **sondagem nasogástrica**. Bezerros, cabritos e filhotes de lhama são sondados pela boca; trata-se da **sondagem orogástrica**. Embora, de início, possa parecer um tanto difícil, a sondagem é facilmente dominada com a prática.

SONDAGEM NASOGÁSTRICA DE POTROS

FINALIDADES

- Administrar fluidos.
- Verificar refluxo ou aliviar distensão por gás.

COMPLICAÇÕES

- Aspiração.
- Pneumonia por aspiração secundária.
- Irritação faríngea.
- Esofagite.
- Epistaxe.
- Infecção secundária da bolsa gutural.
- Intolerância gastrintestinal (cólicas, meteorismo, diarreia).

MATERIAL

- Sonda nasogástrica para potros.
- Fita adesiva de 2,5 cm.
- Balde.
- Bomba.
- Água aquecida.

PROCEDIMENTO PARA A SONDAGEM NASOGÁSTRICA DE POTROS

Ação técnica	Fundamento/extensão
1. Meça a sonda, da boca até a 12ª costela, segurando-a contra o potro. Marque a sonda usando a fita adesiva.	1a. Lembre-se de levar em conta a curvatura do pescoço.

2. Aqueça a sonda na água.
3. Lubrifique a extremidade da sonda com gel K-Y.
4. Permanecendo em frente do potro, insira a sonda no aspecto ventromedial da narina. Mantenha o dedo indicador dorsalmente à sonda para ajudar no posicionamento ventromedial.
5. Avance a sonda para a região faríngea; estimule a deglutição, girando a sonda ligeiramente. Continue avançando a sonda pelo esôfago.
6. Verifique o posicionamento da sonda por meio da:
a. Palpação no terço cranial do pescoço, no lado esquerdo. O operador deve ser capaz de sentir a sonda passar sob os dedos.
b. Verificação da pressão negativa.
7. Avance a sonda até a marca com fita adesiva.
8. Anexe a bomba e administre fluidos.
9. Para remover a sonda, limpe-a, soprando fluido através dela, dobre-a e remova-a com um movimento suave e contínuo.

1b. Marcar a sonda fornece um meio fácil de determinar quando se deve parar de avançar.

—

3a. A lubrificação minimiza o trauma esofágico.
4a. A sonda deve entrar no meato nasal ventral.
4b. Potros normalmente bufam e resistem enquanto a sonda passa pela narina. Isso passa depois que a sonda for inserida 10-12,5 cm no interior da narina.
4c. Pode ocorrer epistaxe neste momento, comumente associada à irritação ou ao trauma ao epitélio do meato. O sangramento deve parar em 10-15 minutos. Quando o sangramento cessar, reinicie, usando a outra narina. Esta, normalmente, não é uma complicação grave na sondagem nasogástrica.
4d. Não tente conter a hemorragia aplicando pressão nas narinas.
5a. Potros devem deglutir naturalmente para impedir que a sonda entre na traqueia.

6a. É muito mais fácil palpar a sonda quando ela estiver em movimento. Às vezes, mover a sonda para a frente e para trás auxilia a palpação.
6b. Consulte o Capítulo 6 para uma discussão sobre a avaliação da pressão negativa.

—

8a. A sonda pode ser mantida temporariamente usando-se fita adesiva para fixá-la a um cabresto. Potros devem permanecer sob observação contínua enquanto a sonda estiver mantida desta maneira.
8b. Se a sonda for mantida no lugar, sua extremidade deve ser tampada para impedir que excesso de ar penetre no estômago do potro.
9a. Limpar e dobrar a sonda impede que ocorra qualquer aspiração inadvertida durante a remoção.

Sondagem orogástrica

Finalidade

- Administrar medicamentos ou nutrientes.

Complicações

- Aspiração.
- Trauma esofágico.

Material

- Alimentador de Magrath para líquidos (bezerros).
- Sonda 24 French, ou 10-13 mm de diâmetro externo (filhote de lhama).
- Sonda de alimentação de borracha vermelha (cabrito).
- Seringa com bico de cateter de 60 mL.
- Toalha.

Procedimento para a sondagem orogástrica de bezerros

Ação técnica	Fundamento/extensão
1. Monte sobre o bezerro.	1a. Monte sobre o pescoço, permitindo-lhe prender a cabeça entre as coxas se necessário.
	1b. Bezerros grandes e agitados podem ser sondados em um tronco, usando-se as técnicas aplicadas em bovinos adultos.
2. Dobre a sonda de alimentação na sua base.	2a. Dobrar a sonda impede que o fluido entre nela prematuramente, causando aspiração.
	2b. Figura 7-4.
3. Segure a cabeça do bezerro com a mão esquerda e insira cuidadosamente a sonda na boca do animal. Avance lentamente pela faringe.	3a. Pode haver uma leve resistência enquanto a sonda passa sobre a língua.
4. Continue avançando a sonda suavemente, permitindo ao bezerro deglutir.	4a. A sonda quase sempre entra no esôfago, mesmo se o bezerro estiver vocalizando.
5. Palpe o terço cranial esquerdo do pescoço, a aproximadamente 10 cm da mandíbula, e confirme a colocação da sonda. Insira todo o comprimento da sonda orogástrica.	5a. É mais fácil palpar a extremidade de uma sonda quando em movimento. Colocar os dedos no pescoço enquanto move suavemente a sonda para cima e para baixo ajuda na detecção.

6. Inverta a garrafa e permita que o fluido entre por ação da gravidade.

7. Uma vez que os fluidos tenham sido administrados, dobre a extremidade da sonda novamente e retire-a com um movimento contínuo.

5b. Nunca administre fluidos sem confirmar o posicionamento da sonda.

6a. Se o fluido não fluir facilmente, afrouxe ligeiramente a tampa (1-2 torções). Não remova a sonda enquanto fizer isso. A retirada de 2,5-5 cm da sonda também pode facilitar o fluxo.

7a. Dobrar a sonda ajuda a impedir a aspiração de líquidos durante sua remoção.

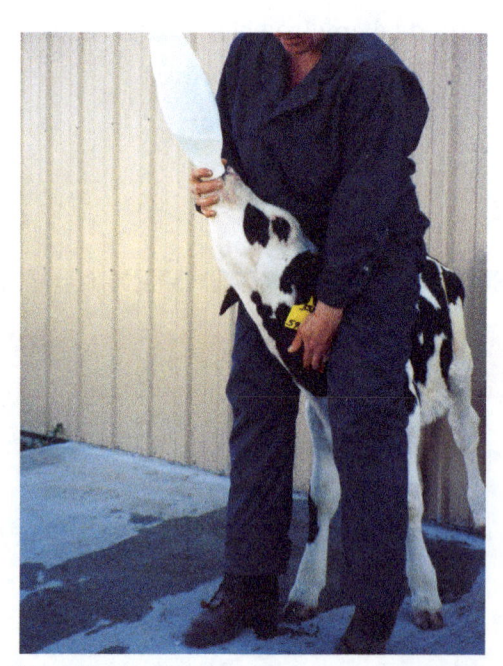

Figura 7-4 Sondagem orogástrica de um bezerro.

Procedimento para a sondagem orogástrica de cabritos

Ação técnica	Fundamento/extensão
1. Coloque o cabrito entre as pernas ou sob o braço.	1a. A posição é determinada pelo tamanho e pelo comportamento do cabrito.
2. Avalie o comprimento da sonda que deverá ser inserido, segurando-a contra o cabrito. Meça da boca à 12ª costela. Uma fita adesiva pode ser utilizada se um auxílio visual for necessário.	2a. Alguns indivíduos preferem utilizar uma sonda rígida de alimentação. A sonda rígida é, basicamente, um tubo rígido de aço inoxidável com uma esfera na extremidade.
3. Lubrifique levemente a sonda usando gel K-Y ou água.	3a. A lubrificação minimiza o trauma esofágico.

4. Coloque o braço esquerdo sobre o pescoço ou o tórax do cabrito e segure a porção ventral da mandíbula.	4a. Figura 7-5.
5. Insira a sonda na boca e avance lentamente até que o comprimento desejado seja atingido.	5a. Não são usados espéculos. 5b. Não é feita a verificação de pressão negativa. 5c. Inserir na traqueia é extremamente incomum por causa da anatomia da faringe do cabrito.
6. Anexe a seringa e administre fluidos.	—
7. Para remover a sonda, dobre a extremidade e remova-a com um movimento contínuo.	7a. Dobrar a sonda impede a aspiração durante a remoção.

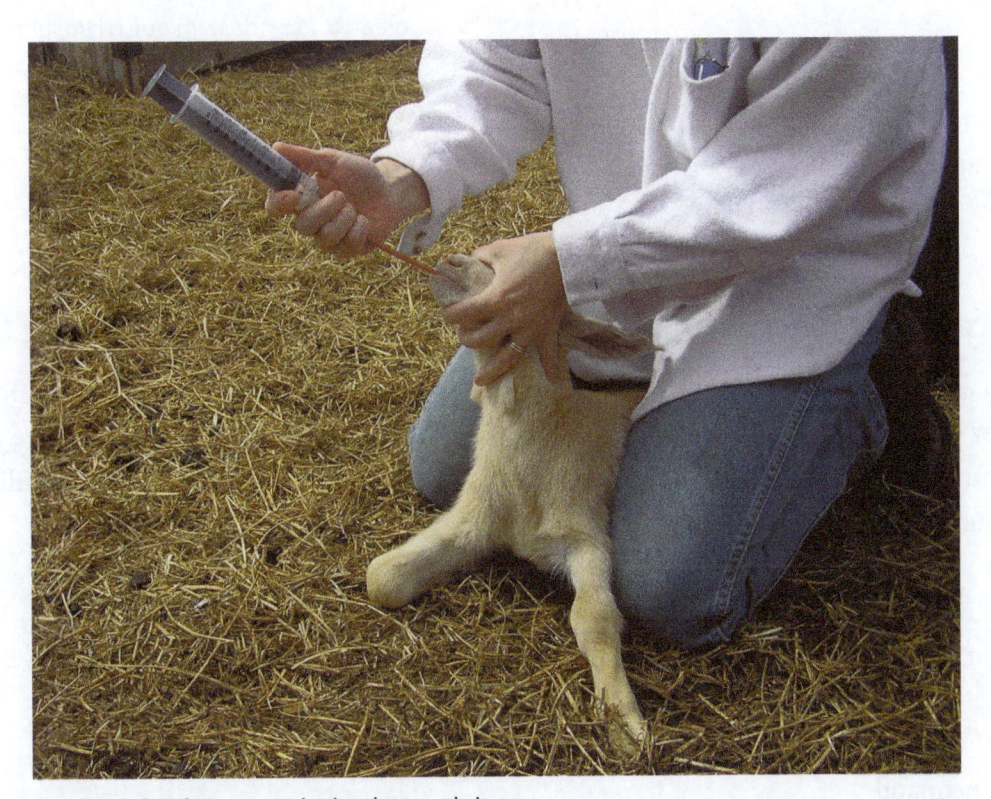

Figura 7-5 Sondagem orogástrica de um cabrito.

Procedimento para a sondagem orogástrica de filhotes de lhama

Ação técnica	Fundamento/extensão
1. Meça a sonda até o nível da entrada torácica. Contenha o filhote. Caso esteja em decúbito, contenha-o de joelhos.	1a. Não use uma sonda com diâmetro superior a 13 mm, pois pode causar interferência na função cardíaca.
2. Lubrifique a extremidade da sonda com água.	—

3. Flexione a cabeça em 40 graus e insira a sonda na boca.

3a. É importante flexionar a cabeça do animal para facilitar a passagem da sonda pelo esôfago.

3b. Não use espéculo.

4. Avance com cuidado e permita ao filhote deglutir. Em seguida, palpe a área cervical esquerda para verificar o posicionamento correto.

4a. A sonda pode ser palpada próximo à traqueia. É mais fácil palpar a sonda quando ela estiver em movimento; por isso, é útil movê-la um pouco para cima e para baixo para identificar sua passagem sob os dedos.

5. Avance a sonda até o nível da entrada torácica.

5a. Não coloque a sonda diretamente no estômago. O estômago da lhama possui três compartimentos. O terceiro compartimento é denominado estômago verdadeiro. De maneira ideal, a passagem do fluido pelo esôfago distal induzirá o fechamento do sulco esofágico, fazendo com que o leite ultrapasse o primeiro e o segundo compartimentos, fluindo diretamente para o terceiro.

6. Anexe a seringa com bico de cateter e administre os fluidos.

6a. Administre um máximo de 250 mL.

Lista de verificação do cuidado neonatal precoce

O nascimento é um dos aspectos mais gratificantes da medicina veterinária. Assistir a um potro tentando levantar ou ver um bezerro dando seu primeiro suspiro é sempre revigorante. No entanto, é durante esses primeiros minutos a horas que ações simples, realizadas pela equipe médica, podem fazer a diferença entre a vida e a morte.

Finalidade

- Auxiliar o neonato durante o período imediatamente pós-parto.

Complicações

- Morte neonatal.
- Asfixia.
- Hipotermia.
- Falha da transferência passiva de anticorpos.
- Hemorragia umbilical.
- Dermatite em torno do umbigo.

Material

- Toalhas.
- Estetoscópio.
- Termômetro.

- Fita ou sutura umbilical.
- Tintura ou solução de iodopovidona, ou solução de clorexidina (espécie-dependente).
- Material para enema.

PROCEDIMENTO PARA CUIDADOS IMEDIATOS NO PÓS-PARTO DE TODAS AS ESPÉCIES

Ação técnica	Fundamento/extensão
1. Limpe as vias respiratórias. Remova o fluido das fossas nasais e da boca.	1a. Recém-nascidos com acúmulo excessivo de fluidos devem ser erguidos pelos membros pélvicos para facilitar a remoção do fluido.
	1b. Inserir o dedo na narina frequentemente estimula o recém-nascido a bufar, o que ajuda a limpar o líquido das narinas.
2. Determine as frequências do pulso e respiratória.	2a. Doxapram (Dopram) pode ser administrado para facilitar a ventilação.
	2b. Caso se justifique, a temperatura também pode ser verificada nesse momento.
3. Confirme que não há hemorragia no umbigo.	3a. Se for observado sangramento, pince ou amarre usando fita umbilical.
4. Examine as membranas mucosas e determine o tempo de preenchimento capilar.	4a. A coloração da membrana e o tempo de preenchimento capilar restabelecem-se rapidamente nos primeiros minutos.
5. Ajude a mãe a secar o neonato, se necessário.	5a. Secar o neonato com toalhas o ajudará a manter a temperatura, providência fundamental nos partos ocorridos durante o inverno.
	5b. Se tudo parece normal, a melhor opção é deixar a mãe e o filho sozinhos. Intervenções desnecessárias causam mais problemas do que os evitam.
6. Certifique-se de que o colostro seja consumido.	6a. O colostro é o primeiro leite consumido pelo neonato. Rico em anticorpos, trata-se de um leite muito espesso e amarelo.
	6b. Colostrômetros fornecem um meio preciso para se avaliar o conteúdo de imunoglobulinas (anticorpos).

Procedimento para cuidados no pós-parto do potro

Ação técnica	Fundamento/extensão
1. Execute as etapas descritas no Procedimento para Cuidados Imediatos no Pós-Parto de Todas as Espécies.	**1a.** O trabalho de parto dos equinos é muito rápido comparado ao de outras espécies domésticas. Geralmente, as éguas parem durante a madrugada. O surgimento de uma secreção cérea nos tetos, a lassidão vulvar e o relaxamento dos ligamentos ilíacos são sinais de que a gestação está prestes a terminar.
	1b. Os tempos médios do parto são os seguintes: primeiro estágio: 1-4 horas, segundo estágio: 10-20 minutos, terceiro estágio: 30 minutos a 2 horas.
	1c. Figura 7-6.
2. O coto umbilical deve ser comprimido ou pinçado a 7,5-10 cm da parede abdominal, caso haja sangramento. Aplique tintura ou solução de iodo no umbigo. Deve-se aplicar iodo no umbigo duas vezes por dia, durante 48 horas.	**2a.** O cordão umbilical geralmente se rompe por conta própria. Não o rompa, a menos que haja risco significativo de contaminação ou de ruptura próxima da parede do corpo. Se o potro tentar andar e ainda estiver ligado à **placenta**, o assistente deve intervir.
	2b. Nunca corte o cordão umbilical com uma tesoura. Amarre-o, usando fita umbilical, a 7,5 cm da parede abdominal e rompa-o distalmente à fita.
	2c. Use um mínimo de 2% de iodo. Se usar tintura de iodo, não permita que ela entre em contato com a pele ou resultará em dermatite severa.

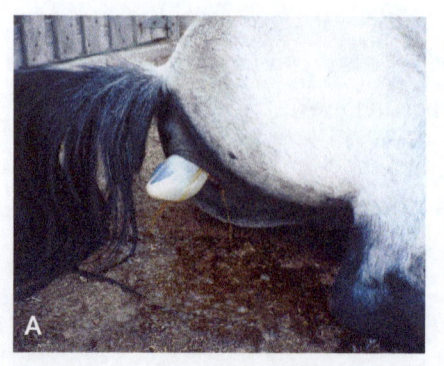

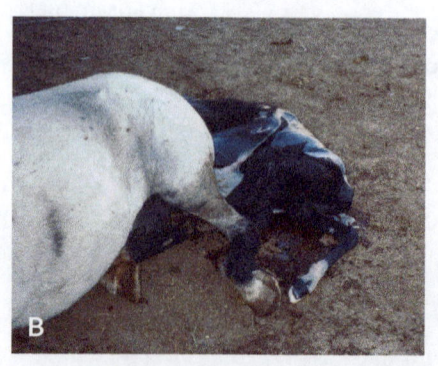

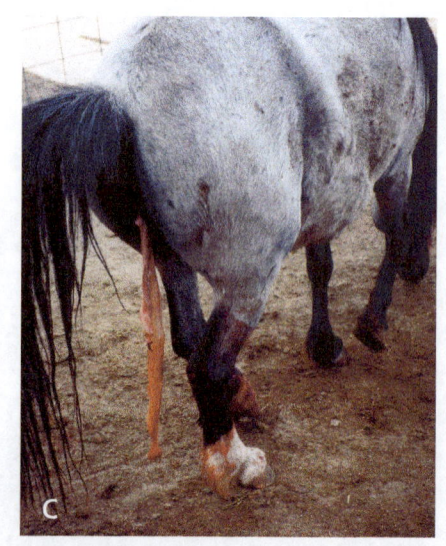

Figura 7-6 (A) Estágio 2 do parto. Aparecimento das patas do potro. (B) Final do estágio 2 do parto. Potro no solo ainda ligado à égua pelo cordão umbilical. (C) Estágio 3 do parto. Égua expulsa a placenta.

3. Administre enema. Certifique-se da passagem do mecônio.	3a. Algumas clínicas administram enema a todos os potros rotineiramente. Outras instalações administram-no apenas quando se observa dificuldade na passagem do mecônio.
	3b. Mecônio é o primeiro material fecal expelido pelo potro. Essas fezes são muito pegajosas, o que, muitas vezes, dificulta sua passagem. O mecônio normalmente é expelido nas primeiras 6-10 horas.
	3c. Examine a baia à procura de evidências da presença do mecônio. Ele é, frequentemente, do tamanho das fezes de um cão médio e muito pegajoso. A consistência é semelhante à do creme dental.
4. Examine a placenta.	4a. A placenta deve ser examinada para se garantir que ela tenha sido expelida totalmente. A égua ficará extremamente doente se qualquer parte da placenta permanecer retida.
	4b. Não permita à égua ingerir a placenta. Isso frequentemente resulta em cólica.
	4c. Se a égua não expeliu a placenta em 1 hora após o parto, coloque uma luva obstétrica sobre a porção pendurada da placenta (usando fita adesiva para prender a parte de cima). A placenta pode ser amarrada com um nó, caso seja muito longa. Atar vários nós na porção da placenta pendurada para fora da vulva reduz a chance de a égua pisá-la. Não tente retirar a placenta.
5. Administre 1.500 unidades de antitoxina tetânica ao potro, caso a égua não tenha recebido um reforço de toxoide tetânico nos últimos dois meses de gestação.	—

PROCEDIMENTO PARA CUIDADOS NO PÓS-PARTO DO BEZERRO

Ação técnica	Fundamento/extensão
1. Execute as etapas descritas no "Procedimento para cuidados imediatos no pós-parto de todas as espécies".	1a. Os tempos médios do parto são os seguintes: primeiro estágio: 30 minutos a 10 horas; segundo estágio: 30 minutos a 6 horas; terceiro estágio: 30 minutos a 8 horas. Novilhas têm partos mais longos que vacas.

	1b. Normalmente o parto ocorrerá de uma (no caso da vaca) a três horas (novilha) após o aparecimento da bolsa d'água (âmnio).
	1c. O gotejamento de leite e a presença de uma secreção vaginal mucosa frequentemente sinalizam que o parto pode começar nas 12 horas seguintes.
2. O cordão umbilical geralmente se rompe a poucos centímetros da parede do corpo. Se isso não ocorrer, rompa-o a 7,5-10 cm da parede do corpo.	**2a.** Figura 7-7.
3. Aplique tintura de iodo ao coto umbilical.	**3a.** Minimize o contato da tintura com a pele. A tintura pode ser irritante e causar dermatite.
	3b. Idealmente, o iodo é aplicado uma vez por dia, durante três dias.
4. O bezerro deve mamar no prazo de 1 hora após o nascimento.	—

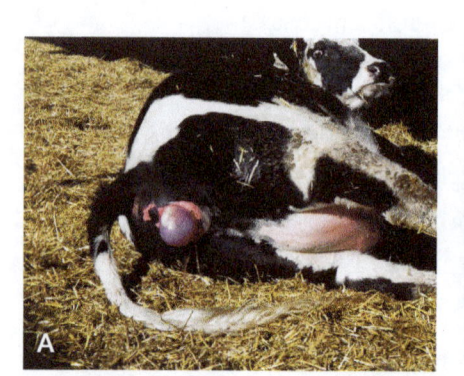

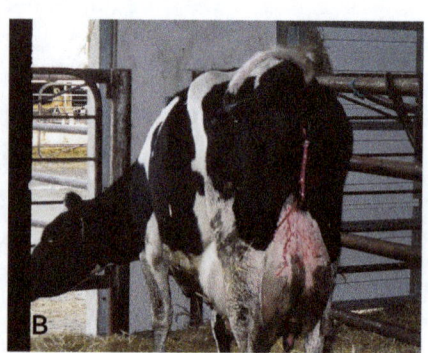

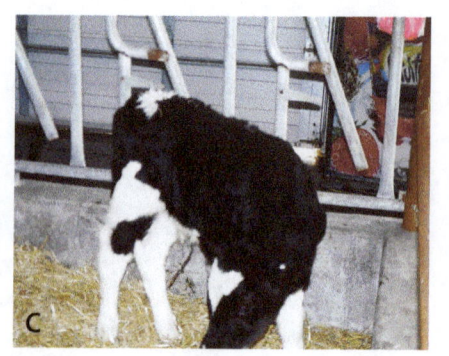

Figura 7-7 (A) Estágio 2 do parto. Aparecimento do saco aminiótico. (B) Estágio 3 do parto. Vaca expulsa a placenta. (C) Aparência de um umbigo normal em um bezerro recém-nascido.

Procedimento para cuidados no pós-parto do cabrito

Ação técnica	Fundamento/extensão
1. Execute as etapas descritas no "Procedimento para cuidados imediatos no pós-parto de todas as espécies".	**1a.** Cabritos são muito vívidos e geralmente tentam ficar em pé em 15-30 minutos após o nascimento.
	1b. Cabritos devem tentar mamar 1 hora após o nascimento.
	1c. Os tempos médios do parto são os seguintes: primeiro estágio: 30 minutos a 6 horas; segundo estágio: 30 minutos a 2 horas; terceiro estágio: 30 minutos a 8 horas.

2. Se o cordão umbilical não se romper naturalmente, aplique pressão sobre ele por 3-5 minutos e, em seguida, rompa-o a 5 cm da parede do corpo. Aplique tintura de iodo.

3. Não administre enema.

2a. Tenha cuidado ao aplicar o iodo e minimize o seu contato com a pele. Um pequeno frasco para esguichar o produto funciona muito bem.

PROCEDIMENTO PARA CUIDADOS NO PÓS-PARTO DO LEITÃO

Ação técnica	Fundamento/extensão
1. Execute as etapas descritas no "Procedimento para cuidados imediatos no pós-parto de todas as espécies".	**1a.** As porcas normalmente apresentam aumento de volume da vulva e secreção vaginal límpida, 24-48 horas antes do parto.
	1b. Os tempos médios do parto são os seguintes: primeiro estágio: 2-12 horas; segundo estágio: 3 horas. O tempo do início do parto efetivo ao nascimento do primeiro leitão é de 30 minutos a 1 hora. O tempo médio entre o nascimento dos leitões é de 15 minutos. Terceiro estágio: tempos irregulares.
	1c. As porcas normalmente parem em decúbito lateral. Os leitões podem nascer com a cabeça ou a cauda primeiro.
2. Se algum sangramento for observado no cordão umbilical, amarre-o, usando fio de sutura. Geralmente, não se aplica iodo em cordões umbilicais de leitões.	**2a.** O sangramento do cordão umbilical é raro.
	2b. Não permita à porca ingerir a placenta.
3. Observe, para assegurar-se de que os leitões mamem até 1 hora após o nascimento.	**3a.** Geralmente, os leitões alimentam-se a cada hora e consomem 30-50 mL de leite em cada mamada.
4. O manejo dos leitões ocorre com 24 horas de idade. Os procedimentos incluem corte dos dentes incisivos, pesagem, corte da cauda, marcação da orelha e administração de ferro.	**4a.** As ações técnicas desses procedimentos de manejo são fornecidas neste capítulo e no Capítulo 6.

PROCEDIMENTO PARA CUIDADOS NO PÓS-PARTO DE FILHOTES DE LHAMA

Ação técnica	Fundamento/extensão
1. Execute as etapas descritas no "Procedimento para cuidados imediatos no pós-parto de todas as espécies".	**1a.** As lhamas normalmente não cutucam e lambem a prole. As fêmeas produzem um som sussurrante perto do filhote. Muitas lhamas parem em estação. O período mais comum para o parto é logo cedo pela manhã.

2. Se o cordão umbilical não se romper naturalmente, aplique pressão sobre ele por 3-5 minutos e, em seguida, rompa-o a 15 cm da parede do corpo. Não faça a ligadura do cordão, mas administre solução de clorexidina nele.

1b. O filhote deve levantar-se em 1 hora e mamar 2-3 vezes por hora. Cada mamada dura apenas 1-2 minutos. Se o filhote não mamar em até 5 horas, inicie o suporte nutricional.

2a. A clorexidina é preferível à tintura de iodo. O filhote de lhama pode desenvolver uma severa dermatite se sua pele for exposta ao iodo.

2b. Solução de clorexidina:
Misture 5 mL de clorexidina com 15 mL de água. Idealmente, a solução é aplicada 2 vezes por dia durante 2-3 dias.

2c. A placenta deve ser expelida de 45 minutos a 2 horas. Não permita à lhama ingerir a placenta.

3. Não administre enema.

3a. O mecônio é expelido nas primeiras 18-24 horas.

Nutrição parenteral de potros

A **nutrição parenteral** é, geralmente, reservada aos neonatos valiosos. Embora os suprimentos e materiais sejam triviais, os neonatos que recebem esta terapia estão muito debilitados e requerem extensa intervenção médica.

Finalidade

- Fornecer suporte nutricional a potros debilitados.

Complicações

- Sepse.
- Flebite.
- Desequilíbrios eletrolíticos.

Material

- Material para cateterização (Capítulo 6).
- Fluido intravenoso.
- Álcool isopropílico a 70%.
- Solução salina heparinizada.

Procedimento para administração de nutrição parenteral ao potro

Ação técnica	Fundamento/extensão
1. Misture a solução intravenosa. Certifique-se de que a solução esteja à temperatura corpórea.	**1a.** Mistura da solução: 1000 mL de glicose a 50%, 1000 mL de aminoácidos a 8,5% e 500 mL de emulsão lipídica a 10%.

2. Insira o cateter intravenoso.

1b. Misture todas as soluções sob condições estéreis rigorosas. Recomenda-se a utilização de uma capela de fluxo laminar.

2a. Consulte o Capítulo 6 para os procedimentos.

2b. Um cateter de 8,75 cm pode ser usado, caso permaneça no animal por menos de três dias. Terapias de longo prazo requerem o uso de um cateter venoso central.

2c. Monitore várias vezes por dia, atentando para evidências de flebite.

2d. Cateteres intravenosos colocados para nutrição parenteral total (NPT) devem ser usados apenas para esse fim.

3. Administre a solução a uma velocidade de 2 mL/kg/h. Lave o cateter com solução salina depois de cada tratamento. Limpe a tampa do cateter com álcool.

3a. Novas linhas intravenosas e conjuntos de extensão devem ser substituídos a cada 8-12 horas.

3b. É essencial que se cumpra rigorosamente o procedimento de assepsia durante o fornecimento de NPT.

4. Verifique o nível de glicose no sangue a cada 6 horas.

4a. Se o valor de glicose do sangue for superior a 250 mg/dL, diminua a administração de glicose imediatamente.

4b. O monitoramento de desequilíbrios eletrolíticos também é recomendado. Verifique o nível de potássio com rigor. Se necessário, suplemente a 20-40 mEq/L de fluido intravenoso.

4c. Outros eletrólitos frequentemente monitorados incluem cálcio, fósforo e magnésio.

4d. A NPT deve ser descontinuada após 12-24 horas. A remoção rápida é desaconselhável.

OXIGÊNIO NASAL

Neonatos gravemente debilitados estão muitas vezes hipóxicos. A administração de oxigênio serve para aumentar o teor de oxigênio no sangue, facilitando, assim, a oxigenação dos tecidos. Os benefícios da melhora na oxigenação são enormes e justificam o tempo despendido para se administrar esta terapia.

FINALIDADE

- Minimizar a hipóxia.

Complicações

- Epistaxe.
- Irritação nasal.
- Remoção acidental do cateter.

Material

- Cateter de oxigênio ou cateter nasofaríngeo (14 French × 40 cm).
- Tanque de oxigênio.
- Umidificador.

Procedimento para administração nasal de oxigênio ao potro

Ação técnica	Fundamento/extensão
1. Usando um cateter flexível e macio, avance-o na cavidade nasal até o nível do canto medial do olho.	1a. Frequentemente, a suplementação de oxigênio nasal é iniciada se a frequência respiratória do potro estiver inferior a 30 ou superior a 80 movimentos respiratórios por minuto. Outras indicações incluem respiração laboriosa, membranas mucosas cianóticas e resultados anormais na radiografia de tórax ou nos valores de hemogasometria.
	1b. Aumento na contração abdominal é frequentemente observado quando há respiração laboriosa.
	1c. Não avance muito o cateter para o interior da faringe.
	1d. A ponta do cateter deve ser fenestrada.
	1e. Se o oxigênio for administrado apenas por um período muito breve, podem ser usadas máscaras.
2. Administre o oxigênio a uma taxa de 5-7 litros por minuto.	—
3. Umidifique o oxigênio se a terapia durar mais do que 30 minutos.	3a. O oxigênio seco danifica membranas mucosas delicadas, causando significativo desconforto.
	3b. Umidificadores estéreis, em linha, são comumente usados.

Enemas

O impacto causado por **mecônio** é a ruína do potro recém-nascido. Este primeiro material fecal é muito pegajoso, o que torna sua evacuação excepcionalmente difícil. Devido à alta frequência de impactos causadas por mecônio, muitas instalações administram enemas rotineiramente no nascimento. A decisão de administrar enemas como uma prática de rotina ou apenas após a observação de sinais clínicos deve ser determinada pelo veterinário e pelos gestores da fazenda.

Finalidade

- Remover o primeiro material fecal (mecônio) do reto.

Complicações

- Lacerações retais.
- Falha em expelir o mecônio.
- Aparente desconforto abdominal.

Material

- Solução de enema (aquecida) e dispositivos para administração.
- Gel para lubrificação.

Procedimento para administração de enema em um potro

Ação técnica	Fundamento/extensão
1. Peça a um assistente para conter o potro colocando os braços ao redor da região cranial na área dos ombros e pescoço.	1a. Consulte o Capítulo 2 para revisar as técnicas de contenção do potro.
2. Posicione-se lateralmente aos membros pélvicos e levante a cauda.	2a. Não permaneça diretamente atrás do potro. Isso pode resultar em lesão.
3. Lubrifique e insira a extremidade do enema no reto, cerca de 5-7,5 cm.	3a. Potros frequentemente movem-se para a frente ou escoiceiam durante a inserção.
	3b. O material para administração de enema normalmente inclui uma seringa de 60 mL anexada a um cateter 20 French, peras de borracha ou soluções para enema pré-embaladas.
4. Administre o enema, permitindo que o fluido preencha o reto lentamente. Remova o cateter.	4a. A maioria dos enemas tem um volume de 120-180 mL de solução. Se o ânus projetar-se e o fluido não fluir apenas pela força da gravidade, provavelmente um volume suficiente já foi administrado.
	4b. A solução para enema deve ser aquecida à temperatura corpórea.

5. O mecônio geralmente é expelido em 15-20 minutos.

6. Monitore o potro para detectar sinais de desconforto abdominal.

4c. Soluções de enema comuns incluem água morna, mistura de água e docusato de sódio (DSS) ou uma mistura de sabão suave e água.

5a. O mecônio é muitas vezes escuro e seco ou pegajoso. Conforme o potro mama, o material fecal se torna amarelo e pastoso.

6a. Se o potro abanar a cauda, chutar o abdômen, olhar os flancos ou levantar-se e deitar-se repetidamente, é provável que haja desconforto abdominal.

Nota

Casos mais graves de impacto por mecônio podem ser resolvidos usando-se uma solução de enema que contém acetilcisteína (Mucomyst). Esta mistura é composta de 1,5 colher de sopa de bicarbonato de sódio, 200 mL de água e 8 gramas de acetilcisteína. Use um cateter de Foley 30 French, com balão. Insira o cateter 2,5-5 cm no reto, infle o balão e administre o fluido. Mantenha o cateter na posição durante 15 minutos e, em seguida, desinfle o balão, removendo o cateter.

Procedimentos neonatais de rotina

Procedimentos de rotina são projetados para melhorar os ganhos, a comercialização e a qualidade de vida dos animais. Estes procedimentos abordam questões de criação e refletem as necessidades de eficiência da indústria. A época de realização de muitos procedimentos depende da idade e da espécie. Como regra geral, o manejo de animais com menos idade minimiza o estresse e a incidência de complicações.

Corte dos dentes incisivos

Finalidade

- Remover os dentes incisivos do leitão para evitar prejuízo aos companheiros da ninhada e ao teto da porca.

Complicações

- Laceração da língua.
- Estomatite.

Material

- Cortador de dentes ou alicate de corte.

Procedimento para o corte dos dentes incisivos

Ação técnica	Fundamento/extensão
1. Contenha a porca em outra baia.	1a. As porcas são muito perigosas quando preocupadas com o bem-estar de seus leitões.
	1b. Consulte o Capítulo 6 para revisar o procedimento para picotar as orelhas dos suínos.
2. Contenha a cabeça do leitão e pressione o canto da boca para abri-la. Incline a cabeça para que os dentes cortados caiam da boca.	2a. O corte dos dentes incisivos pode ser feito logo aos 15 minutos após o nascimento.
	2b. Esse procedimento é realizado geralmente entre 1 e 7 dias de idade.
	2c. Consulte o Capítulo 6 para revisar o procedimento para picotar as orelhas dos suínos.
3. Corte o dente tão próximo quanto possível da gengiva, tomando cuidado para não ferir a língua.	3a. Corte os dentes superiores e inferiores.
	3b. Figura 7-8.
4. Devolva o leitão para a porca ou continue com outros procedimentos de manejo.	—
5. Limpe o material antes de utilizá-lo no próximo leitão.	5a. Os alicates podem ser colocados em uma solução de clorexidina.

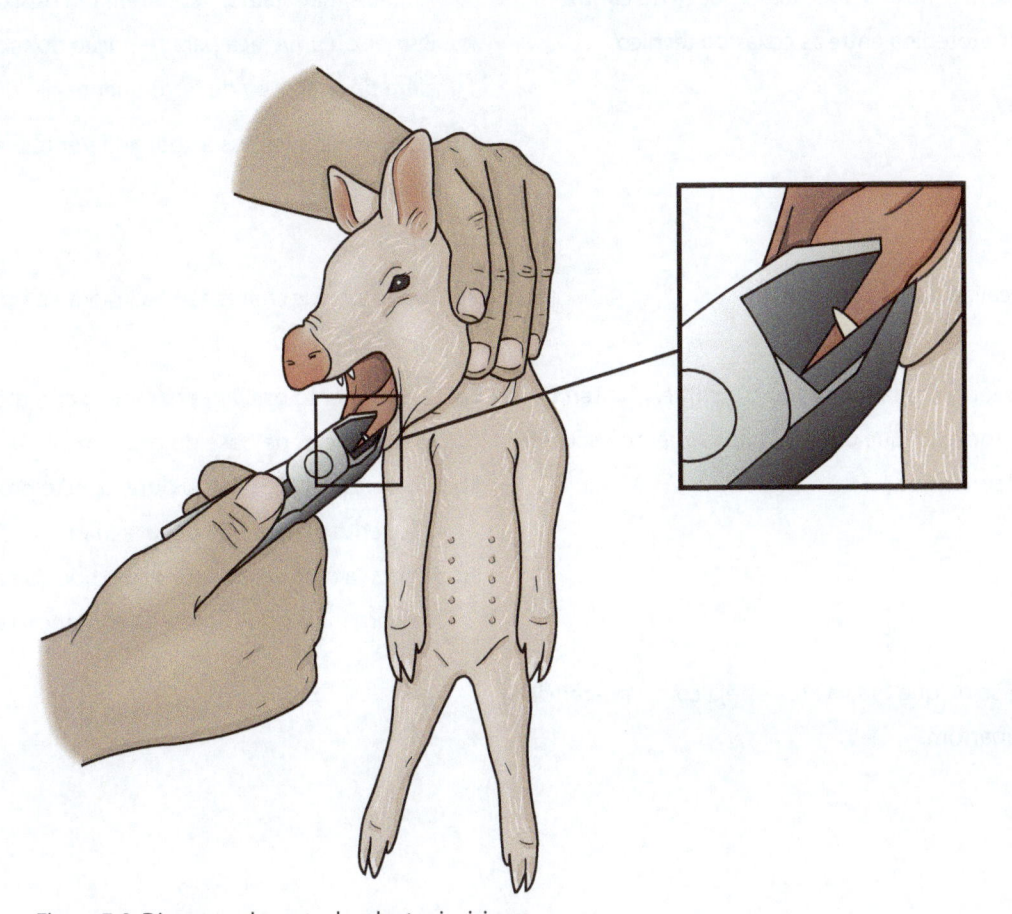

Figura 7-8 Diagrama de corte dos dentes incisivos.

Descorna de cabritos

Finalidade

- Remover os chifres de caprinos durante o período neonatal.

Complicações

- Cauterização de áreas inadequadas.
- Estimular o crescimento do chifre.

Material

- Ferro de cauterização.
- Cadeira.

Procedimento para a descorna de cabritos

Ação técnica	Fundamento/extensão
1. Sente-se em uma cadeira ou balde e coloque o cabrito entre as pernas. O cabrito e o técnico devem estar voltados para a mesma direção. A cabeça do cabrito deve estar protegida entre as coxas do técnico.	1a. Os cabritos devem ser descornados com entre 3 e 10 dias de idade. Usa-se ferro quente para a descorna. Animais mais velhos requerem um descornador tipo Barnes ou uma faca para remoção do tecido córneo, além da aplicação do ferro quente. 1b. Animais mais velhos exigem diferentes técnicas de contenção. 1c. Figura 7-9.
2. Palpe e localize o broto do chifre.	2a. Os brotos dos chifres são facilmente palpáveis no topo da cabeça.
3. Coloque o ferro diretamente sobre o chifre. Mantenha pressão firme e aplique um ligeiro movimento oscilante por 15-30 segundos.	3a. O movimento oscilante garante o contato com todas as superfícies da base do chifre. 3b. O cabrito vocalizará alto durante este procedimento. Não tente manter sua boca fechada. 3c. Segurar a orelha oposta ao lado que se está descornando pode facilitar a contenção da cabeça.
4. Certifique-se de que toda a área esteja com a aparência de couro marrom.	—

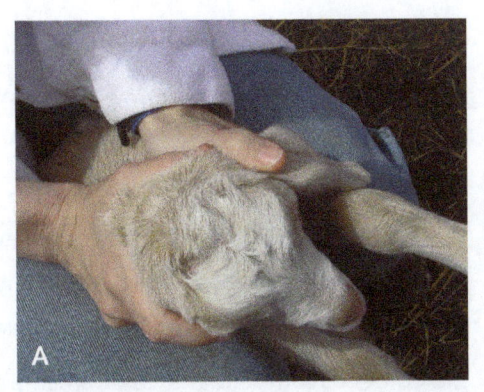

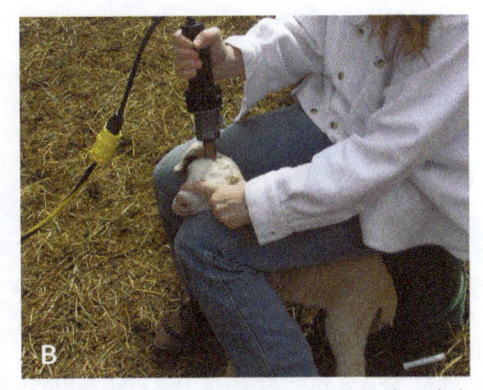

Figura 7-9 (A) Localização dos brotos do chifre em um cabrito jovem. (B) Posicionamento do cabrito para descorna.

Corte da cauda de cordeiros

Finalidade

- Remover a cauda para facilitar o saneamento e melhorar a liquidez de ovinos.

Complicações

- Infecção.
- Miíase.
- Tétano.
- Prolapso retal.

Material

- O material variará de acordo com a técnica selecionada.
- Elastrador com anéis elásticos.
- Ferro quente para descola.
- Emasculador.
- Repelente de insetos.

Procedimento para o corte da cauda dos cordeiros

Ação técnica	Fundamento/extensão
1. Um assistente deve conter o cordeiro com a parte posterior do animal voltada para o técnico.	1a. Um técnico experiente pode conter o cordeiro e cortar a sua cauda simultaneamente. Executa-se o procedimento com o cordeiro contido entre as pernas do técnico, que está sentado.
2. São utilizadas diversas técnicas para a descola. Todas elas envolvem a remoção da cauda a 4 cm da sua base. Selecione um dos seguintes métodos.	2a. O corte da cauda deve ocorrer antes que o cordeiro atinja 2 semanas de idade (2 a 3 dias de idade é o período preferível).

2b. As pregas da cauda, no seu aspecto ventral, podem servir como referência. A cauda é removida onde as pregas da cauda terminam. Isso corresponde a 4 cm da base ou à terceira articulação.

2c. Caudas de ovinos de raças puras para exposição ou de ovinos dos projetos 4-H frequentemente são cortadas mais curtas, à altura da primeira articulação.

2d. Cordeiros com caudas excessivamente curtas apresentam maior incidência de prolapso retal quando adultos.

3. Método do elastrador: utilize o alicate elastrador e coloque o anel elástico.

3a. Os anéis do elastrador interrompem o fornecimento de sangue distal ao anel. A cauda seca e cai no prazo de 10-14 dias.

3b. As vantagens deste método incluem: nenhuma perda de sangue, mínimas complicações, rápida execução e facilidade de aplicação do anel.

3c. Desvantagens incluem o aumento da incidência de miíase e tétano.

3d. Todos os cordeiros descolados dessa maneira devem receber vacinação antitetânica.

4. Método de descola com ferro quente: aplica-se o ferro quente à cauda até que ela seja separada do cordeiro.

4a. A cauda do cordeiro pode ser inserida em um orifício perfurado em um tabuleiro de madeira. Essa providência evita a queima acidental de áreas inadequadas e torna mais fácil a descola em comprimentos uniformes.

4b. Aqueça o ferro até que adquira uma coloração vermelho-cereja. Os ferros podem ser aquecidos eletricamente (melhor) ou com gás propano. O ferro cortará e cauterizará simultaneamente.

4c. Este método resulta em taxas mais elevadas de infecção e de sangramento após a descola. A ferida também levará mais tempo para cicatrizar.

5. Método do emasculador: assegure-se de que a borda de esmagamento (não a borda de corte) do emasculador esteja mais próxima da base da cauda. Use o emasculator para esmagar e, em seguida, cortar a cauda.

5a. O emasculador simultaneamente comprime o fornecimento vascular e corta a porção distal da cauda. Se o emasculador for aplicado em posição invertida, a cauda será cortada sem que se interrompa o fornecimento de sangue.

6. Aplique o repelente de insetos após o procedimento, não importando método utilizado.

5b. Esse método é o menos desejável e está associado à maioria das complicações.

6a. O repelente diminui a probabilidade de ocorrer ataque de moscas.

Questões de revisão

1. Especifique a frequência preferida de alimentação por mamadeira para um potro recém-nascido.
2. Identifique a função do colostro.
3. Faça uma lista das soluções que podem ser utilizadas para enemas em potros.
4. Descreva as complicações associadas à administração nasal de oxigênio.
5. Faça uma lista das complicações associadas à sondagem nasogástrica de potros.
6. Descreva as técnicas utilizadas para se verificar o posicionamento esofágico de uma sonda orogástrica.
7. Faça uma lista dos parâmetros e identifique os procedimentos que devem ser realizados em todo neonato imediatamente após o nascimento.
8. Nomeie as soluções que devem ser usadas para o cuidado do coto umbilical do filhote de lhama.
9. Compare e diferencie as três técnicas de corte de cauda usadas em cordeiros.
10. Identifique os propósitos para o corte dos dentes incisivos do leitão.

Referências

FOWLER, M. *Medicine and surgery of South American camelids*. 2. ed. Ames: Iowa State University Press, 1998.

HASKELL, S. *Neonatology of camelids and small ruminants*. College of Veterinary Medicine, University of Minnesota.

JONES, T. *Complete foaling manual*. Stallside Books, 2002.

MADIGAN, J. *Manual of equine neonatal medicine*. 2. ed. Woodland: Live Oak Publishing, 1991.

MCCURNIN, D. *Clinical textbook for veterinary technicians*. 4. ed. Philadelphia: W. B. Saunders, 1998.

SMITH, B. *Large animal internal medicine*. St. Louis: C. V. Mosby, 1990.

SEÇÃO QUATRO

Preparo cirúrgico, radiográfico e anestésico

Capítulo 8
Preparo cirúrgico

Capítulo 9
Procedimentos radiográficos selecionados para o membro distal

Capítulo 10
Anestesia

Preparo cirúrgico

8

Palavras-chave

antisséptico	obstétrico
autoclave	ovariectomia
castração	parto
enucleação	prolapso
estéril	sepse
laparotomia	técnica asséptica

Objetivos

- Identificar as atribuições de um técnico veterinário na realização de procedimentos cirúrgicos de rotina em equinos, bovinos, lhamas, caprinos e suínos.
- Descrever os padrões gerais para aplicação e manutenção de uma **técnica asséptica** na cirurgia.
- Identificar materiais e padrões de sutura comumente empregados na cirurgia de animais de grande porte.
- Identificar procedimentos cirúrgicos de rotina para equinos, bovinos, lhamas, caprinos e suínos; como realizar o preparo e as complicações comuns que podem ocorrer.

Equipe cirúrgica

A equipe cirúrgica consiste em cirurgião, anestesista, um ou mais assistentes **estéreis** (instrumentadores) e um ou mais assistentes não estéreis (volantes). Como o cirurgião deve ser um veterinário, este papel não será discutido neste livro. As tarefas do anestesista são descritas no Capítulo 10. Todas as pessoas no centro cirúrgico devem vestir pelo menos gorros, máscaras e pijamas cirúrgicos.

Instrumentador

Tarefas

- Assistir o cirurgião durante a realização da cirurgia de maneira estéril.
- Paramentar o campo cirúrgico utilizando técnica asséptica.
- Passar os instrumentos para o cirurgião.
- Manter o campo cirúrgico estéril.
- Tracionar ou segurar órgãos para o cirurgião.
- Assistir na sutura ou ligadura.

Complicações

- Infecção iatrogênica por inobservância de técnica asséptica.
- Lesão ao paciente por não seguir as instruções do cirurgião.

Material

- Material para lavagem das mãos e vestimentas.

Volante

Tarefas

- Preparar o paciente e o local da cirurgia.
- Providenciar e abrir o instrumental e o material de sutura estéreis.
- Obter e providenciar os suprimentos solicitados pelo cirurgião.
- Auxiliar na manutenção da assepsia cirúrgica.

Complicações

- Contaminação do campo cirúrgico ou do material.
- Lesão ao paciente por falha em seguir as ordens do cirurgião.

Material

- Avental cirúrgico.
- Gorro e máscara cirúrgicos.

Preparação pessoal para a cirurgia

Embora muitos procedimentos cirúrgicos em animais de grande porte sejam realizados fora do centro cirúrgico, a preparação pessoal asséptica ainda é apropriada para um grande número de cirurgias realizadas a campo ou em um brete ou tronco. O uso de gorro, máscara, avental cirúrgico e luvas estéreis protege tanto o paciente quanto o operador de contaminações ou **sepse**.

Finalidade

- Manter a assepsia no local da cirurgia.
- Remover contaminantes das mãos e antebraços do cirurgião ou do assistente.
- Cobrir o rosto e o nariz com um filtro para diminuir a contaminação aérea vinda da equipe cirúrgica.
- Cobrir a cabeça dos integrantes da equipe cirúrgica para proteger o paciente de cabelos e debris.
- Cobrir o corpo do cirurgião e dos assistentes cirúrgicos com vestimentas estéreis para proteger o paciente de contaminantes nas roupas.
- Cobrir as mãos do cirurgião e do assistente com luvas estéreis para proteger o paciente de contaminantes e os operadores da exposição aos patógenos carregados pelo paciente.

Complicações

- Reação alérgica ao látex das luvas.
- Reação alérgica ao sabão da escova cirúrgica.
- Escovação inadequada de mãos e braços.
- Técnica imprópria de vestir o avental ou de calçar as luvas, resultando em contaminação do campo cirúrgico.

Material

- Máscara (de tecido ou descartável).
- Gorro cirúrgico (de tecido ou descartável).
- Propés.
- Pacote de avental estéril.
- Luvas cirúrgicas estéreis.
- Escova cirúrgica com detergente (iodopovidona ou clorexidina).

Procedimento para a preparação pessoal para a cirurgia

Ação técnica	Fundamento/extensão
1. Remova as joias das mãos e do pescoço.	1a. Elas podem abrigar bactérias e outros contaminantes.
2. Coloque gorro e máscara. Faça os ajustes na máscara antes de lavar as mãos, porque depois disso ela não poderá mais ser tocada.	2a. Coloque primeiro o gorro e depois posicione a máscara sobre o nariz e a boca, com o arame sobre o nariz.

	2b. Aperte o arame para que ele se acomode sobre o nariz.
	2c. Amarre as alças superiores em um arco atrás da cabeça.
	2d. Puxe a porção inferior da máscara para baixo do queixo e amarre as alças inferiores atrás do pescoço.
3. Abra os pacotes de avental e luvas estéreis em uma superfície limpa e seca perto da área de paramentação.	**3a.** Coloque-os em uma área onde não serão tocados acidentalmente depois de abertos.
	3b. Certifique-se de não tocar nada dentro dos pacotes até que tenha realizado a paramentação cirúrgica.
4. Traga a escova cirúrgica para a pia e abra a torneira.	**4a.** A escova cirúrgica possui um detergente, normalmente de iodopovidona ou clorexidina. Há no mercado escovas-esponjas descartáveis já impregnadas com o detergente. Escovas reutilizáveis devem ser autoclavadas.
5. Lave completamente as mãos, começando das pontas dos dedos e indo em direção aos pulsos.	—
6. Realize a escovação cirúrgica (5-7 minutos) utilizando a técnica da escova simples. As opiniões variam quanto à duração da lavagem das mãos. O importante é que todas as superfícies de seus dedos, mãos, pulsos e antebraços sejam escovadas totalmente.	**6a.** Faça a limpeza das unhas utilizando um palito.
	6b. Mantenha as mãos acima dos cotovelos todo o tempo para evitar que a água contaminada escorra de volta para suas mãos limpas.
	6c. Escove cada dedo, um por vez, da ponta para a palma, em todos os quatro lados, pelo menos 10 vezes (Figura 8-1).
	6d. Escove o dorso da mão pelo menos 10 vezes.
	6e. Escove a palma pelo menos 10 vezes.
	6f. Escove os quatro lados do antebraço até o cotovelo pelo menos 10 vezes.
	6g. Enxague a partir da ponta dos dedos, indo em direção ao cotovelo, deixando escorrer a água.
	6h. Repita o procedimento com a outra mão.
	6i. Mantendo as mãos juntas na frente do tórax, vá até o avental e as luvas.
7. Seque muito bem as mãos com a toalha estéril que vem no pacote com o avental, começando pela ponta dos dedos e, depois, o cotovelo.	**7a.** Nunca volte para as mãos depois que a toalha já tiver tocado o braço.
	7b. Deixe a toalha cair no chão ou em um balcão, assegurando-se assim de não tocar em nada.
8. Coloque o avental utilizando uma técnica asséptica.	**8a.** Segure o avental com a gola de frente para o pescoço, com o avesso voltado para o tórax.

9. Calce as luvas estéreis utilizando técnica asséptica. A que se segue é a técnica da luva aberta.

8b. Sem tocar a superfície externa do avental, coloque as mãos nas mangas e vista-as.

8c. Peça a um assistente que amarre as alças da gola e interna sem tocar a superfície externa do avental.

8d. Amarre as alças externas após ter calçado as luvas.

9a. Pegue uma luva pelo punho virado e calce-a, deixando o punho ainda virado.

9b. Pessoas destras normalmente começam pela luva direita.

9c. Utilizando a mão com luva, pegue a outra luva, inserindo os dedos no punho dobrado e calçando a mão oposta.

9d. Levante o punho da luva sobre o punho do avental e repita o processo na outra mão.

9e. Assim que as luvas estiverem calçadas, desfaça possíveis pregas nos dedos.

10. Mantenha as mãos juntas na frente do tórax até chegar ao campo cirúrgico.

10a. Isso evitará que você encoste inadvertidamente em alguma superfície não estéril.

10b. Remova o excesso de talco da superfície externa da luva com uma gaze estéril úmida antes de manipular o paciente.

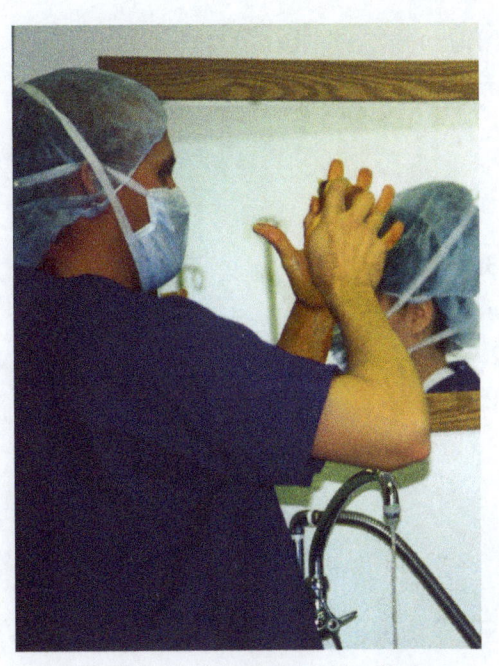

Figura 8-1 Escovação para cirurgia. Observe os dedos mantidos acima do nível do cotovelo.

Preparo e esterilização da caixa de instrumental

Os instrumentos a ser colocados na caixa de cirurgia dependem das preferências do cirurgião. Muitas clínicas possuem várias caixas de cirurgia diferentes, mantidas estéreis e em ordem para diminuir o tempo necessário para se preparar a cirurgia. Os instrumentos podem ser enrolados em musselina ou colocados em envelopes de papel e plástico para esterilização e armazenamento, novamente dependendo do instrumento e do cirurgião.

Finalidades

- Acesso rápido a instrumentos cirúrgicos e compressas de gaze estéreis.
- Armazenar instrumentos apropriados para a maioria das cirurgias estéreis de tecidos moles.
- Alguns conjuntos são específicos para cirurgias ortopédicas, oftálmicas ou de cólica.

Complicações

- Falha na limpeza completa do instrumental.
- Falha em empacotar firmemente.
- Faltam instrumentos ou estão danificados.

Material

- 4 a 8 prendedores de pano de campo.[1]
- 4 pinças hemostáticas mosquito curvas.
- 4 pinças hemostáticas mosquito retas.
- 4 pinças hemostáticas Kelly curvas.
- 2 pinças hemostáticas Kelly retas.
- 1 pinça Allis.
- 1 tesoura Mayo curva.
- 1 tesoura Mayo reta.
- 1 tesoura cirúrgica de aço inox.
- 1 tesoura Metzenbaum curva.
- 1 tesoura Metzenbaum reta.
- 1 pinça Ochsner reta.
- 1 pinça Ochsner curva.
- 1 cabo de bisturi número 3.
- 1 cabo de bisturi número 4.
- 1 pinça dente de rato 1 × 2.
- 1 pinça Adson ou Adson-Brown.
- 1 pinça para compressas.
- 1 tentacânula.
- 1 cuba de aço inox.
- 4 compressas de algodão.
- 20 compressas de gaze 10 cm × 10 cm.

---

[1] É comum a utilização de pinças Backaus para esta função. (N T.)

- Tecido de musselina de espessura dupla para embrulhar 1 m × 1 m.
- Tira indicadora.
- Fita indicadora.
- Fita crepe.

PROCEDIMENTO PARA O PREPARO DO PACOTE DE CIRURGIA

Ação técnica	Fundamento/extensão
1. Ponha o envoltório do pacote sobre a mesa.	1a. Arranje o instrumental sobre a toalha, com instrumentos semelhantes juntos e cabos fechados, mas não travados (Figura 8-2A).
2. Posicione os cabos de bisturi.	2a. Coloque os cabos na parte inferior, perpendicularmente às pontas dos instrumentos.
3. Coloque uma tira indicadora sobre os instrumentos.	3a. A tira indicadora deve ser posicionada no meio do pacote para que se possa certificar da completa esterilização do conteúdo.
4. Coloque as compressas de gaze em duas pilhas sobre os instrumentos.	4a. Use de 10 a 20 compressas de gaze por pilha.
5. Coloque as compressas de algodão em cima das compressas de gaze.	5a. Posicione uma compressa sobre a outra e coloque as duas pilhas lado a lado (Figura 8-2B).
6a. Embrulhe os instrumentos firmemente, uma ponta por vez.	6a. Dobre as pontas de volta, de maneira que apontem na direção de puxar (Figura 8-3A).
6a. A última ponta se prende nas dobras feitas pelas três primeiras (Figura 8-3B).	
7. Prenda com fita-crepe e aplique uma pequena tira de adesivo de autoclave sobre o pacote.	—
8. Coloque a data e suas iniciais no pacote utilizando um marcador permanente na fita-crepe (Figura 8-4).	—

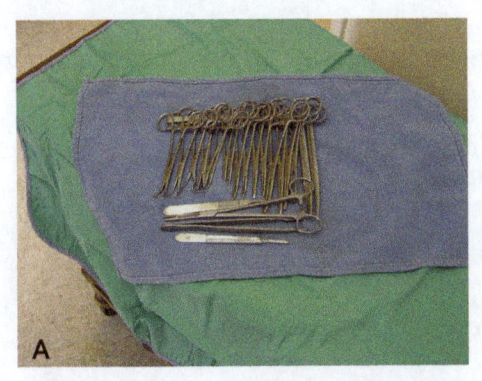

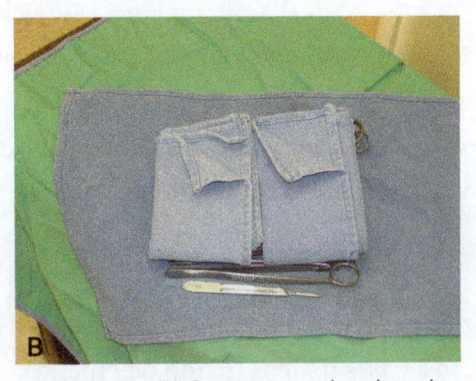

Figura 8-2 (A) Instrumentos arrumados em um pacote cirúrgico. (B) Compressas colocadas sobre os instrumentos e a gaze. Observe as pontas dobradas para baixo.

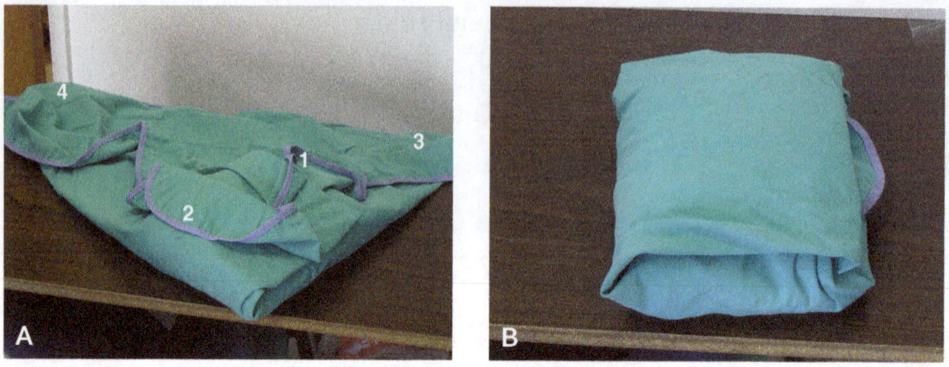

Figura 8-3 (A) Primeiras três pontas do pacote dobradas. Os *números* indicam a ordem que se deve seguir para dobrar as pontas. (B) Pacote com a ponta final enfiada.

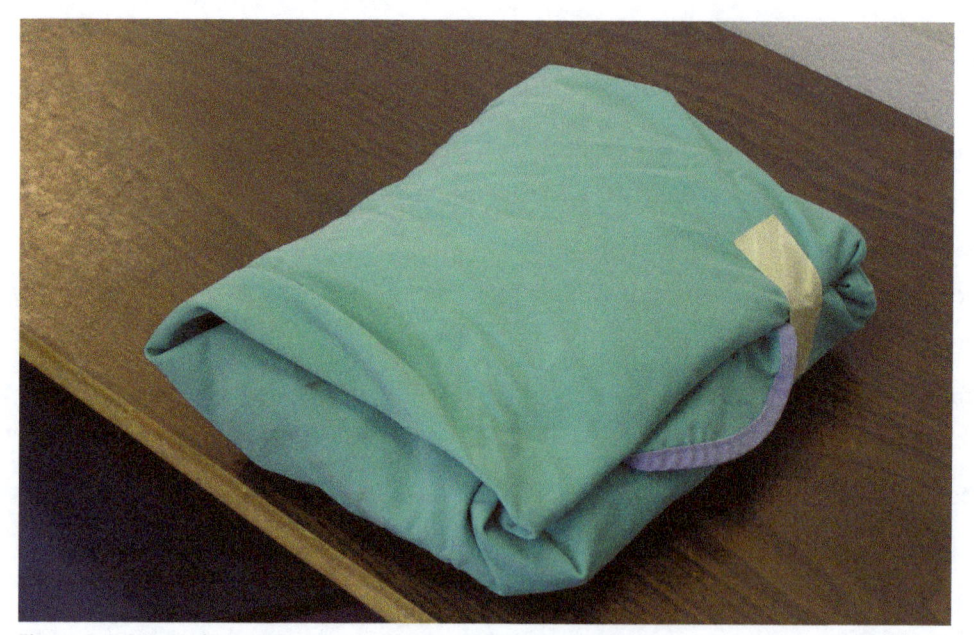

Figura 8-4 Pacote de cirurgia com a colocação da fita de autoclave.

Esterilização dos instrumentos

Finalidades

- Eliminar completamente todos os micro-organismos vivos e seus esporos de um item para uso em procedimentos assépticos (Tabela 8-1).
- No caso de esterilização fria, o objetivo é desinfetar os instrumentos para diminuir o risco de transferência de doenças ou de causarem infecção.

Complicações

- Esterilização inadequada, causando infecção, sepse ou a morte do paciente.
- Exposição a gases tóxicos (óxido de etileno).
- Queimaduras, químicas ou por calor (do vapor).

Material

- **Autoclave**.
- Óxido de etileno e câmara.
- Soluções para esterilização fria e água.
- Balde ou bandeja para esterilização fria.

Procedimento para esterilização de instrumentos

Tabela 8-1 Métodos de esterilização

Vapor	Método mais comum de esterilização na prática geral.
	Feito em uma câmara de pressão denominada autoclave (Figura 8-5).
	Exposição padrão de itens a 121,5 °C e 15 psi durante 15 minutos.
	Adequado somente para itens resistentes ao calor.
	Tira indicadora sensível ao calor utilizada dentro dos pacotes e fita adesiva sensível ao vapor usada no lado de fora.
	Envelopes de esterilização geralmente possuem etiquetas indicadoras para esterilização a vapor e esterilização química.
	Confirmação periódica da esterilização é obtida utilizando-se uma tira impregnada com esporos bacterianos, que é autoclavada no meio de um pacote de instrumental e depois cultivada para verificação da ocorrência de crescimento.
Óxido de Etileno	Também conhecido como esterilização a gás.
	Necessita de câmara de ventilação especial.
	Devem-se utilizar tiras indicadoras especiais para verificar a exposição.
	Ideal para itens que se danificam na esterilização a vapor, como furadeiras elétricas, luvas plásticas ou itens que contenham borracha.
	Não encontrado comumente na prática veterinária geral de animais de grande porte ou mesmo de animais em geral.
Soluções de esterilização fria	Geralmente são desinfetantes e não esterilizantes, com eficácia variável contra vírus e esporos.
	Variedade de soluções, incluindo clorexidina, iodopovidona, álcool isopropílico a 70%, cloro e outros iodóforos, glutaraldeído.
	Devem ser preparadas e usadas de acordo com as instruções do fabricante.
	Comumente usadas e diluídas em cubas de aço inox para cirurgias em campo de rotina, como a descorna e a castração.
	Podem ser armazenadas em recipientes especiais lacrados com uma bandeja para a esterilização de instrumentos cirúrgicos menores (Figura 8-6).

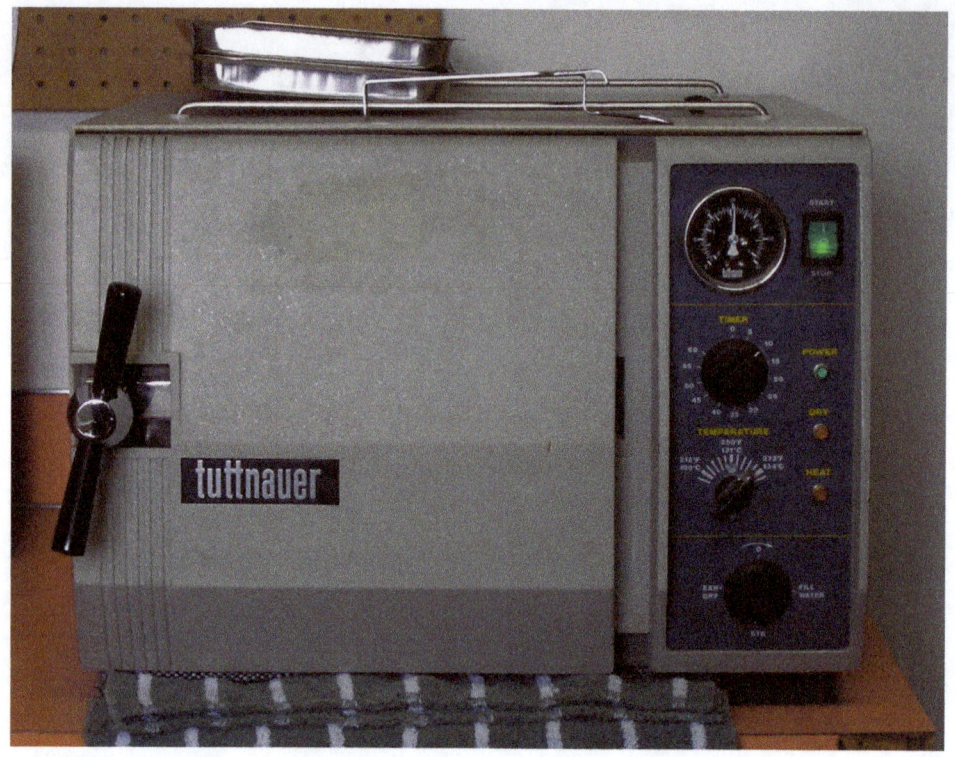

Figura 8-5 Autoclave.

Empacotamento e operação da autoclave

Finalidade

- Expor um item a temperatura e pressão adequadas para esterilização.

Complicações

- Lesão no operador causada pelo vapor, em virtude do fechamento e travamento incorretos da porta, da sua abertura antes da dissipação do vapor ou da remoção de itens ainda quentes da câmara com a mão desprotegida.
- Queima ou chamuscamento do envoltório de musselina em razão do não preenchimento de água na autoclave ou porque os embrulhos entraram em contato com as paredes da câmara.
- Dano aos instrumentos em decorrência da colocação de itens sensíveis ao calor, como borracha, plástico ou itens elétricos, na autoclave.
- Esterilização inadequada decorrente do mau funcionamento da autoclave, causado por passagens de ar da câmara obstruídas e mau funcionamento do sensor de temperatura.
- Esterilização inadequada devida à colocação de muitos itens para esterilização na câmara.

Material

- Autoclave.
- Água destilada.
- Bandejas de metal perfuradas.
- Luvas resistentes ao calor.

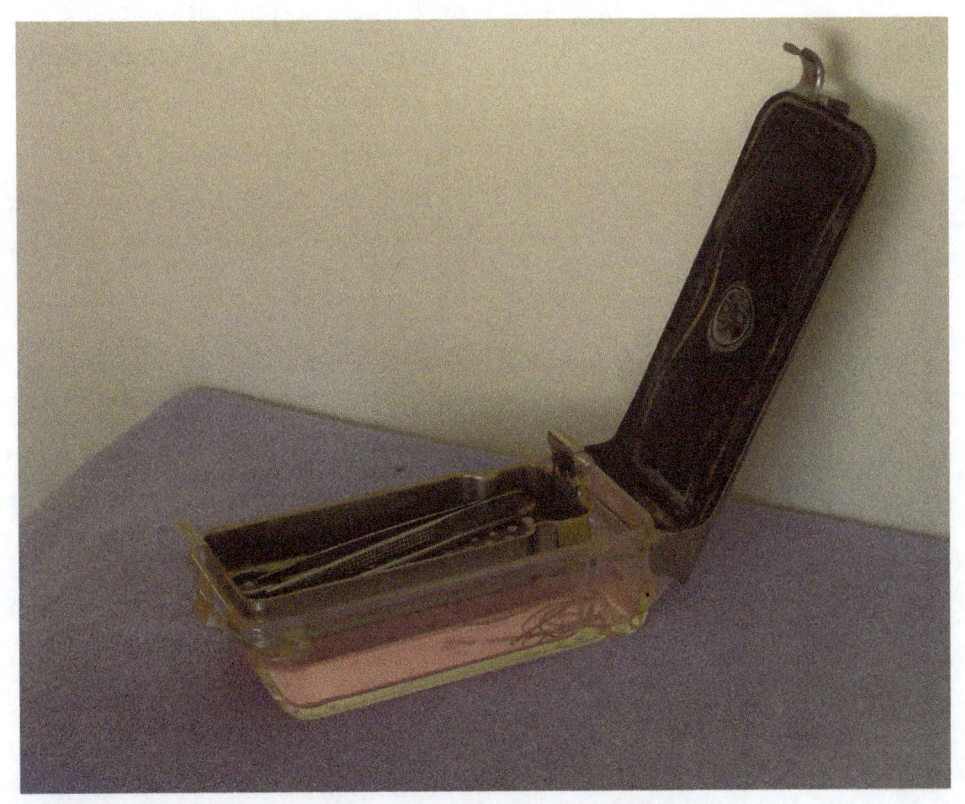

Figura 8-6 Bandeja de esterilização fria com solução de esterilização fria.

Procedimento para empacotamento e operação da autoclave

Ação técnica	Fundamento/extensão
1. Leia o manual de instruções fornecido pelo fabricante.	**1a.** Toda autoclave é diferente. É importante ler e seguir as instruções do fabricante.
2. Preencha o reservatório com água destilada.	**2a.** Isso é especialmente importante em áreas com água dura. A água dura deixa depósitos minerais que obstruem a tubulação e os orifícios de ventilação.
3. Coloque a(s) bandeja(s) perfurada(s) na câmara da autoclave.	**3a.** O número de bandejas depende da quantidade de itens a ser esterilizados e do tamanho da câmara da autoclave.
4. Posicione os itens a ser esterilizados na(s) bandeja(s) perfurada(s).	**4a.** Certifique-se de que itens volumosos não entrem em contato com a parede da câmara ou com a bandeja de cima, pois eles podem chamuscar ou queimar (Figura 8-7).
	4b. Na esterilização de muitos itens achatados, certifique-se de deixar alguns orifícios da bandeja expostos para que o vapor possa circular regularmente.

	4c. É importante carregar a autoclave de forma que o vapor possa circular por toda a câmara e ao redor dos embrulhos completamente.
5. Preencha a câmara com água de acordo com as instruções do fabricante.	**5a.** Gire o botão para encher e assegure-se de que o fluxo de água atinja o marcador; gire o botão para "esterilizar", que interrompe o fluxo de água.
	5b. Ajuste o botão de acordo com as instruções do fabricante.
6. Feche a porta da autoclave.	**6a.** Certifique-se de que a porta esteja selada ou trancada.
	6b. A maioria das autoclaves possui um dispositivo de segurança que evita que a máquina opere até que a porta esteja selada apropriadamente.
7. Ajuste o tempo e a temperatura.	**7a.** O tempo mínimo para um ciclo completo é de 30 minutos. Isso inclui o tempo para alcançar 121°C e 15 psi, 15 minutos necessários a 121°C, e o tempo para retornar à pressão atmosférica.
	7b. A temperatura deve ser ajustada para 121°C.
8. Inicie o ciclo.	**8a.** Consulte o manual de instruções do fabricante.
	8b. Você deve escutar o "clique" do travamento da porta automática quando o ciclo for iniciado.
	8c. Certifique-se de que não haja nada ocluindo a ventilação de vapor no alto da autoclave.
9. O ciclo finaliza.	**9a.** Quando o ciclo termina, a autoclave começa a soltar vapor da câmara. Algumas autoclaves possuem um dispositivo de ventilação para agilizar o processo.
	9b. Quando a pressão da câmara alcança a pressão atmosférica, a trava automática se destranca, permitindo a abertura da porta.
10. Abra devagar a porta da autoclave.	**10a.** Haverá um pouco de vapor na câmara, portanto, posicione-se lateralmente ao equipamento quando abrir a porta, devagar. Caso contrário, o vapor pode causar queimaduras na face, nas mãos ou nos braços.
	10b. Se estiver utilizando a função de secagem da autoclave, deixe a porta entreaberta até que a secagem esteja completa.
11. Remova os itens da autoclave.	**11a.** Utilize sempre luvas resistentes ao calor.

11b. Remova a bandeja inteira ao invés de remover item por item, pois essa providência reduz o risco de lesões decorrentes do contato com as laterais da câmara.

11c. Coloque os itens em uma mesa ou balcão para resfriar antes do uso. Uma vez resfriados, os itens podem ser usados ou guardados.

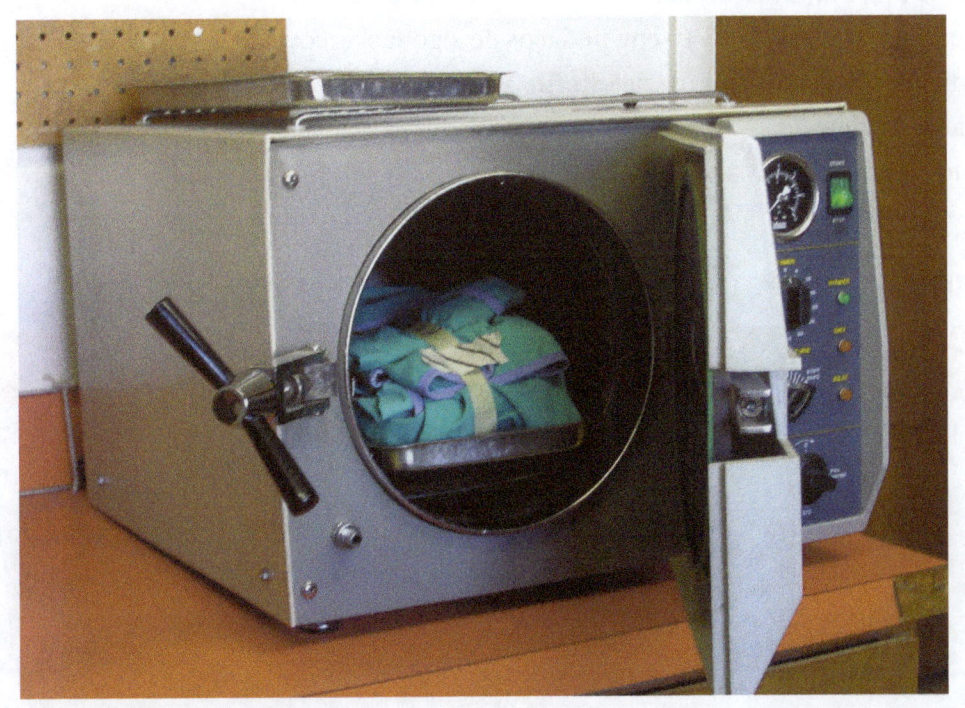

Figura 8-7 Autoclave carregada.

Preparação do paciente para a cirurgia

Na maioria das cirurgias, o paciente deve ser suficientemente higienizado, de modo a se garantir um campo cirúrgico limpo e asséptico. Os procedimentos podem envolver tricotomia e escovação com detergentes **antissépticos**. A preparação do paciente depende do tipo de cirurgia e de onde (campo *versus* hospital) e como ela será realizada. Se o tempo for imprescindível (por exemplo, uma cesariana de emergência), a preparação será mais breve e menos envolvente do que a de uma cirurgia efetivamente planejada.

Escovação cirúrgica das três etapas

Finalidades

- Eliminar bactérias contaminantes e comensais da pele.
- Preparar a pele para um procedimento invasivo.

COMPLICAÇÕES

- Infecção causada por antissepsia inadequada.
- Irritação de pele ou dermatite por causa dos produtos utilizados ou à força excessiva em sua aplicação.

MATERIAL

- Escova cirúrgica embebida em sabão antisséptico (iodopovidona, clorexidina).
- Álcool isopropílico a 70%.
- Solução de preparação cirúrgica (iodopovidona, clorexidina).
- Compressas de gaze 10 cm × 10 cm, pedaços de algodão, escova de preparação cirúrgica (comercialmente disponível) ou escova macia esterilizada.
- Balde de água aquecida.
- Aspirador (opcional).

PROCEDIMENTO PARA A ESCOVAÇÃO CIRÚRGICA DAS TRÊS ETAPAS

Ação técnica	Fundamento/extensão
1. Remoção do pelame.	1a. Pelos longos ou lã devem primeiro ser tosados utilizando-se um pente número 7 ou 10.
	1b. Utilizando um pente número 40 e indo contra o sentido do pelo, tricotomize a área no formato de um retângulo benfeito, pelo menos a 5 cm equidistantes do centro da área de incisão ou punção por agulha.
	1c. Remova os pelos soltos com aspiração ou enxaguando com água.
2. Técnica de escovação (Figura 8-8).	2a. Umedeça a pele com água.
	2b. Utilizando esponjas de gaze, pedaços de algodão ou escova cirúrgica com sabão antisséptico, escove vigorosamente o campo cirúrgico, começando pela linha de incisão e indo para fora, em círculos concêntricos, até as bordas da área tricotomizada.
	2c. Nunca volte com a esponja suja para o centro.
	2d. Enxague com detergente, utilizando uma esponja de gaze ou pedaço de algodão embebido em álcool isopropílico a 70%, começando do centro para fora. Em grandes áreas de preparação, podem ser necessários mais de uma esponja ou pedaço de algodão.

2e. Alternativamente, o detergente pode ser espalhado com bastante água aquecida, contendo solução de preparação cirúrgica e despejada sobre o local.

2f. Repita os dois passos anteriores duas vezes mais.

2g. Borrife ou passe solução de preparação cirúrgica em toda a área tricotomizada e escovada utilizando os mesmos círculos concêntricos descritos no Passo 2b.

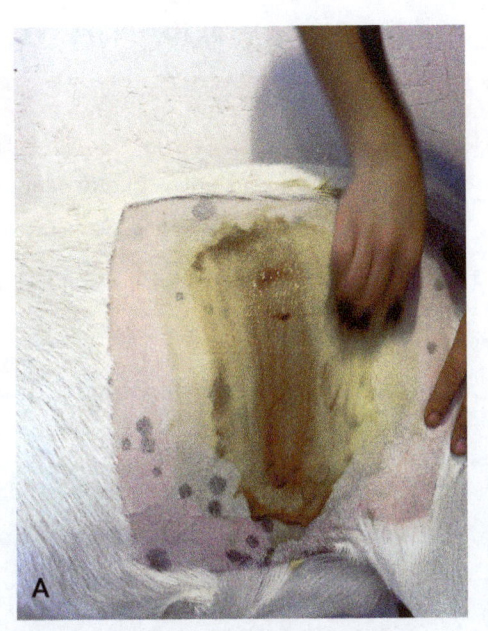

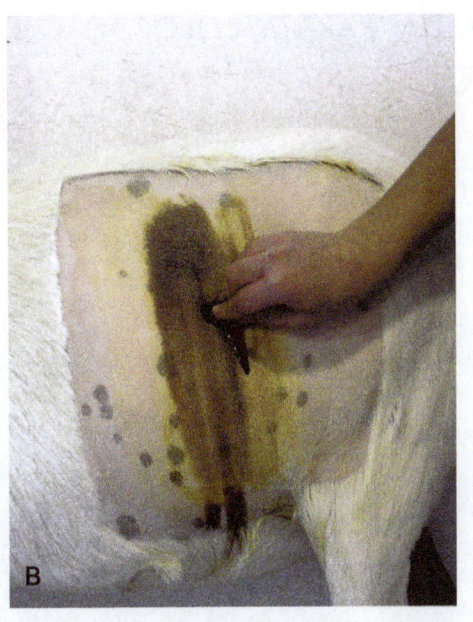

Figura 8-8 (A) Escovação cirúrgica no flanco de um caprino. (B) Aplicação de solução cirúrgica no flanco de um caprino.

Colocação dos panos de campo no paciente utilizando técnica asséptica

Finalidades

- Fornecer um campo estéril para a cirurgia.
- Evitar que contaminantes do paciente entrem no campo cirúrgico.
- Agir como uma barreira para os líquidos que emanam do paciente.

Complicações

- Fenestração pequena demais para a incisão pretendida.
- Panos não esterilizados apropriadamente.
- Panos que se rasgam ou caem, expondo o campo à contaminação.
- O paciente rejeita a visão ou a fixação do pano?

Material

- Pano(s) estéril(eis).
  Fenestrado, musselina (mais comum, por ser reutilizável).
  Plástico autoadesivo (mais comum em cirurgias equinas).
  Papel (descartável, mas rasga-se facilmente).
- Compressas de algodão – opcional.
- Pinças estéreis para fixação de panos de campo.

Procedimento para a colocação dos panos de campo no paciente

Ação técnica	Fundamento/extensão
1. Técnica dos quatro panos (Figura 8-9).	1a. Abra um pacote estéril de quatro panos em uma mesa de Mayo ou outra superfície plana próxima do paciente.
	1b. Calçando as luvas cirúrgicas estéreis, avental, máscara e gorro, pegue um pano de campo.
	1c. Mantendo o pano de campo longe de si, do paciente e do pacote, desdobre-o no ar.
	1d. Segure firme a ponta de uma extremidade longa em cada mão e dobre para baixo a borda longa para longe de si, a aproximadamente 6 centímetros.
	1e. Cuidadosamente, coloque o pano sobre o paciente paralelamente e de 2 a 4 cm de distância da linha de incisão.
	1f. Seguindo os passos 1b até 1d, coloque o segundo pano de campo perpendicularmente ao primeiro e de 2 a 4 cm do alto da linha proposta de incisão.
	1g. Repita os passos anteriores até que todos os quatro panos de campo estejam colocados no paciente, contornando a linha de incisão.
	1h. Fixe os panos de campo usando uma pinça para fixação de panos de campo em cada canto, certificando-se de que a pinça segure tanto os panos como a pele do paciente.
2. Campo fenestrado.	2a. Alguns cirurgiões utilizam um único pano de campo fenestrado, enquanto outros posicionam o pano fenestrado sobre os panos de campo colocados segundo os passos 1a a 1h.

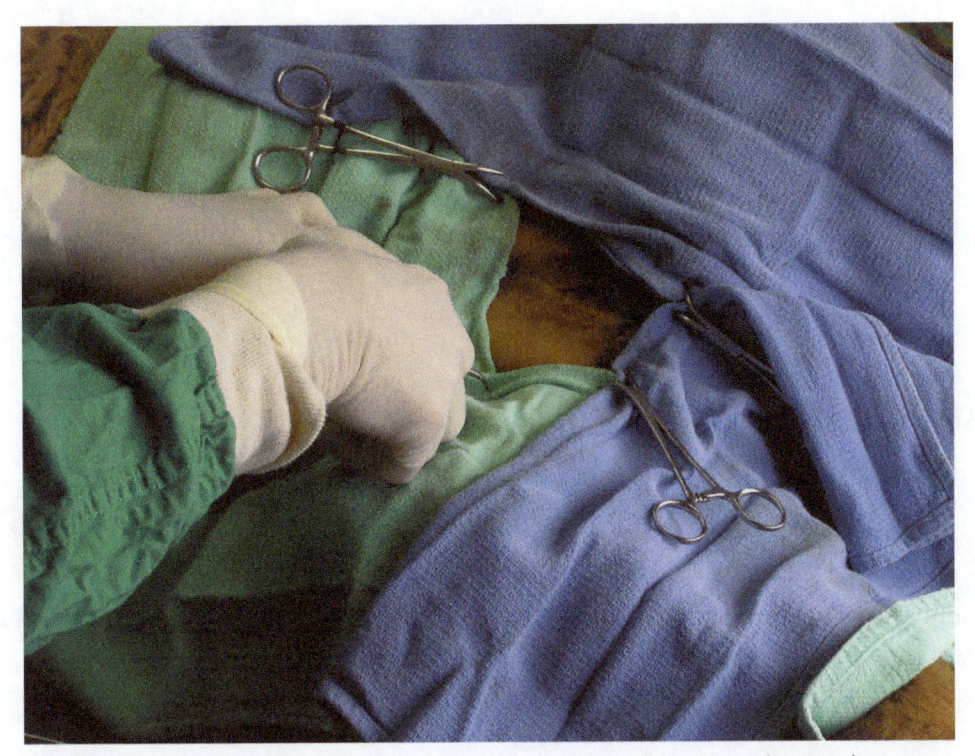

Figura 8-9 Técnica dos quatro panos de campo, aplicando-se a última pinça de pano de campo.

2b. Abra o pacote de pano fenestrado estéril em uma mesa de Mayo ou em uma superfície limpa e seca próxima ao paciente.

2c. Utilizando luvas estéreis, avental, gorro e máscara, pegue cuidadosamente o pano dobrado e leve-o até o paciente.

2d. Coloque o pano (ainda dobrado) sobre o paciente, com a fenestração sobrepondo a linha de incisão.

2e. Segure as pontas do pano e puxe-os para fora do centro para esticá-lo sobre o paciente.

2f. Fixe-o na posição com pinças de campo sem penetração.

3. Campo aderente.

3a. Necessita de pele lisa para que fique preso, por isso, o paciente precisa ser depilado com uma lâmina de segurança antes da escovação de três etapas.

3b. Utilizando a mesma técnica asséptica descrita anteriormente, remova o campo do pacote e posicione-o sobre o paciente, cobrindo a linha proposta de incisão.

3c. Remova o papel de proteção e cole firmemente o plástico transparente à pele do paciente, começando da linha de incisão para fora até que todo o campo seja coberto.

3d. Um pano de tecido maior pode, então, ser colocado para cobrir o restante do paciente, se desejado.

ACOLCHOAMENTO DO PACIENTE EM DECÚBITO

FINALIDADES

- Evitar lesão secundária no fluxo sanguíneo diminuído em certas partes do corpo.
- Evitar neuropatia periférica, miosite ou necrose isquêmica, garantindo a manutenção de fluxo sanguíneo adequado para todas as partes do corpo.
- Manter o conforto do paciente.

COMPLICAÇÕES

- Acolchoamento inadequado, que pode provocar necrose por pressão, miosite ou neuropatia periférica.
- Almofadas em excesso, dificultando a respiração.
- Hipertermia secundária à cobertura excessiva do paciente e consequente retenção de calor.
- Lesão do paciente, que pode se enroscar no acolchoamento.
- Dermatite secundária ao empoçamento de fluidos entre o paciente e o acolchoamento.

MATERIAL

- Varia de acordo com a espécie, localização da cirurgia e posição do paciente.
- Palha.
- Lona plástica.
- Almofadas de espuma densa.
- Mantas ou colchas.
- Toalhas ou colchas de tamanhos iguais.

PROCEDIMENTO PARA ACOLCHOAR O PACIENTE EM DECÚBITO

Ação técnica	Fundamento/extensão
1. Espalhe uma cama de palha na superfície onde ocorrerá a cirurgia.	**1a.** Use o mínimo de um fardo de palha para cada 250 kg de paciente.
	1b. Afofe a palha com um ancinho, formando uma camada de pelo menos 30 cm de altura.

2. Cubra a palha com uma grande lona plástica.

3. Envolva pastas (seções) de palha em uma manta ou lona, formando, desse modo, "almofadas" para ser colocadas entre as pernas ou sob a cabeça do animal.

4. Envolva uma tira de pano ou colcha ao redor dos membros. Posicione a tira entre a corda e o membro.

2a. Enfie as bordas da lona para baixo da palha por toda a volta da sua cama cirúrgica. Isso impede que a palha se espalhe.

2b. Com o paciente deitado sobre o colchão, empurre a palha ao redor da lona para ajudar a posicionar o paciente.

3a. Pacientes com 250 kg ou mais, colocados em decúbito lateral, precisam de almofadas entre as pernas para manter a de cima paralela ao solo, de forma a não se ocluir o fluxo sanguíneo arterial principal.

3b. Almofadar a cabeça diminui a chance de ocorrer dano neural, providência especialmente importante em equinos.

4a. Isso evita queimaduras de corda caso o paciente se debata em razão das cordas de posicionamento.

4b. Na remoção da corda, o acolchoamento deve cair sozinho.

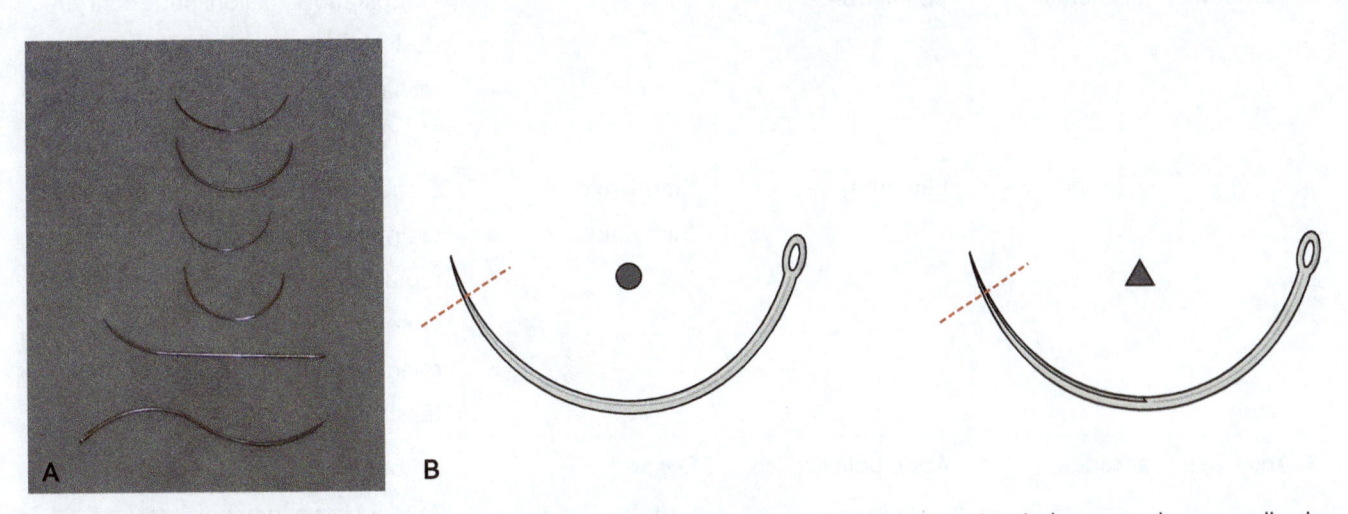

Figura 8-10 (A) Variedade de agulhas usadas na cirurgia de animais de grande porte. (B) Visão aproximada das pontas de uma agulha de sutura. Ponta atraumática (esquerda) e ponta cortante (direita).

Fios, agulhas e técnicas de sutura

Os fios de sutura são feitos de uma grande variedade de materiais e vêm em muitos tamanhos (Tabela 8-2). O tamanho se refere ao diâmetro do material e se expressa numericamente. Números inteiros crescentes maiores que zero denotam tamanhos maiores. Desta forma, um fio de sutura tamanho 4 é maior (mais grosso) que um tamanho 2. Números menores que zero se expressam por meio do próprio algarismo 0; em outras palavras, o tamanho 000 é chamado 3/0 ou três zeros. Quanto mais zeros, menor é o diâmetro do fio. Selecionam-se o tamanho e o tipo de fio selecionado de acordo com a preferência e a experiência do cirurgião.

As agulhas utilizadas para sutura também apresentam variedade de formas, tamanhos e formatos da ponta (Figura 8-10). As agulhas que já vêm acopladas ao material de sutura, os denominados fios agulhados, não possuem um orifício pelo qual passar o fio. Muitos veterinários de grandes animais utilizam agulhas com orifício para que eles próprios possam montar o fio de sutura. Geralmente, agulhas de ponta cortante são usadas na pele por possuírem bordas afiadas para transpassar a pele grossa, enquanto agulhas de ponta atraumática são utilizadas nos tecidos mais frouxos que ficam abaixo da pele.

Tabela 8-2 Tipos de fio de sutura

Tipo de fio de sutura	Nome genérico	Nome comercial	Características
1. Absorvível, monofilamentar	Polidioxanona (PDS)	PDS II PDS III	Baixa reação tecidual, pouca memória, força tênsil de longa duração. Usado para fechamento de tecidos internos e de pele. Muito popular.
	Poliglecaprona 25	Monocryl	Similar ao categute, mas com melhor segurança do nó e maior duração. Popular em cirurgias de pequenos animais.
2. Absorvível, pseudomonofilamentar	Caprolactama polimerizada	Vetafil	Reação tecidual mais intensa quando comparado ao náilon; pode ocorrer deslizamento do nó. Usado no fechamento da pele. Muito comum na cirurgia de animais de grande porte.
	Categute	Braunamid Supramid	Disponível como simples ou cromado. O simples causa muita reação e é rapidamente absorvido. Prefere-se o cromado. Alta memória, tendência a edemaciar e a afrouxar. Perde a força tênsil entre 5 a 7 dias.
3. Absorvível, trançado	Ácido poliglicólico	Dexon	Ambos leves, de baixa memória. Tendência a migrar pelos tecidos e a reter umidade. Manutenção de 67% da força tênsil por 7 dias.
4. Não absorvível, monofilamentar	Náilon Polipropileno Aço inox	Dermalon, Ethilon Prolene —	Inerte, desliza facilmente pelos tecidos. Usado primariamente na pele. Similar ao náilon. Inerte, muito duro. Pode ser usado na pele ou no corpo. Não reativo.

5. Não absorvível, trançado	Seda	—	Produto natural. Raramente usado na cirurgia de animais de grande porte.
	Aço inox		Raramente usado.
6. Grampos de ligadura	Aço inox	Hemoclips	Inerte, rápida aplicação, necessita de instrumento especial para aplicação.
	Titânio		
7. Grampos para pele	Aço inox	Proximate	Inerte, rápida aplicação, necessita de instrumento especial para aplicação e remoção.
8. Cola de tecido	Cianoacrilatos	Vet Bond	Rápida aplicação, sem necessidade de instrumentos.
		Nexibond	

Realização e corte de nós de sutura

Finalidades

- Manter a sutura no local.
- Normalmente são necessárias pelo menos quatro laçadas para evitar que o nó se desfaça.

Complicações

- Deiscência.
- Sutura muito apertada, o que pode causar necrose tecidual.
- Ruptura da sutura.
- Sutura rasga a pele.

Material

- Fios de sutura (Figura 8-11).
- Agulha.
- Porta-agulhas (Figura 8-12).
- Pinça anatômica.
- Tesoura para a retirada de pontos.

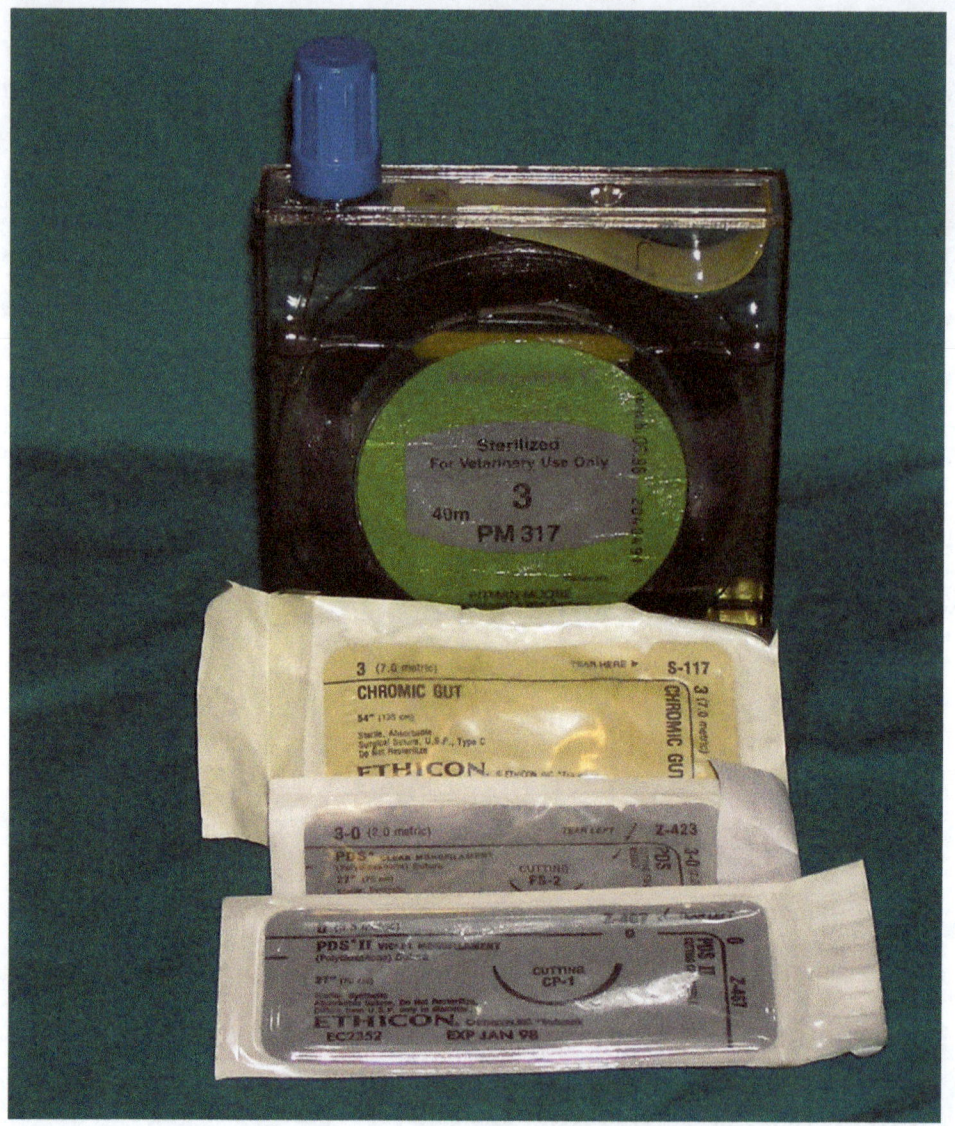

Figura 8-11 Fios de sutura em pacotes e em rolo.

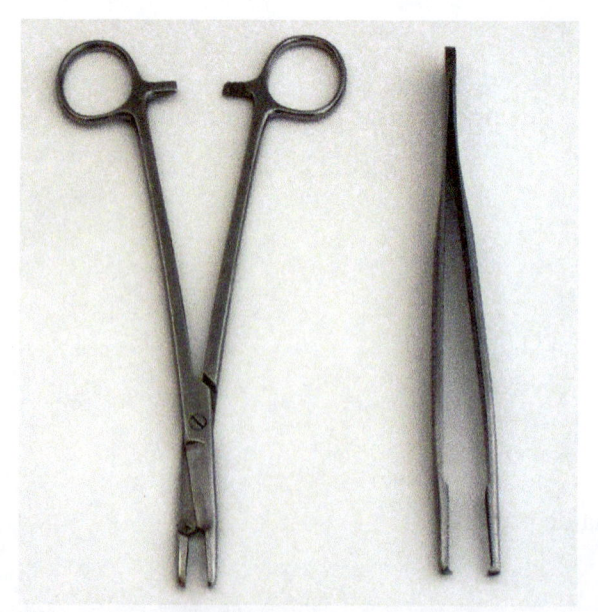

Figura 8-12 Porta-agulhas e pinça anatômica para sutura em animais de grande porte.

Procedimento para realizar e cortar nós de sutura

Ação técnica	Fundamento/extensão
1. Segure a extremidade mais comprida do fio de sutura com a agulha na mão esquerda.	1a. Técnica descrita para destros (Figura 8-13).
2. Segure o porta-agulha com a mão direita, sobre a laceração.	—
3. Passe uma volta do fio de sutura por cima e por baixo da ponta do porta-agulha (Figura 8-13B).	3a. Para um nó de cirurgião, dê duas voltas do fio no porta-agulha. O nó fica menos firme, o que evita que ele se solte antes de se fazer o segundo nó.
4. Segure a ponta mais curta do fio de sutura com o porta-agulha e puxe-o por dentro das laçadas, cruzando sua mão esquerda sobre a ferida (Figura 8-13C).	—
5. Aproxime os bordos da ferida.	5a. Os bordos da ferida devem se tocar.
6. Mantenha a tensão na parte mais longa do fio, solte a ponta mais curta e segure o porta-agulha sobre o meio do primeiro nó.	6a. Manter a tensão no fio mantém a estabilidade no nó.
7. Passe outra volta de fio por cima e por baixo do porta-agulha.	—
8. Segure a ponta curta do fio com o porta-agulha e puxe-a através da laçada, cruzando sua mão esquerda novamente sobre a laceração.	—
9. Aperte o nó firmemente.	9a. O nó deve ficar plano, diretamente sobre os bordos da ferida.
10. Repita pelo menos mais duas vezes para apertar o nó.	10a. A maioria dos cirurgiões dá pelo menos cinco nós para ter certeza de que a sutura não se desfaça.

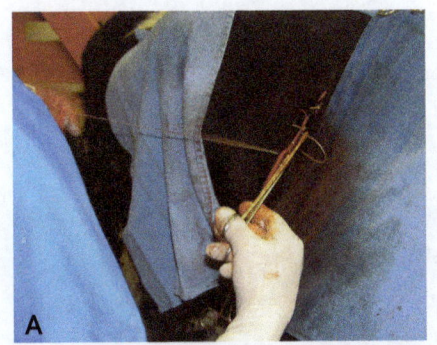

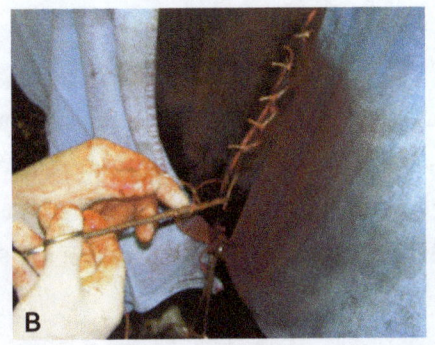

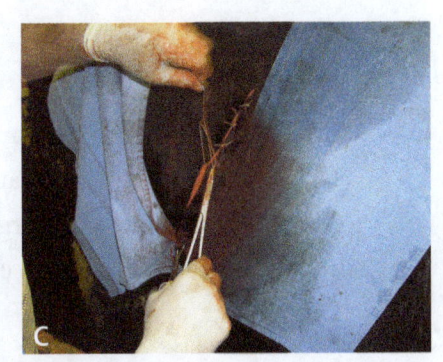

Figura 8-13 (A) Ponta maior do fio de sutura na mão esquerda, ponta menor junto à pele. (B) Uma laçada com o fio de sutura foi feita ao redor do porta-agulhas. O cirurgião pinçou a ponta mais curta do fio e está pronto para cruzar as mãos. (C) Tração das pontas do fio de sutura em direções opostas para estabelecer a primeira laçada do nó.

11. Corte os fios da sutura, deixando-os com aproximadamente 1 cm de comprimento.
12. Remova os pontos de sutura (Figura 8-14).

11a. As pontas da sutura devem ficar mais compridas em bovinos para facilitar a retirada.

12a. Segure as pontas do fio e puxe-as para elevar o nó da pele.

12b. Deslize para sob o ponto a ponta côncava da tesoura de sutura.

12c. Corte.

12d. Puxe o fio de sutura e ponha-o em um pedaço de gaze ou papel toalha.

12e. Repita o procedimento até a retirada de todos os pontos.

12f. Conte para certificar-se de que todos tenham sido retirados.

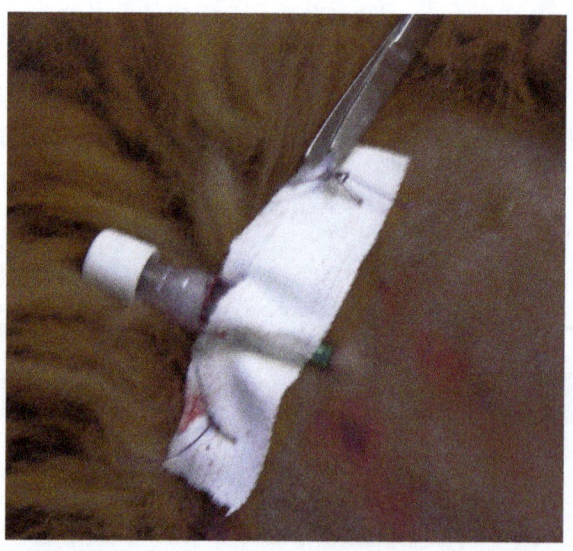

Figura 8-14 Retirada de um ponto deslizando-se a parte côncava da tesoura para a retirada de pontos sob o nó.

TIPOS DE SUTURA

FINALIDADES

- Uma variedade de tipos, para que se adaptem à área a ser suturada.
- Tipos e dispositivos especiais são necessários em algumas feridas que estejam sob grande tensão.
- Outros fatores que o cirurgião leva em consideração: órgão a ser suturado, tempo para suturar, quantidade de material necessário para a sutura e espécie a ser suturada.

COMPLICAÇÕES

- Deiscência (falha da sutura em manter os bordos unidos), que pode resultar em herniação, evisceração ou outras consequências adversas.

- Necrose tecidual causada por tensão excessiva nos bordos da ferida.
- Cicatrização retardada causada por aposição malfeita dos bordos da ferida.
- Ruptura da sutura causada por tensão excessiva.

MATERIAL

- Fios de sutura.
- Agulha.
- Porta-agulha.
- Pinça anatômica.
- Tesoura de retirada de pontos.

PROCEDIMENTOS DE QUATRO TIPOS DE SUTURA

Tipo	Finalidade	Método
1. Simples interrompida (Figura 8-15A)	Fechamento de qualquer tecido em qualquer localização. Permite aposição precisa dos bordos da ferida. Utilizada para afixar asas de borboleta de cateteres à pele ou outros dispositivos em posição.	**1a.** Segure o bordo da pele com a pinça anatômica e a agulha com o porta-agulha. **1b.** Iniciando aproximadamente a 2 mm do bordo da ferida, perfure com a agulha através da pele. **1c.** Segure o bordo da ferida oposto com a pinça anatômica. **1d.** Perfure com a agulha através da pele, da superfície interna para a externa, do outro lado do ponto de início. **1e.** Puxe o fio até que sobre de 2,5 a 5 cm do outro lado. **1f.** Amarre as duas pontas, utilizando o porta-agulha para confeccionar um nó quadrado. Fixe o nó com outras três laçadas. **1g.** Corte ambas as extremidades do fio e repita o procedimento até que a ferida esteja fechada, posicionando os pontos a uma distância de 2 a 3 mm entre si.

2. Simples contínua (Figura 8-15B)	Fechamento de tecidos elásticos sem tensão. Fechamento rápido com pouco material de sutura.	**2a.** Realize os mesmos passos da Simples interrompida, mas cortando apenas a ponta mais curta. **2b.** Faça mais pontos a cada 2 a 3 mm até o final da ferida, tensionando a sutura enquanto a confecciona. **2c.** Faça um nó quadrado no final, utilizando uma laçada da sutura como a ponta mais curta. Dê três laçadas adicionais de segurança.
3. Sutura em X (Figura 8-15C)	Fechamento de tecidos sob tensão moderada nos quais é importante a manutenção do suprimento sanguíneo para as extremidades da ferida.	**3a.** Comece como se fosse fazer um ponto simples interrompido, mas não faça ainda o nó. **3b.** Após ter saído da pele no segundo lado, cruze de volta para um ponto aproximadamente a 2 mm de distância da primeira inserção da agulha. **3c.** Perfure com a agulha através da pele a 2 mm do bordo da ferida e pelo lado de dentro do bordo oposto da ferida. **3d.** Faça um nó quadrado no meio, aproximando os bordos da ferida. **3e.** A aparência final deve ser a de um "X". **3f.** Repita até fechar completamente a ferida.
4. Festonada (Figura 8-15D)	Sutura simples contínua modificada, sendo cada alça travada no lugar. Comumente utilizada para suturar a pele de bovinos após uma laparotomia pelo flanco, de modo a se distribuir a tensão igualmente por toda a linha de sutura.	**4a.** Comece da mesma forma que para a sutura simples contínua. **4b.** Após apertar o nó, passe a agulha através dos bordos da ferida da mesma forma que para a sutura simples contínua. No entanto, passe a agulha através da alça formada pelo fio que sai do nó. **4c.** Puxe firmemente o fio para cima. **4d.** Passe a agulha através dos bordos da ferida, de 4 a 5 mm para baixo, e novamente deixe a agulha passar pela alça resultante do fio que sai da pele.

4e. Puxe o fio de sutura para apertá-lo e repita o procedimento até o fechamento completo da ferida.

4f. Para finalizar, segure a alça, não passe a agulha por ela e use esta volta para dar o nó, da mesma forma que na sutura simples contínua.

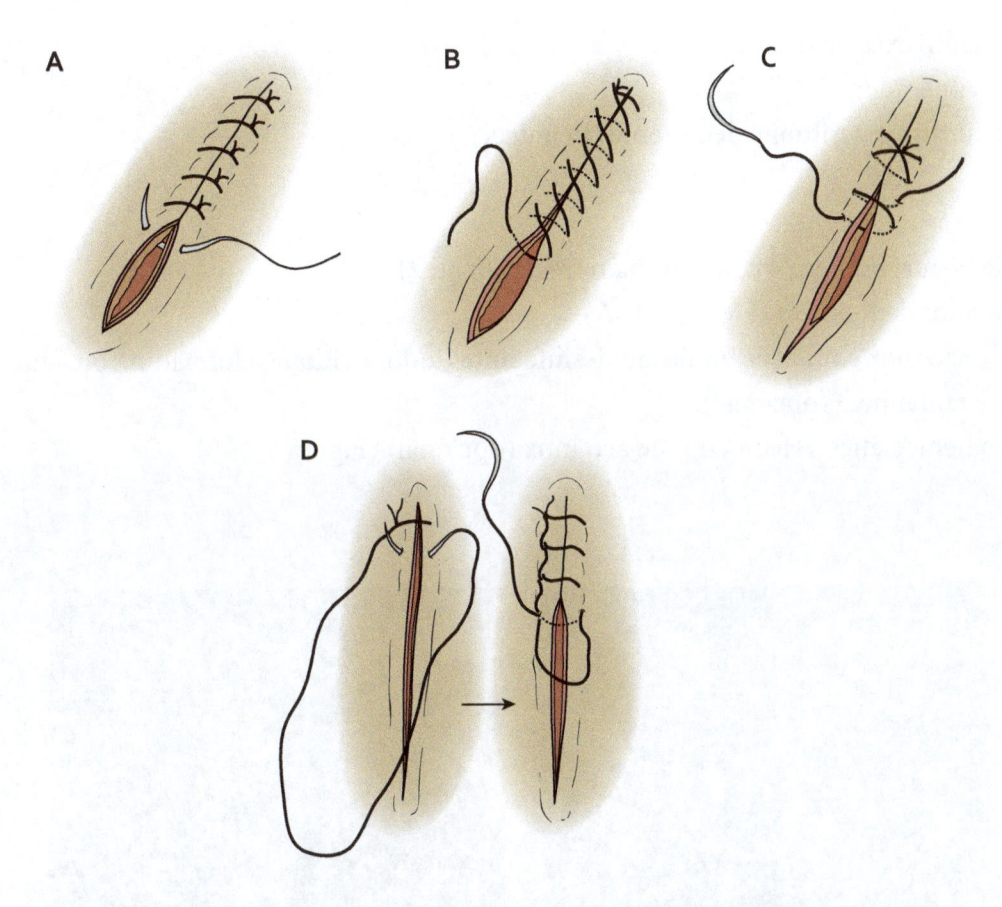

Figura 8-15 Tipos de sutura comumente utilizados na cirurgia de animais de grande porte. Simples interrompida (A), simples contínua (B), sutura em X (C) e festonada (D).

Castração cirúrgica de animais de grande porte

Qualquer animal macho não destinado à reprodução é castrado, normalmente quando jovem. Ovinos, caprinos e bovinos geralmente são castrados após poucas semanas do nascimento, colocando-se um anel de borracha pesado especial ao redor do pescoço do escroto. Garrotes mais velhos, borregos e suínos são castrados cirurgicamente no campo. A maioria dos cavalos é castrada entre 1 e 2 anos de idade (quando atingem a puberdade), enquanto as lhamas, em geral, não são castradas até que atinjam a maturidade (mais de 2 anos de idade).

Castração cirúrgica de garrotes

Finalidades

- Diminuir o comportamento agressivo para com outros animais ou tratadores.
- Evitar a reprodução.
- Melhorar a qualidade da carcaça de animais de corte.
- Remover testículos doentes ou danificados.

Complicações

- Sangramento excessivo.
- Lesão no operador.
- Cordão fibroso e peritonite decorrentes de infecção.

Material

- Cabo de bisturi número 4 com lâmina número 20 ou 21.
- Emasculador de Reimers (Figura 8-16A).
- Balde de aço inox com água e solução desinfetante (iodopovidona, clorexidina ou água sanitária).
- Categute tamanho 3 (opcional).
- Grampo hemostático (Hemoclip) de aço inox (opcional) (Figura 8-16B).

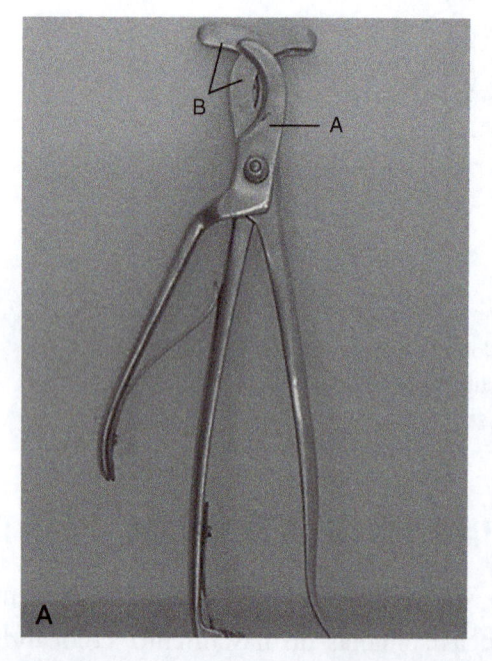

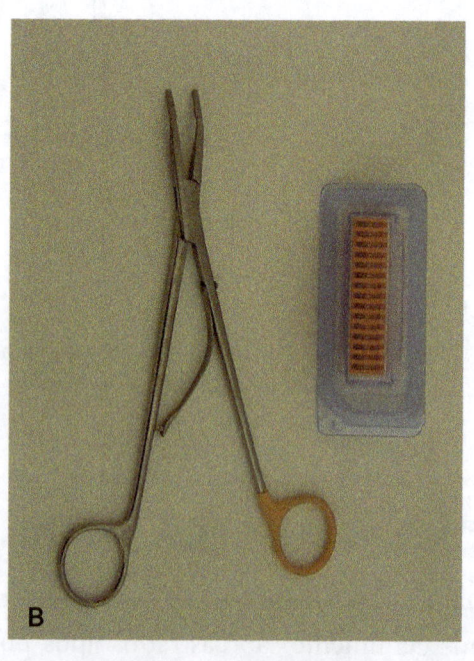

Figura 8-16 (A) Emasculador de Reimers. Observe as lâminas de corte (A) e de esmagamento (B) separadas. (B) Hemoclips e aplicador.

Procedimento para a castração de garrotes

Ação técnica	Fundamento/extensão
1. Contenção.	1a. Contenha o garrote no brete.
	1b. Posicionando-se do lado direito e utilizando ambas as mãos, eleve a cauda sobre o dorso do garrote.
	1c. Caso não haja brete disponível, garrotes com menos de 227 kg podem ser derrubados e contidos em decúbito lateral para a castração.
2. Preparo cirúrgico.	2a. Se o períneo e o escroto do garrote estiverem cobertos de fezes, o animal deve ser lavado com uma solução desinfetante, especialmente se pesar mais de 227 kg.
3. Cirurgia.	3a. Segure o escroto firmemente, puxando-o para baixo pela pele enquanto faz uma incisão horizontal, na pele e na túnica vaginal, na porção mais larga do escroto, distalmente aos testículos.
	3b. Transeccione totalmente a porção distal do escroto e descarte-a (Figura 8-17A).
	3c. Segure os testículos e puxe-os firmemente em direção ventral para liberar a tração feita pelo músculo cremaster e o gubernáculo.
	3d. De maneira firme, desprenda a gordura, a fáscia e o músculo cremaster, puxando-os proximalmente.
	3e. Aplique o emasculador nos cordões espermáticos, com a porca de aperto do instrumento voltada para os testículos (Figura 8-17B).
	3f. Esmague os cordões e corte os testículos abaixo do emasculador.
	3g. Espere de 60 a 90 segundos e retire o emasculador.
4. Castração alternativa.	4a. Utilizada em garrotes com testículos grandes, bem desenvolvidos, touros ou em animais de rebanho com histórico de problemas com hemorragia.
	4b. Após a exposição dos testículos e da limpeza do cordão espermático, faz-se uma ligadura com fio grosso absorvível ou coloca-se um grampo hemostático de aço inox no cordão espermático limpo.

5. Cuidado pós-cirúrgico.

4c. Aplica-se, então, o emasculador, distalmente à ligadura, esmaga-se o cordão e secciona-se o testículo.

5a. Pode-se aplicar repelente de moscas para evitar a infestação com larvas.

5b. Retornam-se os garrotes ao grupo e observa-se a existência de sangramento excessivo imediatamente após a castração.

5c. Os proprietários devem observar se o animal apresenta falta de apetite ou letargia nos cinco primeiros dias após a castração.

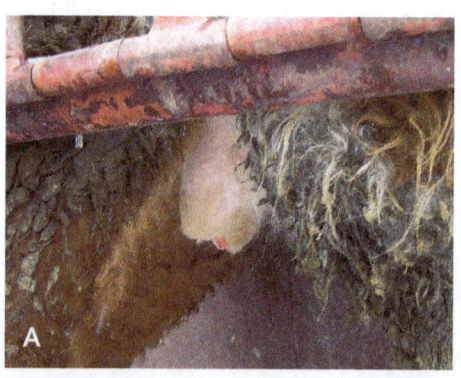

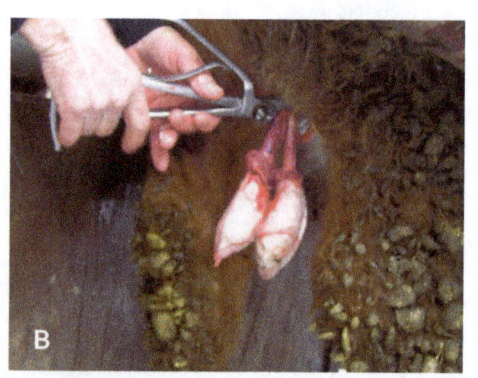

Figura 8-17 (A) Ressecção do escroto, testículos sendo exteriorizados. (B) Aplicação do emasculador de Reimers. Observe a posição da lâmina de corte.

CASTRAÇÃO CIRÚRGICA DE EQUINOS EM DECÚBITO

FINALIDADES

- Melhorar a capacidade de treino ou o desempenho.
- Evitar gestações indesejadas.
- Retirar testículos doentes ou danificados.

COMPLICAÇÕES

- Lesão no paciente, no manipulador ou no cirurgião.
- Infecção do local da cirurgia, dos cordões espermáticos ou do abdômen.
- Sangramento excessivo.
- Edema excessivo em razão da drenagem inadequada ou da falta de exercício.
- Peritonite devida à fibrose do cordão e infecção.
- Herniação intestinal causada pelo anel inguinal externo.

MATERIAL PARA EQUINOS E LHAMAS

- Todos os materiais listados como sendo necessários para garrotes e acrescidos de:

- Cabresto de náilon e corda guia longa de algodão leve.
- Tricótomo com pente 40.
- Escova e solução cirúrgica.
- Álcool isopropílico a 70% (opcional).
- Luvas cirúrgicas estéreis.
- Máscara, gorro e avental cirúrgicos (opcional).
- Pacote de cirurgia estéril (opcional).
- Panos cirúrgicos estéreis ou toalhas (opcional).
- Bandeja para esterilização fria (caso não se utilize o pacote cirúrgico estéril) contendo:
    - Tesoura Mayo.
    - Porta-agulhas.
    - Pinças hemostáticas.
    - Cabo e lâmina de bisturi.

PROCEDIMENTO DE CASTRAÇÃO DE EQUINOS EM DECÚBITO

Ação técnica	Fundamento/extensão
1. Contenção.	1a. Coloque o cabresto no equino e contenha-o para a anestesia geral (Capítulo 10).
	1b. Deite o equino em decúbito lateral esquerdo (para cirurgiões destros).
	1c. Faça uma laçada com a corda guia no boleto do membro pélvico que esteja por cima e segure ou amarre o membro rostral e dorsalmente (Figura 8-18A).
2. Preparação cirúrgica.	2a. Tricotomize o escroto e a área inguinal com pente número 40 e remova os pelos soltos.
	2b. Realize a escovação cirúrgica de três etapas com a parte ventral do escroto como centro da área.
	2c. O cirurgião deve se paramentar nesse momento.
	2d. Caso não esteja esterilizado, coloque o emasculador de Reimers no balde com solução de esterilização fria.
	2e. Coloque os panos de campo estéreis ou toalhas (opcional).
3. Cirurgia.	3a. Segure o testículo inferior (direito) e incise a pele escrotal no comprimento do testículo e a 1 cm lateralmente à rafe mediana.
	3b. Continue a incisão pela fáscia escrotal e exprima o testículo pela incisão.

3c. Segure firmemente o testículo com a mão esquerda enquanto se procede à incisão da túnica comum.

3d. Coloque seu dedo na túnica comum enquanto continua a incisão proximalmente

3e. Solte com os dedos ou corte a túnica comum, o músculo cremaster e a fáscia para limpar a porção vascular do cordão espermático.

3f. Posicione o emasculador com a porca de aperto e a lâmina de corte voltadas para o testículo (Figura 8-18B).

3g. Esmague firmemente, deixando o emasculador no lugar por 2 a 3 minutos.

3h. Pode-se realizar uma ligadura neste momento, para prevenção adicional de sangramento.

3i. Use a lâmina do emasculador para ressecar o testículo.

3j. Libere o testículo e repita o procedimento no lado oposto.

3k. Apare qualquer pedaço de gordura ou tecido subcutâneo sobressalente.

3l. Alargue as incisões escrotais com o dedo até um tamanho de 8 a 10 cm.

3m. Alguns cirurgiões removem a rafe mediana neste momento.

4. Cuidado pós-cirúrgico.

4a. Assim que o equino estiver acordado e for capaz de andar, deixe-o em uma baia ou em um pequeno piquete limpo.

4b. Observe com cuidado se há sangramento excessivo ou protrusão intestinal por uma ou ambas as incisões. Notifique o veterinário imediatamente se qualquer um dos dois for observado.

4c. De 12 a 18 horas após a cirurgia, o proprietário é orientado a forçar o animal a se exercitar. Primeiro, andando na guia por 15 a 20 minutos, quatro vezes por dia, e depois fazendo um trote leve ou montado por cinco dias.

4d. O proprietário deve observar a ocorrência de edema prepucial grave, perda de apetite, edema dos membros pélvicos ou dificuldade de micção.

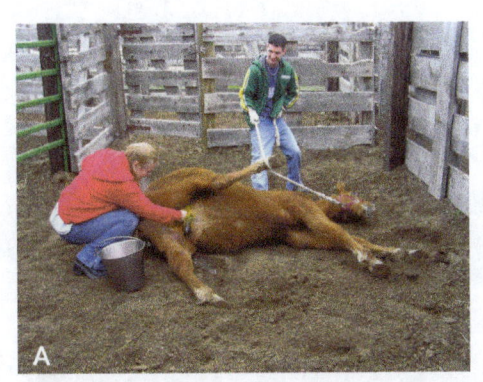

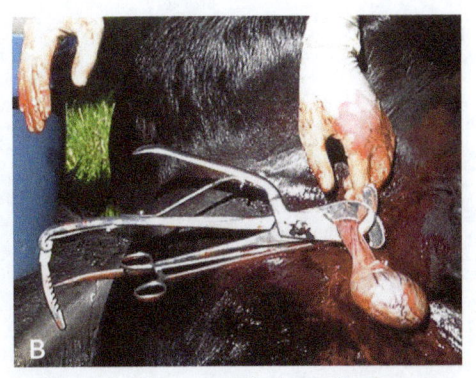

Figura 8-18 (A) Posicionamento de um equino para a castração. Observe a técnica utilizada para se manter o membro posterior fora da área de manipulação e a posição do técnico para a preparação da área escrotal. (B) Aplicação do emasculador de Reimers. Observe a posição da lâmina de corte.

Castração cirúrgica de lhamas

Finalidades

- Diminuir o comportamento agressivo para com outros animais ou tratadores.
- Melhorar a capacidade de treinamento.
- Evitar gestações indesejadas.

Complicações

- Lesão no paciente, no manipulador ou no cirurgião.
- Infecção no local da cirurgia, nos cordões ou no abdômen.
- Sangramento excessivo.
- Fibrose de cordão.

Material

- Veja o material necessário para equinos.

Procedimento para a castração de lhamas

Ação técnica	Fundamento/extensão
1. Contenção.	**1a.** Pode ser realizada em posição quadrupedal ou em decúbito lateral.
	1b. As lhamas podem ser mantidas em posição quadrupedal em um brete com compressão nas laterais ou contra uma parede.
	1c. A sedação com xilazina e butorfanol pode facilitar a manipulação (Capítulo 10).

2. Preparação cirúrgica.	**2a.** Tricotomize o escroto e a área inguinal com pente número 40 e remova os pelos soltos.
	2b. Realize a escovação cirúrgica de três etapas, tendo o escroto ventral como o centro.
	2c. Anestesie o escroto com 2 a 5 mL de lidocaína a 2% injetados ao longo da rafe mediana.
	2d. Repita a escovação cirúrgica e a aplicação de álcool e solução uma vez mais.
	2e. O cirurgião deve se paramentar neste momento (ver Procedimento de Preparação Pessoal para a Cirurgia).
3. Cirurgia.	**3a.** O procedimento é o mesmo da cirurgia em equinos, exceto pelo fato de que sempre se realizam ligaduras nos cordões espermáticos.
	3b. Não se usam panos de campo ou toalhas se a castração for realizada com o animal em pé.
	3c. A incisão pode ser realizada na linha média rostralmente ao escroto, se a lhama for castrada em decúbito dorsal ou lateral.
	3d. Neste caso, panos e toalhas passados pelo processo de assepsia devem ser utilizados, e a incisão será suturada posteriormente.
4. Cuidado pós-cirúrgico.	**4a.** Coloque a lhama em uma baia ou pequeno piquete limpo, já que se trata de um procedimento ambulatorial.
	4b. Observe cuidadosamente se há sangramento excessivo.
	4c. Mantenha o animal separado de lhamas fêmeas.

Castração cirúrgica de suínos

Finalidades

- Diminuir o comportamento agressivo em relação a outros animais ou tratadores.
- Melhorar a qualidade de carcaça e a conversão alimentar.

Complicações

- Hérnia intestinal causada pelos anéis inguinais.
- Infecção do local de **castração**.

- Peritonite decorrente de infecção no local de castração.
- Insolação, caso a intervenção seja realizada sob temperatura ambiente superior a 33 °C.

Material

- Escova e solução cirúrgicas.
- Esponjas de gaze de 7,5 cm × 7,5 cm.
- Balde de água com caneco.
- Cabo de bisturi número 3 com lâmina número 10 (suínos com menos de 20 kg).
- Cabo de bisturi número 4 com lâmina número 20 ou 21 (suínos com mais de 20 kg).
- Luvas cirúrgicas.
- Emasculador de Reimers para suínos que pesem mais de 40 kg.

Procedimento para a castração de suínos

Ação técnica	Fundamento/extensão
1. Contenção.	**1a.** Suínos com menos de 20 kg podem ser contidos facilmente por um assistente em uma parada de mãos, com o abdômen voltado para o cirurgião e os membros pélvicos em abdução (Figura 8-19).
	1b. Suínos de 40 a 60 kg podem ser seguros em um brete compressivo com um cambão no focinho, mas é mais fácil fazê-lo com contenção química (Capítulo 10).
	1c. Suínos com mais de 60 kg precisam de anestesia geral e devem ser castrados em um dia fresco para evitar insolação.
2. Preparação cirúrgica.	**2a.** Escova-se o escroto com escova cirúrgica e esponja de gaze; enxagua-se com água e repete-se o mesmo procedimento mais duas vezes.
3. Procedimento cirúrgico.	**3a.** Com as mãos calçadas, aperte os testículos proximalmente na área inguinal, salientando a pele.
	3b. A incisão é feita na pele sobre cada testículo, através da fáscia subcutânea e da gordura.
	3c. Com dissecação romba, um testículo é seguro e tracionado para a liberação do ligamento escrotal, deixando-se a túnica comum intacta.
	3d. O testículo e a túnica são raspados com a lâmina de bisturi até se romperem e o testículo é esgarçado em sua inserção.

3e. Para suínos com mais de 40 kg, o cordão espermático e a túnica comum são esmagados na totalidade com o emasculador, ressecando-se logo depois o testículo.

3f. Nos dois casos, deixa-se que o cordão retraia para a cavidade, repetindo-se o processo no outro testículo.

3g. As incisões permanecem abertas para drenagem.

4. Cuidado pós-cirúrgico.

4a. Os suínos são liberados em um piquete limpo e seco; devem ser mantidos no local até que as incisões cicatrizem (5 a 7 dias).

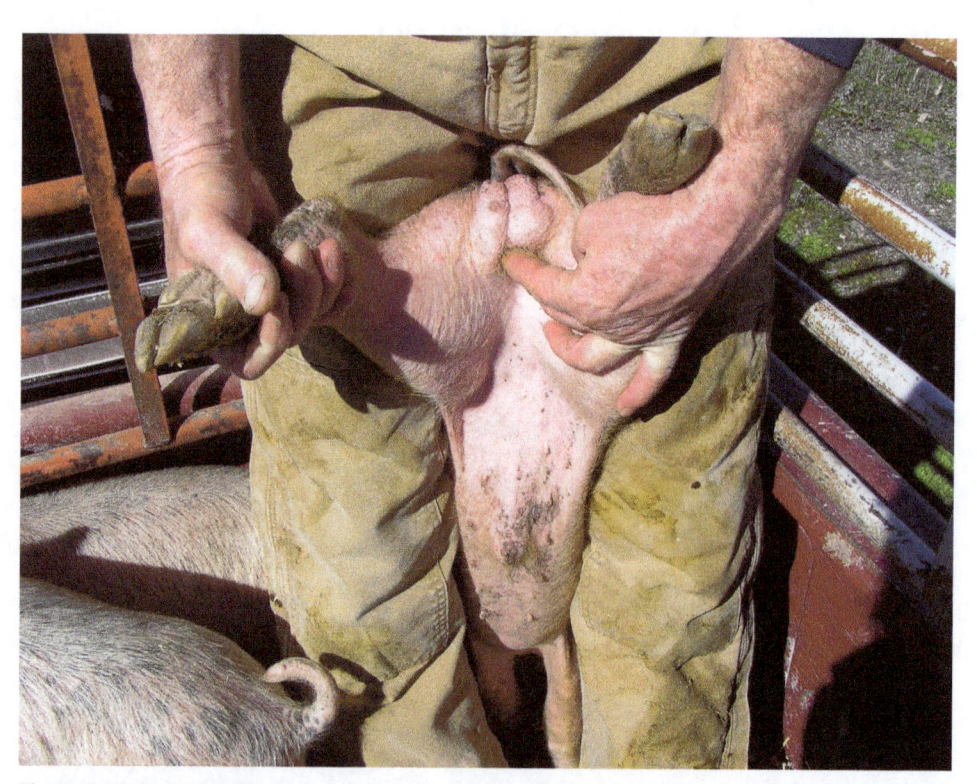

Figura 8-19 Posicionamento do suíno para castração. Testículos empurrados para a bolsa escrotal.

PREPARAÇÃO DO PACIENTE PARA LAPAROTOMIA

A **laparotomia** é uma entrada cirúrgica no abdômen. Na clínica de animais de grande porte, ela pode ser feita com o animal em posição quadrupedal ou deitado. O posicionamento depende do procedimento, da espécie e da preferência do cirurgião. A maioria das laparotomias em equinos é realizada em hospitais de referência, em parte por motivos de segurança do paciente e da equipe.

Preparação para a laparotomia pelo flanco

Finalidades

- Tratamento de algumas cólicas por obstipação.
- **Ovariectomia**.
- Remoção de testículo intra-abdominal.
- Tratamento do deslocamento de abomaso à esquerda ou à direita.
- Ruminotomia.
- Cesariana em todas as espécies de animais de grande porte, com exceção da égua.
- Outras.

Complicações

- Evisceração intestinal acidental causada pela queda do animal durante a cirurgia ou por contrações abdominais excessivas.
- Formação de seroma pós-operatório e deiscência dos pontos.
- Herniação dos músculos abdominais causada por repouso pós-operatório inadequado ou infecção.
- Peritonite secundária à contaminação ou à ruptura da alça intestinal.
- Lesão no paciente ou operador causada pela queda do animal no transoperatório ou por contenção inadequada.

Material

- Tricótomo com pente número 40.
- Escova e solução cirúrgica.
- Balde de água.
- Lidocaína a 2%, 1 a 2 frascos.
- Seringas: 10 mL a 60 mL.
- Agulhas para anestésicos locais ou gerais, ou ambos, assim como para antibióticos.
- Pacote abdominal.
- Panos de campo ou toalhas cirúrgicas estéreis.
- Agulhas de sutura: atraumática ½ círculo, cortante ½ ou ¼ círculo.
- Fios de sutura: depende da preferência do veterinário; veja o exemplo abaixo do material que um veterinário pode utilizar (os tamanhos dependem da espécie animal).
  - Categute cromado tamanhos 0 a 3.
  - Polidioxanona tamanhos 0 a 2.
  - Caprolactama polimerizada tamanhos 0 a 3.
- Luvas e mangas cirúrgicas estéreis.
- Gorro, máscara e avental.

Procedimento para a laparotomia pelo flanco em posição quadrupedal no equino

Ação técnica	Fundamento/extensão
1. Contenção.	1a. Coloque cabresto e corda guia e posicione o paciente no tronco.
	1b. Administre agentes para anestesia em estação ou analgesia (Capítulo 10).
2. Preparo cirúrgico.	2a. Insira um cateter de grande calibre na jugular e administre fluidos com um fluxo mínimo de 10 mL/kg/h. A técnica de colocação de cateter é descrita no Capítulo 6.
	2b. Tricotomize um retângulo que se estenda da 14ª costela até a tuberosidade coxal e dos processos espinhosos dorsais até a altura da patela (Figura 8-20).
	2c. Lave ou aspire os pelos.
	2d. Realize a escovação cirúrgica de três etapas em toda a área tricotomizada.
	2e. Utilizando lidocaína a 2%, bloqueie a linha de incisão pretendida seguindo os passos para um bloqueio linear infiltrativo (Capítulo 10).
	2f. Reescove, enxague e aplique a solução de preparação cirúrgica para preparar o campo.
	2g. Separe o pacote cirúrgico, luvas, mangas estéreis, panos de campo, agulhas de sutura e outros materiais de sutura.
	2h. O cirurgião pode se paramentar neste momento.
3. Cirurgia.	3a. Utilizando técnica asséptica, colocam-se os panos de campo ou toalhas ao redor da linha proposta para a incisão.
	3b. A eficiência da anestesia do flanco é verificada picando-se a linha de incisão com uma agulha 18 g.
	3c. Realiza-se uma incisão de 15 a 20 cm através da pele e da fáscia subjacente na fossa paralombar, iniciando-se na altura da tuberosidade coxal.

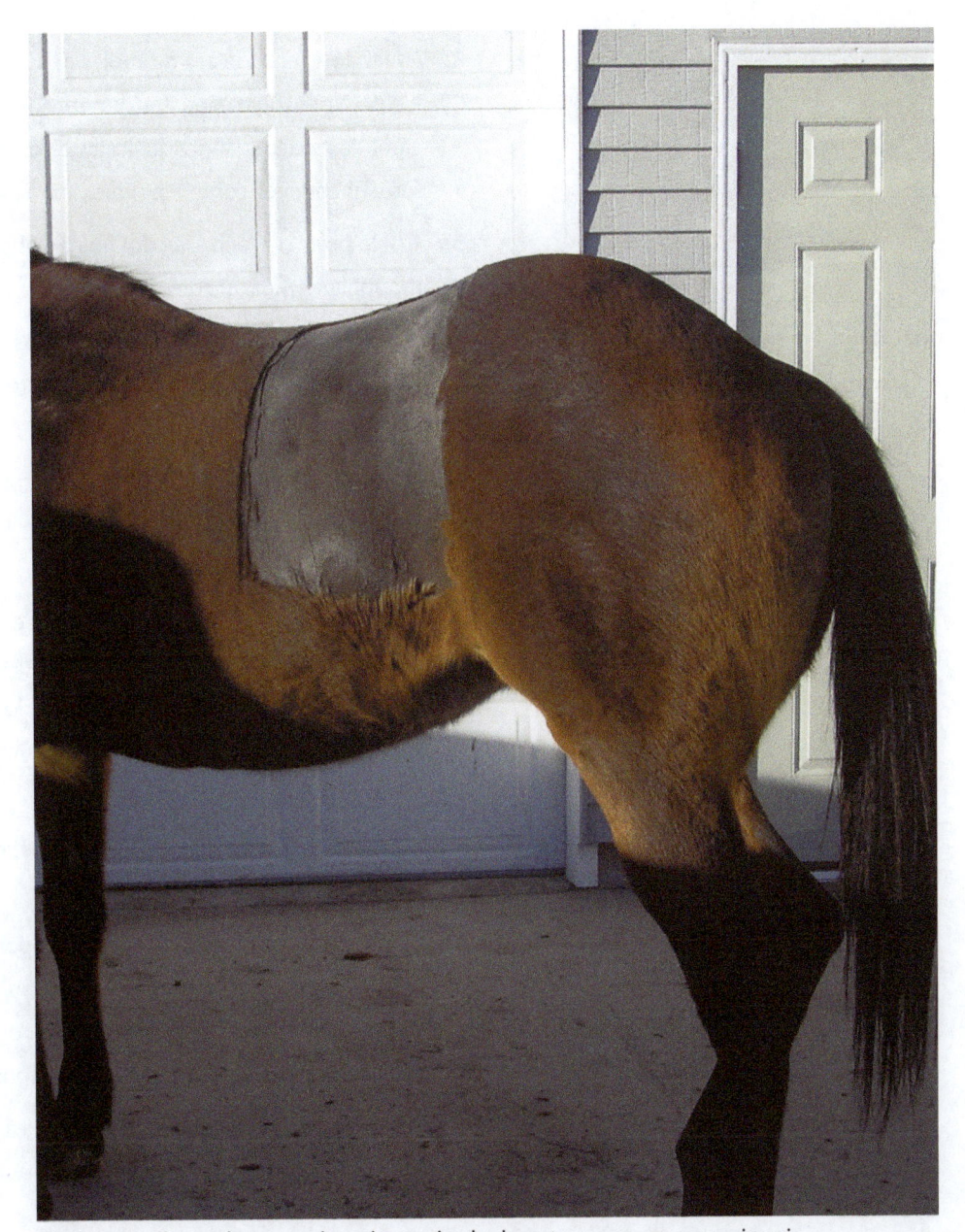

Figura 8-20 Flanco de um equino tricotomizado durante o preparo para a cirurgia.

3d. As três camadas musculares são divididas ao longo da direção de suas fibras. Para conter hemorragias de vasos sanguíneos maiores, são feitas ligaduras ou aplicam-se grampos hemostáticos.

3e. O peritônio é muito mais espesso no equino do que em ruminantes. Ele é seguro com uma pinça anatômica e incisado com uma tesoura de Mayo romba-romba. Este momento é muito doloroso para o equino.

3f. Após a finalização da cirurgia, o abdômen pode ser lavado com solução salina a 0,9% estéril ou outra solução isotônica.

3g. A incisão é fechada em múltiplas camadas, iniciando-se pelo peritônio e, posteriormente, fechando-se cada camada muscular individualmente com fio de sutura forte absorvível, como a polidioxanona número 3.

3h. A pele pode ser fechada com fio não absorvível monofilamentar ou com grampos.

4. Cuidado pós-operatório.

4a. Antibióticos, agentes anti-inflamatórios ou analgésicos podem ser administrados antes de se retornar o animal à baia.

4b. Cessa-se a administração de fluidos intravenosos, mantendo-se o cateter na veia, e o equino é levado de volta para uma baia ou piquete limpo.

4c. As funções vitais, incluindo a motilidade intestinal, devem ser monitoradas de perto. Pode-se recomeçar a fluidoterapia intravenosa; caso contrário, o cateter da jugular deve ser coberto com fita adesiva para que se mantenha limpo.

4d. Alimento e água frescos são oferecidos segundo indicações do veterinário.

4e. A incisão deve ser verificada duas vezes por dia para se observar se há ocorrência de edema ou secreção; administram-se medicamentos para dor ou agentes anti-inflamatórios ao equino por 5 a 7 dias após a cirurgia.

4f. A maioria dos equinos recebe alta em 3 a 5 dias após a cirurgia, caso não existam complicações e se o animal estiver comendo bem.

4g. O proprietário é alertado a manter o animal confinado em baia ou em um pequeno piquete por no mínimo 3 semanas (ou até que a incisão cicatrize completamente).

4h. Os pontos ou grampos podem ser removidos de 14 a 21 dias.

PROCEDIMENTO PARA A LAPAROTOMIA PELO FLANCO EM RUMINANTES

Ação técnica	Fundamento/extensão
1. Contenção.	**1a.** Em pé.

- Posicione o paciente em um tronco ou brete. Pode-se usar uma barrigueira para evitar que o animal se deite ou caia.
- Uma epidural caudal de xilazina (0,05 mg/kg) pode ser aplicada para melhorar a analgesia (Capítulo 10).

1b. Em decúbito
- Podem-se utilizar cordas para derrubar o animal e mantê-lo em decúbito lateral (bovinos, ovinos e caprinos) ou esternal.
- Alternativamente, pode-se usar sedação profunda (Capítulo 10) para induzir o paciente a se deitar e utilizam-se cordas para amarrar os membros.

2. Preparação cirúrgica.

2a. Tricotomize a região do flanco em um retângulo que se estenda da 12ª costela até a tuberosidade coxal e dos processos espinhosos dorsais até a altura da patela (Figura 8-21A).

2b. Lave ou aspire os pelos soltos.

2c. Realize a escovação cirúrgica de três etapas em toda a área tricotomizada.

2d. Utilizando lidocaína a 2%, faça o bloqueio da região do flanco seguindo os passos de um bloqueio linear simples, de um L invertido ou de um bloqueio paravertebral (Capítulo 10).

2e. Reescove, enxague e aplique a solução de preparação cirúrgica no campo.

2f. Separe o pacote cirúrgico, luvas, mangas estéreis, agulhas de sutura e outros materiais para sutura.

2g. O cirurgião pode se paramentar para a cirurgia nesse momento.

3. Cirurgia.

3a. Utilizando técnica asséptica, colocam-se os panos de campo estéreis ao redor da linha proposta para a incisão.

3b. A eficácia da anestesia do flanco é verificada picando-se a linha de incisão proposta com uma agulha 18 g.

3c. Realiza-se uma incisão na pele no meio da fossa paralombar, iniciando-se na altura da tuberosidade coxal e se estendendo até a musculatura subjacente. O tamanho da incisão varia muito conforme o tipo de cirurgia (Figura 8-21B).

3d. Para conter o sangramento de grandes vasos, realizam-se ligaduras ou aplicam-se grampos hemostáticos.

3e. Penetra-se o peritônio cuidadosamente com um bisturi ou forçando-se de forma romba com uma pinça hemostática Kelly.

3f. Realiza-se a cirurgia e fecha-se a parede abdominal com fio de sutura absorvível monofilamentar ou pseudomonofilamentar, como o categute cromado.

3g. Fecha-se a pele com fio monofilamentar não absorvível, como o náilon.

4. Cuidado pós-operatório.

4a. Podem-se administrar antibióticos enquanto o animal estiver sedado ou contido.

4b. Pode-se aplicar também repelente de moscas na área de incisão.

4c. Se em decúbito, liberam-se as cordas do animal e permite-se que ele se levante quando estiver preparado.

4d. Se em um brete ou tronco, libera-se o animal quando ele estiver em condições de andar com segurança.

4e. Retorna-se o paciente para uma baia ou piquete limpo, com alimento e água frescos.

4f. Alerta-se o proprietário a observar a incisão diariamente quanto à presença de edema ou secreção. Deve-se monitorar o apetite e o consumo de água do paciente por pelo menos cinco dias.

4g. Os pontos da pele podem ser removidos em 14 a 21 dias.

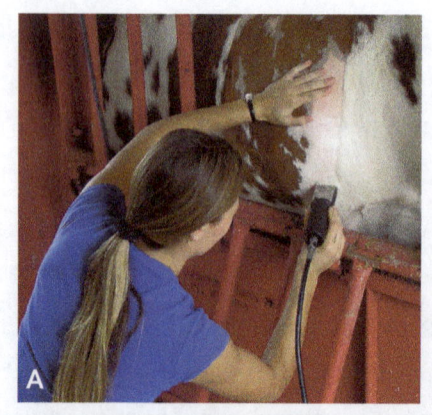

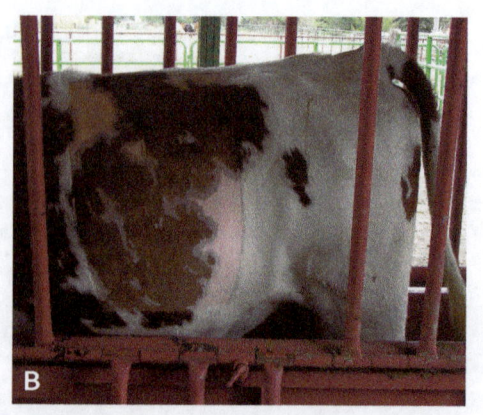

Figura 8-21 (A) Tricotomia do flanco de um bovino, contra o sentido de crescimento dos pelos. (B) Flanco do bovino tricotomizado durante o preparo para a cirurgia.

Laparotomia ventral

Finalidades

- Cirurgia abdominal exploratória.
- Cesariana (éguas).
- Deslocamento de abomaso (raro).
- Reparação de hérnia umbilical.

Complicações

- Deiscência dos pontos da incisão e herniação ou evisceração.
- Seroma na incisão.
- Peritonite.
- Miosite decorrente de técnica imprópria de acolchoamento.
- Neuropatia periférica (facial ou de membros) decorrente de acolchoamento impróprio.
- Morte.
- Lesão na equipe durante a indução e posicionamento do paciente ou durante a recuperação.
- Lesão no paciente (fratura de membros, ruptura de ligamento cruzado, traumatismo de cabeça) durante a indução ou a recuperação.

Material

- O mesmo da laparotomia pelo flanco.
- 15 a 30 litros de solução salina estéril (desnecessário na reparação de hérnias).
- Almofadas para os membros, o corpo e a cabeça.
- Equipamento para anestesia geral (Capítulo 10).

Procedimento para a laparotomia ventral em ruminantes

Ação técnica	Fundamento/extensão
1. Contenção.	1a. Contenha o animal com cabresto e corda guia.
	1b. Administra-se anestesia geral ou sedação profunda.
	1c. Em alguns hospitais, o paciente pode então ser colocado em uma mesa cirúrgica acolchoada.
	1d. Uma vez que o paciente esteja em decúbito, ele é rolado para que o dorso fique no colchão, com a cabeça esticada.
	1e. Os membros torácicos e pélvicos são amarrados com cordas em argolas ou postes para fixação de membros (no caso de uma mesa cirúrgica) (Figura 8-22).

2. Preparação cirúrgica.

1f. Posicione fardos de palha cobertos ou almofadas de espuma densa contra as paletas do animal para mantê-lo em decúbito dorsal.

2a. Cubra as patas com luvas de palpação ou de procedimentos e prenda-as com fita adesiva.

2b. Tricotomize um grande retângulo do úbere até o xifoide, com pelo menos 20 cm de distância da linha média bilateralmente.

2c. Lave ou aspire os pelos soltos.

2d. Realize a escovação de três etapas em toda a área tricotomizada.

2e. Faça um bloqueio infiltrativo na linha média ao longo do local de incisão pretendido. No ovino adulto, o bloqueio deve ter pelo menos 30 cm; no bovino adulto, pelo menos 45 cm (Capítulo 10).

2f. Reescove, enxague e aplique a solução no campo preparado.

2g. Separe o pacote de cirurgia, luvas, mangas estéreis, agulhas de sutura e outros materiais de sutura.

2h. O cirurgião pode se paramentar nesse momento.

3. Cirurgia.

3a. Utilizando técnica asséptica, posicionam-se os panos ou as toalhas estéreis ao redor da linha proposta para a incisão.

3b. A incisão normalmente é feita na linha média ventral, iniciando-se no úbere e se estendendo cranialmente até o umbigo.

3c. A incisão na linha média ventral, indicada para algumas cirurgias exploratórias abdominais ou para a correção de deslocamento de abomaso, pode começar de 2 a 4 cm caudais ao umbigo e se estender cranialmente até a 4 cm do xifoide.

3d. Após a finalização do procedimento cirúrgico, o abdômen pode ser lavado com 10 a 30 litros de solução salina aquecida para se removerem os contaminantes.

3e. O abdômen é fechado com fio de sutura forte absorvível, como o categute 3, em pelo menos duas camadas.

4. Cuidado pós-operatório.

    3f. Fecha-se a pele com fio de sutura forte não absorvível monofilamentar ou com fio de longa permanência, como a polidioxanona.

    4a. Podem-se administrar antibióticos enquanto o animal ainda estiver sedado ou contido.

    4b. Solte cuidadosamente as cordas de contenção do paciente, mas mantenha o cabresto.

    4c. Role o paciente para decúbito esternal, apoiando-o em fardos de palha se necessário. Mantenha a cabeça e o pescoço esticados caso o animal não consiga levantar a cabeça.

    4d. Monitore o paciente até que ele consiga se levantar sem ajuda.

    4e. Remova o cabresto e coloque o paciente em um piquete ou baia limpa e seca, com alimento e água frescos.

    4f. O proprietário é alertado a monitorar o consumo de alimento e água, assim como a produção de fezes e urina por pelo menos cinco dias.

    4g. Os pontos podem ser retirados em 14 a 21 dias.

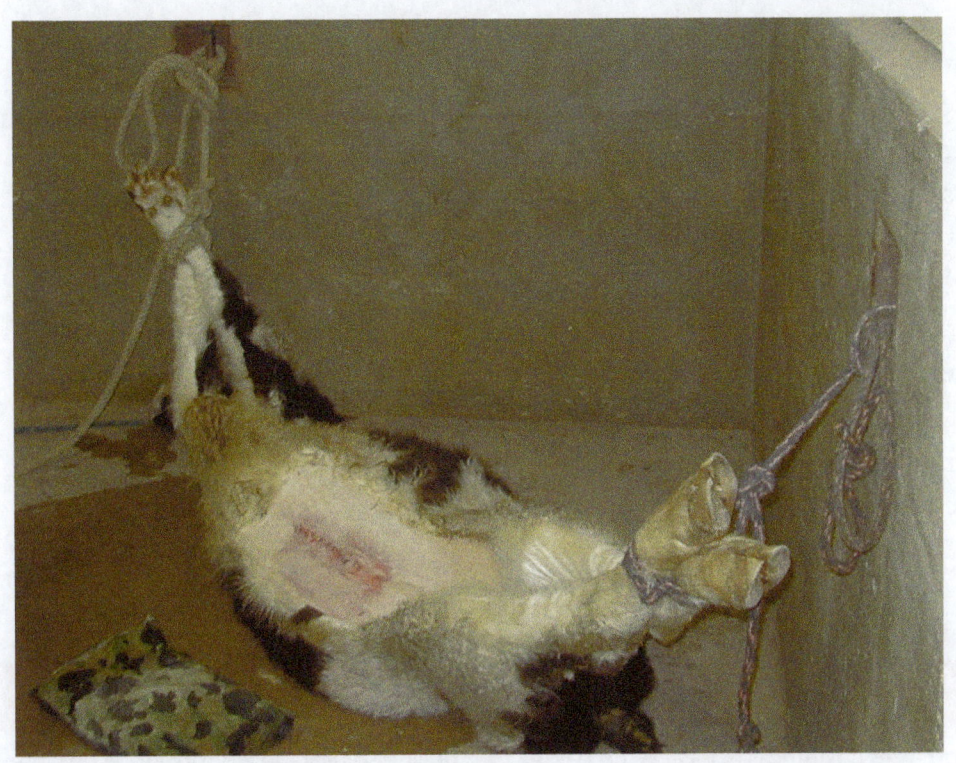

Figura 8-22 Bezerro posicionado em decúbito dorsal, após cirurgia para reparação de uma hérnia umbilical. O acolchoamento foi retirado e preparam-se as cordas para remoção.

Procedimentos obstétricos

Na prática com animais de grande porte, a paciente fêmea pode necessitar de uma variedade de procedimentos relacionados à reprodução, incluindo parto vaginal assistido, cesariana e redução de **prolapso** vaginal ou uterino. Todos estes procedimentos são realizados por veterinários; o papel do técnico é preparar a paciente e auxiliar nas operações, caso necessário.

Parto vaginal assistido

Finalidades

- Superar impedimentos estruturais (como canal pélvico muito estreito para a passagem do feto).
- Evitar danos causados por condições fisiológicas (como deficiência de cálcio ou hipoglicemia).
- Retirar o feto morto de maneira rápida.
- Fornecer auxílio médico especializado em partos muito complicados.

Complicações

- Lesão na fêmea causada pela passagem de um feto muito grande através do canal pélvico.
- Lesão no operador causada pelo manuseio incorreto do extrator de bezerros ou por contenção inadequada.
- Lesão no neonato causada pela aplicação incorreta das correntes, por tração muito forte ou por ter ficado preso no canal pélvico.

Material

- Balde de solução desinfetante em água.
- Escova e solução cirúrgicas.
- Lidocaína a 2%.
- Seringas de 3 a 12 mL.
- Agulhas de calibre de 0,7 a 1,2 mm.
- Luvas **obstétricas**.
- Gel lubrificante ou talco.
- Bandagem de cauda (para éguas).
- Correntes obstétricas ou cordas e cabos (Figura 8-23A).
- Extrator mecânico de bezerros (bovinos) (Figura 8-23B).
- Toalhas (para secar o neonato).

Procedimento para assistência ao parto vaginal na égua

Ação técnica	Fundamento/extensão
1. Coloque as correntes obstétricas e os cabos no balde com a solução desinfetante diluída em água.	**1a.** Use solução de iodopovidona ou clorexidina de 8 a 16 mL por litro de água morna.

Ação técnica	Fundamento/extensão
2. Contenha a paciente.	2a. A maioria das éguas necessita apenas de cabresto e corda guia e são contidas no piquete ou baia. Caso a paciente esteja em decúbito, não a force a se levantar.
	2b. A égua pode ser amarrada com duas guias ou em um tronco caso admitida em um hospital ou se o parto for complicado.
3. Coloque bandagem na cauda.	3a. Ver Capítulo 6.
4. Lave o períneo rapidamente com sabão e água.	4a. O parto deve ser rápido para que o potro sobreviva; assim, deve-se perder pouco tempo com a limpeza, a menos que o feto já esteja morto.
5. Prepare as luvas obstétricas e o lubrificante para o veterinário.	—

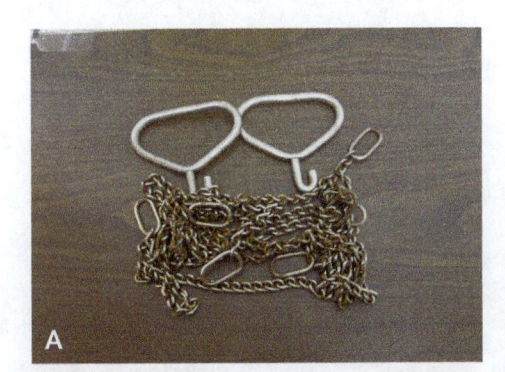

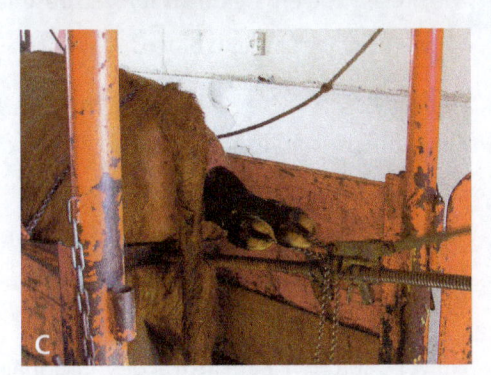

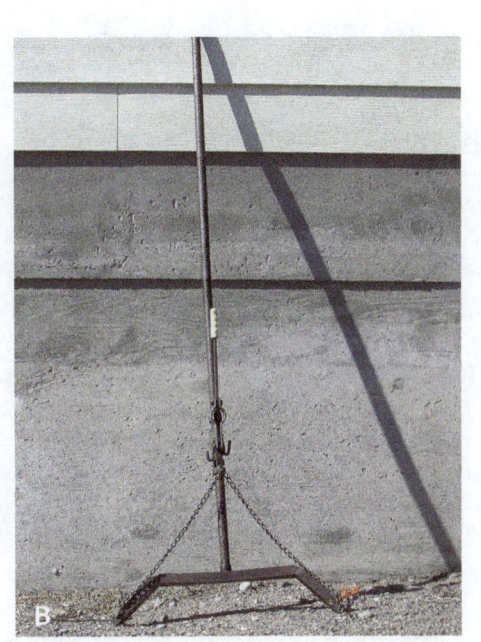

Figura 8-23 (A) Correntes e cabos obstétricos. (B) Extrator de bezerros montado. (C) Assistência ao parto de um bezerro utilizando-se as correntes e o extrator de bezerros.

Procedimento para assistência ao parto em ruminantes

Ação técnica	Fundamento/extensão
1. Coloque as correntes obstétricas e os cabos no balde com a solução desinfetante diluída em água (Figura 8-23).	1a. A maioria das pessoas utiliza iodopovidona, clorexidina ou água sanitária diluídas na proporção de aproximadamente 16 mL por litro.

Ação técnica	Fundamento/extensão
2. Contenha a paciente.	2a. As vacas são colocadas em canzil, tronco ou amarradas a uma cerca.
	2b. Cabras e ovelhas podem ser encabrestadas e contidas manualmente.
	2c. As lhamas podem ser encabrestadas e contidas manualmente ou em um tronco.
3. Lave e prepare a paciente para uma anestesia epidural caudal.	3a. Ver Capítulo 10, Procedimento para Epidural Caudal Epidural no Ruminante. Alguns veterinários preferem aplicar eles mesmos a epidural caudal.
4. Com o sabão ou detergente cirúrgico e água, lave o períneo e a parte ventral da cauda, retirando o esterco e debris.	4a. Não é necessária a tricotomia, mesmo em animais lanados.
	4b. Preste atenção particular à vulva e aos tecidos adjacentes.
	4c. Se houver protrusão de parte do feto, você pode enxaguá-lo cuidadosamente. Não jogue qualquer antisséptico nos olhos do feto.
5. Monte o extrator de bezerros e deixe-o por perto.	5a. O extrator será necessário caso o bezerro seja tracionado na propriedade.
6. Forneça luvas obstétricas e lubrificante para o veterinário.	6a. Nem todos os veterinários usam luvas obstétricas quando assistem o parto de bezerros.
	6b. Veterinários que não usam luvas obstétricas podem precisar de um balde de solução desinfetante diluída para lavar as mãos e braços.
7. Separe uma toalha por feto.	7a. Na falta de toalhas, a palha pode ser usada para secar o feto.
	7b. Retire os envoltórios fetais da narina e da boca e faça cócegas nas narinas com a palha ou os dedos para estimular o neonato a tossir ou espirrar.
	7c. Deixe um pouco de envoltórios fetais no filhote para ajudar a mãe a formar laços com o recém-nascido.
	7d. Ver Capítulo 7 para instruções adicionais sobre os cuidados com o neonato.

PROCEDIMENTO PARA ASSISTÊNCIA AO PARTO EM PORCAS

Ação técnica	Fundamento/extensão
1. Mergulhe as cordas de tração ou o extrator de leitões em uma solução de esterilização fria.	
2. Contenha a porca.	

3. Lave o períneo com pequena quantidade de sabão e água com solução de iodopovidona ou clorexidina.

4. Forneça luvas cirúrgicas estéreis, mangas obstétricas e lubrificante para o veterinário.

5. Disponibilize uma lâmpada de calor e tenha à mão uma pilha de toalhas limpas e secas.

CESARIANA

DEFINIÇÃO

- A cesariana é a remoção de um feto a termo por meio de uma incisão abdominal na fêmea.

FINALIDADES

- Primariamente realizada porque a fêmea não consegue expelir o feto pela vagina, tanto por razões estruturais quanto por razões fisiológicas.
- Ocasionalmente eletiva no equino quando o potro corre risco de morte no útero e não é possível induzir o parto na égua.

COMPLICAÇÕES

- Complicações de uma laparotomia.
- Retenção de placenta ou metrite.
- Morte da égua causada por distúrbios metabólicos, choque ou hemorragia.
- Morte do feto.

MATERIAL

- Material de laparotomia.
- Correntes obstétricas ou cordas.
- Toalhas para secar o neonato.

COMPARAÇÃO DA CESARIANA EM ANIMAIS DE GRANDE PORTE

Em razão das variações anatômicas entre os animais de grande porte, não existe uma receita única para a realização da cesariana. A preferência do veterinário também afeta a localização da incisão e se a cirurgia será realizada com a paciente em pé ou deitada. A Tabela 8-3 pode ser utilizada como guia de como a paciente deve ser preparada para a cirurgia e para quantas crias se deve planejá-la.

REDUÇÃO DE PROLAPSO VAGINAL

DEFINIÇÃO

- Deslocamento do assoalho vaginal ingurgitado, geralmente durante a gestação.

FINALIDADES

- Permitir que o bezerro passe pelo canal pélvico durante o **parto**.
- Evitar o prolapso ou a ruptura da vesícula urinária.

COMPLICAÇÕES

- Anestesia epidural caudal inadequada, causando tensão.
- Infecção da pele perivulvar.
- Ruptura da vesícula urinária.
- Esgarçamento da parede vaginal.
- Falha na remoção da sutura bolsa de fumo no momento do parto, resultando em laceração perineal. de terceiro grau, morte fetal ou ambos.

MATERIAL

- Balde de água com desinfetante cirúrgico diluído.
- Luvas de procedimento.
- Mangas obstétricas.
- Material para anestesia epidural caudal.
- Agulha 1,20 × 40 mm (bovinos).
- Seringa de 10 mL.
- Lidocaína a 2%.
- Compressas de algodão.
- Agulha para sutura de Buhner.
- Fita umbilical com 1 cm de largura.
- Lâmina de bisturi número 21.
- Tesoura.

Tabela 8-3 Comparação das cesarianas

	Vaca	Pequenos ruminantes	Égua	Porca
Contenção	Tronco ou brete	Amarrados em decúbito lateral.	Decúbito dorsal no centro cirúrgico sob anestesia geral.	Amarrada em decúbito lateral.
Preparação cirúrgica	Mais comumente, a laparotomia pelo flanco esquerdo em pé	Preparação para laparotomia pelo flanco esquerdo baixo.	Preparação para laparotomia ventral.	Laparotomia pelo flanco direito ou esquerdo.
Anestesia	Local ou regional	Local, regional ou lombossacra.	Geral	Epidural lombossacra ou anestesia local.
Número de fetos	Um, ocasionalmente dois	Dois a três, raramente quatro.	Um, raramente dois.	Sete a quatorze.

Procedimento para redução de prolapso vaginal na vaca

Ação técnica	Fundamento/extensão
1. Contenção.	**1a.** Coloque a vaca em um brete ou tronco.
	1b. Na contenção da vaca, não feche a porteira de trás antes de prender a cabeça do animal. Este procedimento evita a ruptura do tecido prolapsado na porteira posterior (Figura 8-24).
2. Preparação.	**2a.** Escove a inserção da cauda e administre a anestesia epidural caudal (Capítulo 10).
	2b. Amarre a cauda na lateral da vaca, longe do prolapso.
	2c. Usando luvas, lave o períneo, a vulva e o tecido vaginal protruído com desinfetante diluído em água e uma pequena quantidade de sabão.
	2d. Enxague bem para certificar-se de que não sobre resíduo de sabão no tecido vaginal.
	2e. Eleve o tecido prolapsado dorsalmente para drenagem da urina, se necessário.
3. Redução do prolapso.	**3a.** Usando luvas, enrole completamente uma compressa ao redor da massa protruída de tecido vaginal, com a borda maior da compressa ao redor da base da massa.
	3b. Torça as extremidades da compressa, juntando-as como em um saca-rolhas, de modo que a compressa envolva firme e completamente a massa.
	3c. Continue torcendo as bordas da compressa, espremendo o líquido da massa até que ela possa ser reposicionada facilmente no interior da vagina.
	3d. Palpe a vagina e certifique-se de que o tecido tenha retornado a uma posição anatomicamente correta.
4. Prevenção de recidiva do prolapso.	**4a.** Ponha luvas novas e lave novamente a vulva e os tecidos perivulvares.
	4b. Corte aproximadamente 1 m de fita umbilical e deixe de molho em solução desinfetante.
	4c. Faça uma pequena lancetada a meia distância entre a comissura dorsal da vulva e o ânus.
	4d. Faça uma segunda lancetada aproximadamente 3 cm abaixo da comissura ventral.

4e. Com uma mão na vagina, insira a agulha para sutura de Buhner na incisão ventral e direcione a agulha para a incisão dorsal.

4f. Passe a fita umbilical pelo orifício da agulha.

4g. Puxe a agulha de volta pela incisão ventral, certificando-se de reter uma das pontas da fita umbilical na incisão dorsal.

4h. Remova a fita da agulha e, repetindo o passo 4e, passe a agulha pelo lado contralateral (oposto) da vulva.

4i. Passe a ponta dorsal da fita umbilical pelo orifício da agulha e puxe a agulha de volta.

4j. Ambas as pontas da fita umbilical saem agora pela incisão ventral.

4k. Puxe as pontas da fita até que apenas dois ou três dedos consigam entrar pela vagina.

4l. Amarre as pontas com um nó quadrado ou com um laço (use o laço se a vaca estiver a uma ou duas semanas de dar cria).

5. Cuidados posteriores.

5a. Deve-se monitorar a vaca atentamente para que a fita possa ser removida no parto.

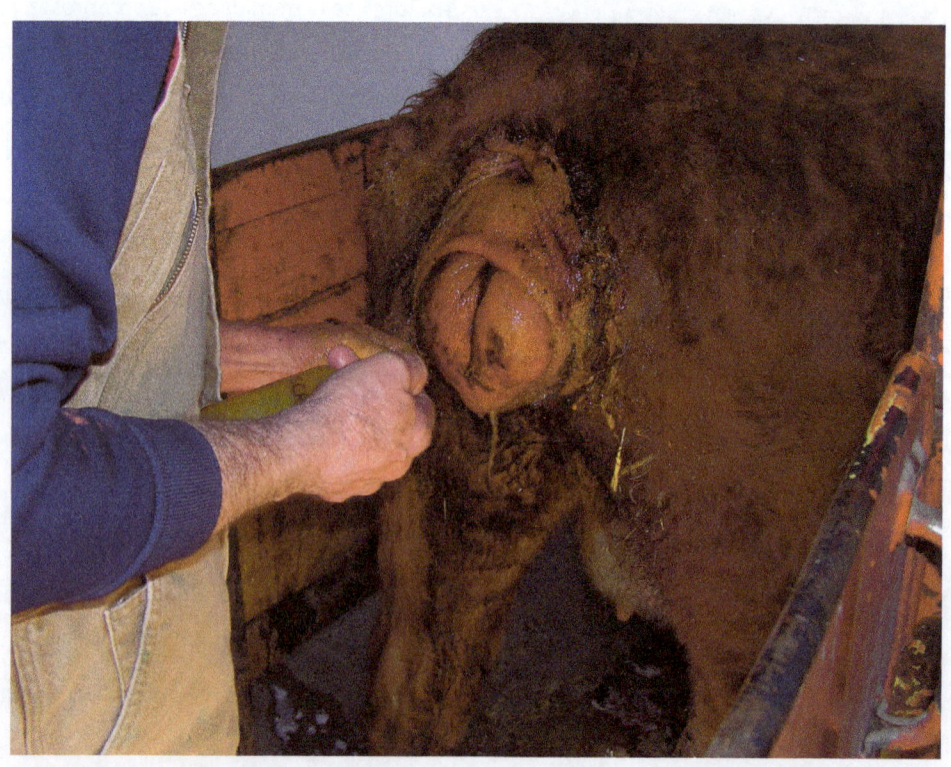

Figura 8-24 Prolapso vaginal em uma vaca.

Prolapso uterino

Definição

- Eversão de todo o corpo e dos cornos do útero pela vulva.

Finalidades

- Reposicionar o útero na cavidade abdominal na posição anatômica correta.
- Evitar a morte da fêmea por hemorragia e choque hipovolêmico.
- Preservar a capacidade de reprodução da fêmea.

Complicações

- Morte da paciente por choque hipovolêmico ou hemorragia extensa.
- Lesão no operador por contenção inadequada.

Material

- Lona plástica grande e limpa.
- Balde de água com diluição de desinfetante cirúrgico.
- Macacões impermeáveis.
- Luvas de procedimento.
- Mangas obstétricas.
- Material para anestesia epidural caudal.
  Agulha 1,2 mm × 40 mm (vaca).
  Seringa de 10 mL.
  Lidocaína a 2%.
- Agulha para sutura de Buhner.
- Fita umbilical de 1 cm de largura.
- Lâmina de bisturi número 21.
- Tesoura.
- Talco lubrificante.

Procedimento para redução de prolapso uterino

Ação técnica	Fundamento/extensão
1. Contenção.	1a. Este é um procedimento de emergência e realizado no local. A maioria dos animais não sobrevive ao transporte até um hospital veterinário.
	1b. Contenha a paciente com cabresto e corda guia, mantendo-a o mais quieta quanto possível.

1c. Éguas e pequenos ruminantes podem necessitar de uma leve sedação ou analgesia.

1d. Se possível, a paciente pode ser derrubada ou induzida a se deitar em decúbito esternal.

1e. Uma vaca grande deve ser posicionada (com a ajuda de cordas) com seus membros pélvicos voltados para trás, à semelhança das pernas de um sapo (Figura 8-25).

2. Preparação.

2a. Para pequenos ruminantes e éguas, coloque um cateter intravenoso na jugular assim que possível e inicie a infusão de uma solução eletrolítica isotônica balanceada à taxa de pelo menos 40 mL/kg/h.

2b. Coloque uma lona plástica grande e limpa no chão, sob o útero.

2c. Prepare a administração da anestesia epidural caudal (Capítulo 10).

2d. Lave bem o útero com água e solução antisséptica.

3. Redução do prolapso.

3a. Vista o macacão impermeável e as luvas obstétricas. Alguns veterinários preferem usar luvas cirúrgicas também.

3b. Faça a ligadura nas artérias com sangramento significante e repare as lacerações.

3c. Remova cuidadosamente os restos de tecido placentário.

3d. Segure o útero nos braços e recoloque cuidadosamente os tecidos edemaciados de volta na abertura vaginal. Massageie ou aperte firmemente o tecido uterino com as mãos fechadas, e não com as pontas dos dedos, evitando assim a perfuração de tecidos friáveis.

3e. Caso o útero esteja demasiadamente ingurgitado, pode-se polvilhá-lo com talco lubrificante. Isso ajuda a reduzir os tecidos e os torna mais escorregadios.

3f. Assim que o útero estiver novamente no interior da vaca, palpe para certificar-se de que foi recolocado na posição anatômica normal.

3g. Faça uma sutura em bolsa de fumo como descrito no Procedimento para Redução de Prolapso Vaginal na Vaca.

4. Cuidados posteriores.

4a. Algumas vacas podem precisar de cálcio intravenoso, além da ocitocina.

4b. Pequenos ruminantes e éguas precisam de grandes quantidades de fluidos isotônicos balanceados intravenosamente, além de antibióticos, ocitocina e possivelmente cálcio.

4c. A sutura em bolsa de fumo geralmente pode ser removida de 5 a 10 dias.

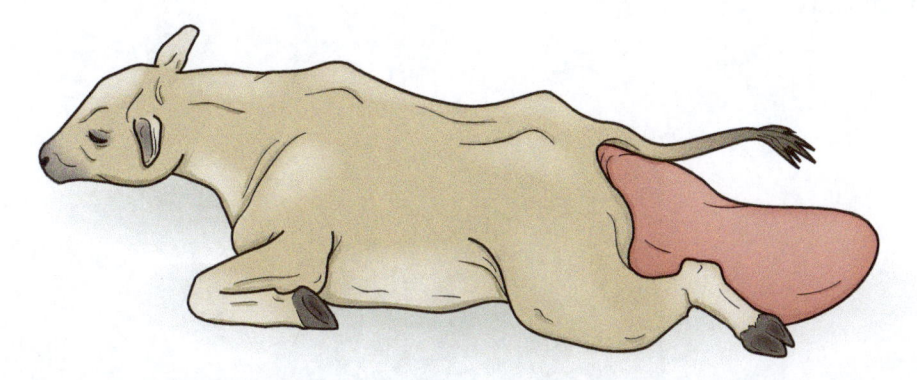

Figura 8-25 Posicionamento de uma vaca para redução de prolapso uterino. Observe os membros pélvicos tracionados caudalmente.

Miscelânea de procedimentos comuns em animais de grande porte

Procedimentos de rotina em animais de grande porte incluem a descorna, a **enucleação**, a redução de prolapso retal e, se equinos são tratados, endoscopia. O preparo para esses procedimentos é descrito aqui.

Descorna de bezerros

Finalidades

- Proteger os demais animais do rebanho de ferimentos causados por um animal com cornos.
- Proteger os tratadores de ferimentos ou cortes.
- Remover um corno fraturado ou danificado com risco de infecção.

Complicações

- Sangramento excessivo, que pode acarretar em anemia, fraqueza e diminuição do consumo de alimentos.
- Sinusite.
- Miíase ou infestação de larvas.

Material

- Mochador manual tipo Barnes, serra manual ou fio-serra (Figura 8-26).
- Tricótomo com pente número 40.
- Escova e solução cirúrgica.
- Agulha 1,2 mm × 40 mm.
- Lidocaína a 2%.
- Pinças hemostáticas Kelly retas.
- Bolas de algodão.
- Pó hemostático.
- Repelente de moscas.

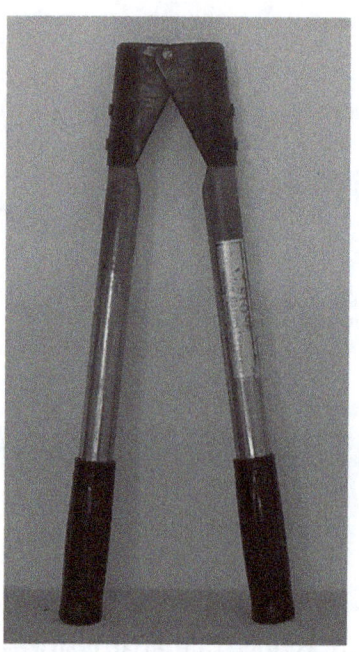

Figura 8-26 Mochador tipo Barnes.

Procedimento para a descorna de bezerros

Ação técnica	Fundamento/extensão
1. Contenção no brete.	1a. Prenda a cabeça de acordo com um dos três procedimentos a seguir: • Coloque a cabeça do bezerro no prendedor de cabeça. • Coloque o cabresto no bezerro e amarre sua cabeça lateralmente no brete.

2. Preparação cirúrgica.

- Coloque a formiga nasal no bezerro e puxe sua cabeça para cima e para o lado do brete

2a. Não é necessária, a menos que os cornos sejam muito grandes ou que o proprietário solicite anestesia.

2b. Tricotomize os pelos da base dos cornos em formato retangular, incluindo a crista temporal.

2c. Realize a escovação cirúrgica de três etapas.

2d. Palpe o nervo cornual (ramo oftálmico do quinto nervo craniano), localizado no terço superior da crista temporal (Figura 8-27A).

2e. Injete de 3 a 5 mL de lidocaína a 2% no subcutâneo (Figura 8-27B).

2f. Espere de 10 a 14 minutos para que a analgesia faça efeito.

2g. Teste a anestesia picando a base do corno com uma agulha de calibre de 1,2 a 1,6 mm.

3. Procedimento de descorna.

3a. Posicione o mochador de Barnes sobre o corno e empurre-o até a base, angulando o mochador para emparelhá-lo à angulação da cabeça do bezerro (Figura 8-28A).

3b. Caso o mochador não se encaixe completamente na base do corno, pode-se usar a serra manual ou o fio--serra para cortá-lo (Figura 8-28B).

3c. Empurrando firmemente para baixo na base do corno, separe rapidamente as hastes do mochador, para que as lâminas cortem o corno.

3d. Descarte o corno e localize as artérias expostas com sangramento.

3e. Às vezes, o mochador não corta toda a pele. O pedaço de pele remanescente pode ser cortado ou rasgado, dependendo da idade do bezerro.

3f. Pince as artérias com as pontas da pinça hemostática e torça a artéria ao redor da ponta da pinça até que ela se solte do bezerro (Figura 8-28C).

3g. As artérias se localizam ventralmente ou na posição das 6 horas do relógio, bem como nas posições das 3 e 9 horas.

3h. Tracionar as artérias faz com que elas se retraiam sob tecidos firmes da cabeça; a compressão tecidual cessará o sangramento.

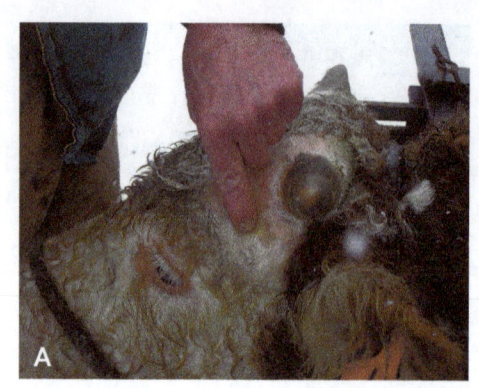

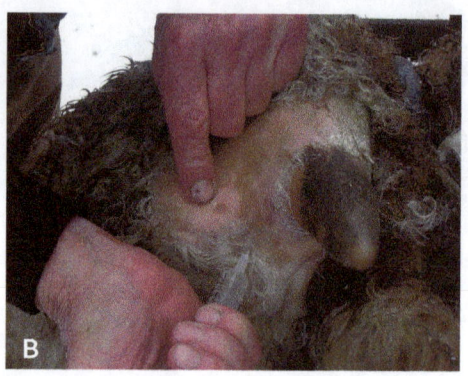

Figura 8-27 (A) Palpação do nervo cornual. (B) Injeção de lidocaína ao redor do nervo cornual.

3i. Como controle alternativo do sangramento, aplique um termocautério ou um ferro em brasa nos tecidos expostos para cauterizar os vasos hemorrágicos.

3j. Os tecidos devem parar de sangrar e adquirir uma coloração marrom, semelhante à de couro de cinto.

3k. Ponha delicadamente pequenas bolas de algodão nas aberturas dos seios cornuais. Evita-se deste modo que debris entrem nos seios.

3l. Repita o procedimento no outro corno.

3m. Aplique *spray* repelente de moscas na área caso a descorna seja feita nos meses mais quentes.

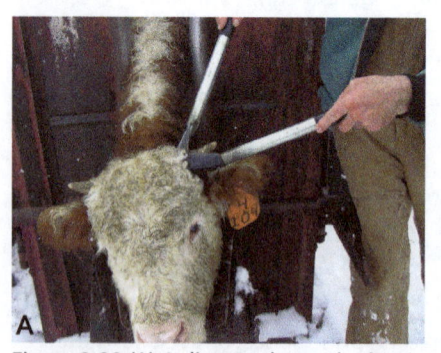

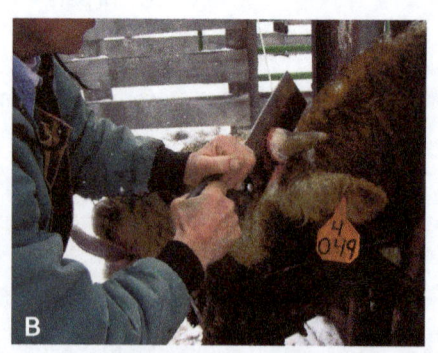

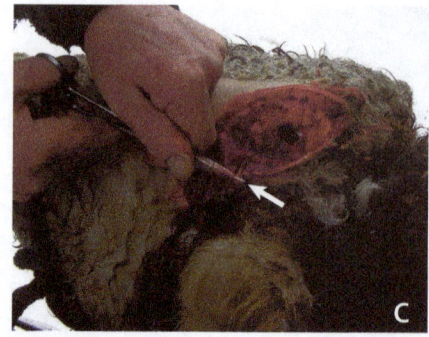

Figura 8-28 (A) Aplicação do mochador tipo Barnes seguindo a angulação do crânio. (B) Utilização de uma serra manual para descorna. (C) Tração de uma artéria (seta).

Notas

- Bezerros podem ser mochados com ferro quente ou pasta cáustica nas primeiras semanas de vida.
- O uso de anestésicos locais está se tornando mais comum em algumas áreas dos Estados Unidos, por isso, ele foi incluído no procedimento.
- Animais com cornos muito espessos ou grandes devem ser descornados com uma serra.

- A descorna cosmética pode ser realizada suturando-se a pele de volta sobre o seio cornual exposto. Este procedimento normalmente requer o uso de anestesia local e sistêmica.

Descorna de caprinos

Finalidades

- Proteger outros animais do rebanho de ferimentos causados por um animal com cornos.
- Proteger os tratadores de ferimentos ou cortes.
- Remover um corno fraturado ou danificado com risco de infecção.

Complicações

- Morte decorrente de choque causado por dor, sepse ou tétano.
- Intoxicação por lidocaína: certifique-se de não exceder a dose de 2 mg/kg de lidocaína.
- Sinusite decorrente do uso de técnica asséptica inadequada, de instrumentos sujos ou da falta de cuidado pós-operatório.

Material

- Fio serra.
- Tricótomo com pente número 40.
- Escova e solução cirúrgica.
- Agulha 0,9 a 1,2 × 40 mm.
- Lidocaína a 1% ou 2%.
- Pinças hemostáticas Kelly retas.
- Bolas de algodão.
- Compressas de gaze estéreis 10 × 10 cm.
- Pó hemostático.
- Repelente de moscas.
- Toxoide tetânico.
- Antibiótico à sua escolha.

Procedimento para a descorna de caprinos

Ação técnica	Fundamento/extensão
1. Contenção.	1a. Os caprinos têm tolerância à dor muito baixa e são conhecidos por morrer de choques associados à descorna realizada sem o uso de anestesia ou analgesia. Ver o Capítulo 10 para o protocolo anestésico adequado para um caprino.

2. Preparação cirúrgica.

1b. A cabeça é contida manualmente depois que o caprino é sedado.

2a. Depile da base dos cornos para baixo do arco zigomático e abaixo da crista temporal.

2b. Realize a escovação cirúrgica de três etapas, tomando cuidado para não deixar cair sabão nos olhos do caprino.

2c. Palpe o ramo infratroclear do quinto nervo craniano onde a crista temporal encontra o arco zigomático. Quanto mais velho o caprino, mais difícil será palpar o nervo por causa da espessura da pele (Figura 8-29).

2d. Injete 2 mL de lidocaína a 2% nos tecidos, a uma profundidade de 1 a 1,5 cm.

2e. Palpe o ramo lacrimal do quinto nervo craniano, que passa dorsomedialmente ao olho.

2f. Injete outros 2 mL de lidocaína a 2% tão próximo quanto possível do arco zigomático, a uma profundidade de cerca de 1 cm.

2g. É difícil palpar o nervo, por isso, use os pontos de referência descritos para a infiltração no local.

2h. Disperse a injeção para alcançar o nervo da forma mais eficaz possível. A quantidade sugerida é para caprinos com mais de 40 kg. Use lidocaína a 1% em caprinos menores.

2i. Espere de 10 a 15 minutos para que a anestesia faça efeito.

3. Procedimento de descorna.

3a. Faça uma pequena incisão na base do corno, em sua face mais medial.

3b. Coloque o fio serra na incisão e, segurando as extremidades do fio, faça movimentos rápidos de vaivém até cortar toda a base do corno e a pele adjacente.

3c. Puxe a artéria temporal superficial usando uma pinça hemostática.

3d. Coloque uma compressa de gaze estéril para cobrir o orifício do seio frontal.

3e. Repita o processo no outro lado.

3f. O curativo na cabeça deve ser feito com bandagem elástica veterinária, em um formato de oito ao redor das orelhas e dos orifícios.

3g. Administre penicilina e toxoide tetânico por via intramuscular.

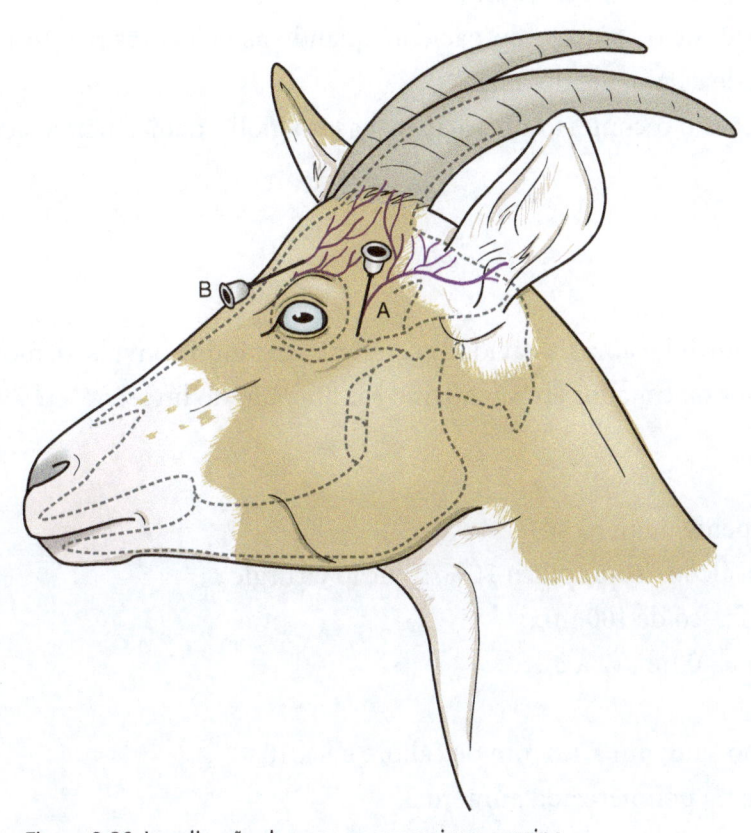

Figura 8-29 Localização dos nervos cornuais no caprino.

Notas

- Idealmente, os caprinos devem ser mochados durante suas primeiras três semanas de vida.
- Os caprinos possuem um crânio muito mais espesso que o dos bezerros, por isso, podem suportar a ocorrência de uma fratura de crânio, caso se utilize um mochador de Barnes.
- Os caprinos também possuem um limiar mais baixo de dor e menor tolerância à lidocaína, o que torna difícil a realização de um bloqueio cornual local. Caprinos adultos, portanto, devem ser submetidos à anestesia geral e a um excelente controle de dor no pós-operatório no caso de ser descornados mais tardiamente.

Enucleação do olho bovino

Definição

Tecnicamente, a enucleação envolve a remoção do globo ocular. No gado, usualmente removem-se o globo e as estruturas de suporte.

Finalidades

- Preservar a vida do paciente pela remoção de tecidos neoplásicos.
- Preservar as funções e o conforto do paciente quando as pálpebras não funcionam mais na manutenção da umidade e na saúde do olho.
- Preservar a funções e o conforto do paciente caso o globo ocular tenha sido danificado de forma irreparável.

Complicações

- Sangramento excessivo.
- Injeção acidental de lidocaína na cavidade cerebral, causando convulsão, morte ou ambos.
- Lesão no operador ou tratador após o bovino ser liberado do brete.

Material

- Tricótomo com pente número 40.
- Escova cirúrgica, álcool isopropílico 70%, solução cirúrgica.
- Lidocaína a 2%, frasco de 100 mL.
- Agulhas 1,2 mm × 40 mm (2 a 3).
- Seringas 20 mL.
- Agulha de aço inox 1,6 mm a 1,8 mm de calibre e 8 a 10.
- Fio de caprolactama polimerizada número 3.
- Fio categute número 2 ou 3.
- Pacote cirúrgico estéril.
- Porta-agulhas.

Procedimento para a enucleação no bovino

Ação técnica	Fundamento/extensão
1. Contenção.	1a. Contenha o bovino em um tronco com compressão.
	1b. Coloque um cabresto no bovino e prenda a cabeça em um dos lados do tronco. Pode-se também prender a cabeça do animal em um prendedor de cabeça conectado ao tronco.

2. Preparação cirúrgica.

2a. Tricotomize a região do olho, criando um quadrado de 15 cm × 15 cm.

2b. Apare cílios longos para que fiquem com 1 cm.

2c. Realize uma escovação cirúrgica de três etapas, utilizando os cílios como centro da área de preparação.

2d. Realize um anel de bloqueio infiltrativo completo ao redor do olho, a aproximadamente 2 cm das margens das pálpebras.

2e. O cirurgião realiza um bloqueio retrobulbar de quatro pontos, utilizando 4 a 5 mL de lidocaína por ponto. As injeções devem ser aplicas nas pálpebras, nas posições de 12 e 6 horas, e nos cantos medial e lateral (Figura 8-30).

2f. O cirurgião realiza, então, um bloqueio intraorbital, utilizando a agulha de 8 a 10 cm e injetando de 15 a 20 mL de lidocaína sobre o forame órbito-redondo, profundamente à cavidade ocular.

2g. A área é escovada uma vez mais enquanto o cirurgião se paramenta e calça luvas cirúrgicas.

3. Cirurgia.

3a. O cirurgião pode utilizar panos de campo seguindo a técnica dos quatro panos.

3b. Uma pinça de campo é utilizada para fechar as pálpebras. Faz-se uma incisão transpalpebral a 1 cm das margens palpebrais, circulando-se completamente a órbita.

3c. Utilizam-se a dissecação romba e a cortante para liberar a musculatura da órbita óssea 360° ao redor do globo ocular.

3d. A raiz óptica é pinçada com uma pinça de ângulo reto ou instrumento similar e coloca-se uma ligadura de categute na raiz profundamente à pinça.

3e. A raiz é cortada com tesoura e, assim, o globo ocular inteiro, a musculatura e a fáscia retrobulbar são removidos conjuntamente.

3f. As pálpebras são suturadas utilizando-se caprolactama polimerizada ou outra sutura não absorvível.

4. Cuidado pós-operatório.

3g. A cavidade se preencherá com sangue. O sangue coagulará à medida que faça pressão contra as pálpebras seladas.

3h. Alguns cirurgiões injetam antibiótico na cavidade ocular após o fechamento.

4a. O paciente é liberado para um pequeno piquete limpo.

4b. Certifique-se de se aproximar do bovino pelo seu lado visual e proceda lentamente para evitar que ele esbarre na cerca com o lado cego.

4c. O proprietário é alertado a observar a ocorrência de edema excessivo ou sinais de infecção.

4d. Os pontos podem ser removidos em 10 dias.

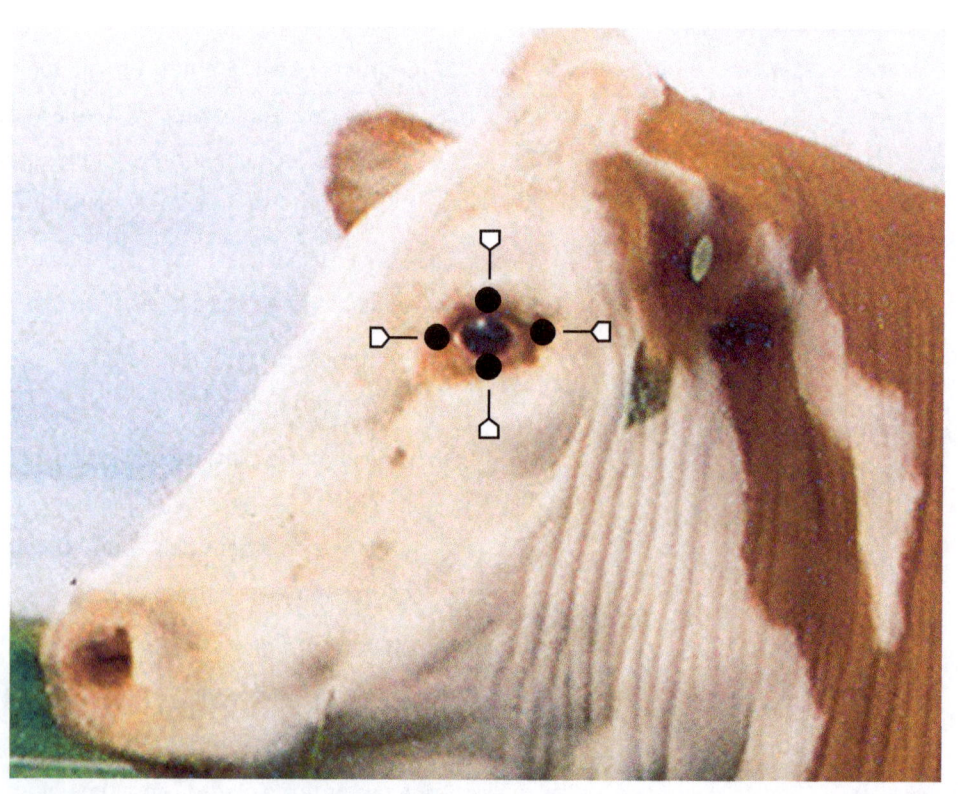

Figura 8-30 Locais de injeção de lidocaína para o bloqueio ocular de quatro pontos na preparação para enucleação.

REDUÇÃO DE PROLAPSO RETAL

DEFINIÇÃO

- Um prolapso retal é a eversão e a protrusão do reto pelo ânus.

Finalidades

- Retornar os tecidos retais para uma posição anatomicamente correta.
- Aliviar a dor e a aflição associadas ao prolapso retal.
- Evitar prolapsos retais.

Complicações

- Ruptura de reto decorrente da contenção do paciente.
- Ataxia de membros pélvicos decorrente da anestesia epidural caudal.

Material

- Balde de água com solução antisséptica (cirúrgica).
- Escova cirúrgica.
- Material para anestesia epidural caudal:
  - Agulha 1,20 × 40 mm (bovinos).
  - Seringa 12 mL.
  - Lidocaína a 2%.
- Compressas de algodão.
- Agulha para sutura de Buhner.
- Fita umbilical de 1 cm de largura.
- Tesoura.
- Manga obstétrica.

Procedimento para a redução de prolapso retal

Ação técnica	Fundamento/extensão
1. Contenção.	**1a.** Coloque o animal em um brete com compressão ou em um tronco.
	1b. Quando prender o animal, não feche a porteira posterior antes de a cabeça estar presa de forma segura. Esta providência evita que o tecido prolapsado se rompa em virtude de impacto contra a porteira de trás.
2. Preparação.	**2a.** Escova a inserção da cauda e administre a anestesia epidural caudal (Capítulo 10).
	2b. Lave os debris e o tecido necrótico da área prolapsada utilizando grandes quantidades de água e antisséptico.

3. Redução do prolapso.

3a. Enrole o tecido prolapsado na compressa de algodão de modo que uma borda maior fique ajustada ao redor do ânus.

3b. Torça as extremidades da compressa como se fosse um saca-rolhas, de modo que a compressa envolva firme e completamente a massa.

3c. Continue torcendo a toalha e espremendo o líquido da massa do tecido retal, até que ela possa ser empurrada de volta para dentro do ânus com facilidade.

3d. Com um braço enluvado, verifique se o reto retornou totalmente à posição anatômica normal.

4. Realização da sutura em bolsa de fumo no ânus.

4a. Lave o períneo novamente com solução antisséptica.

4b. Prenda a cauda para o lado do paciente ou do tronco.

4c. Separe e deixe de molho em solução desinfetante aproximadamente 1 metro de fita umbilical.

4d. Iniciando a 2 a 3 cm dorsalmente ao ânus na posição de 1 hora do relógio, passe a agulha para sutura de Buhner por baixo da pele perineal, lateralmente até a posição das 11 horas do relógio (Figura 8-31A).

4e. Passe a fita umbilical pelo orifício da agulha e retorne a agulha com a fita, puxando um pedaço de fita umbilical pela pele e pelo ponto de entrada.

4f. Insira a fita na agulha e introduza-a no orifício criado pela primeira passada da agulha. Direcione a agulha ventralmente para a posição das 5 horas e saia pela pele (Figura 8-31B).

4g. Segure a fita umbilical, puxando-a para fora do orifício da agulha e retire a agulha.

4h. Repita o procedimento no lado contralateral, indo de 11 horas para 7 horas.

4i. Repita o procedimento no lado ventral, indo de 7 horas para 5 horas.

4j. Puxe ambas as pontas da fita até que o ânus admita a entrada de apenas dois ou três dedos (Figura 8-31C).

4k. Amarre as pontas com um laço. Corte o excesso de fita umbilical.

4l. A sutura em bolsa de fumo pode ser removida pelo proprietário de 7 a 10 dias.

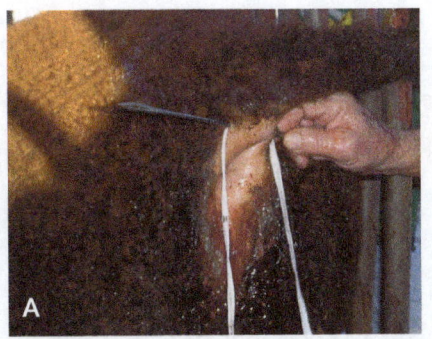

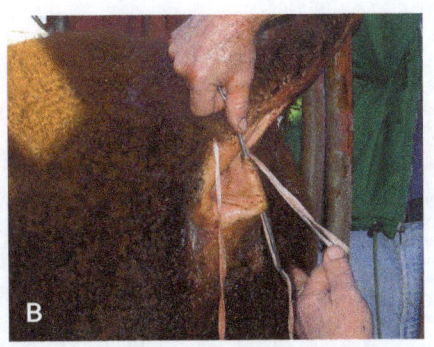

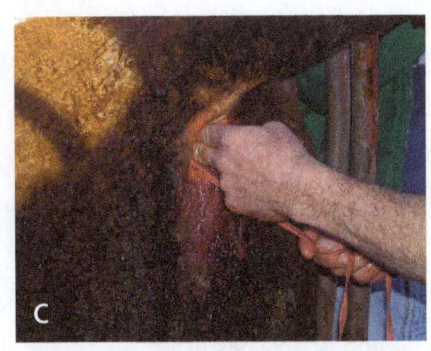

Figura 8-31 (A) Posicionamento da agulha para sutura de Buhner e da fita umbilical na primeira etapa da realização da sutura em bolsa de fumo. (B) Inserção da fita umbilical da posição de 1 hora até a de 5 horas do relógio. (C) Ajustamento da tensão da fita umbilical antes de amarrar.

Preparação para a endoscopia no equino

Definição

- Uso de uma sonda de fibras óticas para examinar e coletar amostras de tecidos de estruturas internas para biópsia

Finalidades

- Passagem de sonda flexível de fibras óticas pelo meato nasal ventral em direção à nasofaringe de um equino para propósitos diagnósticos.
- Examinar ou retirar amostras para biópsia da faringe, laringe e bolsas guturais com um endoscópio padrão de 1 metro de comprimento.
- Examinar ou retirar amostras para biopsia do esôfago, estômago e até do duodeno com um endoscópio de 3 m.
- Locais alternativos de endoscopia diagnóstica: vagina e útero, uretra e reto (no caso de ruptura retal).

Complicações

- Dano às fibras ópticas do endoscópio.
- Hemorragia nasal.
- Laceração esofágica.
- Lesão no operador ou manipulador.

Material

- Endoscópio flexível de 1 cm × 1 a 3 m.
- Fonte de luz.
- Bomba de ar.
- Bomba de água.
- Gel lubrificante.
- Pinça de biópsia.

PROCEDIMENTO PARA A PREPARAÇÃO DE ENDOSCOPIA NO EQUINO

Ação técnica	Fundamento/extensão
1. Preparação do potro lactente para a endoscopia gástrica.	**1a.** Impeça a mamada de 2 a 4 horas antes da endoscopia.
2. Preparação do potro que se alimenta de sólidos para a endoscopia gástrica.	**2a.** Impeça o animal de comer por 8 a 12 horas, mas deixe-o mamar até 2 a 4 horas antes da endoscopia.
3. Preparação do equino adulto para a endoscopia gástrica.	**3a.** Coloque uma focinheira no equino e remova da baia todos os alimentos e a cama 8 a 12 horas antes do horário marcado para a endoscopia.
	3b. Retire a água 2 a 4 horas antes da endoscopia.
	3c. Pode-se passar uma sonda nasogástrica imediatamente antes da passagem do endoscópio para sifonar o suco gástrico.
4. Preparação para a endoscopia retal.	**4a.** Retira-se manualmente as fezes do reto (adulto) ou por meio de enemas repetidos (potro).
	4b. Coloca-se bandagem na cauda para manter os pelos fora do caminho.
	4c. Imediatamente antes da endoscopia, o reto deve ser enxaguado com lidocaína a 2% para reduzir o desconforto e a tensão.
5. Contenção para qualquer tipo de endoscopia.	**5a.** Potros lactentes podem ser contidos manualmente em decúbito lateral ou em estação.
	5b. Potros mais velhos podem precisar de sedação leve.
	5c. Equinos adultos são colocados em um tronco ou com duas guias.
	5d. A sedação é altamente recomendada para a segurança do paciente e do operador e também para a preservação do endoscópio.
	5e. Para procedimentos curtos em um equino calmo ou quando não se recomenda a sedação, pode-se aplicar um cachimbo no focinho para manter o animal quieto.
6. Montagem do endoscópio.	**6a.** A fonte de luz e o monitor de vídeo são montados próximos do paciente, na linha de visão do operador (Figura 8-32).
	6b. O endoscópio flexível é acoplado à fonte de luz.

6c. O endoscópio pode se quebrar facilmente se for dobrado em um ângulo agudo ou se a extremidade se chocar contra uma superfície dura.

6d. Uma bomba de água ou de ar é acoplada à porta de ar do endoscópio.

6e. A pinça de biopsia e outros instrumentos são deixados à mão.

7. Endoscopia da narina, faringe, esôfago e estômago.

7a. O endoscópio é passado pelo meato ventral medial das narinas.

7b. Observam-se as passagens nasais e a nasofaringe conforme o endoscópio avança.

7c. Se o operador desejar introduzir o endoscópio no esôfago, pode-se pingar uma pequena quantidade de água na rima da glote (abertura da laringe) para fazer o paciente deglutir.

7d. O exame do estômago é facilitado pelo bombeamento de ar para o estômago e utilizando-se uma sonda nasogástrica para sifonar o suco gástrico.

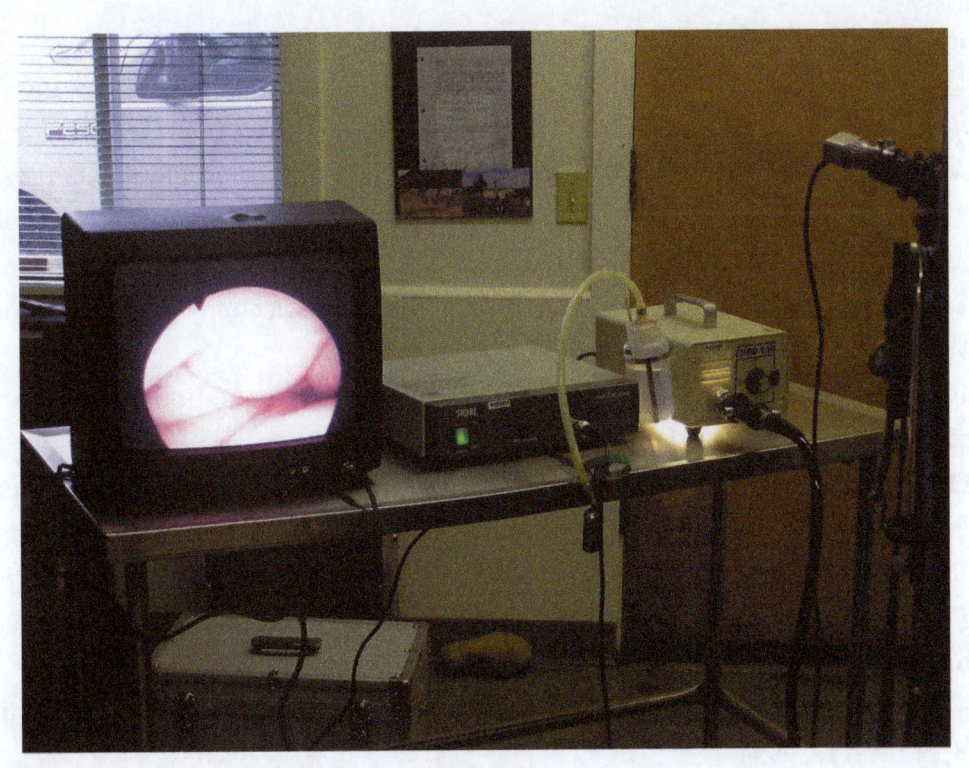

Figura 8-32 Montagem do conjunto para endoscopia.

Questões de revisão

1. Quais são os papéis assumidos por um assistente instrumentador?
2. Quais são as funções de um assistente volante?
3. Por que é importante manter seus dedos acima do nível dos cotovelos durante a escovação das mãos antes da cirurgia?
4. O fio de sutura tamanho 3-0 é mais grosso ou mais fino que o fio tamanho 3?
5. Por que é importante que os pacotes colocados na autoclave não encostem uns nos outros?
6. A que temperatura e pressão a autoclave deve ser regulada visando-se a esterilização em 15 minutos?
7. Que lado do abdômen é preparado para a cesariana em um ruminante?
8. Por que é importante controlar a dor na descorna de um caprino?
9. Em qual espécie se faz a anestesia regularmente quando se realiza uma castração?
10. Liste as complicações associadas à castração no equino.
11. A laparotomia ventral é mais comumente realizada em que espécie?
12. Faça uma lista com quatro razões para se realizar uma laparotomia pelo flanco.
13. O que se considera uma emergência, o prolapso vaginal ou o prolapso uterino?
14. Que equipamento é necessário para o parto vaginal assistido de um bezerro?
15. Por quanto tempo um equino deve ficar de jejum antes de ser submetido a uma endoscopia gástrica?

Referências

AUER, J. *Equine surgery*. Philadelphia: W. B. Saunders, 1992.

CAPUCILLE, D. J.; POORE, M. H.; ROGERS, G. M. "Castration in cattle: techniques and animal welfare issues", *Compend Contin Educ Pract Vet*, 24 9, p. S66-S73, 2002.

FOWLER, M. *Medicine and surgery of South American camelids*. 2. ed. Ames: Iowa State Press, 1998.

KNECHT, C. D., ALGERNON, R. A., WILLIAMS, D. J., JOHNSON, J. H. *Fundamental techniques in veterinary surgery*. 3. ed. Philadelphia: W. B. Saunders, 1987.

LOESCH, D. A.; RODGERSON, D. H. "Surgical approaches to ovariectomy in mares", *Compend Contin Educ Pract Vet*, 25 11, p. 862-871, 2003.

MAY, K. A.; MOLL, H. D. "Recognition and management of equine castration complications", *Compend Contin Educ Pract Vet*, 24 2, p. 150-162, 2002.

MCCURRIN, D. *Clinical textbook for veterinary technicians*. 4. ed. Philidelphia: W B. Saunders, 1998.

MURRAY, M. J. "Endoscopy of the gastrointestinal tract: Current approach". In CHUIT, P.; KUFFER, A.; MONTAVON, S. (Eds.) 8me Congres de medecine et cirurgie equine – 8. Kongress fr Pferdemedezin und-chirurgie. [8th Congress on Equine Medicine and Surgery. 2003 – Geneva, Switzerland.] Ithaca: IVIS. Acesso em: 31 jan. 2006, de http//www.ivis.org: Search term: P0713.1203.

Nordlund, G. "Rumenocentesis: A technique for the diagnosis of sub acute rumen acidosis in dairy herds". *Bov Pract*, 28, p. 109-112, 1994.

OEHME, F. W.; PRIER, J. E. *Textbook of large animal surgery*. Baltimore: Williams & Wilkins, 1974.

PARISH, S. M.; TYLER, J. W.; GINSKY J. V. "Left oblique celiotomy approach for cesarean section in standing cows". *JAVMA*, 207, p. 751-752, 1995.

PAVLETIC, M.; MONNET, E.; MACPHAIL, C.; CROWE, D.; HENDRIKSON, D.; TROUT, N. "Suturing and stapling", *DVM Best Pract*, out. 2002.

PRATT, P. *Principles and practice of veterinary technology*. 4. ed. St. Louis: C. V. Mosby, 1998.

RISCO, C. A.; REYNOLDS, J. P. "Uterine prolapse in dairy cattle", *Compend Contin Educ Pract Vet*, 10, p. 1135-1142, 1988.

TURNER, A. S.; MCILWRAITH, C. W. *Techniques in large animal surgery*. Philadelphia: Lea & Febiger, 1982.

9 Procedimentos radiográficos selecionados para o membro distal

Existe algo no exterior de um cavalo que faz bem para o interior de um homem.
Winston Churchill

Palavras-chave

- artefato
- bloco de posicionamento para navicular
- **boleto**
- canela
- **carpo**
- **caudal**
- crachá de dosimetria
- **cranial**
- **DLPM**
- **DMPL**
- dorsal
- dorsocranial
- dorsopalmar
- lateral
- medial
- osso navicular
- palmar
- plantar
- porta-chassis
- projeção oblíqua
- quartela
- radiografia
- tarso
- terceira falange
- **ventral**

OBJETIVOS

- Identificar e descrever as funções do equipamento radiográfico básico utilizado em estudos radiográficos do membro distal.
- Identificar as razões do preparo para o exame radiográfico do casco e do membro.
- Discutir as projeções necessárias para fornecer radiografias de qualidade diagnóstica do membro distal do equino.
- Comparar as semelhanças e as diferenças das projeções usuais necessárias para cada estudo radiográfico.
- Descrever as técnicas utilizadas no preparo do membro para o exame ultrassonográfico.

Equipamento radiográfico básico

O equipamento apropriado é essencial para a obtenção de uma **radiografia** de qualidade para o diagnóstico. A Tabela 9-1 lista alguns dos equipamentos básicos e suprimentos necessários para a obtenção dessas projeções.

Tabela 9-1 Equipamento radiográfico e suprimentos

Equipamento	Função
Avental, luvas, protetor de tireoide, óculos de chumbo (Figura 9-1)	Proteção pessoal para radiação dispersa.
Crachá de dosimetria	Monitoração individual da exposição à radiação.
Chassis	Conter os filmes de raios X. Normalmente contém écrans que intensificam a energia do raios X e diminuem o tempo necessário de exposição.
Suporte de chassis com haste	Auxiliar no posicionamento dos chassis e diminuir a exposição pessoal à radiação.
Blocos de posicionamento	Elevar o casco do solo para melhorar o posicionamento e a qualidade do filme. Blocos com encaixe para chassis possuem dupla finalidade, podendo funcionar como posicionador e como suporte de chassis.
Porta-chassis	Caixa protetora de chassi capaz de suportar o peso do equino.
Bloco de posicionamento para navicular	Combinação especializada de suporte e bloco de posicionamento, que facilita o estudo do navicular.
Marcação de filme	Marcadores de identificação utilizados para registrar se a radiografia é do lado direito ou do esquerdo, o nome do proprietário, a data, a identificação do animal e o hospital. Existem vários tipos disponíveis, incluindo identificadores com sistema de *flash* de luz, fita de chumbo ou clipes e alfabeto de identificação de chumbo.
Arame fino ou clipe de papel	Adesivado ao casco. Utilizado para auxiliar na determinaçãoa do ângulo entre a parede do casco e a terceira falange (casco).
Negatoscópio	Utilizado para avaliar as radiografias.
Foco de luz	Fonte de luz intensificada utilizada na avaliação de áreas de alta densidade da radiografia.
Tripé radiográfico	Suporta unidades portáteis de radiografia.
Aparelho de radiografia	Unidades portáteis e fixas disponíveis.

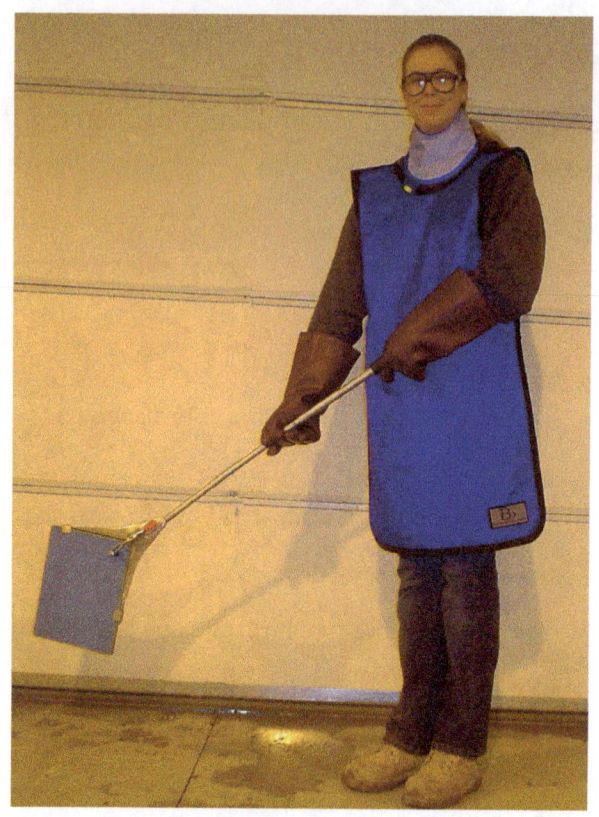

Figura 9-1 Vestimenta de proteção apropriada contra radiação e equipamento utilizado durante exame radiográfico.

SEGURANÇA RADIOGRÁFICA BÁSICA

O método mais seguro e confiável de nos protegermos dos efeitos nocivos da radiação ionizante associada à radiografia é simples: é não tirar radiografias. Felizmente, esta abordagem absurda e radical não é nem plausível nem justificada. O equipamento radiográfico é muito seguro, desde que utilizado de maneira também segura. Técnicos de senso sempre mantêm um saudável respeito pelos perigos associados à produção radiográfica, que se manifesta pelo uso de equipamentos de proteção, dosimetria (dispositivos de monitoramento individual) e boa técnica, de forma a se permitir que os técnicos usem com segurança uma das ferramentas diagnósticas mais poderosas já inventadas. Além das informações básicas de segurança fornecidas aqui, todos os técnicos e veterinários são estimulados a rever periodicamente e em profundidade as explanações a respeito das diretrizes de produção e segurança radiográficas.

DIRETRIZES DE SEGURANÇA

- Nenhuma pessoa com menos de 18 anos de idade deve tirar radiografias. Não é seguro e nos Estados Unidos é ilegal. Todos os técnicos devem estar familiarizados com as diretrizes estaduais individuais, pois os protocolos de segurança de radiação variam de estado para estado.
- Deve-se minimizar o tempo durante o qual os indivíduos são expostos à radiação. Pode se conseguir isso mediante:
  1. Rodízio da equipe. (Caso sua presença não seja necessária para o procedimento, deixe a área.)

2. Número mínimo de retomadas. (O que se consegue com o uso de boa técnica.)
3. Uso de écrans e filmes rápidos.

- Aumente a distância entre o técnico e o feixe principal utilizando colimação e ajudas de posicionamento, como os suportes de chassis. Nenhuma parte do corpo do técnico deve ficar exposta ao feixe principal.
- Tenha sempre à mão dispositivos de monitoramento individual (dosímetros) para monitorar a quantidade de exposição à radiação. Crachás de filme ainda são o método de monitoramento de exposição individual mais comum.
- Protetores corporais como aventais de chumbo, luvas, óculos e protetores de tireoide devem ser usados sempre.
- Mantenha em dia as inspeções e manutenções de rotina do equipamento radiográfico (calibração anual, feita por técnico de manutenção) e dos equipamentos auxiliares, como luvas, aventais, chassis e materiais químicos de processamento.
- Mantenha registros radiográficos apropriados.

Preparação do casco para radiografias

A preparação correta do casco é essencial para a produção de radiografias de qualidade diagnóstica. Escovar, remover as ferraduras e preencher os sulcos da ranilha são procedimentos preparatórios padrão para minimizar os **artefatos**. Embora a preparação possa levar tempo, vale o esforço.

Finalidade

- Minimizar os artefatos e aumentar a qualidade diagnóstica das radiografias.

Complicação

- Danos à parede do casco durante a remoção malfeita da ferradura.

Material

- Limpador de cascos.
- Grosa ou um conjunto velho de torquês.
- Saca-ferraduras.
- Faca de casco.
- Material radiotransparente para preenchimento dos sulcos da ranilha (massa de modelar Play-Doh).
- Toalha de papel.
- Escova dura.

Procedimento para a preparação do casco

Ação técnica	Fundamento/extensão
1. Limpe o casco utilizando o limpador de cascos. Coloque o casco no suporte para acabamento (tripé).	1a. Ocasionalmente utiliza-se uma faca de cascos para remover o excesso de sola para minimizar os artefatos.

2. Utilize o lado mais suave da grosa para desbastar o excesso de casco. Alternativamente, uma torquês antiga pode ser usada para cortar o excesso de casco caso as ferraduras estejam muito velhas ou soltas.

3. Segurando o casco na posição de ferrador, utilize o saca-ferraduras para segurar o talão da ferradura. Ponha pressão e comece a fazer alavanca da ferradura com o casco. Alterne entre as porções medial e lateral da ferradura. Trabalhe gradualmente em direção à pinça.

4. Uma vez removida a ferradura, utilize uma escova dura ou metálica para limpar a sola e a parede do casco.

5. Preencha o casco com material radiotransparente, como massa de modelar Play-Doh. Preste muita atenção nos sulcos e nas fendas.

6. Coloque papel toalha na sola para evitar a contaminação do casco preparado.

1b. Se não houver suporte disponível, o casco pode permanecer no chão.

2a. Alguns proprietários não permitem que se retire a ferradura. Obtenha o seu consentimento antes da remoção.

2b. Chamam-se "excesso de casco" as extremidades da unha da parede do casco que cresceram sobre ou abraçaram a ferradura.

2c. O excesso de casco deve ser removido; caso contrário, a parede do casco pode ser danificada durante a remoção da ferradura.

3a. Alternar os lados minimiza a danificação da parede do casco.

3b. É recomendável remover também a ferradura do membro contralateral. Deste modo, evita-se que haja desnivelamento e dor para o cavalo até que o ferrador seja contatado.

3c. Coloque sempre as ferraduras removidas em uma sacola e as devolva ao proprietário.

4a. Algumas pessoas recomendam casquear o animal nesse momento para minimizar os artefatos.

4b. Um balde com água e escova podem ser necessários para se limpar adequadamente o casco.

5a. A massa de modelar Play-Doh evita a ocorrência de artefatos do tipo bolsas de ar.

5b. As fendas e sulcos são depressões ao redor da ranilha.

Radiografias do membro distal

A maioria das radiografias nos animais de grande porte são do membro distal. Seu uso como ferramenta diagnóstica é praticamente inigualável. A importância de o técnico obter as projeções apropriadas para cada exame diagnóstico não pode ser ignorada.

Finalidade

- Obter radiografias de qualidade diagnóstica.

Complicações

- Traumatismo na equipe.

- Danos ao equipamento radiográfico.
- Radiografias que não permitam chegar ao diagnóstico por causa da falta de cooperação do paciente.

Material

- Materiais para preparação do casco (veja anteriormente).
- Chassis carregados com filme (30 cm × 35 cm é o tamanho padrão).
- Tranquilizante.
- Bloco de posicionamento.
- **Porta-chassis**.
- Avental, luvas, óculos e protetor de tireoide de chumbo.
- **Crachá de dosimetria**.
- Escova.
- Marcadores de chumbo, fita para identificação.
- Suporte de chassis com haste.
- Equipamento específico para a **terceira falange**: arame e fita adesiva.
- Equipamento específico para o **osso navicular**: **bloco de posicionamento para navicular**.
- Equipamento específico para o metacarpiano: chassis cm 17,5 cm × 43 cm.[1]

Procedimento

- Os procedimentos variam de acordo com o estudo radiográfico selecionado.

Procedimento utilizado para todas as radiografias do membro distal

Ação técnica	Fundamento/extensão
1. Encabreste o equino e certifique-se de que ele esteja em uma superfície plana.	1a. Idealmente, o equino deve ficar sobre superfície de cimento.
	1b. São necessários dois assistentes, um deles contém o animal e outro segura os chassis.
2. Sede o equino se necessário.	2a. Os equinos geralmente se assustam durante os procedimentos radiográficos. Os tranquilizantes podem ser utilizados para acalmá-los e minimizar a movimentação.
3. Prepare o casco caso esteja radiografando a segunda falange (quartela), a terceira falange (casco) ou o osso navicular. Veja os passos listados na preparação do casco.	3a. A preparação adequada do casco e do membro minimiza os artefatos e aumenta a qualidade diagnóstica das radiografias.

---

[1] No Brasil, este tamanho de filme não é comum. Normalmente, utilizam-se filmes 35 cm × 43 cm, com divisor radiográfico longitudinal, que divide o filme em duas partes de 17,5 cm × 43 cm. (N. T.)

4. Marque e rotule a radiografia apropriadamente.

3b. Escove o membro caso se esteja avaliando qualquer estrutura proximal à terceira falange.

4a. A identificação apropriada dos filmes ajuda no diagnóstico e está de acordo com as requisições legais. Lembre-se, para finalidades legais, de que a identificação deve constar na emulsão do filme.

4b. Projeções oblíquas devem sempre ser marcadas como dorsomedial-palmarolateral (DMPL) ou dorsolateral-palmaromedial (DLPM). Isso é de vital importância quando se faz a avaliação de articulações simétricas, como o boleto.

4c. Identificadores radiológicos com sistema de *flash* de luz tornam muito mais simples a identificação do filme. As informações que devem constar em cada filme incluem: nome do equino e do proprietário, idade, raça, sexo, área de interesse, data, nome da clínica e endereço e nome do veterinário.

4d. Devem-se manter registros radiográficos em todos os hospitais.

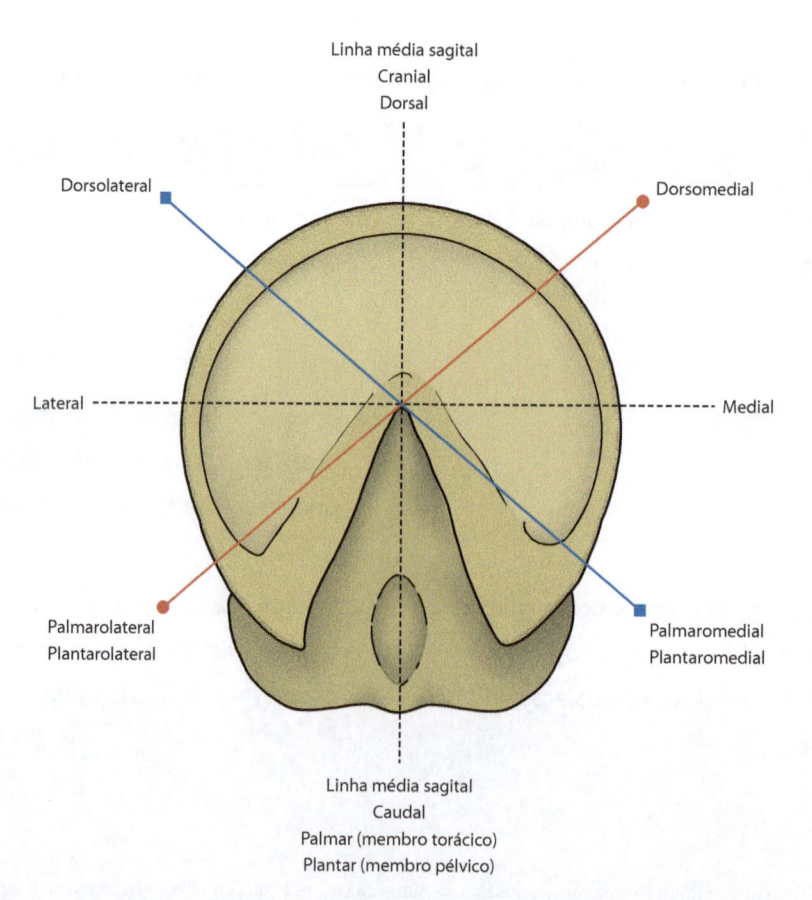

Figura 9-2 Localização da nomenclatura direcional para o casco esquerdo do equino.

Entender os termos direcionais é um aspecto importante da radiologia equina (Figura 9-2). Todas as pessoas envolvidas na obtenção das radiografias devem estar familiarizadas com os termos direcionais básicos de anatomia. Como regra geral, lembre-se de que o nome da projeção radiográfica indica por onde o feixe penetrou e para onde ele foi direcionado.

Além do entendimento dos termos direcionais, os técnicos devem reconhecer tanto a terminologia anatomicamente correta das estruturas do membro distal do equino quanto a leiga. Consulte os apêndices (disponíveis no site do livro: http://www.cengage.com.br) para rever estes termos.

PROJEÇÕES RADIOGRÁFICAS DO CASCO

Tabela 9-2 Projeções radiográficas do casco

Projeção	Finalidade
Projeções Padrão	
Látero-medial	Avaliação da parede do casco.
Dorso 45° proximal-palmar	Rotação de terceira falange (casco).
Projeções Opcionais	
Dorsopalmar	Avaliação do processo extensor, articulação interfalangiana distal, parede do casco, relação casco-solo.
DMPL oblíqua	Avaliação de fraturas sem deslocamento, asa da terceira falange.
DLPM oblíqua	Avaliação de fraturas sem deslocamento, asa da terceira falange.

PROCEDIMENTO PARA A PROJEÇÃO LÁTERO-MEDIAL DO CASCO

Ação técnica	Fundamento/extensão
1. Conclua os passos 1 a 4 listados no procedimento para todas as radiografias do membro distal.	1a. A terceira falange também é chamada de falange distal.
2. Prepare o casco conforme a descrição na preparação do casco.	—
3. Coloque o casco no bloco de posicionamento de modo que o casco fique o mais próximo possível do bordo medial.	3a. Posicionar o casco no bordo minimiza a distância filme-objeto, limitando desta forma a amplificação dos artefatos. 3b. Levantar o membro torácico oposto ou segurar o casco longe do solo ajuda a minimizar a movimentação. 3c. Figura 9-3.
4. Posicione o chassi na face medial do membro tão próximo do bloco quanto possível.	4a. O chassi pode ser posicionado no encaixe para chassis, dependendo do tipo de bloco de posicionamento utilizado.

Ação técnica	Fundamento/extensão
5. Centralize o feixe na linha coronária. Exponha o filme.	5a. A linha coronária é essencialmente a interface pele--casco.
	5b. O casco inteiro deve aparecer na radiografia, com a terceira falange centralizada.
6. Cole com fita adesiva um arame de pequeno diâmetro à superfície **dorsocranial** da parede do casco.	6a. O arame é usado para facilitar a avaliação de rotação da terceira falange. O arame fornece uma imagem radiopaca da parede do casco.
	6b. Essa projeção deve ser utilizada no diagnóstico de laminite com rotação.
7. Repita os passos 5 a 6 anteriores.	—

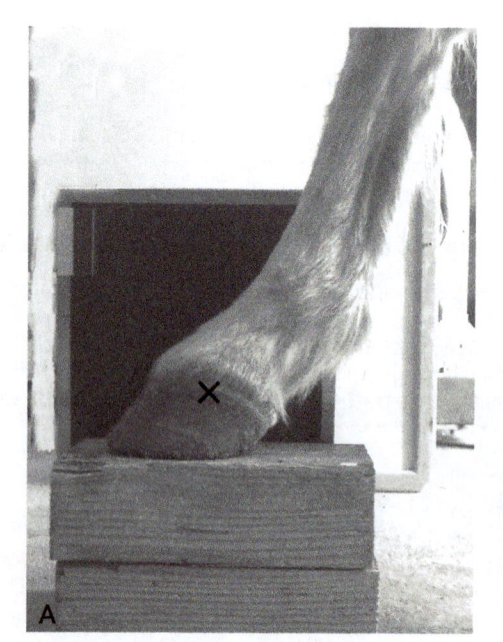

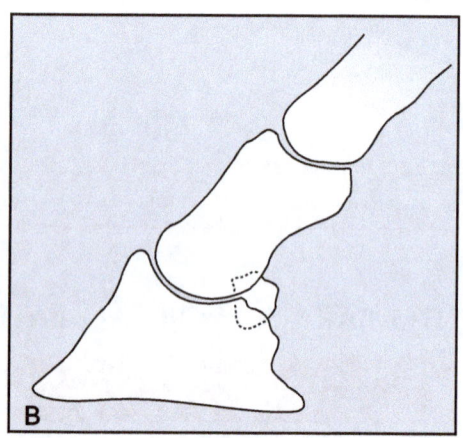

Figura 9-3 (A) Posicionamento do equino e do chassi para uma projeção látero-medial da terceira falange. O *X* indica para onde se deve direcionar o feixe. (B) Desenho da radiografia resultante.

PROCEDIMENTO PARA A PROJEÇÃO DORSO 45° PROXIMAL-PALMAR DO CASCO

Ação técnica	Fundamento/extensão
1. Conclua os passos de 1 a 4 listados no procedimento para todas as radiografias do membro distal.	—
2. Prepare o casco como descrito na preparação do casco.	—
3. Posicione o chassi no porta-chassis e coloque-o no solo, à frente do casco.	3a. Os porta-chassis fornecem proteção para os chassis.
	3b. Figura 9-4.

4. Posicione o casco no centro do porta-chassis.

5. Posicionando-se cranialmente ao membro, direcione o feixe a um ângulo de 45° (para o chão), 2,5 cm proximais à linha coronária. Exponha o filme.

4a. A elevação do membro torácico oposto geralmente ajuda a minimizar a movimentação do equino.

5a. A linha coronária é essencialmente a interface casco-pele.

5b. Imagens de qualidade feitas com angulação correta mostram o tamanho igual de ambas as asas da terceira falange.

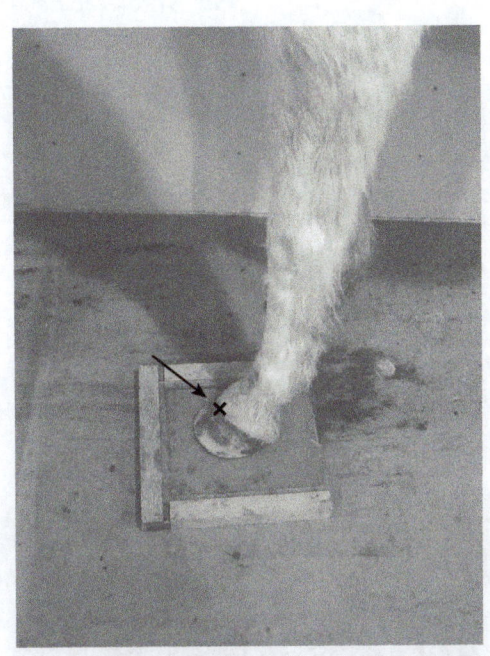

Figura 9-4 Posicionamento do equino e do chassi para uma projeção dorso 45° proximal-palmar da terceira falange. A *seta* indica a direção do feixe.

Procedimento para a projeção dorsopalmar do casco

Ação técnica	Fundamento/extensão
1. Conclua os passos 1 a 4 listados no procedimento para todas as radiografias do membro distal.	—
2. Prepare o casco como descrito na preparação do casco.	—
3. Posicione o casco no bloco de posicionamento de modo que o talão fique o mais próximo possível do bordo caudal.	3a. Posicionar o casco no bordo minimiza a distância filme-objeto, diminuindo desta forma a magnificação de artefatos. 3b. Elevar o membro torácico contralateral ou segurar o casco longe do solo ajuda a minimizar a movimentação do paciente.

Ação técnica	Fundamento/extensão
4. Coloque o chassi no suporte e posicione-o tão caudalmente ao membro do bloco quanto possível.	4a. O chassi pode ser posicionado no encaixe para chassis, dependendo do tipo de bloco de posicionamento utilizado. 4b. Figura 9-5.
5. Posicionando-se cranialmente ao membro, ajuste o feixe paralelamente ao solo, direcionando-o para a linha coronária. Exponha o filme.	5a. Esta projeção provoca uma distorção significativa da terceira falange e deve, portanto, ser utilizada apenas como uma projeção adicional. 5b. A projeção deve incluir o casco inteiro.

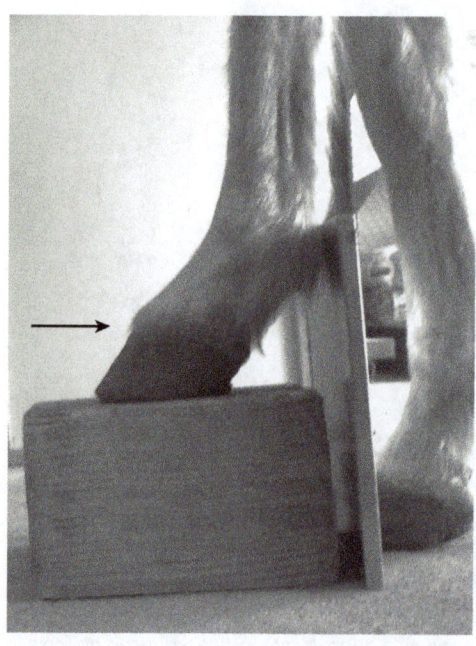

Figura 9-5 Posicionamento do equino e do chassi para a projeção dorsopalmar da terceira falange. A *seta* indica a direção do feixe.

PROCEDIMENTO PARA AS PROJEÇÕES OBLÍQUAS DO CASCO

Ação técnica	Fundamento/extensão
1. Complete os passos de 1 a 4 listados no procedimento para todas as radiografias do membro distal.	—
2. Prepare o casco como descrito na preparação do casco.	—
3. Coloque o chassi no porta-chassis e posicione-o no solo cranialmente ao casco.	3a. Os porta-chassis fornecem proteção aos chassis.
4. Posicione o membro no centro do porta-chassis.	4a. Elevar o membro torácico contralateral geralmente ajuda a minimizar a movimentação do equino.

5. DMPL: posicionando-se cranial e medialmente ao membro, angule o feixe a 45° do solo e direcione-o medialmente (45° medial a uma projeção dorsopalmar verdadeira), distal à linha coronária. Exponha o filme.

6. DLPM: posicionando-se cranial e lateralmente ao membro, angule o feixe a 45° do solo e direcione-o lateralmente (45° lateral a uma projeção dorsopalmar verdadeira), distal à linha coronária. Exponha o filme.

5a. Esta projeção é utilizada para avaliar a asa medial da terceira falange.
5b. Figura 9-6.

6a. Esta projeção é utilizada para avaliar a asa lateral da terceira falange.
6b. Ver Figura 9-6.

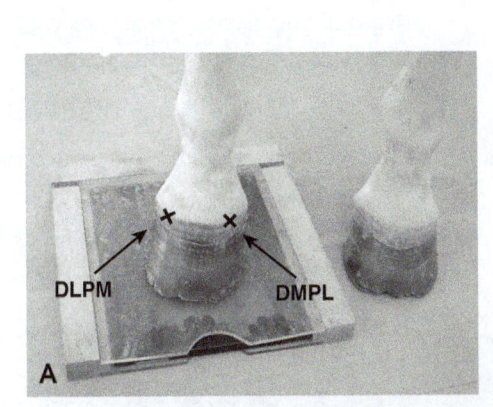

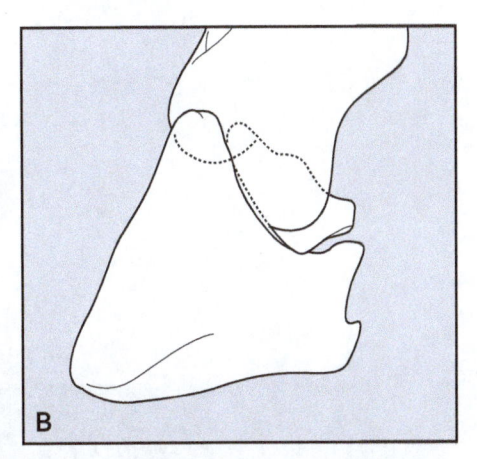

Figura 9-6 (A) Posicionamento do equino e do chassi para as projeções dorsomedial-palmarolateral (DMPL) e dorsolateral-palmaromedial (DLPM) oblíquas da terceira falange. O X indica para onde se deve direcionar o feixe em cada radiografia. (B) Desenho da radiografia resultante.

Projeções Radiográficas do Navicular

Tabela 9-3 Projeções radiográficas do navicular

Projeção	Finalidade
Projeções Padrão	
Palmaroproximal-palmarodistal (*skyline*, tangencial)	Avaliação da medular, cortical e superfície flexora.
Látero-medial	Avaliação de alterações no formato do navicular associadas à degeneração crônica. Comumente utilizada na avaliação de doenças do navicular, fraturas e de corpo estranho perfurante.
Dorso 65° proximal-palmar	Avaliação do osso navicular, especialmente o bordo distal.
Projeções opcionais	
Projeções oblíquas	
Dorso 65° próximo 25° lateral-palmarodistomedial oblíqua	Avaliação das asas do navicular sem sobreposição de ossos adjacentes.
Dorso 65° próximo 25° medial-palmarodistolateral oblíqua	Normalmente utilizadas na avaliação de fraturas.

Procedimento para a projeção palmaroproximal-palmarodistal ou *skyline* do navicular

Ação técnica	Fundamento/extensão
1. Complete os passos de 1 a 4 para todas as radiografias do membro distal.	**1a.** O navicular também é chamado de sesamoide distal. **1b.** Certifique-se de preparar adequadamente o casco utilizando os passos listados na preparação do casco. **1c.** É altamente recomendado que esta projeção seja realizada primeiro se o equino tiver sido submetido a um bloqueio nervoso. É mais provável que o animal se mantenha posicionado apropriadamente para esta projeção se ainda estiver sob o efeito do bloqueio. **1d.** Outros nomes para esta projeção são tangencial do navicular e tangencial caudal.

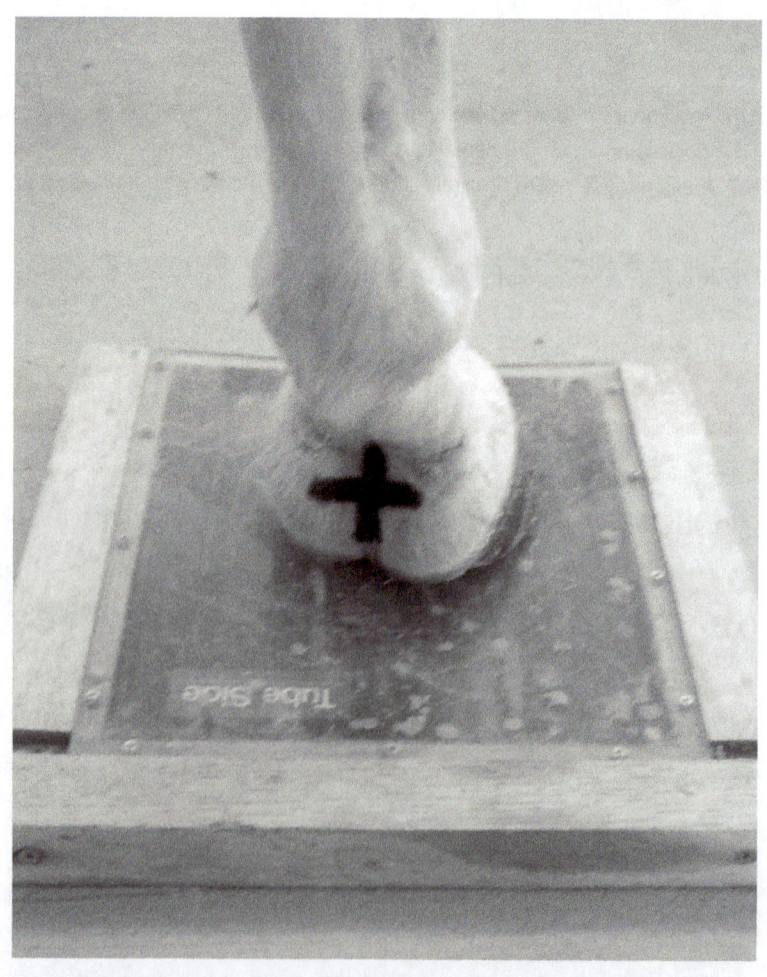

Figura 9-7 Posicionamento do equino e do chassi para a projeção palmaroproximal-palmarodistal (*skyline*) do osso navicular. Deve-se direcionar o feixe para a marca.

2. Prepare o casco conforme a descrição na preparação do casco.

3. Coloque o filme no porta-chassis e posicione-o caudalmente ao casco. Posicione o casco sobre o chassi.

3a. Posicione o chassi tão caudalmente quanto o equino permitir (com o boleto ainda em extensão). Isso ajuda a colocar a segunda falange em uma posição mais vertical, o que permite uma visualização melhor do navicular.

3b. Figura 9-7.

4. Posicione-se caudalmente ao membro. O aparelho de radiografia deve estar diretamente caudal ao casco. Angule a 65° do solo e centralize o feixe entre os bulbos do talão.

4a. Tome muito cuidado na obtenção desta projeção. Podem ocorrer danos ao equipamento e à equipe facilmente (o operador fica embaixo do abdômen do animal durante o procedimento).

Procedimento para a projeção látero-medial do navicular

Ação técnica	Fundamento/extensão
1. Conclua os passos de 1 a 4 para todas as radiografias do membro distal.	—
2. Prepare o casco como descrito na preparação do casco.	—
3. Complete os passos de 5 a 7 listados na projeção látero--medial do casco (terceira falange).	3a. Não complete o passo 8 das projeções látero-mediais. 3b. Figura 9-8.

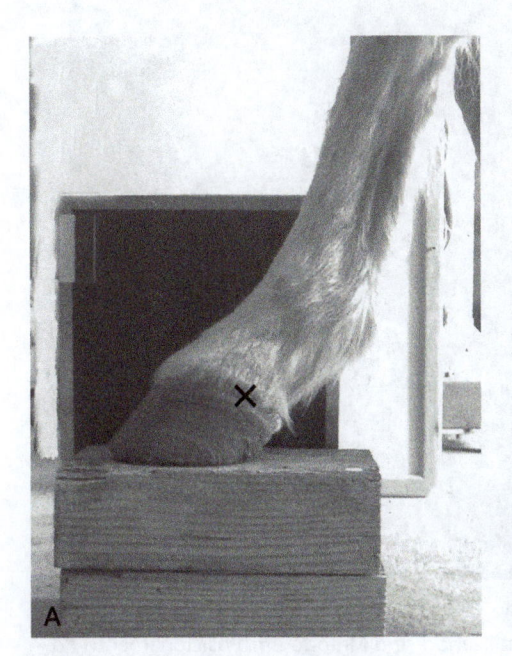

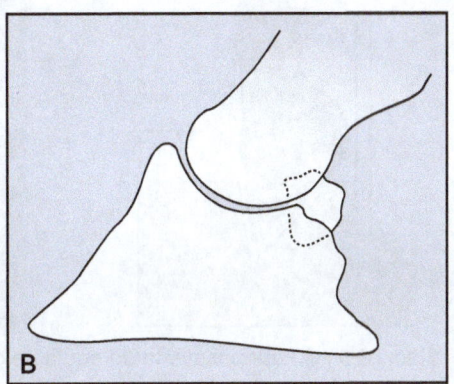

Figura 9-8 (A) Posicionamento do equino e do chassi para a projeção látero-medial do osso navicular. O X indica para onde se deve direcionar o feixe. (B) Desenho da radiografia resultante.

Procedimento para a projeção dorso 65° proximal-palmar do navicular

Ação técnica	Fundamento/extensão
1. Conclua os passos de 1 a 4 para todas as radiografias do membro distal.	—
2. Prepare o casco conforme descrito na preparação do casco.	2a. Certifique-se de preparar adequadamente o casco.
3. Existem dois métodos disponíveis para se obter esta projeção. O técnico pode selecionar o método um (Passo 4) ou o método dois (Passo 5) para realizar esta radiografia.	3a. Nesta projeção, o osso navicular é projetado dorsalmente à articulação interfalangiana distal. 3b. É mais fácil obter esta projeção utilizando-se o bloco de posicionamento para navicular (método um), mas pode-se utilizar também um porta-chassis.
4. Método um: posicione o casco no sulco do bloco de posicionamento para navicular e o chassi caudalmente no encaixe. Mantendo o feixe paralelo ao solo, direcione-o para a linha coronária. Exponha o filme.	4a. O sulco do bloco segura o membro em flexão. Desse modo, mantém-se de forma efetiva a parede dorsal do casco perpendicular ao solo e paralela ao chassi. 4b. A maior parte do peso do equino deve estar no membro torácico contralateral.
5. Método dois: posicione o chassi no porta-chassis e coloque-o diretamente cranial ao casco. Posicione o casco sobre o chassi. Estando cranialmente ao membro, direcione o feixe a um ângulo de 65° em direção ao solo, 2,5 cm proximais à linha coronária. Exponha o filme.	5a. É muito importante que o feixe seja direcionado na linha média sagital. Isso minimizará a distorção do osso navicular. 5b. Figura 9-9.

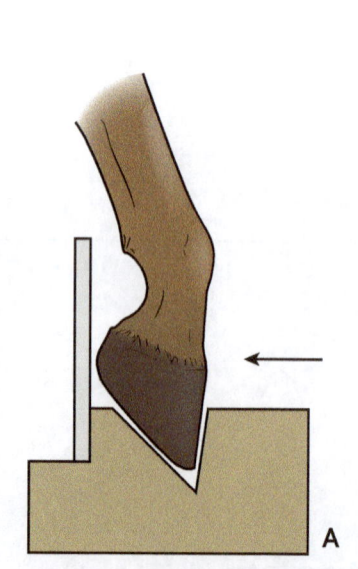

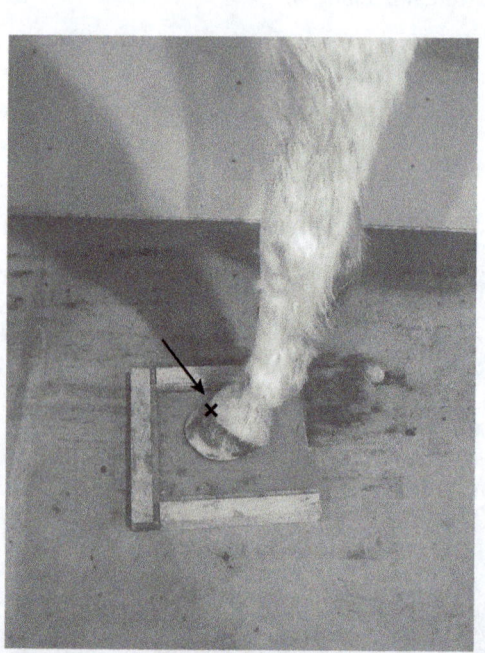

Figura 9-9 (A) Posicionamento do equino e do bloco de posicionamento de navicular para uma radiografia dorso 65° proximal-palmar utilizando-se o Método um. Posicionamento do equino e do chassi para a projeção dorso 65° proximal-palmar do osso navicular utilizando-se o Método dois. A *seta* indica a direção do feixe; o *X* indica para onde se deve direcionar o feixe.

Procedimento para as projeções oblíquas do navicular

Ação técnica	Fundamento/extensão
1. Conclua os passos de 1 a 4 para todas as radiografias do membro distal.	—
2. Prepare o casco conforme descrito na sua preparação.	2a. Certifique-se de preparar adequadamente o casco.
3. Posicione o chassi no porta-chassis e coloque-o no solo cranialmente ao casco. Posicione o casco sobre o chassi.	3a. Os porta-chassis fornecem proteção ao chassi.
4. A projeção dorso 65° próximo 25° lateral-palmarodistomedial oblíqua é realizada como a seguir: Posicione-se cranial e lateralmente ao membro. Angule o feixe a 65° do solo e direcione-o para a linha coronária, 25° lateralmente à linha média. Exponha o filme.	4a. Figura 9-10.
5. A projeção dorso 65° próximo 25° medial-palmarodistolateral oblíqua é realizada como a seguir: Posicione-se cranial e medialmente ao membro. Angule o feixe a 65° do solo e direcione-o para a linha coronária, 25° medialmente à linha média. Exponha o filme.	5. Figura 9-10.

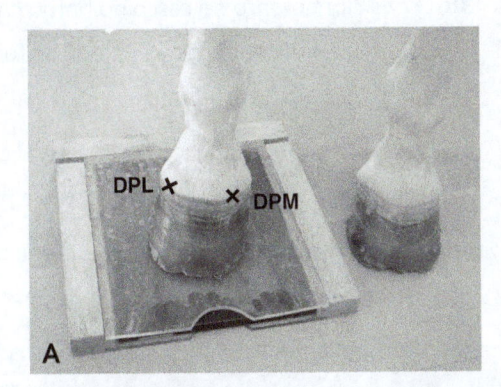

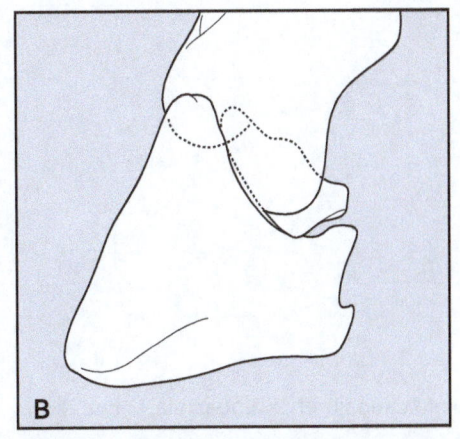

Figura 9-10 (A) Posicionamento do equino e do chassi para as projeções dorso 65° próximo 25° lateral-palmarodistomedial oblíqua (D65°Pr25°L-PaDiMO) e a dorso 65° próximo 25° medial-palmarodistolateral oblíqua do osso navicular. As *setas* indicam a direção do feixe e o *X* indica para onde se deve direcioná-lo em cada exposição. (B) Desenho da radiografia resultante.

PROJEÇÕES RADIOGRÁFICAS DA QUARTELA

Tabela 9-4 Projeções radiográficas da quartela

Projeção	Finalidade
Projeções Padrão	
Dorsopalmar	Avaliação das superfícies articulares da primeira e segunda falanges, tamanho do espaço articular, osso subcondral e presença de ossificação periarticular.
Látero-medial	Avaliação de primeira e segunda falanges e do eixo geral do casco.
Projeções Opcionais	
Projeções Oblíquas	
DMPL	Permite que se faça a avaliação das faces palmar medial e dorsal lateral da quartela.
DLPM	Permite que se faça a avaliação das faces palmar lateral e dorsal medial da quartela.

PROCEDIMENTO PARA A PROJEÇÃO DORSOPALMAR DA QUARTELA

Ação técnica	Fundamento/extensão
1. Conclua os passos de 1 a 4 para todas as radiografias do membro distal.	1a. Não é necessária a preparação do casco.
2. Escove o membro, removendo toda a sujeira e debris visíveis.	2a. A sujeira causa artefatos radiográficos e diminui a qualidade diagnóstica das radiografias.
3. Coloque o casco no bloco de posicionamento, de modo que o talão fique o mais próximo possível do bordo caudal.	3a. Devem-se tentar todos os esforços para manter os membros perpendiculares ao solo, em uma posição normal de suporte de peso.
	3b. O posicionamento do casco no bordo caudal minimiza a distância filme-objeto, de forma a limitar a magnificação de artefatos.
	3c. Elevar o membro torácico contralateral em um bloco adicional ajuda a manter o suporte de peso normal.
	3d. Elevar o membro torácico contralateral pode ajudar a minimizar a movimentação do paciente.
4. Posicione o chassi caudalmente à quartela. O chassi deve ser mantido paralelo à quartela.	4a. Alternativamente, o chassi pode ser colocado no encaixe para chassis do bloco de posicionamento.
	4b. Figura 9-11.
5. Posicionando-se cranialmente ao membro, projete o feixe a um ângulo de 45° para o solo, em direção ao centro da quartela. Exponha o filme.	5a. O meio da quartela é a articulação interfalangiana proximal.

Procedimentos radiográficos selecionados para o membro distal

5b. A projeção deve incluir tanto a primeira como a segunda falanges e, normalmente, também a terceira falange.

5c. É importante que o feixe seja sempre perpendicular à quartela e ao chassi. Assim, o ângulo real do feixe pode variar de 30° a 45°, dependendo da conformação do equino.

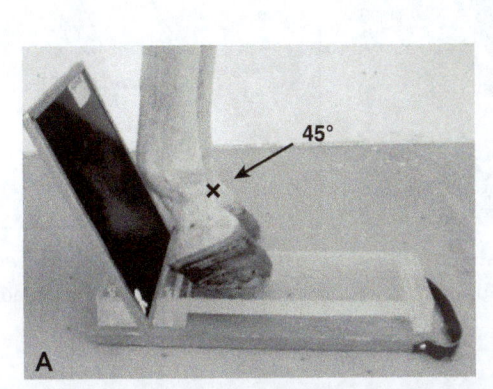

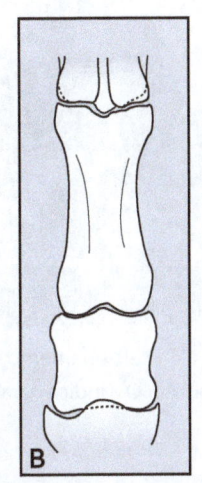

Figura 9-11 (A) Posicionamento do equino e do chassi para a projeção dorsopalmar dos ossos da quartela. A *seta* indica a direção do feixe. (B) Desenho da radiografia resultante.

Procedimento para a projeção látero-medial da quartela

Ação técnica	Fundamento/extensão
1. Conclua os passos de 1 a 4 para todas as radiografias do membro distal.	1a. Não é necessária a preparação do casco.
2. Escove o membro, removendo toda a sujeira e debris visíveis.	2a. A sujeira causa artefatos radiográficos e diminui a qualidade diagnóstica da radiografia.
3. Posicione o casco no bloco de posicionamento, da forma mais próxima possível do bordo medial.	3a. Posicionar o casco no bordo minimiza a distância filme-objeto, limitando-se assim a magnificação de artefatos.
	3b. Elevar o membro torácico contralateral ou segurar o casco longe do chão ajuda a minimizar a movimentação do paciente.
4. Coloque o chassi no suporte e posicione-o medialmente à quartela. O chassi deve ser mantido perpendicular ao solo.	4a. Figura 9-12.

5. Direcione o feixe paralelamente ao solo e centralize no meio da quartela. Exponha o filme.	5a. O meio da quartela é a articulação interfalangiana proximal. 5b. A projeção deve incluir a primeira, a segunda e a terceira falanges.

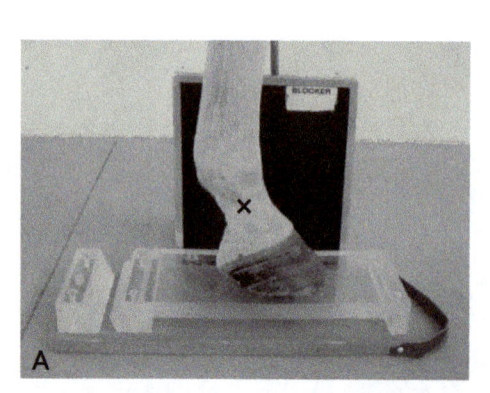

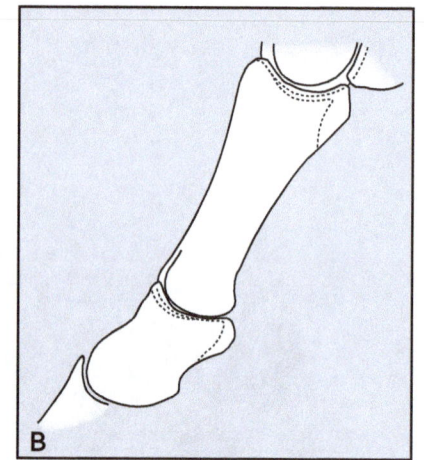

Figura 9-12 (A) Posicionamento do equino e do chassi para a projeção látero-medial dos ossos da quartela. O *X* indica para onde se deve direcionar o feixe. (B) Desenho da radiografia resultante.

Procedimento para as projeções oblíquas da quartela

Ação técnica	Fundamento/extensão
1. Conclua os passos de 1 a 4 para todas as radiografias do membro distal.	1a. Não é necessária a preparação do casco.
2. Escove o membro, removendo toda a sujeira e debris visíveis.	2a. A sujeira causa artefatos radiográficos e diminui a qualidade diagnóstica da radiografia.
3. Coloque o casco no bloco de posicionamento.	3a. Deve-se tentar manter os membros perpendiculares ao solo em uma posição normal de apoio. 3b. Elevar o membro torácico contralateral em um bloco adicional ajuda na manutenção do apoio normal. 3c. Levantar o membro torácico contralateral pode ajudar a minimizar a movimentação do animal.
4. DMPL: mantenha-se cranial e medialmente ao membro. Posicione o chassi caudal e lateralmente à quartela. Direcione o feixe a um ângulo de 45° para o solo e a 25° mediais à linha média. Exponha o filme.	4a. A quartela ou o boleto são simétricos. Certifique-se de marcar o chassi com DMPL. 4b. O chassi deve ficar paralelo à quartela. 4c. Direcionar o feixe a 45° para o solo faz que ele fique perpendicular à quartela. 4d. Figura 9-13.

5. DLPM: mantenha-se cranial e lateralmente ao membro. Posicione o chassi caudal e medialmente à quartela. Direcione o feixe a um ângulo de 45° para o solo e a 25° lateralmente à linha média. Exponha o filme.

5a. A quartela ou o boleto são simétricos. Certificar-se de marcar o chassi com DLPM.
5b. O chassi deve ficar paralelo à quartela.
5c. Direcionar o feixe a 45° para o solo faz que ele fique perpendicular à quartela.
5d. Figura 9-14.

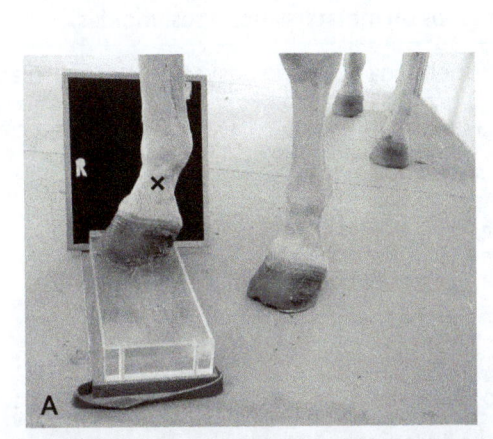

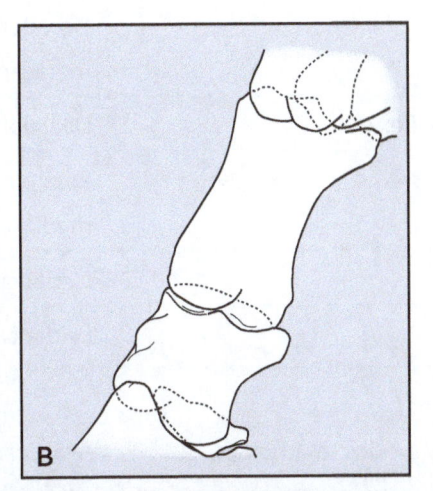

Figura 9-13 (A) Posicionamento do equino e do chassi para a projeção oblíqua dorsomedial--palmarolateral (DMPL) dos ossos da quartela. O X indica para onde se deve direcionar o feixe. (B) Desenho da radiografia resultante.

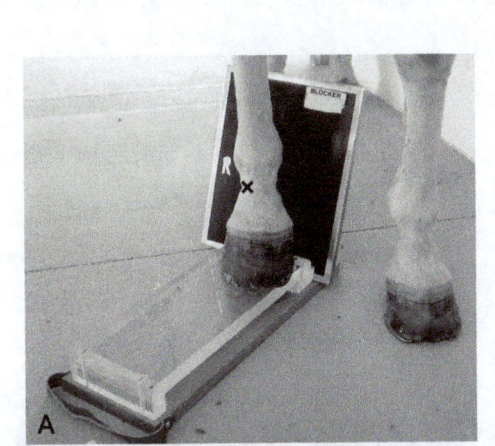

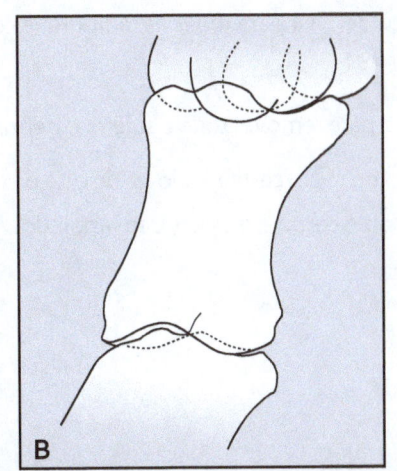

Figura 9-14 (A) Posicionamento do equino e do chassi para a projeção dorsolateral--palmaromedial (DLPM) oblíqua dos ossos da quartela. O X indica para onde se deve direcionar o feixe. (B) Desenho da radiografia resultante.

Projeções radiográficas do boleto

Tabela 9-5 Projeções radiográficas do boleto

Projeção	Finalidade
Obrigatório	
Dorsopalmar	Mostra as superfícies articulares, o tamanho do espaço articular, o osso subcondral e a presença de ossificação periarticular.
Látero-medial em extensão	Mostra todas as informações listadas anteriormente. De valor adicional na avaliação das superfícies palmares dos metacarpianos ou metatarsianos e sesamoides.
Látero-medial em flexão	De valor especial na avaliação das superfícies articulares.
Projeções oblíquas	Possibilita que se obtenha uma avaliação mais específica das faces medial e lateral dos ossos.
DMPL	Evidencia os aspectos dorsolateral e palmaromedial.
DLPM	Evidencia os aspectos dorsomedial e palmarolateral.
Opcionais	
Tangencial ou *skyline* dos sesamoides	Avaliação dos sesamoides ou de alterações ósseas decorrentes de rupturas no ligamento suspensor.

Procedimento para a projeção dorsopalmar do boleto

Ação técnica	Fundamento/extensão
1. Conclua os passos de 1 a 4 para todas as radiografias do membro distal.	1a. Não é necessária a preparação do casco.
2. Escove o membro para remover toda a sujeira e debris.	2a. A escovação diminui os artefatos.
3. Posicione o casco no chão, certificando-se de que o membro esteja sob o corpo e o casco, bem apoiado.	3a. Animais com lesões graves podem se recusar a apoiar o membro. Não os force a fazê-lo.
	3b. Caso necessário, o membro oposto pode ser elevado para minimizar a movimentação do paciente durante o procedimento radiográfico.
	3c. Se o membro contralateral estiver elevado, o espaço articular pode aparecer alterado na radiografia em razão do apoio anormal. Normalmente, causa-se uma diminuição do espaço articular.

4. Coloque o chassi no suporte e posicione-o caudal ao boleto.

4a. O chassi deve estar em contato com a superfície do talão.
4b. Manter o chassi o mais próximo possível do boleto minimiza a distorção.
4c. Figura 9-15.

5. Posicione-se cranialmente ao membro. Centralize o feixe direto na linha média sagital no boleto. Certifique-se de que o feixe esteja perpendicular ao eixo do casco e do chassi. Exponha o filme.

5a. Boleto é sinônimo de articulação metacarpofalangiana (terceiro metacarpiano-primeira falange).
5b. Para manter o feixe perpendicular ao eixo do casco ou do chassi, ele (o feixe) deve ser angulado ligeiramente para a posição distal. Ele não fica perpendicular ao solo. O grau de angulação depende da conformação do equino.
5c. O campo de visão deve incluir a articulação do boleto, o metacarpo distal e a falange proximal.

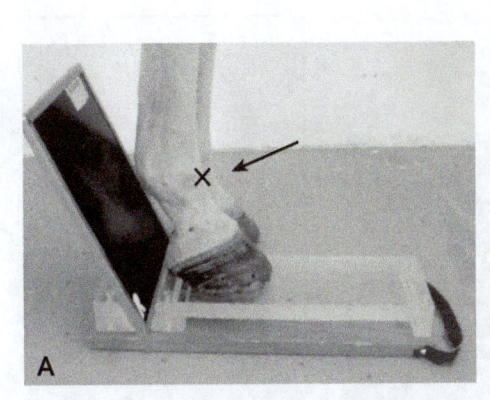

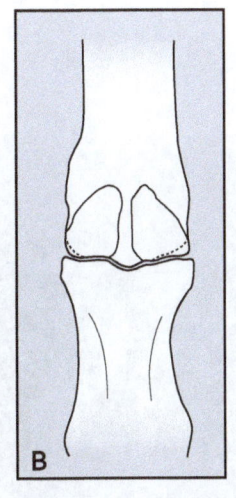

Figura 9-15 (A) Posicionamento do equino e do chassi para a projeção dorsopalmar da articulação do boleto. A *seta* indica a direção do feixe e o *X* indica para onde se deve direcioná-lo. (B) Desenho da radiografia resultante.

Procedimento para a projeção látero-medial do boleto em extensão

Ação técnica	Fundamento/extensão
1. Conclua os passos de 1 a 4 para todas as radiografias do membro distal.	1a. Não é necessária a preparação do casco.
2. Escove o membro para remover toda a sujeira e debris.	2a. A escovação diminui os artefatos.
3. Posicione o casco no chão, certificando-se de que o membro esteja sob o corpo e o casco, bem apoiado.	3a. Animais com lesões graves podem se recusar a apoiar o membro. Não os force a fazê-lo.

3b. Se necessário, o membro oposto pode ser elevado para minimizar a movimentação do paciente durante o procedimento radiográfico.

3c. Se o membro contralateral estiver elevado, o espaço articular pode aparecer alterado na radiografia em razão do apoio anormal. Normalmente, causa-se uma diminuição do espaço articular.

4. Coloque o chassi no suporte e posicione-o na face medial do boleto. O chassi deve ser segurado perpendicularmente ao solo.

4a. O chassi deve estar em contato com o boleto.
4b. Figura 9-16.

5. Posicione-se lateralmente ao membro. Direcione o feixe para a articulação do boleto, paralelamente ao solo. Exponha o filme.

5a. Uma projeção látero-medial verdadeira expõe os côndilos metacarpianos, o espaço articular visível e os sesamoides em sobreposição. Muitas radiografias látero-mediais são realizadas sem que se observe a técnica correta e, com isso, oblitera-se o espaço articular.

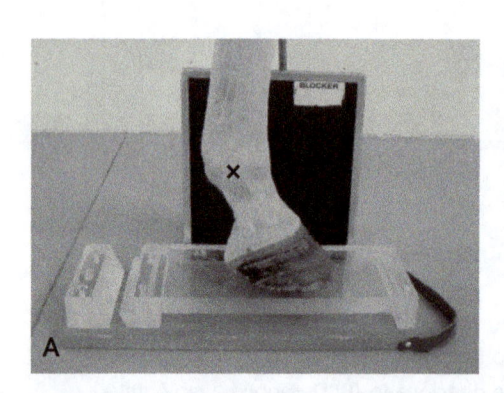

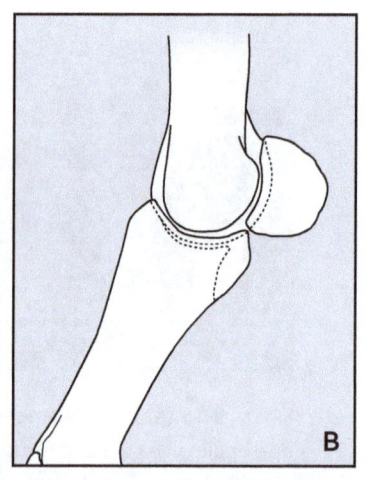

Figura 9-16 (A) Posicionamento do equino e do chassi para a projeção látero-medial da articulação do boleto em extensão. O *X* indica para onde se deve direcionar o feixe. (B) Desenho da radiografia resultante.

PROCEDIMENTO PARA A PROJEÇÃO LÁTERO-MEDIAL DO BOLETO EM FLEXÃO

Ação técnica	Fundamento/extensão
1. Conclua os passos de 1 a 4 para todas as radiografias do membro distal.	**1a.** Não é necessária a preparação do casco.
2. Escove o membro para remover toda a sujeira e debris.	**2a.** A escovação diminui os artefatos.

3. Um assistente deve ficar na posição caudal em relação ao membro e segurar o casco longe do solo, na altura do carpo (joelho) contralateral. Segure firmemente a pinça do casco e flexione o boleto o máximo que puder.

4. Coloque o chassi no suporte e posicione-o medialmente ao boleto. O chassi deve ficar perpendicular ao solo.

5. Posicione-se lateralmente ao membro. Direcione o feixe diretamente no boleto, mantendo-o paralelo ao solo. Certifique-se de que o feixe está colimado apropriadamente. Exponha o filme.

3a. Não deixe que o casco role medialmente na sua mão quando flexionar o boleto.

3b. Não tente tracionar lateralmente o membro inteiro. O membro deve permanecer em uma posição neutra de conformação, sob o corpo.

4a. Figura 9-17.

5a. A colimação é crucial para evitar a exposição direta da mão do assistente que está segurando o membro.

5b. A projeção deve incluir a articulação do boleto, os sesamoides, a falange proximal e o metacarpo distal.

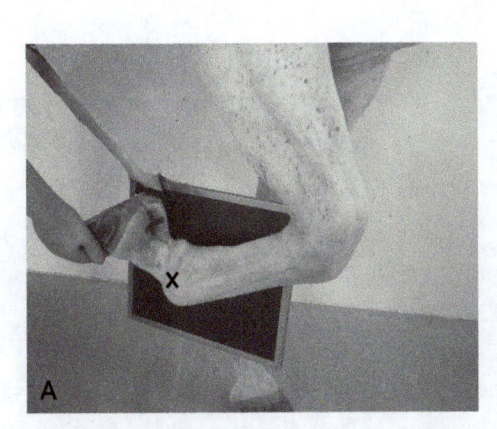

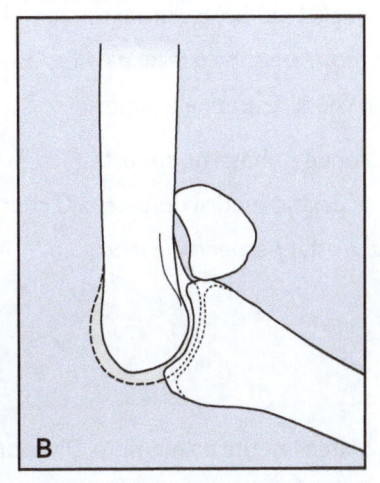

Figura 9-17 (A) Posicionamento do equino e do chassi para a projeção látero-medial da articulação do boleto em flexão. O X indica para onde se deve direcionar o feixe. (B) Desenho da radiografia resultante.

Procedimento para as projeções oblíquas do boleto

Ação técnica	Fundamento/extensão
1. Conclua os passos de 1 a 4 para todas as radiografias do membro distal.	1a. Não é necessária a preparação do casco.
2. Escove o membro para remover toda a sujeira e debris.	2a. A escovação diminui os artefatos.
3. Posicione o casco no chão, certificando-se de que o membro esteja sob o corpo e o casco, bem apoiado.	3a. Animais com lesões graves podem se recusar a apoiar o membro. Não os force a fazê-lo.
	3b. Se necessário, o membro oposto pode ser elevado para minimizar a movimentação do paciente durante o procedimento radiográfico.

3c. Se o membro contralateral estiver elevado, o espaço articular pode aparecer alterado na radiografia em razão do apoio anormal. Normalmente, causa-se uma diminuição do espaço articular.

4. Projeção DMPL: coloque o chassi no suporte e posicione-o na face palmar lateral do boleto. O chassi deve tocar o casco e estar perpendicular ao solo.

4a. A DMPL também é chamada de projeção lateral oblíqua. O nome reflete a posição do chassi.[2]

4b. Em decorrência da simetria da articulação, é crucial que a marcação seja correta. Este chassi deve estar marcado com DMPL.

4c. Figura 9-18.

5. Posicione-se craniomedialmente ao membro. Direcione o feixe medialmente a 45° de uma dorsopalmar verdadeira (plano sagital médio) e centralize-o na articulação do boleto. Mantenha o feixe paralelo ao solo e perpendicular ao chassi. Exponha o filme.

5a. A angulação pode variar de 30° a 45°, dependendo da preferência. A projeção considerada padrão é a de 45°.

6. Projeção DLPM: coloque o chassi no suporte e posicione-o na face palmar medial do boleto. O chassi deve tocar o casco e estar perpendicular ao solo.

6a. A DLPM também é chamada de projeção medial oblíqua. O nome reflete a posição do chassi.

6b. Por causa da simetria da articulação, é crucial que a marcação seja correta. Este chassi deve estar marcado com DLPM.

6c. Figura 9-19.

7. Posicione-se craniolateralmente ao membro. Direcione o feixe lateralmente a 45° de uma dorsopalmar verdadeira (plano sagital médio) e centralize-o na articulação do boleto. Mantenha o feixe paralelo ao solo e perpendicular ao chassi. Exponha o filme.

7a. A angulação pode variar de 30° a 45°, dependendo da preferência. A projeção considerada padrão é a de 45°.

Procedimento para a projeção tangencial dos sesamoides ou *skyline* do boleto

Ação técnica	Fundamento/extensão
1. Conclua os passos de 1 a 4 para todas as radiografias do membro distal.	**1a.** Não é necessária a preparação do casco.
2. Escove o membro para remover toda a sujeira e debris.	**2a.** A escovação diminui os artefatos.

---

[2] No Brasil, a nomenclatura da projeção obedece à incidência do raio. Desta forma, a projeção dorsomedial-palmarolateral oblíqua é chamada de medial oblíqua e a projeção dorsolateral-palmaromedial oblíqua é chamada de lateral oblíqua. (N. T.)

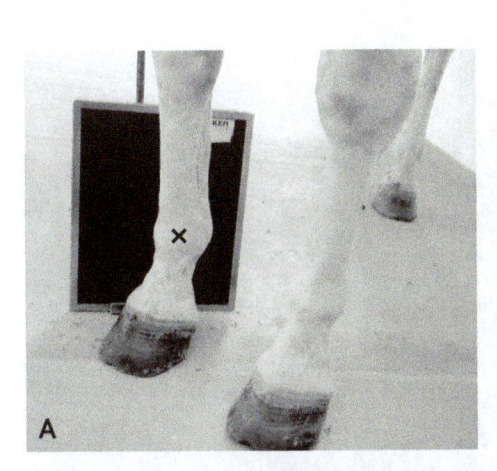

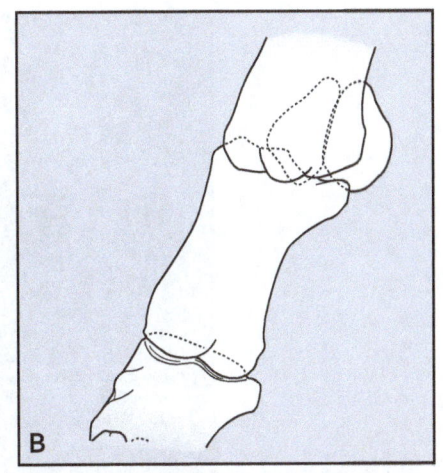

Figura 9-18 (A) Posicionamento do equino e do chassi para a projeção dorsomedial-palmaro-lateral (DMPL) oblíqua da articulação do boleto. O X indica para onde se deve direcionar o feixe. (B) Desenho da radiografia resultante.

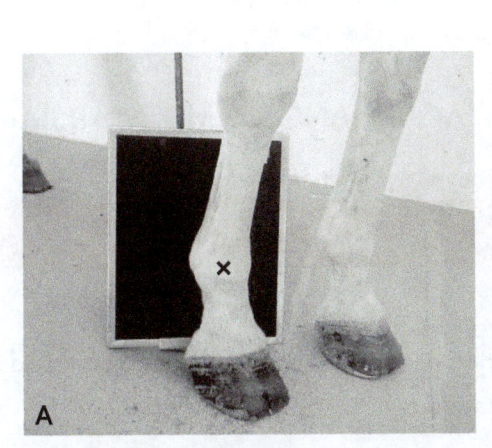

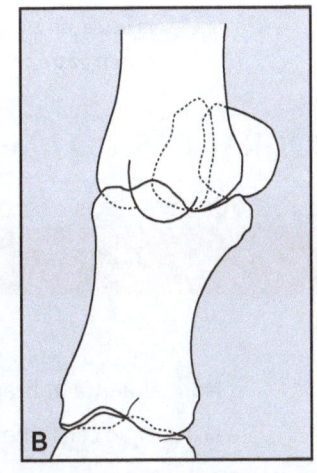

Figura 9-19 (A) Posicionamento do equino e do chassi para a projeção dorsolateral-palmaromedial (DLPM) oblíqua da articulação do boleto. O X indica para onde direcionar o feixe. (B) Desenho da radiografia resultante.

3. Coloque o chassi em um porta-chassis e posicione-o no solo caudalmente ao casco. Coloque o casco no centro do chassi.
4. Posicione-se caudalmente ao membro. Posicione o aparelho de radiografia proximal e caudalmente ao boleto. Direcione o feixe o mais perpendicular possível em relação ao solo. Centralize entre os sesamoides. Exponha o filme.

3a. O porta-chassis deve ser colocado tão caudalmente quanto o animal permitir.
3b. Figura 9-20.
4a. Esta projeção também é chamada de palmaroproximal-palmarodistal dos sesamoides.
4b. Em decorrência da localização do aparelho de radiografia, esta projeção é propícia à ocorrência de danos ao equipamento ou à equipe.

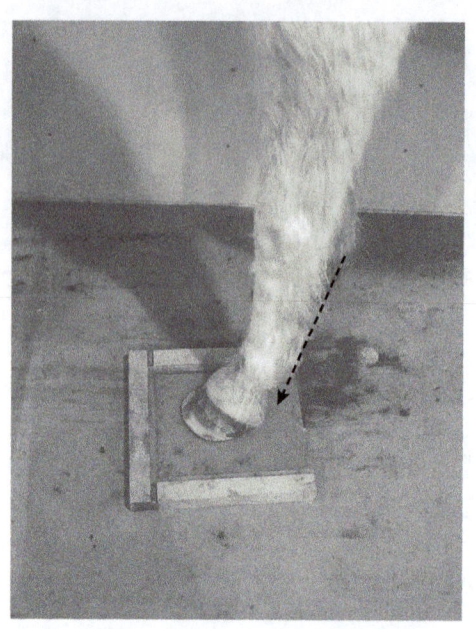

Figura 9–20 Posicionamento para a projeção palmaroproximal-palmarodistal (*skyline*) da articulação do boleto. Direcione o feixe para o ponto entre os ossos sesamoides (*seta*).

PROJEÇÕES RADIOGRÁFICAS DOS METACARPIANOS E METATARSIANOS

Tabela 9-6 Projeções radiográficas dos metacarpianos e metatarsianos

Projeção	Finalidade
Projeções Padrão	
Dorsopalmar	Normalmente utilizada para avaliação de sesamoides, terceiro e quarto metacarpianos e articulação carpometacárpica.
Látero-medial	Ver acima
Projeções oblíquas	
DMPL	Ambas projeções oblíquas são de valor especial para se avaliarem os ossos acessórios (metacarpianos [MC] 2 e 4).
DLPM	DMPL evidencia o acessório medial (MC2).
	DLPM evidencia o acessório lateral (MC4).

PROCEDIMENTO PARA A PROJEÇÃO DORSOPALMAR/PLANTAR DOS METACARPIANOS E METATARSIANOS

Ação técnica	Fundamento/extensão
1. Conclua os passos de 1 a 4 para todas as radiografias do membro distal.	**1a.** Não é necessária a preparação do casco.

Ação técnica	Fundamento/extensão
2. Escove o membro para remover toda a sujeira e debris.	2a. A escovação diminui os artefatos.
3. Posicione o casco no solo na posição de apoio normal.	3a. O equino deve estar parado com os membros paralelos entre si e perpendiculares ao solo; o peso deve ser distribuído igualmente nos quatro membros.
4. Coloque o chassi no suporte e posicione-o caudal aos metacarpianos (**canela**). Mantenha o chassi em contato com a canela, paralelo ao membro e perpendicular ao solo.	4a. Normalmente usamos chassis maiores para este estudo (recomendam-se chassis de 17,5 cm × 43 cm). O comprimento maior permite a visualização de toda a canela.
	4b. Figura 9-21.
5. Posicione-se cranialmente ao membro. Direcione o feixe na linha média sagital, paralelo ao solo. Centralize a porção média da canela. Exponha o filme.	5a. A projeção deve incluir o segundo, terceiro e quarto metacarpianos na integridade e uma porção das articulações do carpo e metacarpofalangiana.

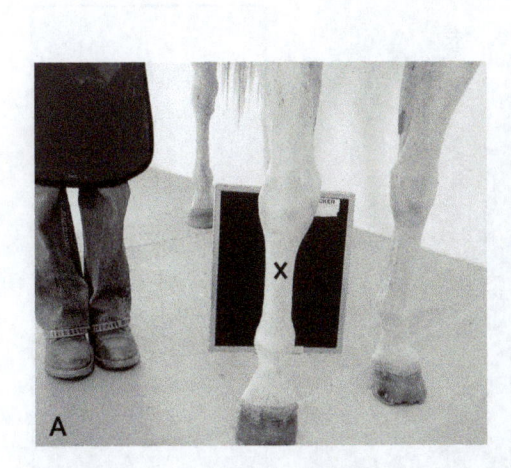

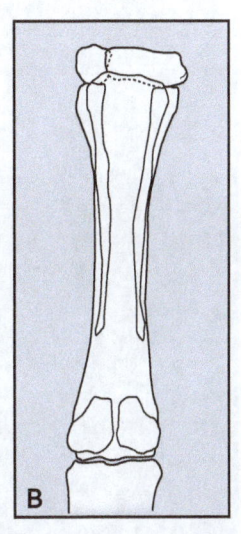

Figura 9-21 (A) Posicionamento do equino e do chassi para a projeção dorsopalmar dos ossos metacarpianos. O *X* indica para onde se deve direcionar o feixe. A dorsoplantar dos metatarsianos é posicionada de maneira similar. (B) Desenho da radiografia resultante.

Procedimento para a projeção látero-medial dos metacarpianos e metatarsianos

Ação técnica	Fundamento/extensão
1. Conclua os passos de 1 a 4 para todas as radiografias do membro distal.	1a. Não é necessária a preparação do casco.
2. Escove o membro para remover toda a sujeira e debris.	2a. A escovação diminui os artefatos.

Ação técnica	Fundamento/extensão
3. Posicione o casco no solo na posição de apoio normal.	3a. O equino deve estar parado com os membros paralelos entre si e perpendiculares ao solo; o peso deve ser distribuído igualmente nos quatro membros.
4. Coloque o chassi no suporte e posicione-o na face medial do metacarpo (canela). O chassi deve ficar paralelo ao membro e perpendicular ao solo.	4a. O chassi deve ficar em contato com o membro. 4b. Devem-se utilizar chassis maiores (17,5 cm × 43 cm). 4c. Figura 9-22.
5. Posicione-se lateralmente ao membro. Direcione o feixe paralelo ao solo, apontando para o terço médio da canela (a meia distância entre o boleto e o joelho). Exponha o filme.	5a. Uma imagem látero-medial verdadeira vai sobrepor o segundo e o quarto ossos metacarpianos (acessórios). 5b. A projeção deve incluir o segundo, terceiro e quarto metacarpianos na integridade e uma porção das articulações do joelho e do boleto.

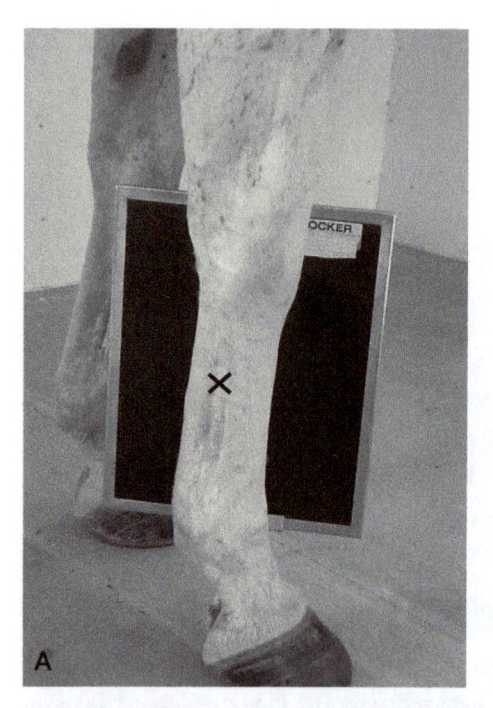

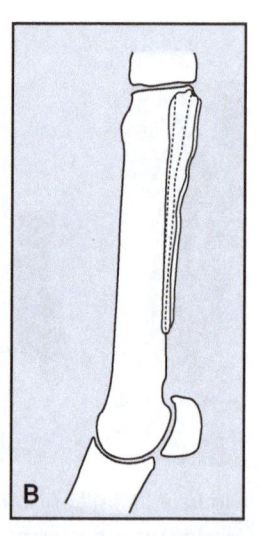

Figura 9-22 (A) Posicionamento do equino e do chassi para a projeção látero-medial dos ossos metacarpianos. O X indica para onde se deve direcionar o feixe. A projeção látero-medial dos metatarsianos é posicionada de maneira similar. (B) Desenho da radiografia resultante.

PROCEDIMENTO PARA AS PROJEÇÕES OBLÍQUAS DOS METACARPIANOS E METATARSIANOS

Ação técnica	Fundamento/extensão
1. Conclua os passos de 1 a 4 para todas as radiografias do membro distal.	1a. Não é necessária a preparação do casco.

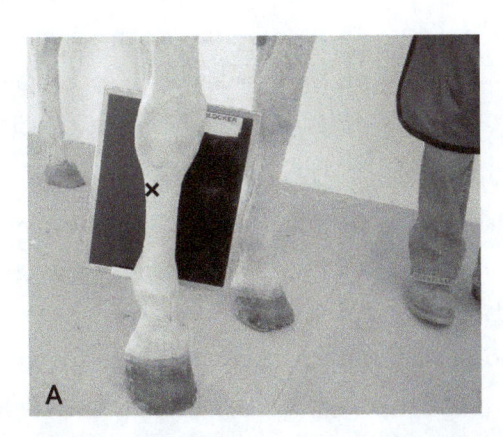

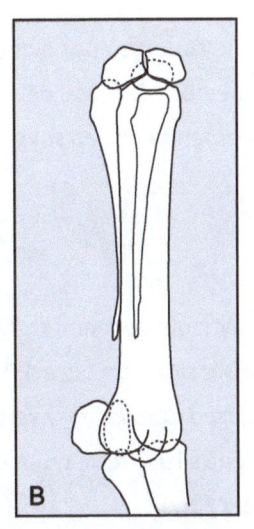

Figura 9-23 (A) Posicionamento do equino e do chassi para a projeção dorsolateral-palmaromedial (DLPM) oblíqua dos ossos metacarpianos. O X indica para onde se deve direcionar o feixe. A projeção dorsolateral-plantaromedial (DLPM) oblíqua dos metatarsianos é posicionada da mesma maneira. (B) Desenho da radiografia resultante.

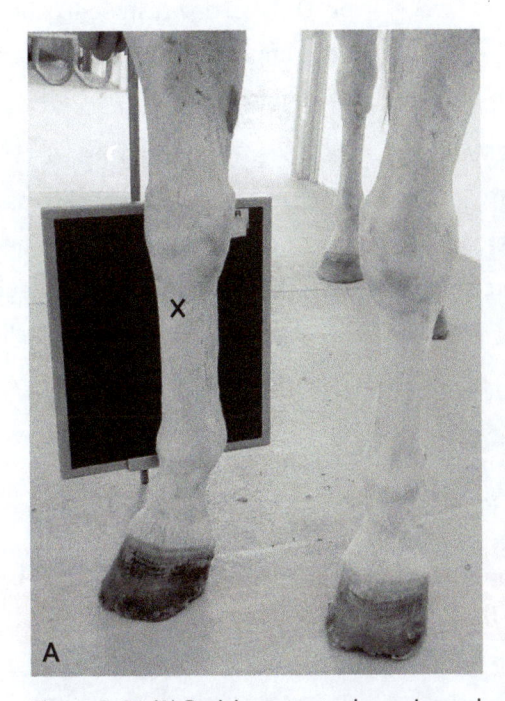

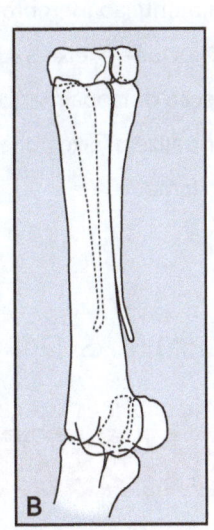

Figura 9–24 (A) Posicionamento do equino e do chassi para a projeção dorsomedial-palmarolateral (DMPL) oblíqua dos ossos metacarpianos. O X indica para onde se deve direcionar o feixe. (B) Desenho da radiografia resultante.

2. Escove o membro para remover toda a sujeira e debris.

3. Posicione o casco no solo na posição de apoio normal.

2a. A escovação diminui os artefatos.

3a. O equino deve estar parado com os membros paralelos entre si e perpendiculares ao solo; o peso deve ser distribuído igualmente nos quatro membros.

4. DLPM: coloque o chassi no suporte e posicione-o na face palmar medial do membro. O chassi deve estar paralelo ao membro e perpendicular ao solo.

4a. Esta projeção também é chamada de medial oblíqua. Seu nome reflete a posição do chassi.[3]
4b. Recomendam-se chassis maiores (17,5 cm × 43 cm).
4c. O chassi deve estar em contato com o membro.
4d. É importante marcar o chassi com DLPM.
4e. Figura 9-23.

5. Posicione-se craniolateralmente ao membro. Mantenha o feixe paralelo ao solo. Direcione o feixe a 45° lateralmente a uma projeção dorsopalmar verdadeira (plano sagital médio). Centralize o feixe no terço médio do metacarpo. Exponha o filme.

5a. O terço médio fica a meia distância entre o joelho e o boleto.
5b. Esta projeção evidencia o osso quarto metacarpiano (metacarpiano acessório lateral).
5c. A projeção deve incluir o segundo, terceiro e quarto metacarpianos em sua totalidade e uma porção do joelho e do boleto.

6. DMPL: coloque o chassi no suporte e posicione-o na face palmar lateral do membro. O chassi deve estar paralelo ao membro e perpendicular ao solo.

6a. Esta projeção também é chamada de lateral oblíqua. Seu nome reflete a posição do chassi.
6b. Recomendam-se chassis maiores (17,5 cm × 43 cm).
6c. O chassi deve estar em contato com o membro.
6d. É importante marcar o chassi com DMPL.
6e. Figura 9-24.

7. Posicione-se craniomedialmente ao membro. Mantenha o feixe paralelo ao solo. Direcione o feixe a 45° medialmente a uma projeção dorsopalmar verdadeira (plano sagital médio). Centralize o feixe no terço médio do metacarpo. Exponha o filme.

7a. O terço médio fica a meia distância entre o joelho e o boleto.
7b. Esta projeção evidencia o osso segundo metacarpiano (metacarpiano acessório medial).
7c. A projeção deve incluir o segundo, terceiro e quarto metacarpianos em sua totalidade e uma porção do joelho e do boleto.

Projeções radiográficas do carpo

Tabela 9-7 Projeções radiográficas do carpo

Projeção	Finalidade
Projeções Padrão	
Dorsopalmar	Mostra as articulações radiocárpica, intercárpica e carpometacarpiana. Distingue tamanho, formato e densidade dos ossos do carpo. Mostra a extremidade distal da fise radial.
Látero-medial em extensão	Mostra a conformação e a face palmar dos ossos carpo ulnar, terceiro, quarto e acessório do carpo.

---

[3] No Brasil, a nomenclatura da projeção obedece à incidência do raio. Dessa forma, a projeção dorsolateral-palmaromedial oblíqua é chamada de lateral oblíqua e a projeção dorsomedial-palmarolateral oblíqua é chamada de medial oblíqua. (N. T.)

	Permite a avaliação da inserção do ligamento suspensor na superfície proximal palmar do terceiro metacarpiano.
Látero-medial em flexão	Mostra as superfícies articulares dos ossos do carpo e da porção distal do rádio.
Projeções oblíquas	
DLPM	Mostra a superfície dorsomedial do rádio e terceiro carpiano e a face palmar lateral do carpo ulnar e quarto carpiano. Distingue o osso acessório do carpo.
DMPL	Mostra a face dorsolateral do carpo intermédio e terceiro carpiano e a face medial palmar do carpo radial e segundo carpiano.
Projeções Opcionais	
Skyline da fileira proximal do carpo	Avalia a superfície dorsal dos ossos carpo radial, carpo intermédio e carpo ulnar.
Skyline da fileira distal do carpo	Avalia a superfície dorsal dos ossos segundo, terceiro e quarto carpianos.

PROCEDIMENTO PARA A PROJEÇÃO DORSOPALMAR DO CARPO

Ação técnica	Fundamento/extensão
1. Conclua os passos de 1 a 4 para todas as radiografias do membro distal.	**1a.** Não é necessária a preparação do casco.
2. Escove o membro para remover toda a sujeira e debris.	**2a.** A escovação diminui os artefatos.
3. Posicione o casco no solo na posição de apoio normal.	**3a.** O equino deve estar parado com os membros paralelos entre si e perpendiculares ao solo; o peso deve ser distribuído igualmente nos quatro membros.
4. Coloque o chassi no suporte e posicione-o caudal ao joelho. O chassi deve estar paralelo ao membro e perpendicular ao solo.	**4a.** O chassi deve estar em contato com o membro. **4b.** O membro torácico contralateral pode ser elevado para minimizar a movimentação. **4c.** Figura 9-25.
5. Posicione-se cranialmente ao membro. Direcione o feixe para a linha média sagital, paralela ao solo. Centralize na região média do carpo. Exponha o filme.	**5a.** Para determinar a projeção dorsopalmar verdadeira (plano sagital médio), o operador pode desenhar uma linha imaginária do meio do casco até o rádio. O feixe é então centralizado nessa linha. **5b.** A projeção deve incluir a parte distal do rádio, os ossos do carpo e a porção proximal dos ossos metacarpianos. **5c.** Uma projeção dorsopalmar acurada mostra o espaço das articulações radiocárpica e intercárpica, sem sobreposição de ossos.

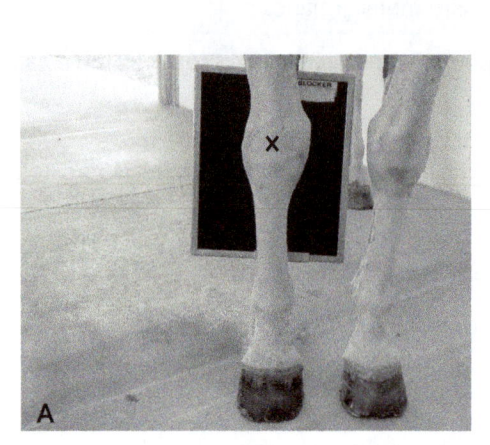

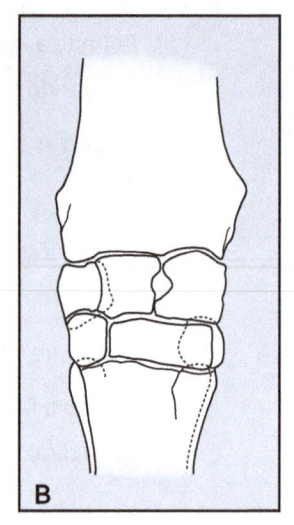

Figura 9-25 (A) Posicionamento do equino e do chassi para a projeção dorso-palmar do carpo. O *X* indica para onde se deve direcionar o feixe. (B) Desenho da radiografia resultante.

Procedimento para as projeções látero-mediais do carpo em extensão e em flexão

Ação técnica	Fundamento/extensão
1. Conclua os passos de 1 a 4 para todas as radiografias do membro distal.	1a. Não é necessária a preparação do casco.
2. Escove o membro para remover toda a sujeira e debris.	2a. A escovação diminui os artefatos.
3. Posicione o chassi na face medial do carpo. O chassi deve ter um bom contato com o membro.	3a. Não se utiliza suporte de chassi para esta projeção. 3b. Figura 9-26.
4. Projeção látero-medial em extensão: posicione-se lateralmente ao membro. Direcione o feixe paralelamente ao solo e centralize-o dorsalmente ao osso acessório do carpo. Faça a colimação do feixe. Exponha o filme.	4a. A colimação é essencial para minimizar a exposição do assistente. 4b. A projeção deve incluir a porção distal do rádio, os ossos do carpo e a porção proximal dos metacarpianos.
5. Projeção látero-medial em flexão: segurando o casco ou a quartela, flexione o carpo em aproximadamente 60°. Mantenha a canela (ossos metacarpianos) paralela ao solo e o rádio, perpendicular ao solo.	5a. Sessenta graus correspondem aproximadamente a três quartos da flexão total do carpo. 5b. Segure o casco na mesma altura do carpo contralateral. 5c. Não flexione demais o carpo. Não tracione o membro medial ou lateralmente. Mantenha-o em um plano anatômico neutro.
6. Posicione o chassi na face medial do carpo. O chassi deve ter bom contato com o membro.	6a. Geralmente, não se utiliza o suporte de chassi nesta projeção. 6b. Figura 9-27.

7. Posicione-se lateralmente ao membro. Direcione o feixe paralelo ao solo e centralize-o dorsalmente ao osso acessório do carpo. Faça a colimação do feixe. Exponha o filme.

7a. A colimação é importante para minimizar a exposição do assistente.

7b. A projeção deve incluir a porção distal do rádio, os ossos do carpo e a porção proximal dos metacarpianos.

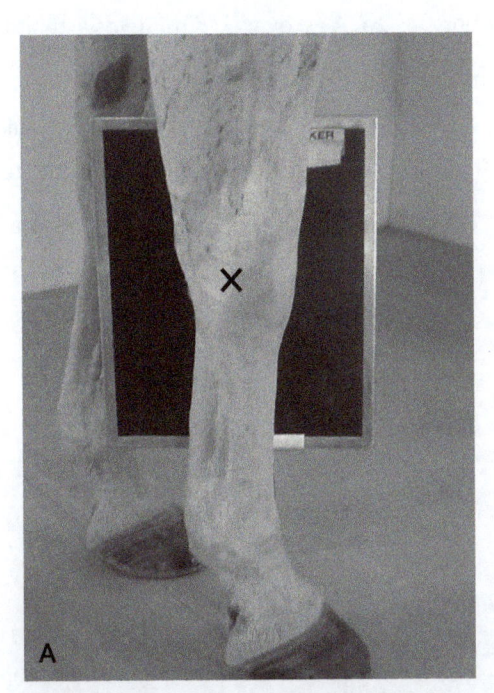

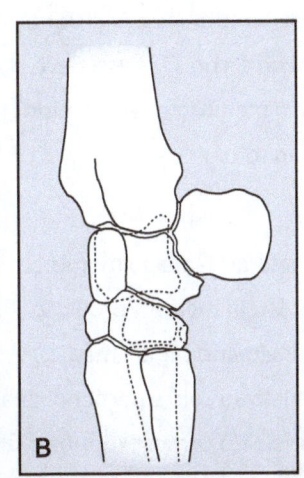

Figura 9-26 (A) Posicionamento do equino e do chassi para a projeção látero-medial do carpo em extensão. O *X* indica para onde se deve direcionar o feixe. (B) Desenho da radiografia resultante.

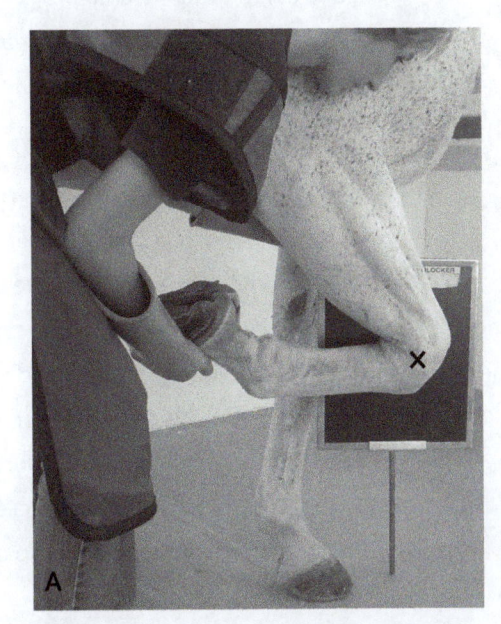

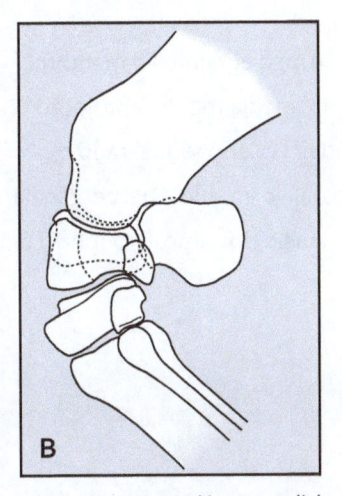

Figura 9-27 (A) Posicionamento do equino e do chassi para a projeção látero-medial do carpo em flexão. O *X* indica para onde se deve direcionar o feixe. (B) Desenho da radiografia resultante.

Procedimento para as projeções oblíquas do carpo

Ação técnica	Fundamento/extensão
1. Conclua os passos de 1 a 4 para todas as radiografias do membro distal.	1a. Não é necessária a preparação do casco.
2. Escove o membro para remover toda a sujeira e debris.	2a. A escovação diminui os artefatos.
3. Posicione o casco no solo na posição de apoio normal.	3a. O equino deve estar parado com os membros paralelos entre si e perpendiculares ao solo; o peso deve ser distribuído igualmente nos quatro membros.
4. DLPM: coloque o chassi no suporte e posicione-o na face palmar medial do carpo. O chassi deve estar em contato com o membro e ser mantido perpendicularmente ao solo.	4a. Esta projeção também é chamada de medial oblíqua. O nome reflete a posição do chassi.[4] A projeção também corresponde à palmaromedial-dorsolateral oblíqua.
	4b. Figura 9-28.
5. Posicione-se cranial e lateralmente ao membro. Direcione o feixe a 45° lateralmente à projeção dorsopalmar verdadeira (plano sagital médio). Mantenha o feixe paralelo ao solo e perpendicular ao chassi. Centralize no meio do carpo. Exponha o filme.	5a. Os ângulos podem variar de 45° a 60° para fora do plano médio sagital.
6. DMPL: coloque o chassi no suporte e posicione-o na face palmar lateral do carpo. O chassi deve estar em contato com o membro e ser mantido perpendicularmente ao solo.	6a. Alternativamente, o chassi pode ser posicionado na face dorsomedial do carpo. Isso permite que o operador se posicione lateralmente ao membro e ainda assim obtenha uma projeção DMPL. A finalidade deste posicionamento é minimizar o número de vezes que o operador deve mover a ampola de raios X.
	6b. Figura 9-29.
7. Posicione-se cranial e medialmente ao membro. Direcione o feixe a 45° medialmente à projeção dorsopalmar verdadeira (plano sagital médio). Mantenha o feixe paralelo ao solo e perpendicular ao chassi. Centralize no meio do carpo. Exponha o filme.	7a. Alternativamente, se o chassi for posicionado na face dorsomedial, o operador permanecerá caudal e lateralmente ao membro. O feixe então é direcionado 30° a 45° lateralmente ao plano sagital médio.
	7b. Esta projeção também é chamada de lateral oblíqua. O nome reflete a posição do chassi. A projeção também corresponde à palmarolateral-dorsomedial oblíqua.
	7c. Os ângulos podem variar de 45° a 60° para fora do plano médio sagital (na projeção dorsopalmar).

---

[4] No Brasil, a nomenclatura da projeção obedece à incidência do raio. Dessa forma, a projeção dorsolateral-palmaromedial oblíqua é chamada de lateral oblíqua e a projeção dorsomedial-palmarolateral oblíqua é chamada de medial oblíqua. (N. T.)

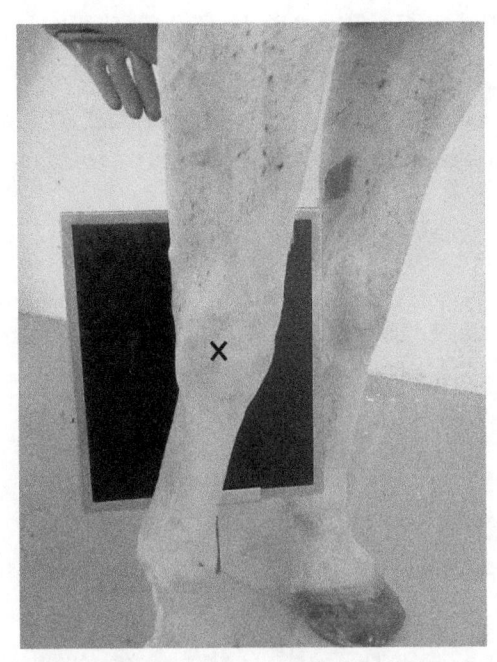

Figura 9-28 Posicionamento do equino e do chassi para a vista dorsolateral-palmaromedial (DLPM) oblíqua do carpo. O X indica para onde se deve direcionar o feixe.

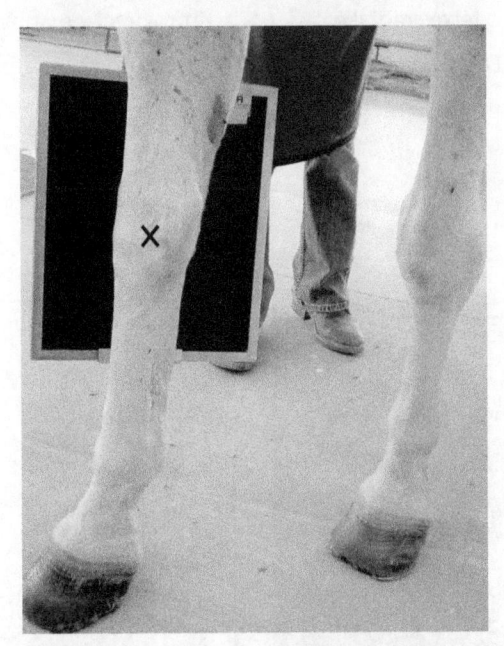

Figura 9-29 Posicionamento do equino e do chassi para a projeção dorsomedial-palmarolateral (DMPL) oblíqua do carpo. O X indica para onde se deve direcionar o feixe.

Procedimento para a projeção SKYLINE do carpo

Ação técnica	Fundamento/extensão
1. Conclua os passos de 1 a 4 para todas as radiografias do membro distal.	1a. Não é necessária a preparação do casco.
2. Escove o membro para remover toda a sujeira e debris.	2a. A escovação diminui os artefatos.
3. Segurando o boleto ou a canela, flexione o carpo e empurre a articulação do carpo cranialmente. Mantenha o metacarpo paralelo ao solo.	3a. O carpo flexionado deve posicionar-se cranialmente ao membro contralateral.
4. Segure o chassi e coloque-o em posição ventral ao carpo flexionado. Mantenha o chassi paralelo ao solo e em contato com o carpo e com a porção proximal dos metacarpianos.	4a. Normalmente o chassi não fica completamente perpendicular ao solo em uma projeção *skyline*, o que causa alguma distorção na radiografia, em decorrência do alongamento do carpo.
5. Fileira proximal do carpo: mantenha-se cranialmente ao membro. Posicione o feixe dorsalmente ao joelho (quase a um ângulo de 90°). Direcione o feixe para o centro do carpo. Exponha o filme.	5a. Esta projeção também é conhecida como dorso 90° proximal-dorsodistal flexionada oblíqua. 5b. Esta projeção também é chamada de tangencial da fileira proximal do carpo. 5c. Figura 9-30.
6. Fileira distal do carpo: mantenha-se cranialmente em relação ao membro. Posicione o feixe cranial e dorsalmente ao carpo flexionado. Direcione o feixe a 30° dorsalmente para o chassi. Centralize o meio do carpo. Exponha o filme.	6a. Esta projeção também é conhecida como dorso 30° proximal-dorsodistal flexionada oblíqua. 6b. Esta projeção também é chamada de tangencial da fileira distal do carpo. 6c. Figura 9-31.

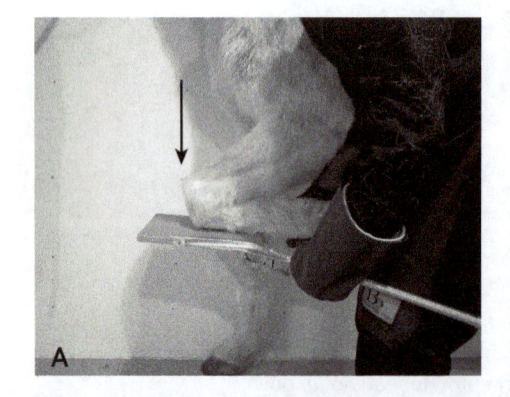

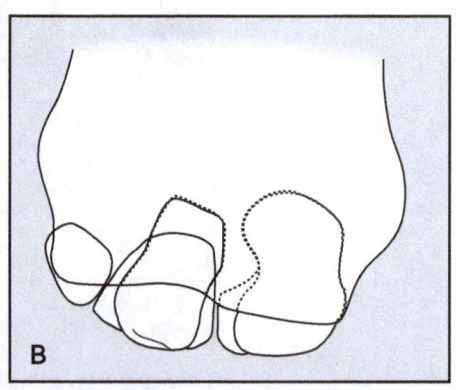

Figura 9-30 (A) Posicionamento do equino, do chassi e do assistente para a projeção *skyline* da fileira proximal dos ossos do carpo. A *seta* indica a direção do feixe. (B) Desenho da radiografia resultante.

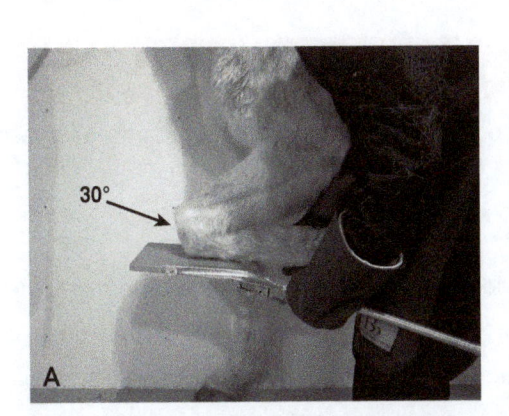

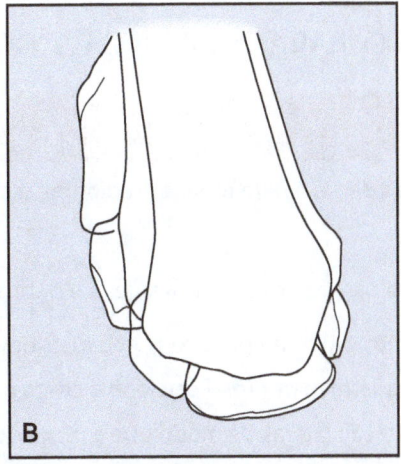

Figura 9–31 (A) Posicionamento do equino, do chassi e do assistente para a projeção *skyline* da fileira distal dos ossos do carpo. A *seta* indica a direção do feixe. (B) Desenho da radiografia resultante.

NOTA

Para minimizar a movimentação física do equipamento radiográfico durante um estudo do carpo, geralmente se utiliza a sequência de projeções: dorsopalmar, **medial** oblíqua, látero-medial em extensão, lateral oblíqua, látero-medial em flexão, *skyline* da fileira proximal e *skyline* da fileira distal.

PROJEÇÕES RADIOGRÁFICAS DO TARSO

Tabela 9-8 Projeções radiográficas do tarso

Projeção	Finalidade
Obrigatório	
Dorsoplantar	Mostra as articulações intertársicas e tarsometatarsiana.
	Avaliação excelente da face medial da articulação.
Látero-medial	Avaliação geral do tarso.
Projeções oblíquas	
Dorsolateral-plantaromedial (DLPM)	Mostra a face dorsomedial dos ossos do tarso.
	Fornece visualização muito boa do quarto metatarsiano, do talus, da crista troclear e da crista intermédia da tíbia distal.
Plantarolateral–dorsomedial (PLDM)	Especificamente eficiente na avaliação da crista troclear lateral do talus, do segundo metatarsiano e do central do tarso e terceiro tarsiano.
Opcional	
Látero-medial em flexão	Mostra a articulação tarsocrural e a área dorsal do calcâneo.
Dorsoplantar em flexão	Mostra o calcâneo.

Procedimento para a projeção dorsoplantar do tarso

Ação técnica	Fundamento/extensão
1. Conclua os passos de 1 a 4 para todas as radiografias do membro distal.	1a. Não é necessária a preparação do casco.
2. Escove o membro para remover toda a sujeira e debris.	2a. A escovação diminui os artefatos.
3. Posicione o equino com o seu peso corpóreo distribuído igualmente nos quatro membros. Posicione o casco no solo com uma rotação lateral, de modo que a pinça do casco fique levemente lateralizada.	3a. O membro adquire a conformação de jarrete de vaca. 3b. Este posicionamento permite que o equipamento radiográfico seja posicionado mais lateralmente, longe do abdômen do equino. 3c. A elevação do membro anterior ipsilateral pode ajudar a minimizar a movimentação do paciente.
4. Coloque o chassi no suporte e posicione-o na face **plantar** do jarrete.	4a. O chassi deve ficar em contato com o jarrete. 4b. Nunca se posicione diretamente atrás do equino. Mantenha-se sempre ao lado dos membros pélvicos. 4c. Figura 9-32.
5. Direcione o feixe na linha média sagital, paralelo ao solo e perpendicular ao chassi. Centralize no osso central do tarso. Exponha o filme.	5a. A projeção deve incluir todo o **tarso**, a parte distal da tíbia e a porção proximal do metatarso. 5b. Algumas pessoas defendem que se faça uma segunda projeção dorsopalmar, angulando o feixe a 10° distalmente a partir do paralelo.

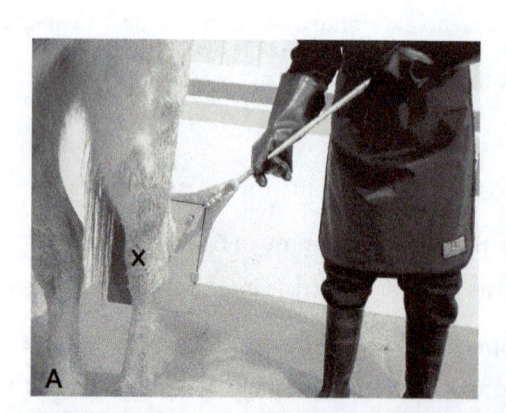

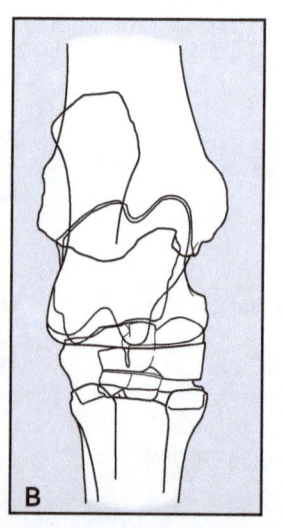

Figura 9-32 (A) Posicionamento do equino, do chassi e do assistente para a projeção dorsoplantar da articulação do tarso. O X indica para onde se deve direcionar o feixe. (B) Desenho da radiografia resultante.

Procedimento para as projeções látero-medial e látero-medial em flexão do tarso

Ação técnica	Fundamento/extensão
1. Conclua os passos de 1 a 4 para todas as radiografias do membro distal.	1a. Não é necessária a preparação do casco.
2. Escove o membro para remover toda a sujeira e debris.	2a. A escovação diminui os artefatos.
3. Posicione o equino com o seu peso corpóreo distribuído igualmente nos quatro membros.	3a. Não rotacione o membro lateralmente. A pinça deve apontar para a frente (cranialmente).

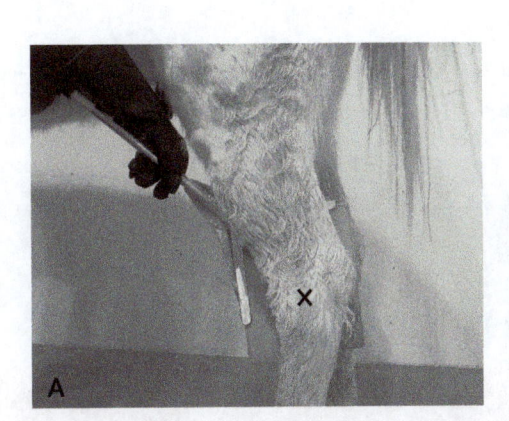

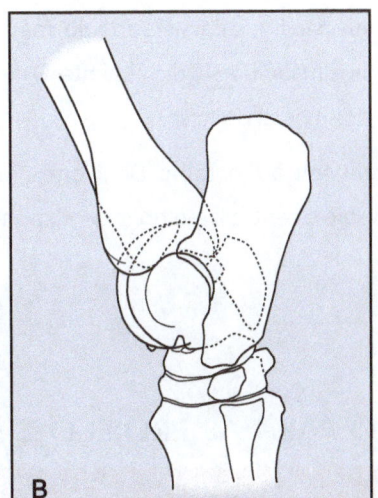

Figura 9-33 (A) Posicionamento do equino e do chassi para a projeção látero-medial da articulação do tarso em extensão. O X marca para onde se deve direcionar o feixe. (B) Desenho da radiografia resultante.

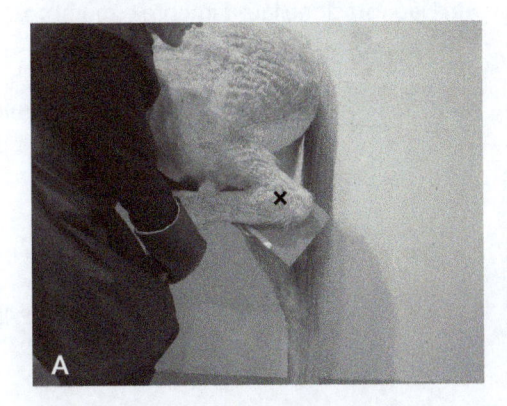

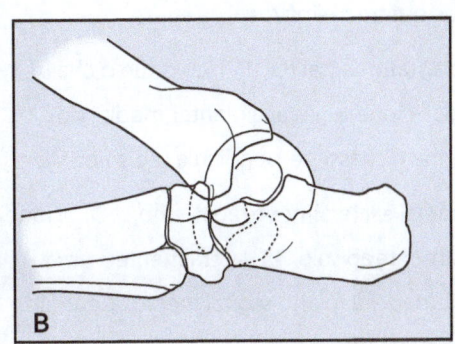

Figura 9-34 (A) Posicionamento do equino, do chassi e do assistente para a projeção látero-medial da articulação do tarso em flexão. O X marca para onde se deve direcionar o feixe. (B) Desenho da radiografia resultante.

4. **Projeção látero-medial em extensão:** coloque o chassi no suporte e posicione-o na face medial do jarrete. Mantenha o chassi paralelo ao membro e perpendicular ao solo.

5. Posicione-se lateralmente ao membro. Direcione o feixe paralelo ao solo e centralize o feixe para 10 cm distais à tuberosidade calcânea. Exponha o filme.

6. **Projeção látero-medial em flexão:** esta é uma projeção opcional e pode ser realizada facilmente. Segure o casco, flexionando tanto o boleto como o jarrete. Segure de maneira que a canela não fique paralela ao solo, mas com um ângulo aproximado de 30° distalmente. O chassi é posicionado na face medial do tarso.

7. Posicione-se lateralmente ao membro. Direcione o feixe paralelamente ao solo e centralize-o no tarso. Exponha o filme.

4a. O chassi deve ficar em contato com o membro.
4b. O assistente que segura o chassi deve posicionar-se cranialmente ao membro.
4c. Figura 9-33.

5a. O erro mais comum desta projeção é centralizar o feixe muito alto.
5b. Pode-se utilizar um pequeno ângulo de 3° a 5° distalmente para melhorar a qualidade do filme. A angulação é utilizada para compensar a angulação do espaço articular intertársico.

6a. Não use suportes de chassi para esta projeção.
6b. Não abduza o membro lateralmente.
6c. Figura 9-34.

7a. O assistente que segura o chassi deve ter cautela durante este procedimento.

Procedimento para as projeções oblíquas do tarso

Ação técnica	Fundamento/extensão
1. Conclua os passos de 1 a 4 para todas as radiografias do membro distal.	1a. Não é necessária a preparação do casco.
2. Escove o membro para remover toda a sujeira e debris.	2a. A escovação diminui os artefatos.
3. Posicione o equino com seu peso corpóreo distribuído igualmente nos quatro membros.	3a. Não rotacione lateralmente o membro. A pinça deve apontar para frente (cranialmente).
4. **Dorsolateral-plantaromedial (DLPM):** coloque o chassi no suporte e posicione-o na face plantar medial do jarrete. Mantenha o chassi perpendicular ao solo.	4a. O chassi deve ficar em contato com o membro. 4b. Figura 9-35.
5. Posicione-se cranial e lateralmente ao membro. Direcione o feixe paralelamente ao solo, 45° lateralmente a uma dorsoplantar verdadeira (plano sagital médio). Centralize o feixe no jarrete. Exponha o filme.	5a. Esta projeção também é chamada medial oblíqua. O nome reflete a posição do chassi.[5]

---

[5] No Brasil, a nomenclatura da projeção obedece à incidência do raio. Dessa forma, a projeção dorsolateral-plantaromedial oblíqua é chamada de lateral oblíqua e a projeção dorsomedial-plantarolateral oblíqua é chamada de medial oblíqua. (N. T.)

6. **Plantarolateral–dorsomedial (PLDM):** coloque o chassi no suporte e posicione-o na face dorsal medial do jarrete. Mantenha o chassi perpendicular ao solo.

7. Posicione-se lateral e caudalmente ao membro. Direcione o feixe paralelamente ao solo, 50° a 60° lateralmente a uma dorsoplantar (plano sagital médio) verdadeira. Centralize o feixe na área central do tarso. Exponha o filme.

5b. Pode-se utilizar um pequeno ângulo de 3° a 5° distalmente para melhorar a qualidade da radiografia. A angulação é utilizada para compensar a angulação do espaço articular intertársico.

6a. O chassi deve ficar em contato com o membro.

6b. Posiciona-se o chassi na face dorsomedial do membro ao invés de na face plantar lateral para minimizar os danos potenciais causados ao equipamento e à equipe.

6c. Os assistentes, ao segurar os chassis nos membros pélvicos, devem sempre se posicionar cranialmente aos membros.

6d. Figura 9-36.

7a. Esta projeção também é chamada de lateral oblíqua.

7b. O feixe pode ser angulado entre 3° e 5° voltado para cima.

7c. A projeção deve incluir a porção distal da tíbia, os ossos do tarso e a porção proximal dos metatarsianos.

7d. Esta projeção também pode ser obtida posicionando-se o chassi na face plantar lateral do jarrete. O feixe deve então ser direcionado craniomedialmente. Esta projeção não é recomendada, pois põe em risco o equipamento e a equipe.

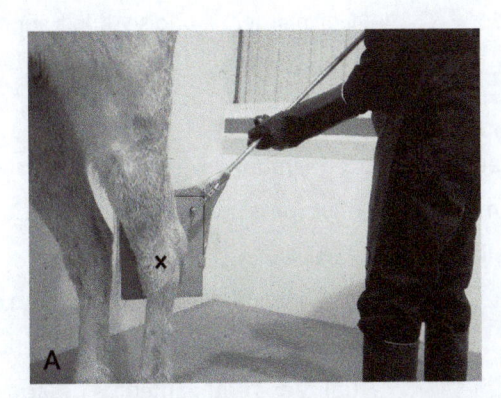

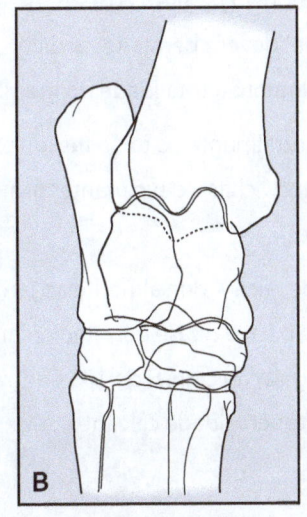

Figura 9-35 (A) Posicionamento do equino e do chassi para a projeção dorsolateral-plantaromedial (DLPM) oblíqua da articulação do tarso. O X marca para onde se deve direcionar o feixe. (B) Desenho da radiografia resultante.

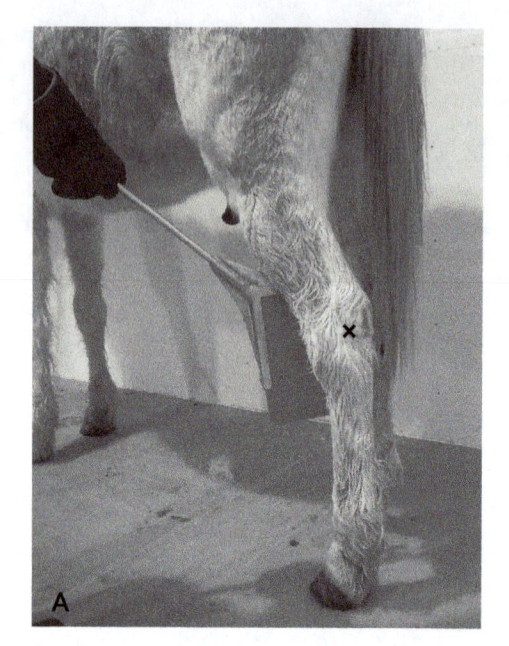

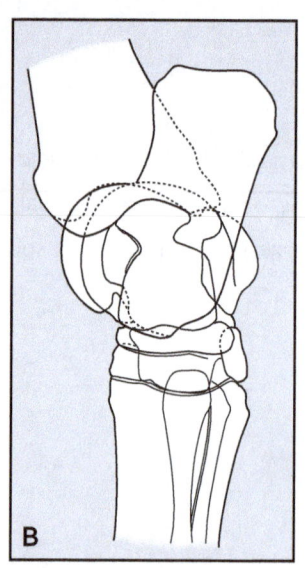

Figura 9-36 (A) Posicionamento do equino, do chassi e do assistente para uma projeção plantarolateral-dorsomedial (PLDM) oblíqua da articulação do tarso. O X indica para onde se deve direcionar o feixe. (B) Desenho da radiografia resultante.

PROCEDIMENTO PARA A PROJEÇÃO DORSOPLANTAR EM FLEXÃO DO TARSO

Ação técnica	Fundamento/extensão
1. Conclua os passos de 1 a 4 para todas as radiografias do membro distal.	1a. Não é necessária a preparação do casco.
2. Escove o membro para remover toda a sujeira e debris.	2a. A escovação diminui os artefatos.
3. Segure a canela e flexione o jarrete. Os ossos metatarsianos (canela) devem permanecer paralelos ao solo. Empurre caudalmente a totalidade do membro.	3a. Manter a canela paralela ao solo permite que o jarrete seja completamente flexionado.
4. Posicione o chassi ventralmente ao tarso flexionado, paralelamente ao solo. O chassi deve manter firme contato com o jarrete.	4a. Normalmente, não se utiliza suporte de chassi. 4b. Figura 9-37.
5. Posicione a ampola de raios X dorsalmente ao jarrete flexionado. Direcione o feixe quase perpendicularmente à chapa. Use uma angulação cranial de 10°. Centralize em 7,5 cm craniais à tuberosidade calcânea.	5a. O operador deve sempre se postar lateralmente aos membros pélvicos quando posiciona a ampola de raios X. 5b. A tuberosidade calcânea é parte do osso calcâneo. 5c. Esta radiografia é de difícil obtenção caso sejam utilizados equipamentos pesados.

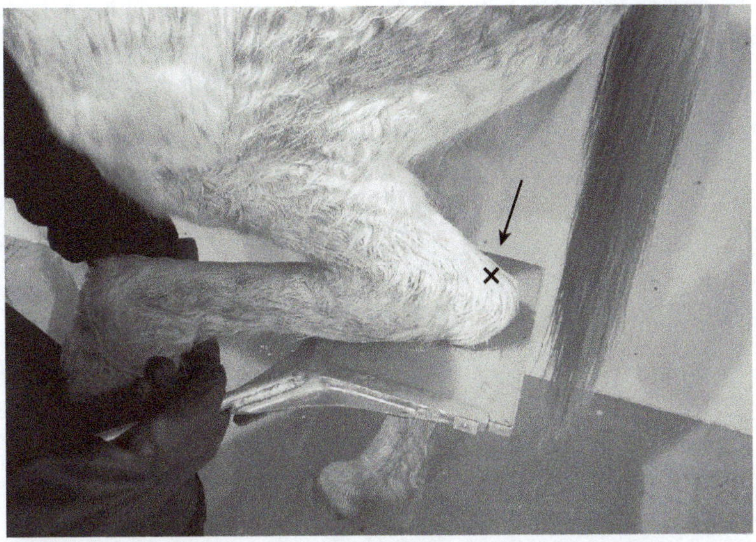

Figura 9-37 Posicionamento do equino, do chassi e do assistente para uma projeção dorsoplantar em flexão do calcâneo. A *seta* indica a direção do feixe e o *X* indica para onde se deve direcioná-lo.

Preparação do membro para o exame ultrassonográfico

A avaliação ultrassonográfica é um componente essencial de vários checkups de claudicação. A preparação apropriada do membro minimiza os artefatos e favorece a obtenção de um diagnóstico acurado.

Finalidade

- Preparar o membro para exame ultrassonográfico de qualidade diagnóstica.

Complicação

- Lesões na equipe.

Material

- Escova.
- Tricótomo com pente número 40.
- Aparelho de barbear.
- Gel para barbear.
- Álcool isopropílico a 70%.
- Gel para ultrassonografia.

Procedimento para a preparação do exame ultrassonográfico

Ação técnica	Fundamento/extensão
1. Encabreste o equino e posicione-o em uma superfície plana.	1a. Idealmente, o equino deve permanecer sobre superfície cimentada.

2. Sede o equino se necessário.

2a. Os equinos podem se assustar durante o exame ultrassonográfico.

2b. Tranquilizantes podem ser utilizados para acalmar os animais e minimizar sua movimentação.

3. Escove o membro.

3a. A lama e a sujeira cegam rapidamente o pente do tricótomo.

3b. Membros com lama em excesso podem ser lavados e secos com toalha.

4. Use um pente número 40 e tricotomize a área a ser examinada. Faça a tricotomia na direção do crescimento dos pelos.

4a. A ultrassonografia do membro do equino envolve mais comumente o exame dos tendões.

4b. A área de tricotomia deve ser benfeita, com bordos quadrados.

4c. Informe sempre ao proprietário de que o equino será tricotomizado. A remoção não autorizada de pelos em animais de competição nunca deve ser realizada.

4d. Se o proprietário não autorizar a tricotomia, pode-se fazer uma mistura de álcool e gel e aplicar na área de interesse. Misture uma parte de álcool a três partes de gel. O exame terá qualidade inferior, e a repetição desse tipo de exame abrevia a vida útil do transdutor de ultrassom.

5. Aplique gel para barbear e depile a área tricotomizada com um aparelho padrão.

5a. Normalmente, aparelhos descartáveis são usados.

5b. A depilação da área minimiza o desgaste ou os danos à cabeça do transdutor de ultrassom.

6. Limpe a área com álcool. Aplique gel para ultrassonografia e inicie o exame.

—

Questões de revisão

1. Qual a função de um crachá de dosimetria?
2. Descreva o procedimento utilizado para a remoção de uma ferradura.
3. Qual é a substância utilizada para remover os artefatos de bolsas de ar nas radiografias do casco?
4. Faça um diagrama e identifique todos os ossos do membro torácico do equino.
5. Explique por que se usa um arame fino durante a radiografia látero-medial do casco (terceira falange).
6. Identifique as projeções padrão e as projeções opcionais utilizadas no estudo do navicular.
7. Descreva as técnicas que podem ser utilizadas para encorajar um equino a manter-se em posição de apoio.
8. Faça um diagrama da direção do feixe de raios X nas projeções DLPM e DMPL do boleto.

9. Mencione um nome alternativo para a radiografia DLPM do boleto.
10. Identifique o tamanho apropriado do chassi que se utiliza em um estudo do metacarpo.
11. Descreva a técnica utilizada para determinar a posição sagital média verdadeira no carpo.
12. Mencione o nome da projeção utilizada para se avaliar o calcâneo.
13. Compare os dois métodos de preparação para o exame ultrassonográfico. Qual método melhora a qualidade diagnóstica e estende a vida útil do transdutor?

Referências

HAN, C; HURD, C. *Practical diagnostic imaging for the veterinary technician*. 2. ed. St. Louis: C. V. Mosby, 1999.

LAVIN, L. *Radiography in veterinary technology*. 2. ed. Philadelphia: W. B. Saunders, 1999.

MORGAN, J. *Techniques of veterinary radiography*. 5. ed. Ames: Iowa State University Press, 1993.

THRALL, D. *Textbook of veterinary diagnostic radiology*. Philadelphia: W. B. Saunders, 1986.

10 Anestesia

Os cautelosos raramente erram.
Confúcio

Palavras-chave

- analgesia
- anestesia
- apneia
- arritmia
- aspiração
- ataxia
- bradicardia
- cianose
- dispneia
- disritmia
- fasciculações
- hipertermia
- hipotermia
- maligna
- nistagmo
- palpebral
- regurgitação
- taquicardia
- taquipneia

Objetivos

- Identificar as funções que um técnico veterinário pode ter na realização de procedimentos anestésicos de rotina em equinos, bovinos, lhamas, caprinos e suínos.
- Discutir a utilização e a manutenção dos equipamentos de anestesia.
- Descrever as normas gerais para a aplicação e manutenção da **anestesia**.
- Identificar os protocolos anestésicos de rotina nos equinos, bovinos, lhamas, caprinos, ovinos e suínos.
- Discutir as complicações associadas à anestesia nas variadas espécies animais.

Anestesia veterinária na prática de grandes animais

Ao contrário do que ocorre em pequenos animais, a anestesia na prática de animais de grande porte percorre o caminho da anestesia local para a geral. Os procedimentos podem ser realizados no campo ou celeiro ou em uma sala de cirurgia estéril com uma bateria completa de aparelhos de anestesia. O monitoramento pode variar de um estetoscópio simples e um relógio de ponteiros a monitores de pressão arterial e oxímetros de pulso. Independentemente da circunstância, o técnico muitas vezes exerce as funções de anestesista veterinário – administrando e monitorando a anestesia sob supervisão veterinária – e é responsável pela segurança do paciente e do médico.

Funções do anestesista veterinário

- Calcular as doses dos medicamentos receitadas.
- Elaborar e entender como administrar sedativos, analgésicos ou anestésicos.
- Manter os registros dos medicamentos em conformidade com as regulamentações estaduais e federais.
- Utilizar e fazer a manutenção dos equipamentos de monitoramento.
- Utilizar e fazer a manutenção dos equipamentos de anestesia.
- Monitorar a anestesia, mantendo um plano anestésico seguro para o paciente e o cirurgião.

Período pré-anestésico

Embora a maioria das cirurgias realizadas em grandes animais seja feita com dispositivos de contenção e anestésicos locais, muitas vezes o animal estará, ao menos, sedado. Além disso, a anestesia geral em animais de grande porte envolve todos os riscos associados a ela que são encontrados também em pequenos animais, além da dificuldade de se manter a circulação sanguínea em uma grande massa corpórea. É, portanto, importante estar atento ao período pré-anestésico e garantir que o paciente esteja preparado corretamente para qualquer esquema anestésico que o veterinário tenha planejado.

Base mínima de dados

Finalidades

- Certificar-se de que o paciente correto está presente para a anestesia.
- Certificar-se de que a parte burocrática foi concluída, e que o proprietário está ciente dos riscos.
- Certificar-se de que um exame físico foi feito antes de a anestesia ser administrada.

Todas as espécies	Raciocínio
1. Identificação do paciente ou sinalização.	1a. Certifique-se de que o paciente correto tenha sido apresentado para a cirurgia ou anestesia, verificando raça, sexo e nome ou colar/brinco de identificação.

	1b. Verifique o procedimento cirúrgico a ser realizado e qual parte do corpo será trabalhada.
2. Histórico do paciente.	**2a.** Dê atenção especial aos eventos pré-anestésicos e a quaisquer dificuldades.
	2b. O Capítulo 4 apresenta técnicas sobre como reunir o histórico do paciente.
3. Exame físico.	**3a.** Descobertas podem determinar qual regime anestésico selecionar.
	3b. Importante para identificar qualquer patologia que possa afetar a resposta à anestesia geral.
	3c. O Capítulo 4 apresenta as técnicas para se fazer o exame físico.
4. Autorização do proprietário.	**4a.** A maioria dos Estados norte-americanos exige um termo de consentimento legal anestésico, que deve ser assinado pelo proprietário (Figura 10-1).
	4b. Informações sobre os efeitos dos anestésicos e suas possíveis consequências devem ser incluídas no formulário.

Preparação de equinos para a anestesia geral ou sedação intensa

Finalidade

- Assegurar o resultado positivo por meio da tentativa de se prevenirem complicações, especialmente aquelas que conduzam à morte relacionada à anestesia.

Complicações

- Lesão no paciente ou manipulador.
- Emergência anestésica decorrente de preparação inadequada.
- Desidratação.
- Hipoglicemia.
- Hiper/Hipotermia.

Material

- Seringa para lavar a boca.
- Água.
- Itens para a colocação de cateter jugular (Capítulo 6).
- Itens para a coleta de sangue (Capítulo 5).

CLÍNICA MÉDICA ANIMAL

NOME DO PROPRIETÁRIO: _____

IDENTIFICAÇÃO DO CLIENTE: _____

TELEFONE DO CLIENTE: _____

ENDEREÇO DO CLIENTE: _____

NOME DO ANIMAL: _____

DATA DE NASCIMENTO: _____

FORMULÁRIO DE CONSENTIMENTO PARA ANESTESIA

Hoje, _____ passará por um procedimento que exige anestesia. Eu entendo que, mesmo sob a melhor das circunstâncias, há um risco associado ao processo de anestesia. Os riscos incluem, mas não estão limitados a, diminuição da pressão arterial, frequência cardíaca ou respiratória irregular e morte súbita. Eu autorizo a anestesia e as medidas de salvamento consideradas necessárias pelo médico. Eu entendo que despesas adicionais podem ocorrer e que não há garantia de resultados.

Para melhor avaliar o atual estado de saúde do _____, nós recomendamos a seguinte avaliação laboratorial:

1) Perfil sanguíneo pré-anestésico	S _____	N _____	39,00
2) Perfil sanguíneo geral	S _____	N _____	67,50
3) Hemograma completo	S _____	N _____	34,00
4) Urinálise	S _____	N _____	22,50

Eu autorizo os seguintes testes: _____

Eu não autorizo os seguintes testes: _____

Eu assumo total responsabilidade financeira pelo _____ e entendo que o pagamento será totalmente efetuado no momento da alta.

Assinatura do proprietário: _____   Data: _____

Figura 10-1 Exemplo de formulário de liberação para anestesia.

Procedimentos para o preparo de equinos para a anestesia geral

Ação técnica	Fundamento/extensão
1. Jejum alimentar.	**1a.** Controverso. Pode levar à compactação ou à ruptura do íleo e do cólon, por isso, alguns veterinários não restringem a alimentação por mais do que duas horas.
	1b. Equinos adultos devem ter a alimentação restringida por 12-24 horas.
	1c. Potros podem ser autorizados a mamar até 2 horas antes da anestesia.
	1d. Restringir alimentos fermentáveis, como grãos ou alimentos peletizados, por pelo menos 24 horas.
2. Jejum hídrico.	**2a.** Retirada da água. Controverso (veja acima). O risco de regurgitação e aspiração é insignificante.
3. Cateter jugular.	**3a.** O tamanho e o comprimento do cateter dependem do tamanho do equino, da duração do procedimento e se o cateter será deixado posteriormente na recuperação.
	3b. O Capítulo 6 aborda as técnicas de colocação de cateter.

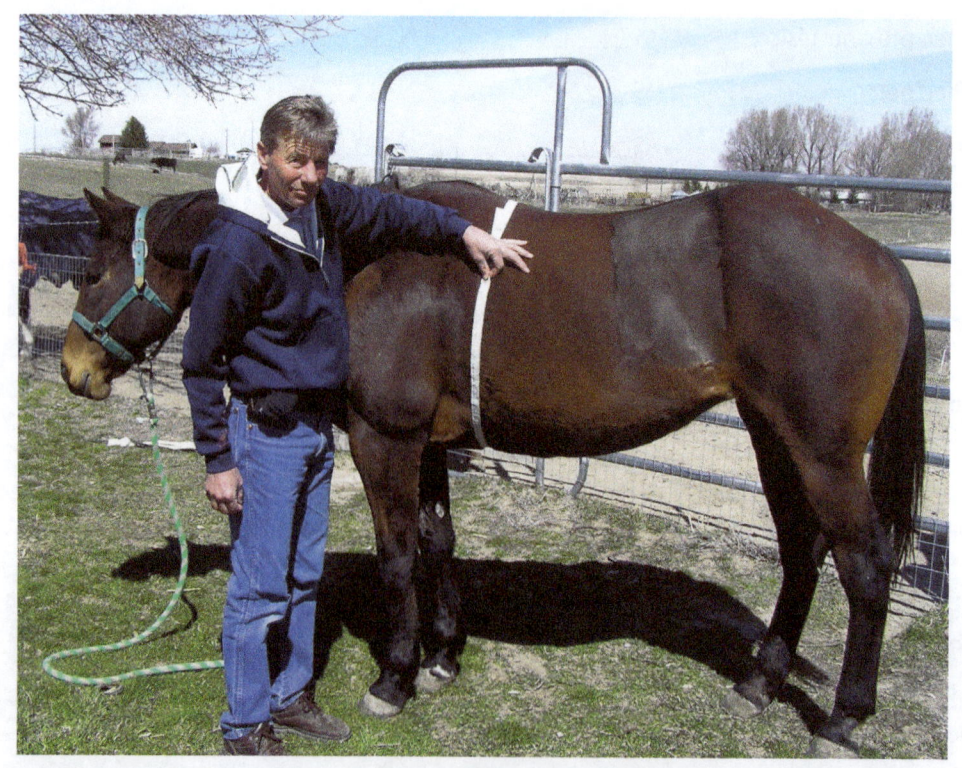

Figura 10-2 Aplicação de uma fita de cálculo de peso em um equino.

	3c. O uso de lidocaína tópica ou subcutânea facilita a colocação.
4. Exame de sangue.	**4a.** Fazer ou não exames de sangue – e qual exame se deve fazer – será determinado pelo médico veterinário.
	4b. O hemograma completo pode detectar anemia, septicemia ou processos inflamatórios.
	4c. A bioquímica sérica pode detectar problemas renais ou hepáticos ou algum dano muscular escondido. Essas condições podem influenciar no tipo de anestésico utilizado.
5. Lavagem da boca com água.	**5a.** Especialmente importante quando o equino for entubado para evitar que material alimentar seja levado para a traqueia.
	5b. Aconselhável sempre quando se usa sedação profunda.
	5c. A maioria dos equinos coopera com o procedimento.
6. Estimativa de peso corpóreo.	**6a.** Pode ser realizada com a utilização de uma fita de cálculo de peso em torno do animal ou com uma balança para gado (Figura 10-2).

PREPARAÇÃO DE RUMINANTES PARA A ANESTESIA GERAL OU SEDAÇÃO INTENSA

FINALIDADE

- Assegurar um resultado positivo por meio da tentativa de se prevenirem complicações, especialmente aquelas que conduzam à morte relacionada à anestesia.

COMPLICAÇÕES

- Lesão no paciente ou manipulador.
- Emergência anestésica decorrente de preparação inadequada.
- Desidratação.
- Hipoglicemia.
- Meteorismo.

MATERIAL

- Itens para a colocação de cateter jugular (Capítulo 6).
- Itens para coleta de sangue (Capítulo 5).

Procedimentos para o preparo de ruminantes para a anestesia geral

Ação técnica	Fundamento/extensão
1. Jejum alimentar em geral.	1a. Feito para prevenir a aspiração de alimento para os pulmões enquanto o animal estiver sob anestesia, meteorismo ruminal e bradicardia.
	1b. Não recomendado para animais lactentes, porque pode resultar em hipoglicemia. Animais nesta condição podem continuar recebendo leite até 2 horas antes da anestesia.
2. Bezerros de 2 a 4 meses de idade alimentando-se de sólidos.	2a. Restringir os alimentos por 4 a 8 horas, permitindo a mamada.
	2b. Bezerros mais jovens precisam de jejum menor por seu rúmen ainda não funcionar plenamente.
3. Pequenos ruminantes como caprinos e ovinos.	3a. Restringir os alimentos por 12 a 18 horas.
	3b. Tenha cuidado com as ovelhas em estágio de prenhez avançada. Elas não toleram a abstinência alimentar prolongada.
4. Bovinos adultos (acima de 6 meses de idade).	4a. Restringir os alimentos por 24 a 36 horas.
	4b. Uma vez que o rúmen esteja totalmente funcional, a retirada de alimentação prolongada é necessária para que haja diminuição da fermentação microbiana.
	4c. Touros grandes podem exigir 48 horas de jejum alimentar.
5. Jejum hídrico.	5a. Feito para evitar regurgitação e posterior aspiração de líquido nos pulmões e diminuir a incidência de meteorismo.
	5b. No caso de calor extremo, o período de retirada de água é encurtado, de modo a se evitar a desidratação.
6. Bezerros, cordeiros e animais jovens com mais de 3 meses.	6a. Retirar a água por 4 a 8 horas.
7. Animais adultos.	7a. Retirar a água por 12 a 18 horas.
8. Cateter jugular 18 g para ovinos e caprinos, 16-18 g para bezerros e 12-14 g para bovinos adultos.	8a. O Capítulo 6 aborda a técnica de colocação.
	8b. O uso de lidocaína tópica ou subcutânea facilita a colocação.
9. Exame de sangue.	9a. De acordo com instruções do médico veterinário. O Capítulo 5 inclui técnicas de coleta de sangue.

	9b. O hemograma completo pode detectar anemia decorrente da presença de hemoparasitas ou outras doenças sistêmicas. O hematócrito deve ser de pelo menos 30%.
	9c. A bioquímica sérica pode detectar problemas renais ou hepáticos que influenciam no tipo de anestésico utilizado.
10. Estimativa de peso corpóreo.	**10a.** Os ruminantes com menos de 136 kg e que não toleram cabresto podem ser pesados em uma balança de pequenos animais.
	10b. Grandes ruminantes podem ser pesados em um veículo equipado com balança para gado.
	10c. Se a balança não estiver disponível, uma fita de cálculo de peso pode ser utilizada.

Preparação de lhamas para a anestesia geral ou sedação intensa

Finalidade

- Assegurar um resultado positivo por meio da tentativa de se prevenirem complicações, especialmente aquelas que conduzam à morte relacionada à anestesia.

Complicações

- Lesão no paciente ou manipulador.
- Emergência anestésica decorrente de preparação inadequada.
- Desidratação.
- Hipoglicemia.
- Meteorismo.

Material

- Itens para a colocação de cateter jugular (Capítulo 6).
- Itens para coleta de sangue (Capítulo 5).

Procedimentos para o preparo de lhamas para a anestesia

Ação técnica	Fundamento/extensão
1. Jejum alimentar.	**1a.** Realizado para prevenir-se o meteorismo, que poderia comprometer a respiração.

	1b. Também ajuda a evitar a regurgitação e o consequente risco de aspiração.
	1c. Lhamas adultas devem ter o alimento restringido por 24 horas ou até mais, caso o rúmen esteja muito cheio ou caso se espere uma anestesia geral prolongada.
	1d. Animais com menos de 3 meses de idade estão autorizados a mamar até o momento da anestesia.
	1e. Pode ser adotado jejum de até 12 horas em animais submetidos a dieta sólida, porém, permitindo-se que mamem.
2. Jejum hídrico.	**2a.** Retirar a água por 12 horas para os adultos.
	2b. Diminui o meteorismo, a regurgitação e a aspiração.
	2c. Retire a água por um período mais curto se a temperatura ambiente for superior a 32 °C.
3. Colocação de cateter jugular.	**3a.** O Capítulo 6 mostra como se coloca um cateter jugular.
	3b. O uso de lidocaína tópica ou por via subcutânea facilita a colocação.
4. Lavagem da boca com água.	**4a.** Pode exigir sedação para ser concluída. Muitas vezes, a lhama regurgita imediatamente.
	4b. Especialmente importante quando a anestesia geral exigir entubação, pois a lavagem da boca evita que alimentos possam ser carregados para a traqueia pelo tubo.
5. Estimativa de peso.	**5a.** Lhamas e alpacas pequenas devem ser pesadas em balanças, a fim de se evitar a superdosagem de drogas.

Preparação de suínos para a anestesia geral ou sedação intensa

Finalidade

- Assegurar um resultado positivo por meio da tentativa de se prevenirem complicações, especialmente aquelas que conduzam à morte relacionada à anestesia.

Complicações

- Lesão no paciente ou manipulador causada por contenção inadequada.
- Emergência anestésica decorrente de preparação inadequada.

- Desidratação.
- **Hipertermia**.
- Hipoglicemia.
- Vômito.

Material

- Seringa para a lavagem da boca.
- Água.
- Itens para a colocação de cateter jugular (Capítulo 6).
- Itens para coleta de sangue (Capítulo 5).

Procedimentos para a preparação de suínos para a anestesia

Ação técnica	Fundamento/extensão
1. Jejum alimentar.	**1a.** Realizado para diminuir a chance de aspiração de alimento decorrente de vômitos ocorridos durante a recuperação.
	1b. Retirar os alimentos dos suínos com 16 kg ou mais por 12 horas.
	1c. Suínos lactentes podem subir para a enfermeira 2 horas antes da anestesia.
2. Jejum hídrico.	**2a.** Realizado para prevenir a aspiração de suco gástrico.
	2b. Retirar a água por 6 horas no suíno adulto.
	2c. Quando a temperatura ambiente exceder os 30 °C, deve-se encurtar o tempo de jejum hídrico.
3. Estimativa do peso corpóreo.	**3a.** Porcos pequenos podem ser pesados facilmente em uma balança pediátrica ou de pequenos animais; porcos maiores requerem balanças eletrônicas pecuárias.
4. Cateter venoso auricular de 0,9 mm x 25 mm para suínos pequenos. Acima de 1,3 mm x 48 mm para suínos maiores.	**4a.** Exige-se excelente contenção; um tronco pode ser necessário para suínos com mais de 68 kg. Suínos com mais de 90 kg podem exigir contenção química.
	4b. O Capítulo 6 aborda as técnicas de colocação.
	4c. A utilização de lidocaína tópica facilita a colocação em suínos acordados.

	4d. A aplicação tópica de álcool isopropílico a 70% fará com que a veia auricular seja mais facilmente visualizada.
5. Lavagem da boca com água.	**5a.** Para remover partículas de alimentos antes da entubação.

Estágios da anestesia

O procedimento da anestesia geral é dividido em etapas e planos que descrevem sua profundidade. Entender essas etapas e planos ajudará a se determinar a profundidade da anestesia pelo monitoramento dos sinais vitais e reflexos do paciente. Os parâmetros de monitoramento e seus significados são abordados na seção "Parâmetros para monitoramento em todos os pacientes sob anestesia". Eles são muito influenciados pelo tipo de anestésico utilizado.

Descrição dos estágios da anestesia

Tabela 10-1 Descrição dos estágios da anestesia

1. Estágio I, imediatamente após a administração de um anestésico geral para todas as espécies.	**1a.** O paciente ainda está consciente, mas desorientado. **1b.** As frequências cardíaca e respiratória podem estar aumentadas. **1c.** O animal pode apresentar sinais de ansiedade ou medo, caso não tenha sido pré-tratado com um sedativo ou tranquilizante.
2. Estágio II, tem início com perda de consciência, muitas vezes conhecido como a fase excitatória.	**2a.** Todos os reflexos estão presentes e possivelmente exagerados. **2b.** A inibição do neurônio motor é perdida, acarretando movimentos bruscos da cabeça e dos membros. **2c.** Os sinais são semelhantes em todas as espécies, mas existe um perigo maior para o paciente e a equipe quando equinos e animais produtores de alimento são anestesiados. **2d.** A respiração pode ser irregular ou o paciente pode parecer prender a respiração. **2e.** Pode haver liberação de catecolamina, causando arritmias ou parada cardíaca, especialmente em equinos e suínos. **2f.** É importante que seja utilizada excelente pré-medicação para evitar os sinais clínicos desta fase em todas as espécies de grandes animais.

3. Estágio III, dividido em quatro planos	**3a.** Anestesia cirúrgica.	
4. Estágio III, plano 1, leve anestesia para equinos e ruminantes	**4a.** Cessam os movimentos involuntários dos membros.	
	4b. Os movimentos respiratórios tornam-se uniformes e regulares e a contração da orelha ainda está presente.	
	4c. O reflexo pupilar à luz diminui e a pupila se contrai.	
	4d. Pode haver **nistagmo**.	
	4e. O reflexo de morder está suprimido, permitindo a entubação.	
	4f. O mesmo ocorre tanto em ruminantes quanto em equinos, mas o globo ocular começa a rolar no sentido ventromedial.	
	4g. O reflexo corneal está presente.	
5. Estágio III, plano 2, anestesia cirúrgica média (Equinos)	**5a.** Reflexos palpebral e corneal fortes. O movimento da orelha pode estar presente.	
Ruminantes	**5b.** Globo ocular deslocado ventralmente, apenas a esclera é visível.	
	5c. Reflexo palpebral presente, mas lento.	
Equinos e ruminantes	**5d.** Movimentos respiratórios regulares, a 6-10, frequência cardíaca acima de 40 bpm.	
	5e. Não responsivos à maioria dos estímulos nocivos.	
6. Estágio III, plano 3, anestesia profunda (Equinos)	**6a.** Reflexo corneal diminuído ou ausente, assim como o reflexo palpebral.	
	6b. Secreção lacrimal diminuída.	
	6c. Pupilas dilatadas.	
	6d. Pressão sanguínea em queda. Movimentos respiratórios superficiais ou irregulares.	
Ruminantes	**6e.** Globo ocular dirigido, novamente, em direção central, com pupilas fixas e dilatadas.	
	6f. Reflexos corneal e palpebral ausentes.	
	6g. Movimentos respiratórios superficiais, com menos de cinco movimentos por minuto. Frequência cardíaca e pressão sanguínea em queda, tempo de preenchimento capilar ultrapassa 3-4 segundos.	
7. Estágio III, plano 4 (Equinos)	EM PERIGO/PROFUNDA DEMAIS. O PACIENTE ESTÁ MORRENDO!!!	
	7a. Pressão sanguínea arterial média inferior a 60 mmHg, frequência cardíaca irregular ou lenta, movimentos respiratórios erráticos.	
	7b. Pupilas fixas e dilatadas, sem reflexo corneal ou palpebral.	
Ruminantes	**7c.** Profundo relaxamento muscular.	
	7d. O mesmo que para os equinos.	
8. Estágio IV, moribundo	**8a.** A morte é iminente.	

COLLEGE OF SOUTHERN IDAHO VETERINARY TECHNOLOGY
REGISTRO DE ANESTESIA

Nome do animal ______________________________

Nome do proprietário ___________________________

Data	Cirurgião	Aluno assistente

Diagnóstico pré-operatório

Cirurgia/Procedimento proposto

Peso	Temp.	FC	FR	VG	PT	MM	TPC

Anestesista	Aluno anestesista

Medicamentos pré-anestésicos				Indução da anestesia			
Medicamentos	Dose (mg)	Via	Tempo	Droga	Dose (mg)	Via	Tempo

Status ASA
1 2 3 4 5

Manutenção das vias aéreas
- ☐ Máscara
- ☐ Tubo endotraqueal
- Tamanho _________

Fluidos: Tipo ___________ Quantidade total ______________

Símbolos	
A	Início da anestesia
C	Início da cirurgia
A	Final da anestesia
f	Final da cirurgia
•	Frequência de pulso
_	Frequência respiratória
x	Pressão sanguínea

Comentários
Tempo da extubação ___________
Tempo pós-operatório ___________
Qualidade da recuperação:

Sistema Respiratório
- ☐ Mecânico
- ☐ Semiaberto
- ☐ Re-respiração
- ☐ Fechado
- ☐ Semifechado
- ☐ Litros/min _________

	15	30	45	_:00	15	30	45	_:00	30
Anestésico %									
L M D									
140									
130									
120									
100									
90									
80									
70									
60									
50									
40									
30									
20									
10									
5									
	15	30	45	_:00	15	30	45	_:00	30

Figura 10-3 Exemplo de um registro de anestesia.

Parâmetros para monitoramento em todos os pacientes sob anestesia

Finalidade

Ao monitorar os sinais vitais, o anestesista pode manter o paciente em um nível seguro de anestesia. O monitoramento permite ao anestesista ajustar o nível de sedação do paciente durante a cirurgia para assegurar recuperação rápida e segura (Figura 10-3).

Complicações

- Recuperação prolongada da anestesia.
- Recuperação precoce da anestesia.
- Morte relacionada à anestesia.

Material

- Relógio com ponteiro de segundos.
- Estetoscópio.
- Termômetro.
- Caneta e papel com prancheta.

Procedimentos para o monitoramento em equinos

Parâmetro	Informação derivada
1. Frequência e ritmo cardíaco.	**1a.** Auscultar com estetoscópio na região ventral do peito. Melhor palpar o pulso simultaneamente (Figura 10-4A).
	1b. A frequência cardíaca normal está entre 35 e 50 batimentos por minuto.
	1c. A **taquicardia** é a frequência cardíaca superior a 60 bpm. Pode ser induzida pela dor, por medicamentos (Quetamina) ou ser um sinal de que o equino está acordando.
	1d. A bradicardia é a frequência cardíaca inferior a 30 bpm. Pode ser induzida por medicamentos (alfa-2 agonistas) ou ser um sinal de plano anestésico excessivamente profundo.
	1e. O ritmo cardíaco irregular pode estar associado à dor, à anestesia excessivamente profunda ou à morte iminente.

2. A frequência do pulso é a mesma da frequência cardíaca.

1f. Determine o tipo de **arritmia** por meio do eletrocardiograma.

1g. A pressão arterial, junto com sinais físicos (coloração de mucosas, frequência respiratória), ajuda a identificar consequências negativas em potencial.

2a. Os pulsos palpáveis encontram-se nas seguintes regiões: submandibular, facial, carpal, metatarso lateral, abaxial e artérias digitais (Figura 10-4B).

2b. Um pulso pode não ser palpável quando a pressão arterial sistólica cair abaixo de 60 mmHg.

2c. Um pulso filiforme (difícil de palpar) pode ser causado por alfa-2 agonistas, baixa pressão arterial ou plano anestésico perigosamente profundo.

2d. Um pulso forte é palpado ou mesmo visualizado facilmente. Pode ser causado por pressão alta, dor ou plano anestésico leve. Também é visualizado quando há grande diferença entre as pressões sistólica e diastólica.

2e. Pulsos que não correspondam à frequência cardíaca indicam arritmia significativa e redução do débito cardíaco. Esta condição exige diagnóstico e manejo imediatos. Utilize o eletrocardiograma e o monitor de pressão arterial.

3. Frequência e ritmo respiratório.

3a. Determine-os com a observação do movimento torácico, subindo e descendo, observando o balão respiratório inflando e desinflando ou visualizando a dilatação das narinas.

3b. A frequência e o ritmo respiratório são influenciados pelos medicamentos anestésicos utilizados e pelo posicionamento do paciente.

3c. Equinos em decúbito dorsal tendem a ter respiração superficial. A coloração das mucosas, a oximetria de pulso e a capnometria indicam a eficácia da ventilação.

3d. A **apneia** é a perda de respiração espontânea. Os equinos podem interromper a respiração por até 2 minutos sem consequências negativas.

3e. Forneça suporte ventilatório, caso a apneia se prolongue por mais de 2 minutos:

- coloque o tubo endotraqueal;
- comprima o balão reservatório ou sopre no tubo endotraqueal;
- forneça oxigênio por meio de um tubo endotraqueal ou nasotraqueal.

3f. A respiração superficial pode indicar uma ventilação pobre. Veja anteriormente, para diagnóstico e terapia.

3g. Um ritmo regular de 6 a 12 movimentos respiratórios por minuto com anestésicos inalatórios é geralmente indicativo de um bom plano de anestesia.

4. Coloração das mucosas.

4a. Examine a coloração da mucosa oral.

4b. Ela indica o grau de perfusão e oxigenação. Pode ser influenciada pelos agentes anestésicos utilizados e se o equino estiver recebendo oxigênio suplementar.

4c. A coloração normal varia do rosa pálido ao rosa, mas pode ser influenciada pelas drogas anestésicas utilizadas ou pela presença de doença sistêmica.

4d. Coloração pálida, cinza ou branca pode indicar perfusão inadequada, decorrente de:
- débito cardíaco pobre;
- vasoconstrição;
- pressão arterial baixa;
- plano anestésico muito profundo.

4e. Cianose, ou coloração azulada, indica pobre oxigenação sanguínea, decorrente de:
- má ventilação, causada por frequência respiratória inadequada ou profundidade anestésica;
- edema pulmonar;
- pneumotórax;
- obstrução das vias aéreas.

5. Tempo de preenchimento capilar (TPC).

5a. Obtido pelo pressionamento das gengivas até obter-se palidez na região. Com a liberação da pressão, contam-se quantos segundos são necessários para a restauração da coloração original.

5b. Bom indicador da perfusão e, portanto, do débito cardíaco.

5c. Um TPC normal é de 1-2 segundos

5d. Um TPC prolongado (mais de 3 segundos) indica má perfusão. Pode ser causado por:

- receptores alfa-2 agonistas, causando vasoconstrição periférica, sem grandes consequências;
- plano anestésico profundo demais.

5e. Um animal com TPC prolongado precisa de atenção.

6. Posição ocular.

6a. A posição do globo ocular geralmente permanece inalterada em equinos.

6b. O deslocamento ventromedial do globo é indicativo do aprofundamento do plano anestésico.

7. Reflexo **palpebral**.

7a. Estimulado por um leve toque nos cílios ou com um toque no canto medial da pálpebra.

7b. O reflexo palpebral deve estar presente a todo instante durante uma anestesia equina, embora possa ser difícil de avaliar quando as pálpebras estiverem contraídas (como em cirurgias de cólica).

7c. Um reflexo palpebral forte indica um plano superficial de anestesia.

7d. Um reflexo palpebral lento indica um plano cirúrgico de anestesia que pode estar se aproximando da anestesia profunda.

7e. Um reflexo palpebral ausente indica que a anestesia está se tornando demasiadamente profunda e que o equino precisa de atenção imediata.

8. Reflexo corneal.

8a. Obtém-se pelo gotejamento de solução salina ou lágrima artificial estéril no olho e posterior verificação da retração do globo. É possível também utilizar um toque suave no olho do equino, com o dedo enluvado.

8b. O reflexo da córnea deve estar sempre presente. O lacrimejamento intenso é comum.

8c. Um reflexo lento da córnea e córnea seca indicam que o equino está entrando em um nível perigosamente profundo de anestesia.

8d. Se o reflexo da córnea estiver ausente, a anestesia está perigosamente profunda e o equino pode vir a óbito em breve.

9. Contração da orelha.

9a. Obtida por leve roçar nos pelos da orelha interna com um dedo.

9b. A confiabilidade depende da sensibilidade do equino e da habilidade do operador.

9c. A presença de uma contração da orelha sugere um plano superficial de anestesia.

10. Temperatura.

10a. Obtida pela utilização de um termômetro retal; deve ser verificada a cada 30 minutos.

10b. A temperatura normal varia de 36 °C a 38°C (98 °F-101 °F).

10c. Temperatura inferior a 36 °C (97 °F) indica **hipotermia**, o que causa a diminuição da função cardíaca e pode levar à recuperação anestésica prolongada, decorrente da liberação reduzida de medicamentos e da falência dos órgãos principais.

10d. A hipotermia é um problema mais comum em potros e durante cirurgias abdominais prolongadas.

10e. A hipotermia pode indicar também um plano anestésico muito profundo.

10f. Temperatura superior a 39 °C (102 °F) indica hipertermia, que pode causar danos a órgãos importantes, falência desses órgãos, edema cerebral e morte.

10g. A hipertermia ocorre na maioria das vezes quando o animal está muito estressado antes ou durante a indução (indução áspera) ou quando o equino é submetido à indução em abiente externo, no sol, em dias quentes.

10h. A hipertermia **maligna** (aumento extremo de temperatura, **fasciculações** musculares e convulsões) pode ocorrer como efeito adverso de alguns anestésicos inalatórios (halotano), embora isso seja muito raro.

10i. Medidas imediatas para resfriar o equino devem ser tomadas, incluindo aplicação de:

- fluidos intravenosos frios;

- bolsas de frio ou água fria para as orelhas e região inguinal;
- enema de água fria;
- ventilação.

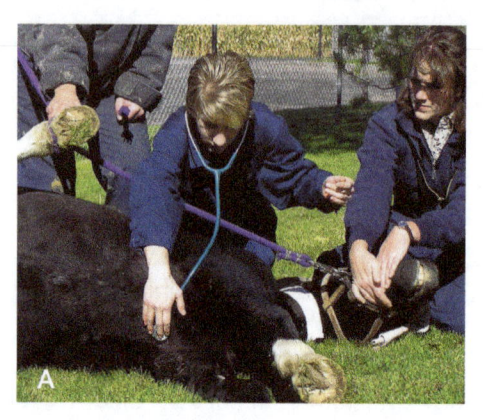

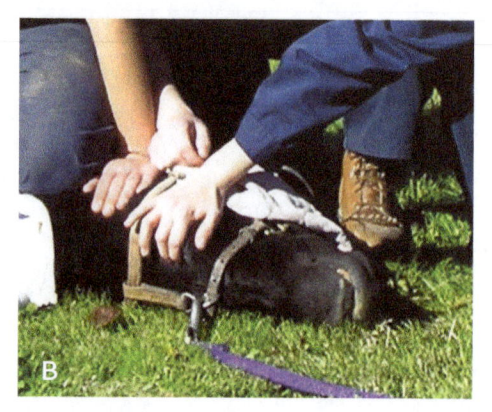

Figura 10-4 (A) Auscultação do coração de um equino anestesiado. (B) Palpação do pulso da artéria facial em um equino anestesiado.

Procedimentos para o monitoramento em ruminantes

Parâmetro	Informação derivada
1. Frequência e ritmo cardíaco.	1a. Ausculte com um estetoscópio sobre o tórax à altura do cotovelo, exatamente atrás do membro torácico. Melhor se for palpado o pulso simultaneamente.
	1b. As artérias normalmente palpáveis são a mandibular externa, a artéria radial do canal do carpo e a artéria auricular.
	1c. A frequência cardíaca normal está entre 70 e 100 bpm em um bovino adulto e entre 90 e 130 bpm em bezerros.
	1d. A taquicardia, ou uma frequência cardíaca maior que 100 bpm em um bovino adulto, pode ser induzida pela dor, por medicamentos (por exemplo, quetamina) ou pode ser interpretada como um sinal de que o animal está acordando.
	1e. A **bradicardia**, ou a frequência cardíaca menor que 50 bpm, pode ser induzida por medicamentos (por exemplo, alfa-2 agonistas, opioides) ou interpretada como sinal de um plano de anestesia profundo demais.
	1f. Um ritmo cardíaco irregular pode estar associado à dor, à anestesia excessivamente profunda ou à morte iminente.

1g. Determine a arritmia por meio do eletrocardiograma.

1h. A pressão arterial, junto com sinais físicos (coloração de mucosas, frequência respiratória), identifica consequências negativas em potencial.

2. Frequência e ritmo respiratório.

2a. Observe a movimentação do tórax, subindo e descendo. Atente para o estridor (ruído) e observe o meteorismo ruminal, além do balão respiratório (caso se esteja utilizando anestesia inalatória).

2b. A frequência e o ritmo podem ser influenciados pelo anestésico utilizado e pelo posicionamento do animal. Ruminantes em decúbito dorsal e lateral tendem a apresentar meteorismo, fazendo com que a respiração se torne superficial. A coloração das mucosas e a oximetria de pulso auxiliam na decisão da adequação da ventilação ou oxigenação.

2c. A frequência normal está entre 20 e 30 movimentos respiratórios por minuto em um bovino adulto e, geralmente, entre 20 e 40 movimentos respiratórios por minuto em bezerros.

2d. A apneia, ou ausência de respiração espontânea, por mais de 2 minutos caracteriza uma emergência. Deve--se fornecer suporte ventilatório por meio do(a):

- alívio do meteorismo ruminal (se houver) por colocação de sonda orogástrica e, possivelmente, pela inserção de um trocarte;
- colocação de um tubo endotraqueal, se ainda não estiver presente;
- aplicação de respiração mecânica comprimindo--se o balão reservatório ou soprando-se no tubo endotraqueal;
- fornecimento de oxigênio por meio de um tubo nasotraqueal ou endotraqueal.

2e. Os ruminantes, em função da sua anatomia, tendem a ter uma respiração rápida e superficial (**taquipneia**) quando estão sob anestesia. Logo, a regularidade da respiração é o melhor indicador da profundidade anestésica do que da profundidade respiratória.

3. Coloração das mucosas.	**3a.** Examine a mucosa oral, a vulva ou o interior do prepúcio. A coloração deve variar do rosa pálido ao rosa.
	3b. A coloração das mucosas indica o grau de perfusão e oxigenação. É influenciada pelos anestésicos utilizados e também pode sofrer alteração se o paciente estiver recebendo suporte ventilatório.
	3c. Mucosas pálidas, cinza ou brancas podem indicar perfusão inadequada decorrente de: • débito cardíaco pobre; • vasoconstrição; • pressão arterial baixa; • plano anestésico muito profundo; • meteorismo ruminal ou timpanismo.
	3d. Mucosas cianóticas ou azuladas indicam oxigenação tecidual pobre decorrente de: • má ventilação, causada por medicamentos anestésicos ou pela profundidade da anestesia (pacientes que não recebem oxigenação suplementar); • edema pulmonar; • aspiração do conteúdo ruminal; • obstrução das vias aéreas.
	3e. Caso a coloração das mucosas esteja anormal, determine a causa e faça o atendimento.
4. Tempo de preenchimento capilar (TPC).	**4a.** Obtém-se pelo pressionamento das gengivas até que se note palidez da região. Então, libera-se a pressão e contam-se os segundos necessários para a restauração de coloração original.
	4b. Bom indicador da perfusão, portanto, do débito cardíaco.
	4c. Um TPC normal é de 2-3 segundos.
	4d. Um TPC prolongado (mais de 4 segundos) indica má perfusão, possivelmente causada por baixa pressão arterial ou por um plano anestésico profundo demais. Um animal com TPC prolongado precisa de atenção imediata.

5. Posição ocular.	**5a.** É influenciada pelo tipo de anestésico utilizado. O monitoramento da posição ocular é mais efetivo quando o paciente está sob anestesia inalatória.
	5b. Normalmente, o globo ocular fica centralizado e as pupilas não se dilatam.
	5c. O deslocamento ventromedial do globo ocorre quando o animal entra em um bom plano de anestesia.
	5d. Caso o globo deslocado retorne ao centro e as pupilas se tornem fixas e dilatadas, a anestesia está profunda demais e o animal necessita de atenção imediata.
6. Reflexo palpebral.	**6a.** Estimulado por um leve toque nos cílios ou no canto medial da pálpebra.
	6b. É um indicador muito pobre da profundidade anestésica em ruminantes, uma vez que geralmente encontra-se ausente até mesmo com a mínima anestesia.
7. Reflexo corneal.	**7a.** Obtém-se pelo gotejamento de solução salina ou lágrima artificial estéril no olho e posterior verificação da retração do globo. É possível também utilizar um toque suave no olho, com o dedo enluvado.
	7b. A perda do reflexo corneal é um indicador de anestesia profunda ao extremo, assim como a falta de secreção lacrimal.
8. Contração da orelha.	**8a.** Não é um indicador confiável da profundidade anestésica em ruminantes.
9. Temperatura.	**9a.** Obtida pela utilização de um termômetro retal; deve ser verificada a cada 30 minutos.
	9b. A temperatura normal varia de 38 °C a 39,5 °C (100 °F-103 °F).
	9c. A hipotermia, ou temperatura abaixo dos 37,5 °C, é o problema mais comumente encontrado em ruminantes muito jovens em cirurgias prolongadas.
	9d. A hipotermia causa diminuição da função cardíaca e pode levar a recuperação anestésica prolongada e falência dos principais órgãos. Pode indicar também um plano anestésico muito profundo.

9e. A hipertermia, ou temperatura maior que 39,8 °C (103,5 °F), ocorre mais frequentemente se o animal estiver muito estressado antes ou durante a indução (indução áspera) ou quando a anestesia for induzida em ambiente externo, no sol, em dias quentes.

9f. A hipertermia pode causar danos e falência dos principais órgãos, edema cerebral e morte.

9g. Medidas imediatas para resfriar o ruminante devem ser tomadas, incluindo a aplicação de:

- entubação orogástrica com administração de água fria;
- bolsas frias ou de água fria nas orelhas e na região inguinal;
- enema de água fria;
- fluidos intravenosos frios.

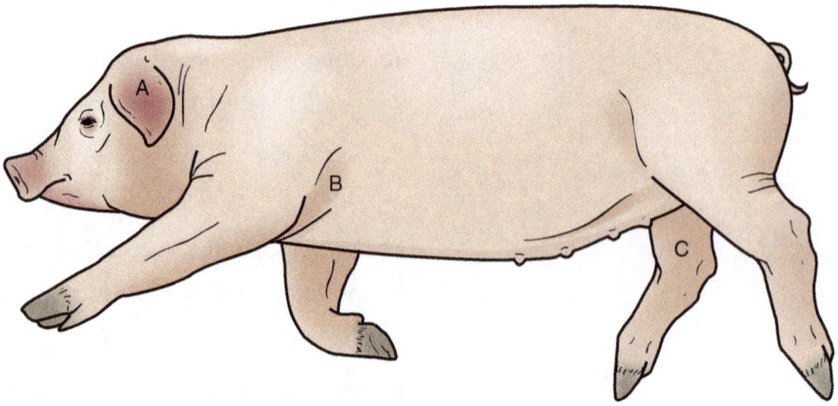

Figura 10-5 Locais para auscultar a frequência cardíaca (B) e para palpar o pulso (A e C).

Procedimentos para o monitoramento em suínos

Parâmetro	Informação derivada
1. Frequência e ritmo cardíaco.	**1a.** Auscultar com estetoscópio na região ventral do peito. Melhor se for palpado o pulso simultaneamente.
	1b. O pulso é mais facilmente encontrado na artéria auricular caudal.
	1c. A safena ou artéria radial pode ser utilizada em suínos com menos de 50 kg (Figura 10-5).

1d. A frequência cardíaca normal em suínos adultos está entre 80-130 bpm.

1e. Frequência cardíaca irregular ou pulso que não corresponde à frequência cardíaca devem ser analisados em um eletrocardiograma.

2. Frequência e ritmo respiratório.

2a. A frequência respiratória normal em suínos varia entre 10 e 25 movimentos respiratórios por minuto.

2b. A frequência e o ritmo respiratório são influenciados pelos anestésicos.

2c. Se o animal não estiver entubado, deve-se cuidar para que a cabeça e o pescoço permaneçam estendidos, de modo que não se obstruam as vias aéreas.

3. Coloração das mucosas.

3a. Examine a mucosa oral, a vulva ou o interior do prepúcio.

3b. A coloração das mucosas indica o grau de perfusão e oxigenação. É influenciada pelos anestésicos utilizados e também pode sofrer alteração se o paciente estiver recebendo suporte ventilatório.

3c. Mucosas pálidas, cinza ou brancas podem indicar perfusão inadequada, decorrente de:

- débito cardíaco pobre;
- vasoconstrição;
- pressão arterial baixa;
- plano anestésico muito profundo.

3d. Mucosas cianóticas ou azuladas indicam oxigenação tecidual pobre, decorrente de:

- má ventilação, causada por anestésicos ou pela profundidade da anestesia (pacientes que não recebem oxigenação suplementar);
- edema pulmonar;
- aspiração do conteúdo gástrico;
- obstrução das vias aéreas.

3e. Membranas mucosas com coloração vermelho-tijolo podem ser visualizadas em animais com hipertermia.

3f. Caso a coloração das mucosas esteja anormal, determine a causa e faça o atendimento.

4. Tempo de preenchimento capilar (TPC).

4a. Obtém-se pelo pressionamento das gengivas até que haja palidez na região; libera-se a pressão e contam-se os segundos necessários para a restauração da coloração original.

4b. Bom indicador da perfusão e, portanto, do débito cardíaco.

4c. O TPC normal é de 1-2 segundos; o TPC prolongado está acima de 3 segundos.

4d. O TPC prolongado indica má perfusão, vasoconstrição. Pode estar associado à baixa pressão arterial e ser causado também por um plano anestésico profundo demais. Um paciente com TPC prolongado precisa de cuidados imediatos

5. Reflexos oculares (corneal e palpebral).

5a. A avaliação dos reflexos corneal e palpebral, nos suínos, não tem valor.

6. Temperatura.

6a. A temperatura normal de um suíno adulto varia entre 37,8 °C-39 °C (100 °F-102 °F); de um leitão, entre 39 °C-40 °C (102 °F-104 °F)

6b. Uma ligação genética conhecida à hipertermia maligna em suínos sob a utilização de anestesia inalatória está relacionada à síndrome do estresse suíno.

6c. Os sinais da hipertermia maligna incluem:

- temperatura acima de 43 °C (108 °F);
- contração da cauda;
- rubor de pelo;
- taquicardia;
- fasciculação muscular;
- convulsão;
- morte.

6d. O tratamento inclui:

- interrupção do anestésico inalatório;
- aplicação de bolsas frias ou de água fria nas orelhas e na região inguinal;
- administração de enema de água fria;
- injeção de fluidos intravenosos frios;

- ventilação;
- dantroleno.

6e. Os leitões são altamente suscetíveis à hipotermia [temperatura abaixo de 37,8 °C (100 °F)]. Cuidados devem ser tomados para mantê-los aquecidos durante a cirurgia.

Equipamentos de monitoramento

Equipamentos de monitoramento podem ser tão simples quanto um relógio com ponteiro dos segundos e um estetoscópio ou tão complexos quanto eletrocardiogramas e oximetrias de pulso. O grau de monitoramento muitas vezes depende da espécie anestesiada e das instalações disponíveis. No campo, os dispositivos eletrônicos não estão disponíveis para auxiliar no monitoramento, sendo desnecessários ou até mesmo inviáveis quando o período anestésico esperado for de curta duração (menos de 30 minutos). Nos últimos 30 anos, no entanto, a tecnologia trouxe especialmente à cirurgia equina um nível muito mais sofisticado, com conjuntos cirúrgicos estéreis, anestésicos inalatórios e equipamentos para monitorar uma variedade de parâmetros. Estes avanços elevaram as chances de sobrevivência após procedimentos cirúrgicos mais complexos e têm permitido que as cirurgias sejam realizadas com sucesso em pacientes que, no passado, teriam morrido na mesa cirúrgica. Como a maioria das outras espécies animais não tem o mesmo valor econômico ou psicológico, a anestesia para elas geralmente é feita no campo e monitorada sem o benefício da tecnologia moderna. Isso de maneira nenhuma faz com que o monitoramento seja menos importante ou eficaz em relação aos tipos de cirurgias realizadas e, portanto, deve ser feito com a mesma diligência e atenção aos detalhes, como se observa nos hospitais de referência.

Monitores de pressão arterial

Os monitores de pressão arterial medem a pressão gerada pela circulação do sangue pelas artérias. A leitura da pressão arterial diz se os principais órgãos (fígado, rins, coração, cérebro e trato gastrointestinal) estão sendo perfundidos adequadamente. É, portanto, uma medida de débito cardíaco. A pressão sistólica é a pressão gerada quando os ventrículos pressionam o sangue para as artérias, e a pressão arterial diastólica é a pressão que permanece enquanto o coração se enche de sangue. A leitura da pressão arterial é registrada como a pressão sistólica sobre a pressão diastólica (por exemplo, 110/60). Dependendo do equipamento utilizado, a pressão sistólica, a pressão sistólica sobre a diastólica e a pressão arterial média podem ser monitoradas.

Finalidade

As leituras da pressão arterial são os mais importantes medidores de profundidade anestésica em equinos. Ao contrário da maioria das espécies de pequenos animais, à medida que se aprofunda a anestesia, as leituras da pressão sanguínea começam a cair antes que uma mudança na frequência cardíaca ou no ritmo seja visualizada. Com o tempo, a frequência ou o ritmo cardíaco são alterados no equino e a profundidade da anestesia pode alcançar níveis muito críticos, se não fatais.

Monitor de pressão arterial por Doppler

Princípio

- Mensuração indireta.
- Utiliza ondas de som ultrassônicas que reverberam na parede arterial para se ouvir o pulso.
- Um manguito e um esfigmomanômetro são utilizados para leitura da pressão sistólica.

Locais

- Cauda (equinos).
- Membro torácico ou pélvico nas demais espécies.

Material

- Aparelho de Doppler (Figura 10-6).
- Manguito dimensionado de tal maneira que possua um diâmetro 40% superior ao do membro ou da cauda.
- Cristal ultrassonográfico.
- Gel para ultrassonografia.
- Fita de 2,5 cm de espessura.

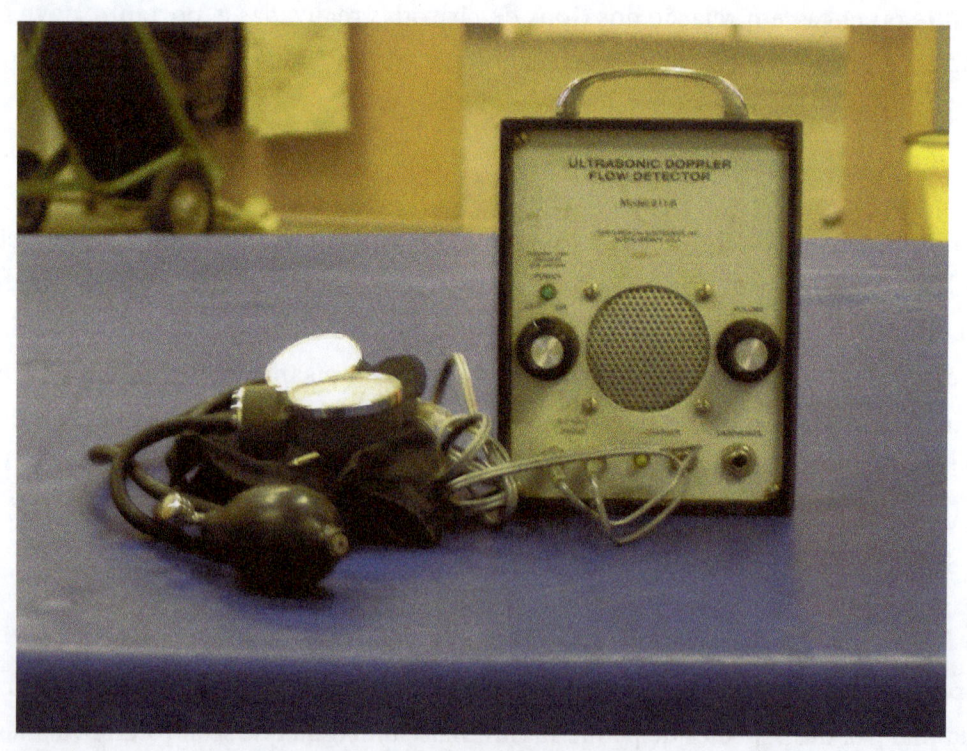

Figura 10-6 Aparelho Doppler de pressão arterial, cristal e manguito.

Procedimento para monitoramento da pressão arterial com doppler

Ação técnica	Fundamento/extensão
1. Selecione um manguito de tamanho apropriado para a cauda ou membro.	1a. Deve-se selecionar um manguito cuja largura seja 40% superior à espessura do membro ou da cauda.
2. Envolva o manguito firmemente ao redor do membro ou base da cauda.	2a. Se a braçadeira estiver muito frouxa, ela não vai inflar corretamente e pode resultar em leituras imprecisas.
3. Palpe a artéria distal ao manguito.	3a. Se não for palpável, você pode usar a sonda para ouvir a artéria.
	3b. Aplique o gel para ultrassonografia na sonda.
	3c. Coloque o lado côncavo da sonda sobre a artéria exatamente distal ao manguito.
	3d. Ligue o monitor e ouça um som sibilante simultâneo com a frequência do pulso.
4. Prenda a probe com a fita.	4a. Utilize fita de 2,5-5,0 cm não elástica.
5. Aperte a pera para inflar o manguito até que o som desapareça.	5a. Geralmente é necessário aplicar uma pressão de cerca de 180-200 mmHg.
6. Solte o ar do manguito lentamente, enquanto observa o manômetro (medidor).	6a. Registre a pressão em que se retorne o primeiro som. Esta é a pressão arterial sistólica do animal.
7. Libere o restante do ar da pera.	7a. Repita a cada 5 minutos durante a anestesia.
8. Resultados: Pressão arterial sistólica.	8a. Os requisitos de pressão arterial são relativamente estáveis entre a maioria das espécies. Assim, os limites a seguir podem ser utilizados para qualquer animal de grande porte.
80	Hipotensão severa: necessita de atenção imediatamente. Deve-se diminuir o nível da anestesia e aumentar os fluidos.
80-90	Baixa: ajuste o nível anestésico, aumente os fluidos.
100-150	Normal.
150	Hipertensão: necessita de atenção imediatamente se a cirurgia for continuar. Pode ser indicativa de dor ou de superficialização do plano anestésico. Observe a administração de fluidos; pode estar excessiva.

Monitoramento da pressão arterial por oscilometria

Princípio

- Mensuração indireta.
- O equipamento lê as vibrações da artéria.
- Pode determinar as pressões sistólica e diastólica e calibrar ou ler a pressão arterial média, dependendo da máquina.

Locais

- Os mesmos usados para o Doppler.

Material

- Aparelho (Figura 10-7).
- Manguito com mesmo dimensionamento usado para o Doppler.

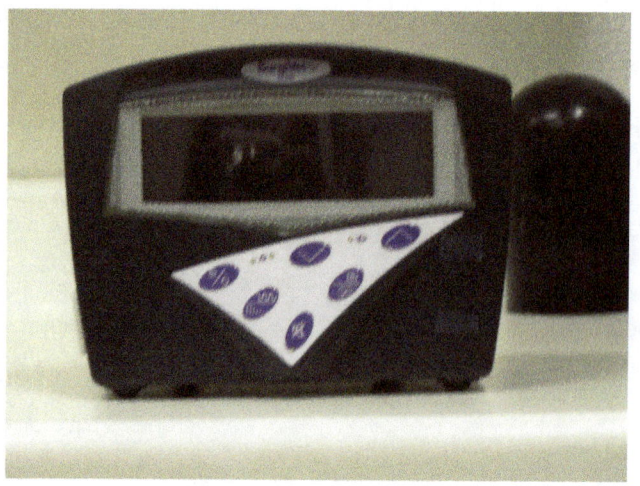

Figura 10-7 Aparelho de pressão arterial por oscilometria.

Procedimento para monitoramento da pressão arterial por oscilometria

Ação técnica	Fundamento/extensão
1. Palpe a artéria que deseja monitorar.	1a. A caudal é mais comumente utilizada em equinos.
	1b. Pode-se utilizar o membro torácico (artéria metatársica dorsal) ou o membro pélvico com mais facilidade em pequenos ruminantes e suínos.
2. Coloque o manguito firmemente em torno da cauda ou membro para que o sensor recubra a artéria palpável.	2a. A medida do manguito é a mesma do Doppler, porém mais crítica, uma vez que o sensor está embutido no manguito.

3. Ligue o aparelho e atente para que a leitura da máquina de pulso corresponda à leitura manual.

4. Defina o tempo entre as inflações automáticas (alarmes também podem ser configurados para alertá-lo sobre pressão arterial alta ou baixa ou sobre a frequência do pulso).

5. Aperte o botão iniciar e registre os resultados.

6. Resultados.

7. Observações.

3a. Isso ajuda a calibrar a máquina e garante que se detecte a artéria do animal.

4a. Geralmente definido para cada 5 minutos.

4b. Os alarmes podem ser irritantes ou acordar o animal se ele estiver em um plano superficial da anestesia. É melhor monitorar os resultados você mesmo.

—

6a. Os mesmos usados para o doppler.

7a. Na prática, é difícil manter uma grande variedade de manguitos, que seriam necessários quando muitas espécies são anestesiadas.

7b. É difícil obter leituras precisas dos suínos em razão de suas pernas curtas e pele espessa.

7c. Os modelos mais antigos podem não tolerar a baixa frequência cardíaca de equinos adultos, por isso, os alarmes vão disparar continuamente e a precisão das leituras será afetada.

Monitoramento direto da pressão arterial

Princípio

- Mensuração direta.
- Técnica invasiva que mensura a pressão arterial média, a sistólica e a diastólica no interior da artéria quando um cateter intra-arterial é conectado a um transdutor de pressão que converte a pressão em um sinal elétrico.
- Um simples manômetro aneroide pode ser usado como alternativa, obtendo-se assim a pressão arterial média isoladamente.

Locais

- Artéria facial e metatársica dorsal mais comumente utilizadas nos equinos.
- Artéria auricular em ruminantes.
- Artéria podal dorsal em suínos.

Material

- Cateter de teflon de 1,20 mm × 50 mm – 0,9 mm × 40 mm.
- 0,7-0,9 mm × 25 mm em potros pequenos, equinos miniatura, lhamas e outros pequenos ruminantes.
- Seringa de 12 mL contendo 2,0 unidades de heparina/mL de solução salina.

- Tubos não flexíveis para anexar ao transdutor de pressão ou manômetro.
- Esparadrapo de 2,5 cm.
- Lâmina para tricotomia do local de inserção.
- Lâmina de bisturi número 15 ou agulha de 1,6 mm.
- Itens de preparação estéreis (escova, álcool, solução salina).

PROCEDIMENTO PARA O MONITORAMENTO DIRETO DA PRESSÃO ARTERIAL

Ação técnica	Fundamento/extensão
1. Preparar o local para a cirurgia.	1a. Use uma lâmina de barbear para fazer a tricotomia da área.
	1b. Realize a antissepsia cirúrgica de três etapas conforme descrito no Capítulo 8.
2. Inserir e prender o cateter.	2a. A técnica é semelhante à cateterização intravenosa, exceto pelo fato de que é necessário mais força para penetrar a parede da artéria e de que a parede arterial é mais espessa do que a de uma veia.
	2b. Avance suavemente o cateter e a agulha no lúmen da artéria antes de deslizar a agulha para fora do cateter.
	2c. Prenda o cateter com cola e esparadrapo.
3. Anexar tubos, torneira e linha de lavagem com solução de heparina.	3a. Certifique-se de preencher os tubos com solução salina heparinizada e coloque a torneira de maneira que o sangue não entre no manômetro.
	3b. A solução salina heparinizada forma a coluna de fluido com a qual a pressão é mensurada. Em outras palavras, é um tampão estéril entre sangue e manômetro, além de prevenir a formação de trombos na artéria.
4. Anexar manômetro.	4a. Anexe o manômetro somente depois que a coluna de solução salina estiver estabelecida e que você tenha decidido em qual direção deve estar a torneira.
5. Alinhe o manômetro de modo que fique ao nível da raiz da aorta. Em decúbito dorsal deve-se ficar ao nível da ponta do ombro; em decúbito lateral deve ficar ao nível da linha média do paciente.	5a. Isso é importante para se obter uma leitura precisa (Figura 10-8).
	5b. Se o manômetro for colocado muito alto, a pressão arterial parecerá ser menor do que realmente é.
	5c. Se manômetro for colocado muito baixo, a pressão arterial parecerá ser maior do que realmente é.
6. Lave o cateter e faça uma leitura a cada 5 minutos.	6a. A lavagem impedirá a formação de trombos, o que causaria a leitura imprecisa da pressão.

7. Resultados (adultos)

Pressão arterial média

60 mmHg	Hipotensão: necessita de cuidados imediatamente. Diminua o nível da anestesia e aumente os fluidos.
75-100 mmHg	Normal.
>110 mmHg	Hipertensão: necessita de cuidados imediatamente se a cirurgia for continuar. Pode ser indicativa de dor ou de superficialização do plano anestésico. Observe a administração de fluidos, pode estar excessiva.

Pressão arterial sistólica (adultos)

40 mmHg	Hipotensão severa: necessita de cuidados imediatamente. Diminua o nível da anestesia e aumente os fluidos.
55-90 mmHg	Normal.
>100 mmHg	Hipertensão: necessita de cuidados imediatamente se a cirurgia for continuar. Pode ser indicativa de dor ou de superficialização do plano anestésico. Observe a administração de fluidos; pode estar excessiva.

7a. Os mesmos resultados dos métodos indiretos (Doppler ou oscilometria).

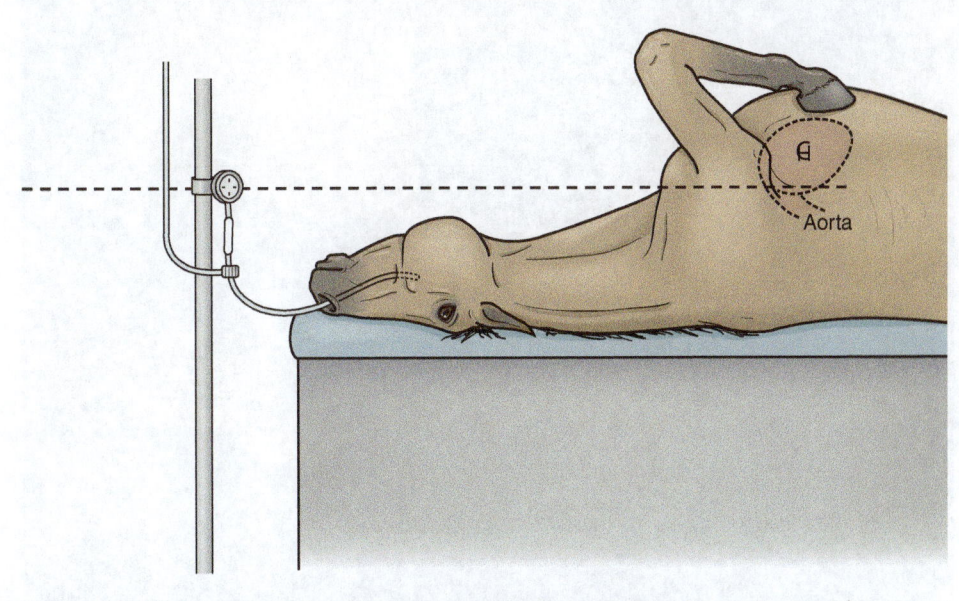

Figura 10-8 Alinhamento do manômetro no monitoramento direto da pressão arterial.

ELETROCARDIOGRAFIA

O aparelho de eletrocardiografia (ECG) produz um traçado de onda que retrata a atividade elétrica do coração. Os eletrodos podem ser presos à pele ou incorporados em uma sonda esofágica. O traçado monitorado durante a anestesia é a derivação II. Alguns monitores podem oferecer a opção de derivações a se observar. Todos os equipamentos vêm com prendedores claramente identificados para sua correta colocação no paciente (Figura 10-9).

Princípio

- Detecção da atividade elétrica do coração.

Locais

- Os eletrodos identificados devem ser colocados no cotovelo direito, no cotovelo esquerdo e no membro traseiro esquerdo em pequenos ruminantes e suínos.
- Colocação de eletrodos da seguinte forma: na axila do membro anterior direito ou esquerdo e os outros dois eletrodos no pescoço, em grandes ruminantes e equinos (Figura 10-10).

Material

- Aparelho de ECG e prendedores ou eletrodos.
- Álcool isopropílico 70%.
- Gel de condutividade.

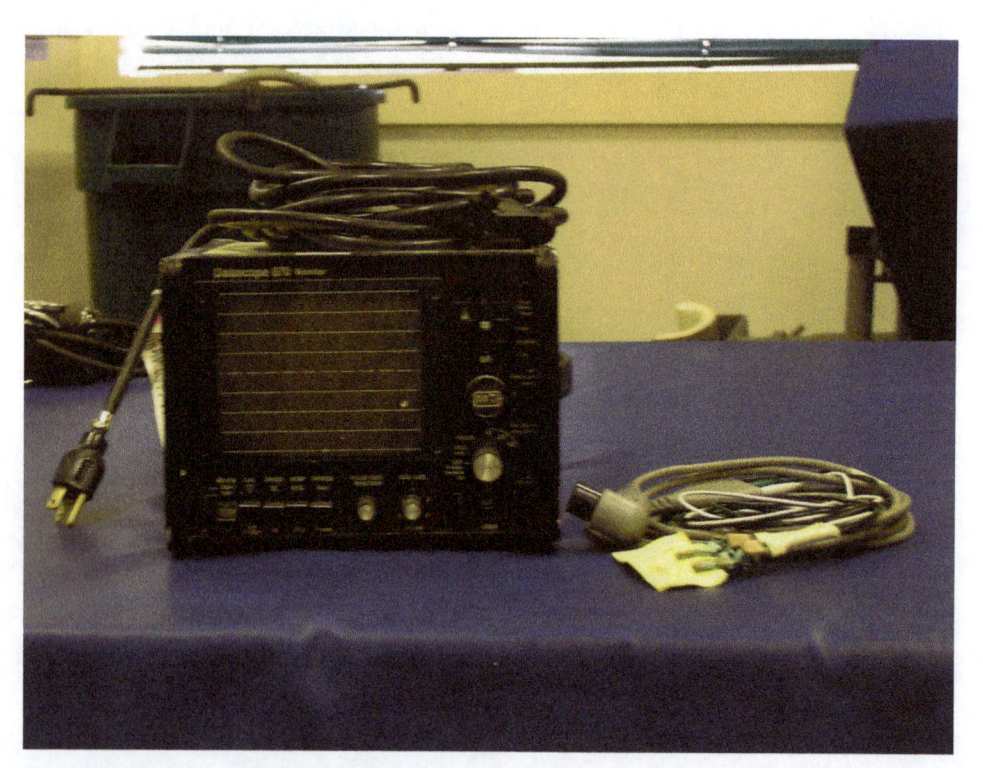

Figura 10-9 Eletrocardiógrafo e eletrodos.

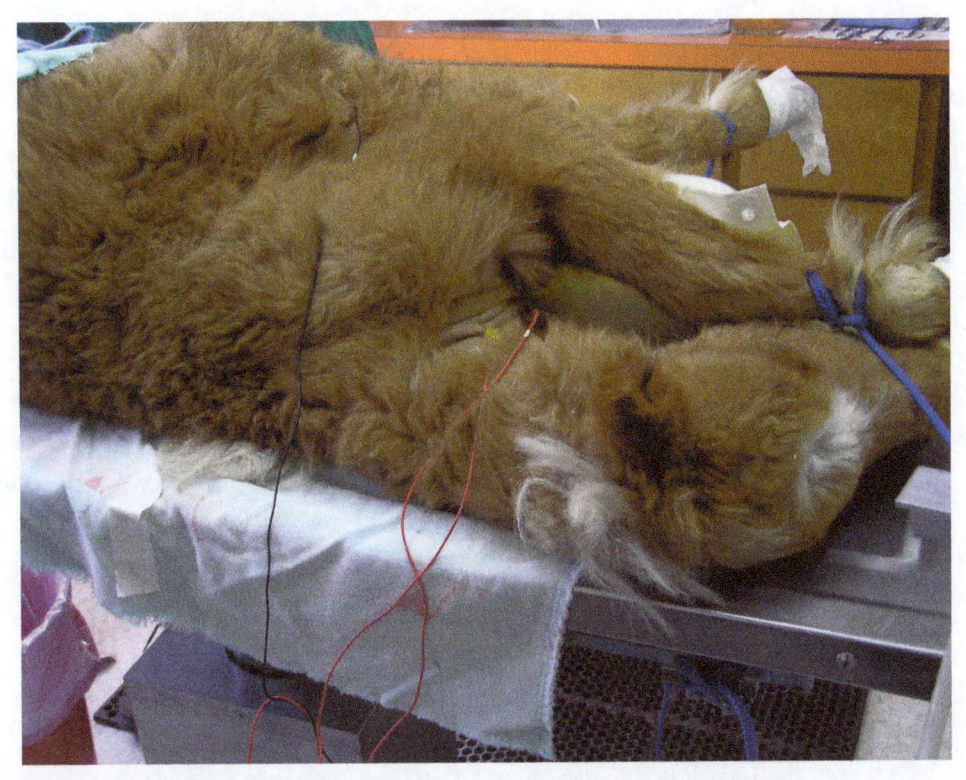

Figura 10-10 Eletrodos do eletrocardiógrafo anexados ao equino anestesiado.

Procedimento para a realização da ECG

Ação técnica	Fundamento/extensão
1. Molhe a pele com álcool isopropílico 70%.	1a. Você pode utilizar água, porém o álcool é um agente umidificante melhor.
2. Aplique o gel de condução no mesmo local.	2a. Gel lubrificante ou gel ultrassonográfico funcionam bem.
3. Aplique o prendedor ou eletrodo de metal, assegurando-se de estabelecer um bom contato com a pele (não apenas com os pelos).	3a. Algumas práticas incluem rebaixar os dentes dos prendedores de tal maneira que não belisquem a pele, como acontece nos pequenos animais. Estes, por sua vez, são difíceis de prender corretamente em bovinos e suínos.
4. Ligue o aparelho e selecione a derivação I ou II.	4a. A derivação I é frequentemente utilizada em equinos e bovinos.
5. Dificuldades que podem ser encontradas.	5a. A interferência de ferramentas cirúrgicas elétricas tornará o padrão ilegível.
	5b. O contato dos eletrodos (ou mesmo do equipamento) com um objeto metálico criará uma linha de base ruidosa ou áspera, dificultando a leitura das ondas.

6. Resultados.

7. Ondas P, QRS ou T não discerníveis.

8. Contração ventricular prematura (PVC).

9. Bloqueio cardíaco (onda P não seguida por um complexo QRS).

6a. Figura 10-11.

7a. Veja acima.

8a. Geralmente aparece como uma onda grande e larga, não associada a qualquer uma das formas de onda normais.

8b. Pode ser induzida por fármacos. Um ou dois PVCs por minuto provavelmente não são motivos de preocupação.

9a. Pode ser induzida por medicamentos (alfa-2 agonistas), mas também pode ser um indicador de que o nível de anestesia está demasiadamente profundo.

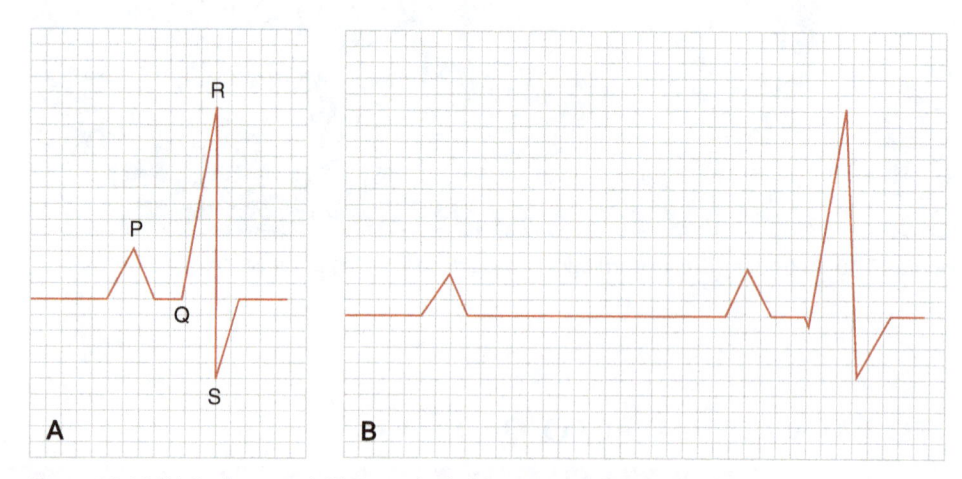

Figura 10-11 (A) Onda normal. (B) Exemplo de bloqueio cardíaco: onda P sem complexo QRS.

Oximetria de pulso

Princípio

- Mede a saturação de oxigênio na hemoglobina das hemácias.
- Sensor funciona emitindo uma onda de luz de alta frequência que passa através de um leito capilar para um receptor do outro lado do sensor.
- A quantidade de luz recebida é convertida por um chip de computador no aparelho para porcentagem de saturação de oxigênio.

Locais

- Difícil encontrar um local fino o suficiente para se ler através do sensor.
- Língua, ampola retal (potro, bezerro, cordeiro, filhote de lhama e cabrito).
- Orelha, comissura labial (equino adulto).
- Caso não se encontre um local adequado, os lábios da vulva, a ponta da língua ou a pele do prepúcio (ruminantes adultos) podem ser alternativas.
- Orelha, língua, ampola retal (suínos).

Anestesia

Material

- Oxímetro de pulso e sonda (Figura 10-12).

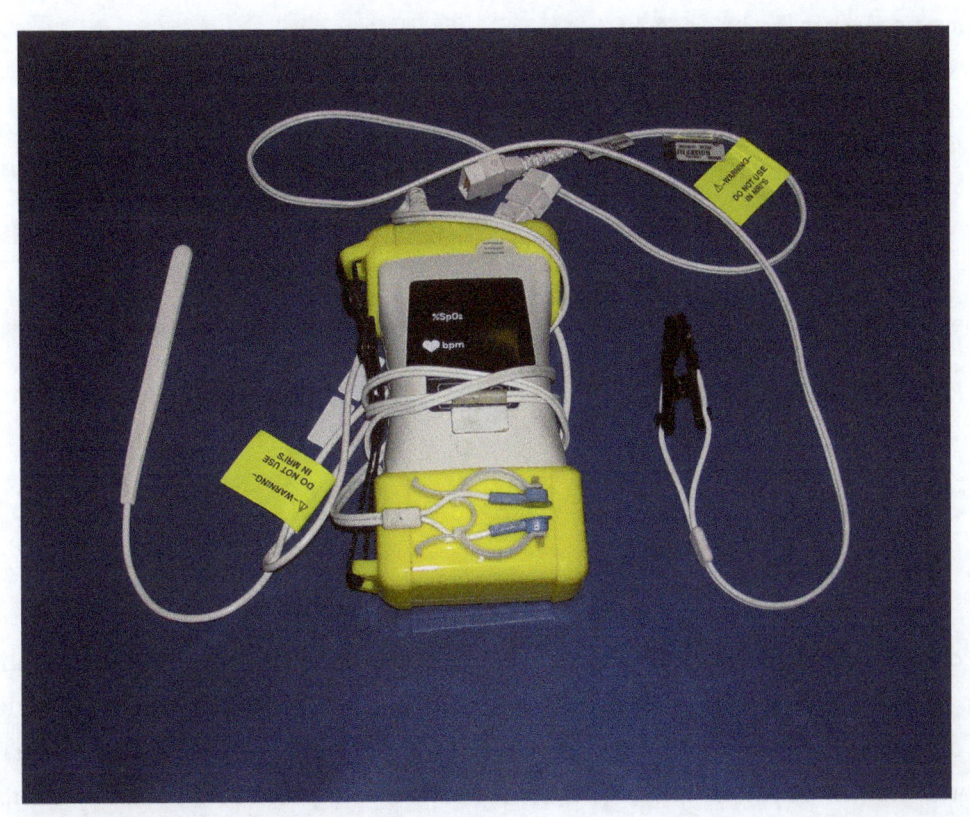

Figura 10-12 Oxímetro de pulso e sondas.

Procedimento para oximetria de pulso

Ação técnica	Fundamento/extensão
1. Ligue o equipamento e conecte a sonda.	—
2. Insira a sonda por via retal (se estiver utilizando uma sonda retal) ou conecte a sonda ao lábio, língua, orelha ou outro local.	2a. Retire as fezes do reto antes de inserir a sonda. 2b. Encontre qualquer local onde a sonda possa realizar a leitura. Verifique o aparelho; ele avisa se o sensor estiver colocado sobre um local que não permite leitura.
3. Verifique o pulso do paciente manualmente e veja se ele corresponde ao do aparelho.	3a. Isso ajuda a determinar se a máquina está recebendo uma leitura precisa da oxigenação sanguínea.
4. Pode ser necessário prender a sonda com fita.	4a. Usualmente, não é necessário.
5. Leituras: paciente recebendo oxigênio suplementar.	5a. A sonda deve estar bem colocada para se obter a leitura exata; tente vários locais e várias leituras para garantir a precisão.

95-100%	Normal
90-95%	Baixa
85%	Perigosamente baixa

6. Leituras: o paciente que não recebe oxigênio suplementar deve estar entre 88-95%.

6a. Normal.

7. Notas.

7a. Todas as leituras são afetadas pelo fluxo de sangue para o local que está sendo monitorado.

7b. Se houver vasoconstrição periférica, as leituras serão artificialmente reduzidas.

8. Fármacos que podem afetar as leituras.

8a. Alfa-2 agonistas (por exemplo, xilazina, detomidina).

Sedativos e tranquilizantes utilizados na anestesia de grandes animais

As classes de sedativos e tranquilizantes incluem as fenotiazinas, os agonistas dos receptores alfa-2, os benzodiazepínicos e os opiáceos. Os alfa-2 agonistas e opioides têm a vantagem de proporcionar alívio da dor (analgesia) e podem desempenhar importante papel na anestesia balanceada. O uso de sedativos ou tranquilizantes identificados como substâncias controladas deve ser registrado com precisão e de forma permanente em um livro de registro de substâncias controladas. Esses medicamentos também devem ser mantidos trancados à chave para garantir o acesso controlado e limitado em função do risco potencial de abuso humano.

Definição

- Um sedativo acalma o animal e pode induzi-lo a um estado de sono repousante.
- Um tranquilizante reduz a reatividade física ou psicológica de um animal aos estímulos.
- Alguns sedativos ou tranquilizantes também podem ter o efeito de aliviar a dor (analgésico).

Finalidades

- Administrados ao animal para acalmá-lo antes da administração de qualquer outro agente anestésico.
- Reduzem a quantidade necessária de anestésico geral ou local para o procedimento cirúrgico.
- Facilitam o exame físico ou manipulação do paciente.
- Administrados quando os indivíduos devem ser alocados a um rebanho já estabelecido ou bando ou quando machos inteiros devem ser mantidos juntos em confinamento.
- Facilitam o transporte de um animal não acostumado ao tipo de transporte ou com histórico de traumas relacionados ao transporte.
- Os sedativos ou os tranquilizantes são mais frequentemente utilizados em equinos, ruminantes ou ungulados silvestres.

NOTA

A utilização de medicamentos em animais produtores de alimentos traz a preocupação dos resíduos desses medicamentos e os períodos de carência. Período de carência é o período necessário para que a droga seja metabolizada e excretada do corpo até que sua concentração diminua abaixo dos níveis detectáveis. Os períodos de carência são determinados pela Food Animal Residue Abatement Division (FARAD) e divulgados quando disponíveis. O uso de alguns destes agentes é considerado extrabula pela Federal Drug Administration (FDA) (em desacordo com as instruções para uso, do fabricante, aprovadas pelo FDA), assim, não há período de carência oficialmente definido. Estes medicamentos são identificados como de uso extrabula (ELU). Uma apostila sobre a utilização de medicamentos extrabulas encontra-se disponível no FDA, intitulada FDA and the Veterinarian HHS (FDA) 89–6046.

TRANQUILIZANTES FENOTIAZÍNICOS

- Esses medicamentos são agentes neurolépticos, utilizados para bloquear a liberação de dopamina no cérebro.
- A acepromazina é de longe o medicamento mais comumente utilizado nesta classe.

ACEPROMAZINA 10 MG/ML

Tabela 10-2 Acepromazina

1. Efeitos físicos	**1a.** Calmante, suave relaxante muscular com resposta a estímulos externos diminuída ou retardada.
	1b. Melhor resposta aos medicamentos analgésicos ou anestésicos.
	1c. Vasodilatação periférica.
	1d. Pode induzir parafimose.
2. Usos	**2a.** Agente pré-anestésico.
	2b. Tranquilizante para facilitar o manuseio ou transporte.
	2c. Antiespasmódico para cateterismo urinário.
	2d. Tratamento de azotúria e cólica espasmódica em equinos.
	2e. Resposta diminuída a disritmias induzidas por catecolamina.
3. Monitoramento	**3a.** Grau de tranquilização, descoordenação ou ataxia.
	3b. Pressão sanguínea
	3c. Temperatura corporal
	3d. Frequências cardíaca e respiratória.

continua >>>

Tabela 10-2 Acepromazina (continuação)

4. Vias	**4a.** Intravenosa (IV)
	4b. Intramuscular (IM)
	4c. Subcutânea (SC)
	4d. Oral
5. Notas	**5a.** Deve ser protegida de luz, calor e congelamento.
	5b. Contraindicada na suspeita de fratura de membro ainda não estabilizada.
	5c. Contraindicada em neonatos, geriatras e pacientes sujeitos a hipotermia.
6. Dose	**6a.** Equinos: 0,02-0,2 mg/kg IV (altas doses finais IM ou SC), não exceder 30 mg.
	6b. Ruminantes: 0,15 mg/kg.
	6c. Período de descarte do leite de 48 horas.
	6d. Período de descarte da carne de sete dias. Consulte o rótulo para mudanças de requisito.

AGONISTAS DOS RECEPTORES ALFA-2

- Estimulam os receptores alfa-2, o que diminui a liberação de norepinefrina no sistema nervoso central e periférico.

XILAZINA 100 MG/ML OU 20 MG/ML (ROMPUN®, ANASEDAN®)

Tabela 10-3 Xilazina

1. Efeitos físicos	**1a.** Sedação profunda.
	1b. Analgesia leve a moderada.
	1c. Motilidade gastrointestinal diminuída por 3-6 horas.
	1d. Relaxamento muscular.
2. Usos	**2a.** Componente da anestesia ou da contenção química para procedimentos cirúrgicos de curta duração.
	2b. Analgésico ou antiespasmódico no manejo de cólicas em equinos.
	2c. Usada sozinha na contenção ou na sedação de ruminantes para aparo dos cascos ou para breves procedimentos cirúrgicos.
	2d. Usada em combinação com outros medicamentos para induzir anestesia geral.
3. Monitoramento	**3a.** Grau de ataxia e sedação.
	3b. Motilidade gastrointestinal, motilidade ruminal (meteorismo ou regurgitação).

	3c. Pressão sanguínea
	3d. Frequência cardíaca
	3e. Frequência respiratória
	3f. Saturação de oxigênio
4. Vias de administração	**4a.** Intravenosa (IV)
	4b. Intramuscular (IM)
	4c. Epidural
5. Notas	**5a.** Induz bradicardia e bloqueio cardíaco de segundo grau.
	5b. Induz hipoxemia e hipercapnia na maioria das espécies, e os ruminantes são os mais gravemente afetados.
	5c. Hipertensão transitória seguida de hipotensão.
	5d. Ruminantes assumem decúbito e plano leve de anestesia cirúrgica em doses mais altas.
	5e. Regurgitação é um problema em ruminantes.
	5f. Frequentemente misturada com quetamina para indução de anestesia geral em equinos, suínos e lhamas.
	5g. Causa hipoinsulinemia e hiperglicemia transitória em bovinos e ovinos.
	5h. Foi observado efeito semelhante ao da ocitocina no útero de bovinos e ovinos gestantes.
	5i. Temperatura ambiente alta causará sedação mais profunda e prolongada em ruminantes.
	5j. Sedação reversível com ioimbina, tolazolina, atipamezole e idazoxan.
	5k. Pode causar edema pulmonar em ovinos.
	5l. Provoca diurese suficiente para resultar em desidratação em um paciente já doente.
6. Dose	**6a.** Equinos: 0,3-2,0 mg/kg IV, IM (use altas doses finais IM)
	6b. Ruminantes: 0,03-0,1 mg/kg IV ou 0,1-0,22 mg/kg IM Período de descarte do leite de 72 horas. Período de descarte da carne de cinco dias.
	6c. Caprinos/ovinos: 0,03-0,2 mg/kg IM (doses repetidas para procedimentos prolongados) Período de descarte do leite de 120 horas. Período de descarte da carne de 10 dias.
	6d. Ruminantes: 0,05 mg/kg epidural Período de descarte da carne de sete dias.

Detomidina (Dormosedan®)

Tabela 10-4 Detomidina

1. Efeitos físicos	**1a.** Os mesmos da xilazina, exceto:
	1b. sedação e analgesia de maior duração (até 45 minutos);
	1c. bradicardia mais pronunciada.
2. Usos	**2a.** Permanente analgesia ou anestesia leve para pequenos procedimentos cirúrgicos ou dentários em combinação com outras drogas ou sozinha.
3. Monitoramento	**3a.** O mesmo da xilazina, mas por mais tempo.
4. Vias de administração	**4a.** Intravenosa (IV)
	4b. Intramuscular (IM)
	4c. Epidural
5. Notas	**5a.** Doses altas podem ser utilizadas para dardejar bovinos em campo e ruminantes selvagens.
	5b. Uso mais comum em equinos.
	5c. Possível ataxia e sedação prolongada durante a recuperação da anestesia.
	5d. Nenhum efeito semelhante ao da ocitocina ocorre, então, acredita-se que seja segura para bovinos gestantes.
	5e. Agentes reversores são os mesmos utilizados para a xilazina, embora o atipamezole seja a droga de escolha.
6. Dose	**6a.** Equinos: 0,005-0,02 mg/kg IV ou 0,01-0,02 mg/kg IM
	6b. Ruminantes: 0,02-0,04 mg/kg IM ou IV
	6c. Período de descarte do leite de 72 horas. Período de descarte da carne de três dias.

Medetomidina (Domitor®)

Tabela 10-5 Medetomidina

1. Efeitos físicos	**1a.** Os mesmos da xilazina.
2. Usos	**2a.** Usada em combinação com outros medicamentos para efeitos mais profundos.
3. Monitoramento	**3a.** O mesmo da xilazina.

4. Vias	**4a.** Intravenosa
	4b. Intramuscular (IM)
	4c. Epidural (bovinos)
5. Notas	**5a.** Pode produzir decúbito em bezerros, pequenos ruminantes e bovinos adultos se em doses mais altas.
	5b. Aprovada para uso apenas em cães nos Estados Unidos, mas utilizada em equinos no Japão e na Europa.
6. Dose	**6a.** Equinos: nenhuma, até hoje, nos Estados Unidos e no Canadá.
	6b. Ruminantes: 25 µg-35 µg/kg IM.
	6c. Uso extrabula: nenhum período de descarte disponível.

Antagonistas dos receptores alfa-2

- Reverte os efeitos dos alfa-2 agonistas.
- Geralmente não utilizados em equinos.

Agentes Reversores (Alfa-2 Antagonistas)

Tabela 10-6 Agentes reversores

Ioimbina (Yobine)	
Dose em ruminantes	0,12-0,25 mg/kg IV
	Pouco eficaz em bovinos.
	Período de descarte do leite de 72 horas.
	Período de descarte da carne de sete dias.
Atipamezole (Antisedan)	
Dose em ruminantes	20-60 µg/kg IV, IM, ELU
	Dose dependente do agonista de receptor alfa-2 usado e de quanto foi usado.
	Mais seguro quando administrado por via intramuscular do que por via intravenosa.
	Fornece medicamento analgésico alternativo.
Tolazolina	
Dose em ruminantes	0,5 a 1,0 mg/kg IV lenta ELU
	2,0 mg/kg IV pode causar hiperestesia em bovinos que não tenham sido sedados.
	Não utilizada em lhamas.

continua >>>

Tabela 10-6 Agentes reversores (continuação)

Doxapram	
Estimulante respiratório	Pode ser usado para potencializar a ioimbina ou a tolazolina (antagonistas do receptor alfa-2).
Dose em ruminantes	1,0 mg/kg IV sozinho ou com antagonista do receptor alfa-2, ELU*

* ELU: uso extrabula; IM: intramuscular; IV: intravascular.

BENZODIAZEPÍNICOS

- Apesar de haver, atualmente, muitos benzodiazepínicos disponíveis no mercado, o diazepam continua sendo o mais utilizado na anestesia de animais de grande porte.

Diazepam 5 mg/mL (Valium®)

Tabela 10-7 Diazepam

1. Efeitos físicos	1a. Relaxamento muscular
	1b. Ansiolítico
	1c. Profunda sedação em pequenos ruminantes.
	1d. Possível excitação, se usado sozinho em equinos.
2. Usos	2a. Em combinação com outros medicamentos, para produzir relaxamento muscular ou induzir anestesia geral.
	2b. Quantidade necessária do agente de indução reduzida.
	2c. Controle de convulsões.
3. Monitoramento	3a. Pressão sanguínea
	3b. Ritmo e frequência respiratória.
	3c. Ritmo e frequência cardíaca.
	3d. Grau de sedação.
	3e. Grau de relaxamento muscular.
	3f. Grau de ataxia.
4. Vias de administração	4a. IV apenas em equinos e lhamas.
	4b. IM* em pequenos ruminantes, mas com eficácia altamente variável.

5. Notas	**5a.** Substância controlada de grau IV.[1]
	5b. Efeitos adversos cardíacos e respiratórios mínimos.
	5c. Seguro para pequenos ruminantes, camelídeos e equinos.
	5d. Usado com outros sedativos e anestésicos.
	5e. Aumenta o limiar convulsivo.
	5f. Adequado para animais muito jovens e aqueles com compromisso cardiovascular.
	5g. Frequentemente usado em equinos, em combinação com xilazina e quetamina, para induzir anestesia.
6. Dose	**6a.** Administrar lentamente, quando via IV.
	6b. Equinos: 0,02-0,1 mg/kg IV.
	6c. Ruminantes: 0,25-0,5 mg/kg IV (uso extrabula).
	6d. 0,55-1,1 mg/kg IM para pequenos ruminantes e bezerros.

* IM: intramuscular; IV: intravenosa.

OPIOIDES

- Os opioides são conhecidos por afetar pelo menos três receptores no sistema nervoso central, e mu e kappa são os mais relevantes para o controle da dor.
- Os opioides podem ser agonistas do receptor (promotores), antagonistas (bloqueadores) ou mistos agonistas/antagonistas.
- Cada medicamento opioide, portanto, possuirá diferentes efeitos no corpo do animal em relação ao controle da dor e aos efeitos colaterais.

BUTORFANOL 10 MG/ML (TORBUGESIC®)

Tabela 10-8 Butorfanol

1. Efeitos físicos	**1a.** Analgesia (leve a moderada).
	1b. Sedação (leve).
	1c. Bradicardia e depressão respiratória.
	1d. Reduzida motilidade gastrintestinal ou íleus.
2. Usos	**2a.** Fornecer analgesia e sedação para procedimentos dolorosos leves a moderados.

continua >>>

[1] Segundo a RDC nº 21, de 17 de junho de 2010, da Agência Nacional de Vigilância Sanitária, no Brasil, o diazepam é classificado na Lista B1 (Substâncias Psicotrópicas, sujeitas à Notificação de Receita "A") das Listas de Substâncias Entorpecentes, Psicotrópicas, Precursoras e Outras sob Controle Especial. (N. T.)

Tabela 10-8 Butorfanol (continuação)

3. Vias de administração	3a. Intravenosa (IV)
	3b. Intramuscular (IM)
	3c. Subcutânea
	3d. Epidural
4. Monitoramento	4a. Frequência cardíaca, frequência respiratória.
	4b. Pressão sanguínea.
	4c. Resposta a estímulos dolorosos.
	4d. Motilidade gastrintestinal.
	4e. Excitação, contratilidade muscular (equinos).
5. Notas	5a. Substância controlada de grau IV.
	5b. NÃO administrar em equinos sem utilização prévia de sedativo; pode induzir resposta excitatória.
6. Dose	6a. Equinos: 0,01-0,02 mg/kg IV.
	6b. Ruminantes: 0,1-0,2 mg/kg IV, IM.
	6c. Lhamas: 0,05-0,1 mg/kg IV, IM.

Morfina, Hidromorfona, Oximorfona, e Fentanil

Tabela 10-9 Morfina, hidromorfona, oximorfona e fentanil

1. Efeitos físicos	1a. Analgesia
	1b. Sedação (não em equinos)
	1c. Bradicardia e depressão respiratória.
	1d. Reduzida motilidade gastrintestinal ou íleus.
2. Usos	2a. Fornecer analgesia e sedação para procedimentos dolorosos quando o butorfanol for indisponível, inadequado ou inapropriado.
3. Vias de administração	3a. Intravenosa
	3b. Intramuscular
	3c. Subcutânea
	3d. Epidural

	3e. Transdérmico (fentanil)	
	3f. Intra-articular	
4. Monitoramento	4a. Frequência cardíaca, frequência respiratória.	
	4b. Pressão sanguínea.	
	4c. Resposta a estímulos dolorosos.	
	4d. Motilidade gastrintestinal, distensão gástrica.	
	4e. Excitação (equinos).	
5. Notas	5a. Substâncias controladas de grau II.[2]	
	5b. NÃO administrar em equinos sem utilização prévia de sedativo. Pode induzir resposta excitatória.	
	5c. Duração do efeito dependente da droga e reversível com naloxona.	
	5d. Sedação e hipoventilação mais pronunciadas do que com o uso de butorfanol em ruminantes.	
6. Dose	6a. Equinos: 0,1 mg/kg epidural (morfina) Adesivo de fentanil: 100 µg, até 3 por 50 kg, equinos.	
	6b. Ruminantes: 0,1 mg/kg epidural (morfina).	

AGENTES ANESTÉSICOS

Os agentes anestésicos injetáveis são utilizados comumente na prática da contenção ou de procedimentos cirúrgicos em animais de grande porte realizados fora de uma sala cirúrgica. Muitos desses agentes são extrabula (ELU). Em outras palavras, eles não são aprovados para uso em animais de produção nos Estados Unidos. Certos cuidados devem ser tomados para garantir que os períodos de carência adequados sejam observados, evitando-se assim a contaminação de fontes de alimentação humana. Uma apostila sobre a utilização extrabula de medicamentos está disponível no FDA, intitulada FDA and the Veterinarian HHS (FDA) 89-6046.

ANESTÉSICOS DISSOCIATIVOS

- Estes anestésicos trabalham dissociando o estímulo nocivo da percepção da dor. Animais que receberam um agente dissociativo podem mover seus membros involuntariamente ou podem também ocorrer fasciculações musculares. No entanto, eles não se lembrarão do procedimento.

---

[2] Segundo a RDC nº 21, de 17 de junho de 2010, da Agência Nacional de Vigilância Sanitária, no Brasil, o butorfanol é classificado na Lista A1 (Substâncias Entorpecentes, sujeitas à Notificação de Receita "A") das Listas de Substâncias Entorpecentes, Psicotrópicas, Precursoras e Outras sob Controle Especial. (N. T.)

Cloridrato de Quetamina 100 mg/mL (Vetaset®, Dopalen®)

Tabela 10-10 Cloridrato de quetamina

1. Propriedades físicas	**1a.** O medicamento é uma cicloexilamina que causa amnésia e analgesia.
	1b. Causa aumento da frequência cardíaca, da pressão arterial e da rigidez muscular.
	1c. Funciona melhor quando combinado com um tranquilizante ou sedativo.
2. Usos	**2a.** Indução da anestesia após ter sido administrado um sedativo ou tranquilizante.
	2b. Infusão de doses muito baixas para o controle da dor no pós-operatório.
3. Monitoramento	**3a.** Frequência e ritmo cardíaco.
	3b. Frequência e ritmo respiratório.
	3c. Pressão sanguínea.
4. Vias de administração	**4a.** Intravenosa (IV).
	4b. Intramuscular (IM) lhamas, suínos, bezerros e pequenos ruminantes.
5. Notas	**5a.** Injeções IM podem ser dolorosas.
	5b. Administrar IV apenas em equinos.
	5c. Pode potencializar a atividade convulsiva.
	5d. Nistagmo comum em equinos.
	5e. Substância controlada de grau III; deve ser mantida em local trancado e seu uso, relatado.[3]

Tiletamina com Zolazepam (Telazol®)

Tabela 10-11 Tiletamina com zolazepam

1. Propriedades físicas	**1a.** Semelhante à combinação quetamina-diazepam, mas de maior duração.
	1b. A tiletamina é uma cicloexilamina e o zolazepam, um benzodiazepínico.
2. Usos	**2a.** Indução de anestesia para procedimentos de duração moderada (35-45 minutos).
	2b. Anestesia em suínos sozinha, ou em conjunto com xilazina e quetamina.

[3] No Brasil, a combinação tiletamina com zolazepam (Zoletil) é comercializada apenas para médicos veterinários. (N. T.)

	2c. Indução de anestesia em pequenos ruminantes.
3. Monitoramento	**3a.** Frequência e ritmo cardíaco.
	3b. Frequência e ritmo respiratório.
	3c. Pressão sanguínea.
4. Vias de administração	**4a.** Intravenosa.
	4b. Intramuscular.
	4c. Subcutânea.
5. Notas	**5a.** Recuperações agitadas observadas em equinos não pré-tratados com um agonista de receptor alfa-2.
	5b. Anestesia dura mais tempo do que com o uso de quetamina e xilazina.
	5c. Substância controlada de grau III;[4] deve ser mantida em local trancado e seu uso, relatado.

Outros agentes injetáveis

- Os veterinários podem utilizar outros compostos injetáveis para promover o relaxamento muscular, melhorar a analgesia ou induzir a anestesia.

Guaifenesina

Tabela 10-12 Guaifenesina

1. Efeitos físicos	**1a.** Profundo relaxamento muscular.
2. Usos	**2a.** Durante a indução, para suavizar a transição do animal ao decúbito.
	2b. Durante a manutenção da anestesia, para reduzir a rigidez muscular decorrente do uso de quetamina e para aumentar o tempo de anestesia.
	2c. Pode suavizar a recuperação após o uso de quetamina.
3. Monitoramento	**3a.** Profundidade e frequência respiratória.
	3b. Tônus muscular esquelético.
4. Vias de administração	**4a.** Apenas por via intravenosa.
5. Notas	**5a.** Misturada em soluções a 5-10%, geralmente em frascos de 1 litro.

continua >>>

[4] Segundo a RDC nº 21, de 17 de junho de 2010, da Agência Nacional de Vigilância Sanitária, no Brasil, a quetamina é classificada na Lista C1 (Substâncias Sujeitas a Controle Especial, sujeitas à Receita de Controle Especial em duas vias) das Listas de Substâncias Entorpecentes, Psicotrópicas, Precursoras e Outras sob Controle Especial. (N. T.)

Tabela 10-12 Guaifenesina (continuação)

	5b. A solução é espessa e requer um cateter de diâmetro grande para que possa ser administrada no paciente com suficiente rapidez.
	5c. Um saco de pressão pode ser colocado em torno do frasco de dosagem para ajudar a empurrar a solução mais rapidamente, durante a indução.
	5d. Concentrações > 10% podem causar hemólise intravascular em equinos.

TIOPENTAL

Tabela 10-13 Tiopental

1. Efeitos físicos	**1a.** Barbitúrico de ação ultracurta
	1b. Depressor respiratório
	1c. Diminui o débito cardíaco.
	1d. Arritmias cardíacas secundárias à liberação de catecolamina.
	1e. A ligação às proteínas limita a entrada das moléculas de barbitúricos nos tecidos.
2. Usos	**2a.** Indução da anestesia.
	2b. Manutenção da anestesia durante procedimentos curtos.
	2c. Prolongar a anestesia induzida por quetamina, diazepam e xilazina.
	2d. Misturado na infusão de guaifenesina para a manutenção da anestesia.
3. Monitoramento	**3a.** Ritmo e frequência respiratória.
	3b. Ritmo e frequência cardíaca.
4. Vias de administração	**4a.** Apenas por via intravenosa.
5. Notas	**5a.** Difícil aquisição.
	5b. Pode ser adicionado à infusão de guaifenesina para aprofundar a anestesia.
	5c. Potência aumentada em animais acidêmicos ou hipoproteinêmicos.
	5d. Cateter intravenoso recomendado, pois ocorrerá irritação tecidual severa se a droga for injetada no meio perivascular.
	5e. Podem ocorrer recuperações tempestuosas devido à ataxia residual.
	5f. Substância controlada de grau III;[5] devem ser mantidos registros cuidadosos do uso e armazenamento em local trancado.

[5] Segundo a RDC nº 21, de 17 de junho de 2010, da Agência Nacional de Vigilância Sanitária, no Brasil, o tiopental é classificado na Lista B1 (Substâncias Psicotrópicas, sujeitas à Notificação de Receita "B") das Listas de Substâncias Entorpecentes, Psicotrópicas, Precursoras e Outras sob Controle Especial. (N. T.)

Propofol 20 mg/mL (PropoFlo®)

Tabela 10-14 Propofol

1. Efeitos físicos	**1a.** Um derivado do fenol, que pode ser administrado repetidamente com pouco ou nenhum efeito cumulativo. Assim, ele pode ser administrado como uma infusão constante.
	1b. Início rápido da anestesia e recuperação rápida e suave.
2. Usos	**2a.** Indução e manutenção de anestesia.
3. Monitoramento	**3a.** Ritmo e frequência respiratória.
	3b. Frequência cardíaca.
	3c. Pressão sanguínea.
	3d. Oximetria de pulso.
4. Vias de administração	**4a.** Intravenosa apenas, administrado ao longo de 60-90 segundos.
5. Notas	**5a.** Custo proibitivo para todas as espécies, excetuando-se pequenos ruminantes e pôneis.
	5b. Pode ser misturado 50:50 com tiopental a 2,5%.

Anestésicos inalatórios

- Os anestésicos inalatórios utilizados na prática de grandes animais são basicamente os compostos halogenados, como halotano, enflurano, isoflurano, sevoflurano e desflurano. Eles são armazenados na forma líquida dentro de um vaporizador de precisão especialmente projetado para este fim. O vaporizador de precisão permite que o líquido se torne um gás e também que uma porcentagem do vapor anestésico deixe o sistema. Todos os anestésicos vaporizados são definidos por certas propriedades, incluindo a pressão de vapor, o coeficiente de solubilidade e a concentração alveolar mínima.

Propriedades comuns a todos os agentes anestésicos inalatórios

Tabela 10-15 Propriedades comuns a todos os agentes anestésicos inalatórios

1. Pressão de vapor	**1a.** A pressão de vapor é a medida da tendência de um líquido de se transformar em um gás. A pressão de vapor depende do agente e da temperatura.

continua >>>

Tabela 10-15 Propriedades comuns a todos os agentes anestésicos inalatórios (continuação)

	1b. Os números de pressão de vapor são relatados para temperaturas entre 20 °C-22 °C (68 °F-72 °F).
	1c. Todos os anestésicos atualmente usados na medicina de grandes animais têm altas pressões de vapor e, se administrados sem regulação ao paciente, causariam uma overdose fatal. Portanto, eles são usados somente em um vaporizador de precisão com temperatura, fluxo e pressão retrógrada controlados.
2. Coeficiente de solubilidade	**2a.** Os efeitos fisiológicos dos anestésicos inalatórios ocorrem em função de suas características de solubilidade no sangue e nos tecidos.
	2b. O coeficiente de solubilidade sangue:gás expressa a velocidade com que um anestésico inalatório é transportado dos alvéolos para o sangue.
	2c. Um inalante com baixo coeficiente de solubilidade acumula-se em concentrações mais elevadas nos alvéolos, causando indução e recuperação rápidas.
3. Concentração alveolar mínima (CAM)	**3a.** A CAM de um anestésico inalatório é a concentração de anestésico que não produz resposta clínica em 50% dos pacientes submetidos a um estímulo doloroso.
	3b. A CAM, portanto, é um indicador de potência e fornece uma orientação para o ajuste do vaporizador para a indução e a manutenção da anestesia.
	3c. A maioria dos pacientes entra em um plano leve de anestesia com 1 × CAM; 1,5 × CAM produz um plano cirúrgico da anestesia e 2 × CAM produz anestesia profunda.
	3d. Isso varia em função do estado individual do paciente e de outros medicamentos que tenham sido administradas, servindo apenas como referência.

Propriedades do Halotano

Tabela 10-16 Propriedades do halotano

1. Propriedades físicas	**1a.** Concentração alveolar mínima (CAM): 0,88%.
2. Atributos	**2a.** Relaxamento muscular e leve analgesia.
	2b. Indução e recuperação moderadamente rápidas.
3. Efeitos colaterais	**3a.** Sensibiliza o músculo cardíaco às catecolaminas, resultando em disritmias.
	3b. Débito cardíaco diminuído.
	3c. Tono vagal aumentado, levando à bradicardia e à motilidade gastrointestinal diminuída.

	3d. Vasodilatação periférica, causando diminuição da pressão sanguínea e hipotermia.
4. Metabolismo	**4a.** Maior parte eliminada por via respiratória.
	4b. 20-45% metabolizados pelo fígado, e os metabólitos resultantes são excretados pelos rins.
5. Notas	**5a.** Conhecido por causar hepatotoxicidade em humanos.
	5b. Associado a hipertermia maligna.
	5c. Contém o conservante timol.
6. Dose	**6a.** Até o efeito.
	6b. Para o período de indução, ajuste a 3-5%.
	6c. Manutenção a 1,5-2,5% para a maioria das espécies.

Propriedades do Isoflurano

Tabela 10-17 Propriedades do isoflurano

1. Propriedades físicas	**1a.** Concentração alveolar mínima (CAM): 1,31%.
2. Atributos	**2a.** Indução e recuperação muito rápidas.
	2b. Profundidade da anestesia fácil e rapidamente alterada.
	2c. Bom relaxamento muscular no plano cirúrgico da anestesia.
	2d. Seguro para uso em animais com doença renal ou hepática.
	2e. Seguro em animais geriátricos e neonatos.
	2f. Nenhuma toxicidade aos humanos conhecida.
3. Efeitos colaterais	**3a.** Vasodilatação periférica, que acarreta em diminuição da pressão sanguínea e hipotermia.
	3b. Depressão respiratória se em doses maiores (no equino, são considerados normais 1-2 movimentos respiratórios profundos por minuto).
	3c. Diminuição dose-dependente do débito cardíaco (mais profunda no equino).
	3d. Diminuição dose-dependente do tônus e da motilidade da musculatura lisa.
	3e. Aumento da pressão intracraniana.
	3f. Possível desencadeamento de hipertermia maligna.
4. Metabolismo	**4a.** Eliminados 99% pelas vias respiratórias.

continua >>>

Tabela 10-17 Propriedades do isoflurano (continuação)

5. Notas	5a. Nenhuma propriedade analgésica, portanto, devem ser administrados analgésicos injetáveis.
	5b. A rápida recuperação pode ser agitada e perigosa para o paciente e para a equipe, caso não se lide corretamente com a dor pós-operatória.
	5c. Pode causar íleus.
	5d. Odor pungente e irritante para membranas mucosas.
	5e. Pode causar hipertermia maligna.
6. Dose	6a. Até o efeito.
	6b. Indução: ajuste o vaporizador a 4-5%.
	6c. Manutenção: 1,5-3%.

Propriedades do Sevoflurano

Tabela 10-18 Propriedades do sevoflurano

1. Propriedades físicas	1a. Concentração alveolar mínima (CAM): 2,31-2,84%.
	1b. Instável com frascos de absorção de CO_2, produzindo o composto A, que é nefrotóxico em ratos.
2. Atributos	2a. Ação ultrarrápida.
	2b. Relaxamento do músculo esquelético, comparável àquele verificado com o isoflurano.
	2c. Segundo relatos, fornece recuperação anestésica suave em equinos adultos.
	2d. Não aumenta a pressão intracraniana ou intraocular.
3. Efeitos colaterais	3a. Redução dose-dependente do débito cardíaco.
	3b. Depressão respiratória dose-dependente.
	3c. Pode desencadear hipertermia maligna.
4. Metabolismo	4a. Exalados 95%.
5. Notas	5a. Nenhuma propriedade analgésica, como o isoflurano.
	5b. Não muito utilizado na anestesia de grandes animais.
	5c. Nenhum odor pungente.
6. Dose	6a. Até o efeito.
	6b. Indução: ajuste o vaporizador a 5-7%.
	6c. Manutenção: 2-4%.

Amostra geral dos regimes anestésicos

A indução e a manutenção da anestesia na prática de grandes animais são dificultadas pelo tamanho e nível de treinamento dos pacientes. Os animais destinados ao corte, na maioria das vezes, são induzidos e mantidos com agentes injetáveis. Em equinos, pode ser relativamente seguro induzir e manter a anestesia no campo por métodos injetáveis, quando se espera que os procedimentos durem menos de uma hora. As cirurgias mais complexas ou invasivas (laparotomia, procedimentos ortopédicos) geralmente requerem um centro cirúrgico e anestesia inalatória. Todos os neonatos de animais de grande porte são facilmente mantidos em equipamentos anestésicos inalatórios de pequenos animais.

As tabelas a seguir abrangem os métodos mais comuns de indução e manutenção da anestesia na clínica de animais de grande porte nos Estados Unidos.

Indução e manutenção da anestesia em equinos

	Agentes	Comentários
1. Indução da anestesia em potros	Xilazina 1,1 mg/kg IV	**1a.** Apropriada para a castração sem complicações ou reparação de laceração. Dura cerca de 20 minutos.
	Seguida por	
	Butorfanol 0,01 mg/kg IV	
	Quetamina 2 mg/kg IV	
	Ou	
	Xilazina 1,1 mg/kg IV	**1b.** Apropriada para a castração sem complicações, reparação de laceração ou aplicação de tala.
	Seguida por	
	Butorfanol 0,01 mg/kg IV	**1c.** Duração: cerca de 12 minutos.
	Propofol 2 mg/kg IV	
	Ou	
	Xilazina 0,5 mg/kg IV	**1d.** A anestesia pode ser induzida em alguns potros com gás administrado por máscara sem sedação prévia. Em potros com menos de 150 kg, a indução pode ser realizada utilizando-se um aparelho de anestesia de pequenos animais.

	Seguida por	
	Máscara ou entubação nasotraqueal com	
	isoflurano administrado a 4-5%	
2. Manutenção da anestesia em potros	Halotano 1-2% ou	**2a.** Um aparelho de anestesia para pequenos animais pode ser utilizado em potros com menos de 4 meses de idade ou menos de 150 kg.
	Isoflurano 1,5-2,5% ou	
	Sevoflurano 3-4%	
3. Indução da anestesia em adultos	Xilazina 1-2 mg/kg IM ou IV	**3a.** A xilazina IM ajuda a acalmar um equino indócil antes da indução anestésica.
	Seguida por	
	Quetamina 2 mg/kg IV	
	Ou	
	Xilazina 1,1 mg/kg IV	**3b.** O butorfanol melhora a sedação e pode auxiliar na diminuição de alguma rigidez muscular associada à quetamina.
	Seguida por	
	Butorfanol 0,01 mg/kg	
	Quetamina 2 mg/kg IV	
	Ou	
	Xilazina 1,1 mg/kg IV	**3c.** O diazepam melhora o relaxamento muscular, mas pode agravar a ataxia durante a recuperação.
	Seguida por	
	Diazepam 0,03-0,1 mg/kg IV	
	Quetamina 2 mg/kg IV	
	Ou	
	Detomidina 0,02 mg/kg IV	**3d.** Dura 30-40 minutos. O uso de detomidina (em vez de xilazina) pode piorar a ataxia.

	Seguida por	
4. Manutenção da anestesia em adultos	Quetamina 2 mg/kg IV Xilazina 0,55 mg/kg com	**4a.** Não é adequado para procedimentos muito dolorosos ou que durem mais de 1 hora.
	Quetamina 1 mg/kg a cada 15-20 minutos, conforme necessário, ou gotejamento triplo: 1 litro de guaifenesina 5%	**4b.** Não recomendado para mais de 1 hora de anestesia. A administração de oxigênio nasal a 10-15 L/min diminuirá a hipóxia.
	com 1.000 mg de quetamina e 500 mg de xilazina infundida a 1-2 mL/kg/h	
	Halotano 1,5-2% ou	**4c.** Todos os gases anestésicos requerem entubação endotraqueal. Os agentes injetáveis como a xilazina e a quetamina podem ser utilizados para complementar a anestesia inalatória.
	Isoflurano 1,75-2,75% ou Sevoflurano 3,5-4,5%	

Indução e manutenção da anestesia em ruminantes

	Agentes	Comentários
1. Indução da anestesia em bezerros	Diazepam 0,2 mg/kg IV	**1a.** A xilazina 0,1-0,2 mg/kg IM pode ser utilizada em bezerros com mais de 3 meses de idade para facilitar na contenção e colocação do cateter IV.
	Seguida por Butorfanol 0,1 mg/kg IV Quetamina 2-4 mg/kg IV	**1b.** A indução com máscara de gás anestésico pode ser feita para bezerros com menos de 5 meses de idade, em vez de se utilizar quetamina.

2. Manutenção da anestesia em bezerros	Um litro de guaifenesina 5% com 1.000 mg de quetamina. Infudir a 1,5 mL/kg/h IV	**2a.** Infundir por cateter IV. Monitorar o gotejamento cuidadosamente junto com sinais clínicos, pois pode ocorrer facilmente overdose.
	Halotano 1-2% ou	**2b.** Um aparelho de anestesia para pequenos animais pode ser utilizado para bezerros com menos de 50 kg. A máscara pode ser utilizada, mas a entubação endotraqueal é o método mais seguro.
	Isoflurano 1,5-2,5% ou	
	Sevoflurano 2,5-4%	
3. Indução da anestesia em bovinos adultos	Xilazina 0,1 mg/kg IV	**3a.** A xilazina pode ser administrada como medicação pré-anestésica a fim de se facilitar a colocação do cateter IV.
	Seguida por	
		3b. Pode ser administrada detomidina 0,01 mg/kg IV, em vez de xilazina.
	Quetamina 2 mg/kg IV	**3c.** A quetamina é administrada após a vaca ficar em decúbito, por dose única em bôlus.
4. Manutenção da anestesia em bovinos adultos	Quetamina 1 mg/kg IV, repetida a cada 10-15 minutos conforme necessário	**4a.** Pode-se administrar oxigênio suplementar por via intranasal (10-15 L/min) ou via tubo endotraqueal (8-10 L/min) se o procedimento durar mais de 30 minutos.
	Ou	
	Um litro de guaifenesina 5% com 1.000 mg de quetamina; infundida a 2-2,5 mL/kg/h IV	**4b.** Proporciona relaxamento muscular mais intenso, garantindo assim o aprofundamento do plano anestésico.
	Xilazina 50 mg pode ser adicionada para sedação mais profunda	**4c.** A entubação é recomendada, bem como a administração de oxigênio suplementar.

	Halotano 2-3% ou	**4d.** O pequeno volume circulante e a rápida frequência respiratória requerem uma concentração mais alta do vaporizador do que em outras espécies do mesmo tamanho.
	Isoflurano 2,5-3,5% ou	
	Sevoflurano 2,5-4,5%	
		4e. Requer entubação e aparelho de anestesia para grandes animais.
5. Indução da anestesia em ovinos	Xilazina 0,2 mg/kg IV	**5a.** Não deve ser utilizada em ovinos com comprometimento cardiovascular.
	Seguida por	
	Quetamina 2-4 mg/kg IV, uma vez que o paciente esteja em decúbito	
	Diazepam 0,2 mg/kg IV	**5b.** Mais seguro em ovinos debilitados.
	Butorfanol 0,1 mg/kg IV	
	Seguida por	
	Quetamina 2-4 mg/kg IV	
6. Manutenção da anestesia em ovinos	Quetamina 1-2 mg/kg IV em bôlus cada 10-15 minutos conforme necessário	**6a.** Administrar oxigênio suplementar por via intranasal ou com o uso de máscara.
	Halotano 1-2% ou	**6b.** Entube ou mantenha a máscara no animal, usando equipamento de anestesia para pequenos animais.
	Isoflurano 1,5-2,5% ou	
	Sevoflurano 2,5-4%	
7. Indução da anestesia em caprinos	Xilazina 0,05 mg/kg IV	**7a.** Pode ser administrada até 0,1 mg/kg de xilazina se o caprino for muito agitado e difícil de conter.
	Seguida por	
	Quetamina 2-4 mg/kg IV, uma vez que o paciente esteja em decúbito	
	Ou	

	Agentes	Comentários
	Diazepam 0,2 mg/kg misturado com Quetamina 3 mg/kg na mesma seringa administrado em bôlus IV	**7b.** A experiência das autoras diz que, com isso, se fornece uma indução muito suave e segura.
8. Manutenção da anestesia em caprinos	Quetamina 1-2 mg/kg IV em bôlus a cada 10-15 minutos, conforme necessário	**8a.** Garante uma anestesia leve, para castração ou procedimento cirúrgico simples.
	Ou	
	Halotano 1-2% ou	**8b.** Entube ou mantenha a máscara no animal, utilizando equipamento de anestesia para pequenos animais.
	Isoflurano 1,5-2,5% ou	
	Sevoflurano 2,5-4%	

Indução e manutenção da anestesia em lhamas

	Agentes	Comentários
1. Sedação dos adultos	Xilazina 0,2-0,5 mg/kg IM	**1a.** Em lhamas e alpacas indóceis (especialmente machos inteiros), proporciona uma contenção por até 30 minutos.
	pode ser associada a	
	Butorfanol 0,05 mg/kg IM	
2. Indução da anestesia em adultos	Xilazina 0,04 mg/kg IM	**2a.** Apropriada para indução de lhamas ou alpacas indóceis. Tempo de decúbito é de 4-7 minutos, com duração entre 22-63 minutos.
	Butorfanol 0,3-0,4 mg/kg IM	
	Seguido por	
	Quetamina 3-4 mg/kg IM	
	Ou	
	Xilazina 0,25 mg/kg IV	**2b.** Melhor se administrado por cateter IV.
	Seguida por	
	Quetamina 2-4 mg/kg IV	
	Ou	

	Diazepam 0,2 mg/kg IV ou	**2c.** Mais seguro do que o uso de xilazina para camelídeos debilitados ou comprometidos.
	Midazolam 0,1 mg/kg IV	
	Seguido por	
	Quetamina 2-4 mg/kg IV	
	Ou	
	Xilazina 0,25 mg/kg IV ou Diazepam 0,2 mg/kg IV	**2d.** Requer cateter IV.
	Propofol 2 mg/kg IV	
	Xilazina 0,4 mg/kg IV	**2e.** Requer cateter IV.
	Seguida por	
	Tiopental 8-10 mg/kg IV	
	Máscara com gás anestésico	**2f.** Requer lhamas menores ou muito cooperativas.
3. Manutenção da anestesia em adultos	Propofol 0,2-0,4 mg/kg/min ou	**3a.** Pode ocorrer apneia, o que exige entubação.
	Quetamina 1-2 mg/kg IV em bôlus a cada	
	10-15 minutos, conforme necessidade	
	Ou	
	Halotano 1-2% ou	**3b.** A maioria das alpacas e muitas lhamas podem ser mantidas em equipamentos de anestesia para pequenos animais.
	Isoflurano 1,5-2,5% ou	
	Sevoflurano 2,5-4%	
4. Indução da anestesia em filhotes	Diazepam 0,1 mg/kg	—
	Butorfanol 0,05 mg/kg	
	Seguido por	
	Quetamina 1 mL/kg	
	Ou	
	Máscara de indução com halotano, isoflurano ou sevoflurano	

	Agentes	Comentários
5. Manutenção da anestesia em filhotes	Halotano 1-2% ou Isoflurano 1,5-2,5% ou Sevoflurano 2-3,5%	**5a.** A máscara pode ser utilizada em vez da entubação.

Indução e manutenção da anestesia em suínos

	Agentes	Comentários
1. Sedação ou contenção	Acepromazina 0,25-0,5 mg/kg combinada com morfina 0,5-1,0 mg/kg IM	**1a.** As injeções IM são mais bem aplicadas utilizando-se uma agulha 1,20 mm x 40 mm; devem ser aplicadas caudalmente à orelha e cerca de 5 cm fora da linha média.
	Medetomidina 0,008 mg/kg IM Butorfanol 0,2-0,4 mg/kg IM	
2. Indução	TKX (tiletamina-quetamina-xilazina)	**2a.** Os suínos são extremamente difíceis de anestesiar. Por isso, devem ser tomados cuidados para limitar o estresse causado neles antes da indução.
	IM misturadas pela adição de 250 mg (2,5 mL) de quetamina e 250 mg (2,5 mL) de xilazina a um frasco de tiletamina com zolazepam em pó, em vez de água esterilizada. Resulta em uma mistura contendo tiletamina com zolazepam 100 mg/mL, quetamina 50 mg/mL e xilazina 50 mg/mL. Suínos < 100 kg: 1 mL TKX IM cada 25 kg	

	Suínos > 100 kg: 3 mL TKX administrados IM, seguidos por 2 mL IV assim que a sedação for alcançada	
3. Manutenção	Xilazina-guaifenesina-quetamina misturadas como descrito a seguir: Adicionar 500 mg quetamina (5 mL) e 500 mg de xilazina (5 mL de 100 mg/mL xilazina) a 500 mL de guaifenesina 5%. Infundir a 2 mL/kg/h.	**3a.** Requer cateter IV. **3b.** Monitore a anestesia com cuidado, e ajuste a dose conforme necessário. **3c.** O oxigênio nasal ajuda a manter a oxigenação adequada.
	Ou	**3d.** Os suínos podem vomitar durante a recuperação.
	Halotano 1,5-2,5% ou	**3e.** A recuperação ocorre cerca de 30-45 minutos após a infusão ser interrompida.
	Isoflurano 2-3% ou Sevoflurano 2-4%	**3f.** Pode ser mantido por máscara, tubo nasal ou intubação traqueal. **3g.** A síndrome do estresse em suínos, ou hipertermia maligna, pode ser desencadeada por qualquer anestésico inalatório, e muitas vezes resulta na morte do animal.

ANESTESIA A CAMPO

Realizada fora da sala cirúrgica, a anestesia de campo geralmente depende de anestésicos injetáveis para se manter o animal em decúbito enquanto o cirurgião opera. Em razão de não se ter à mão uma fonte de eletricidade, as tosquiadeiras são frequentemente operadas por bateria e alguns equipamentos eletrônicos de monitoramento podem não estar disponíveis. O dever do técnico é manter a segurança do paciente e do cirurgião. Para isso, devem ser tomados cuidados no monitoramento do paciente e para que não ocorram distrações durante a cirurgia.

FINALIDADES

As razões mais comuns para a anestesia a campo em equinos são a castração, a reparação de laceração e a atadura ou aplicação de tala.

Os bovinos adultos recebem anestesia a campo menos comumente do que os equinos. Normalmente, os motivos são: cirurgia no casco, lacerações no prepúcio ou no pênis e correção de deslocamento de abomaso à esquerda.

Os pequenos ruminantes (incluindo bezerros jovens) são mais comumente anestesiados para a aplicação de talas nos membros ou para reparo cirúrgico de hérnia inguinal.

As lhamas podem ser castradas ou ter seus membros engessados sob anestesia geral a campo, porém, as cirurgias ou os procedimentos mais extensos deveriam ser realizados apenas em uma sala cirúrgica.

Os suínos podem receber anestesia geral para a castração de machos com mais de 90 kg ou cesariana em uma porca de grande porte, porém isso é raro, em razão da dificuldade de se obter anestesia adequada sem colocar a vida do animal em perigo.

INDUÇÃO DA ANESTESIA A CAMPO EM EQUINOS

COMPLICAÇÕES

- Lesões no anestesista, cirurgião ou tratador, caso o equino caia sobre alguém ou acorde durante a cirurgia.
- Lesão no equino por indução difícil ou pela falta de controle em uma queda no chão.
- Mortes relacionadas à anestesia por overdose ou à desatenção para com os sinais vitais.

MATERIAL

- Cabresto de náilon, de tira firme e plana.
- Corda de náilon ou algodão de 2,5-3,0 m de comprimento.
- Agulhas de 1,20 mm x 40 mm.
- Seringas de 12 mL, 6 mL e 3mL.
- Itens para cateter jugular.
- Cateteres intravenosos de 1,3 mm × 48 mm e 2,1 mm × 45 mm.
- Tosquiadeira com lâmina 40.
- Antissépticos cirúrgicos, álcool isopropílico a 70% e solução salina.
- Fármacos de indução anestésica (veja Indução e Manutenção da Anestesia em Equinos).

PROCEDIMENTO PARA O MÉTODO UM: INDUÇÃO E RECUPERAÇÃO A CAMPO DE EQUINOS

Ação técnica	Fundamento/extensão
1. Contenção.	1a. Coloque um cabresto reforçado no equino (cabresto de náilon largo) e uma corda longa de condução, de algodão macio ou de náilon.
	1b. Prenda o equino em um poste ou mourão.
2. Preparação anestésica.	2a. Insira o cateter jugular (Capítulo 6).

3. Indução.

2b. Lave a boca do animal com água.

2c. Conduza o equino para a área de indução.

3a. Prenda o equino em um poste firme e largo da cerca (se disponível) enrolando a corda de condução por 1 ½ vez ao redor do poste. Peça a um auxiliar que segure a corda do outro lado da cerca (Figura 10-13).

3b. Não amarre a corda, pois assim será possível que ela deslize livremente e de maneira lenta enquanto o equino se deita.

3c. A pessoa que estiver segurando a corda deve usar luvas grossas de couro para prevenir queimaduras que a corda possa causar.

3d. Os equinos indóceis podem ser empurrados até perto da cerca para evitar lesões à pessoa que injetará a droga.

3e. Injete 1,1 mg/kg de xilazina IV no cateter da veia jugular.

3f. Aguarde cerca de 3-5 minutos para que o focinho caia em direção ao solo e o equino demonstre instabilidade nos membros.

3g. Injete 2,2 mg/kg de quetamina IV rapidamente no cateter da veia jugular.

3h. Afaste-se do equino enquanto ele se deita, permanecendo em nível com o ombro. O equino começará a tremer.

3i. A pessoa que estiver segurando a corda deve segurá-la firmemente enquanto o equino a estiver puxando e, então, lentamente, diminuir a pressão quando o equino bambear ou cair. Muitos equinos sentam-se de cócoras com os membros traseiros quando a quetamina faz efeito. É importante que a pessoa que segura a corda não permita que o equino tombe sobre as próprias costas.

3j. Posicione o equino na melhor posição para que o procedimento seja realizado. Nunca caminhe por trás ou entre as pernas traseiras do animal, pois os espasmos musculares ou um plano superficial de anestesia podem provocar coices letais.

4. Recuperação (20-40 minutos).

3k. Cubra os olhos do equino com uma toalha grande e macia, a fim de protegê-los de lesões e da luz. A toalha também elimina a estimulação visual, que poderia causar excitação prematura.

3l. Monitore os sinais oculares a cada poucos instantes (minutos).

3m. Comece a monitorar os sinais vitais.

4a. Posicione o equino em decúbito lateral.

4b. Deixe o cabresto colocado ou o coloque novamente.

4c. Prenda a corda de condução e deixe-a esticada na frente do equino.

4d. Tire suavemente a toalha que está sobre os olhos.

4e. Monitore a frequência cardíaca a cada 5 minutos até que haja contrações da orelha em resposta ao ruído ou movimento; monitore também a respiração.

4f. Afaste-se do equino e monitore a respiração à distância.

4g. Deixe que o equino assuma a posição de decúbito esternal por conta própria, não estimule o animal a isso.

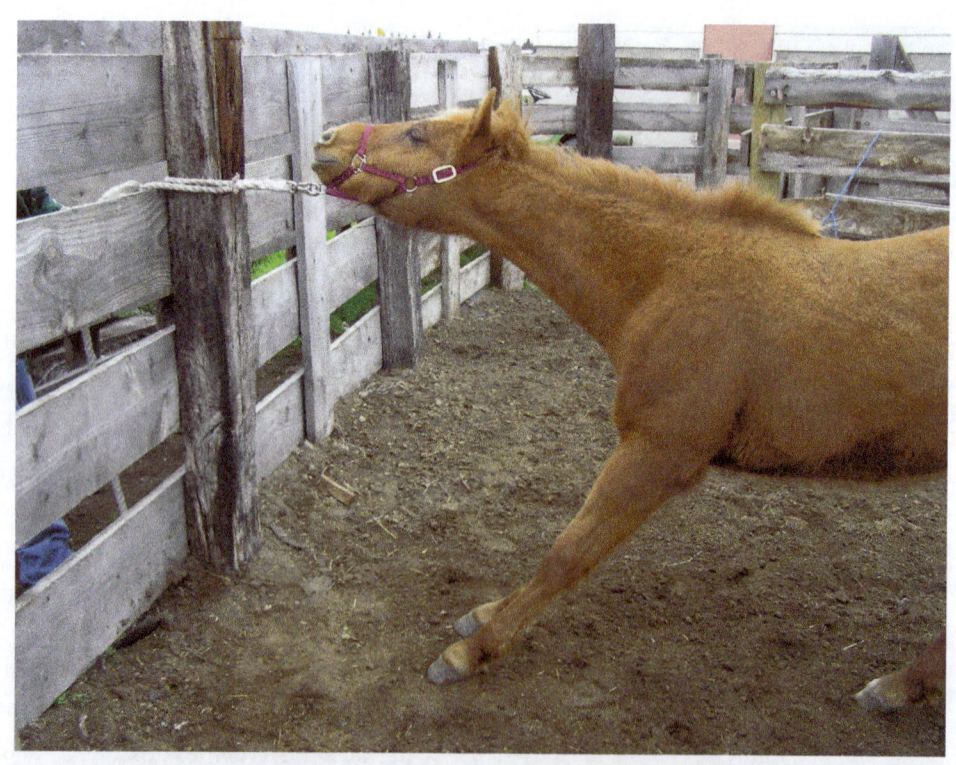

Figura 10-13 Equino posicionado para indução a campo, usando a técnica do poste. Observe que a corda está enrolada 1 ½ vez em um poste muito sólido. O equino está se sentando, à medida que os medicamentos fazem efeito.

4h. Quando o equino começar a se levantar, você pode segurar sua cabeça, permitindo que ele a apoie contra a corda. Caso contrário, deixe que ele se levante por conta própria.

4i. Aproxime-se do ombro esquerdo do equino e mantenha-o calmo até que ele tenha recuperado completamente o equilíbrio.

4j. Remova o cateter IV.

4k. Leve o equino para a baia ou para o piquete e remova o cabresto.

Procedimento para o método dois: indução e recuperação a campo de equinos

Ação técnica	Fundamento/extensão
1. Contenção.	**1a.** Coloque um cabresto reforçado no equino (cabresto de fita de náilon plana) e uma corda longa de condução, de algodão ou de náilon.
	1b. Prenda o equino em um poste ou mourão.
2. Preparação anestésica.	**2a.** Insira o cateter jugular (Capítulo 6).
	2b. Lave a boca do animal com água.
	2c. Conduza o equino para a área de indução. Uma superfície gramada é melhor, pois, além de macia, ainda proporciona boa tração do animal durante a recuperação.
3. Indução.	**3a.** Injete a xilazina intravenosamente. Lave o cateter (se estiver utilizando um) com 3 mL de solução salina. Caso não esteja usando um cateter, insira a agulha na veia e, primeiro, certifique-se de tê-la posicionado na veia e não na artéria. O sangue será escuro e gotejará lentamente do vaso somente se a veia for comprimida. Um vaso arterial produzirá sangue que jorra na cor vermelho brilhante.
	3b. Aguarde cerca de 3-5 minutos para que o focinho caia em direção ao solo e o equino demonstre instabilidade nos membros.
	3c. Injete diazepam IV em bôlus.
	3d. Injete quetamina IV, por meio de injeção rápida em bôlus.

3e. Gire o equino, formando um círculo apertado, na direção oposta à que você quer derrubá-lo (Figura 10-14A).

3f. Tome cuidado para não puxar o equino para cima de você quando estiver girando e para enrolar a corda na mão que a estiver segurando. Não a deixe arrastar no chão ou envolvida ao redor de sua mão.

3g. Apoie a cabeça do equino no solo enquanto ele se deita.

3h. Posicione o equino conforme necessário para que o procedimento se realize.

3i. Cubra os olhos do equino com uma toalha grande e macia, a fim de protegê-los de lesões e da luz. A toalha também elimina a estimulação visual, que poderia causar excitação prematura.

3j. Monitore os sinais oculares a cada poucos instantes (minutos).

3k. Comece a monitorar os sinais vitais.

4. Recuperação (30-40 minutos).

4a. Posicione o equino em decúbito lateral.

4b. Deixe o cabresto colocado ou coloque-o novamente.

4c. Prenda a corda de condução e deixe-a esticada na frente do equino.

4d. Tire suavemente a toalha que está sobre os olhos.

4e. Monitore a frequência cardíaca a cada 5 minutos até que haja contrações da orelha em resposta ao ruído ou movimento; monitore também a respiração.

4f. Afaste-se do equino e monitore a respiração à distância.

4g. Deixe que o equino assuma a posição de decúbito esternal por conta própria, não estimule o animal a fazê-lo (Figura 10-14B).

4h. Quando o equino começar a levantar, você pode segurar sua cabeça, permitindo que ele a apoie contra a corda. Caso contrário, deixe-o levantar por conta própria.

4i. Aproxime-se do ombro esquerdo do animal e mantenha-o calmo até que tenha recuperado completamente o equilíbrio.

4j. Remova o cateter IV.

4k. Leve o equino para a baia ou para o piquete e remova o cabresto.

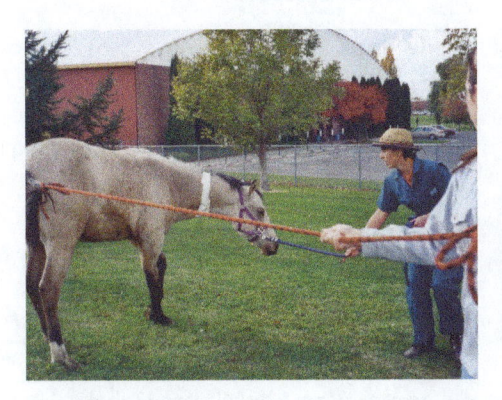

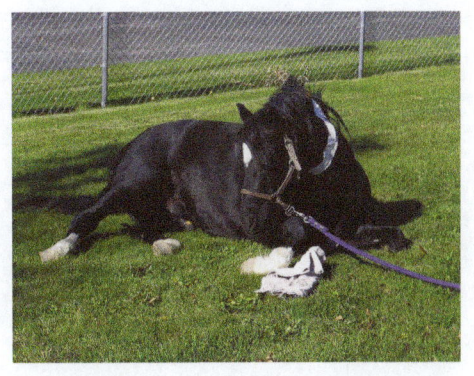

Figura 10-14 (A) Girando o equino para a indução da anestesia a campo, quando não há poste disponível. (B) Equino recuperando-se em decúbito esternal. A toalha da cabeça caiu para o lado.

INDUÇÃO DA ANESTESIA A CAMPO EM RUMINANTES

COMPLICAÇÕES

- Lesões no anestesista, cirurgião ou tratador durante o processo de indução ou se o paciente acordar durante a cirurgia.
- Pneumonia aspirativa ou morte por regurgitação dos conteúdos ruminais.
- Meteorismo ruminal, acarretando em asfixia ou isquemia.
- Overdose dos agentes anestésicos, acarretando em retardo na recuperação ou morte.

MATERIAL

- Cabresto e corda de condução.
- Argolas de nariz.
- Agulhas 1,20 mm × 40 mm.
- Seringas de 12 mL, 6 mL e 3mL.
- Itens para cateter jugular.
- Cateteres intravenosos de 1,3 mm × 48 mm e 2,1 mm × 45 mm.
- Tosquiadeira com lâmina 40.
- Antissépticos cirúrgicos, álcool isopropílico a 70% e solução salina.
- Cordas.
- Colchões (Capítulo 8).
- Sonda orogástrica.

Procedimento para indução em ruminantes

Ação técnica	Fundamento/extensão
1. Contenção.	1a. Contenha o paciente em um tronco com acesso lateral, brete ou pescoceira.
	1b. Bezerros pequenos podem ser contidos manualmente.
	1c. Coloque o cabresto e vire a cabeça para o lado.
2. Preparação anestésica.	2a. Insira o cateter jugular (Capítulo 6).
	2b. Se não utilizar cateter jugular, pode-se aplicar a xilazina IM ou na veia caudal.
	2c. Administre um tranquilizante ou sedativo, como a acepromazina ou xilazina (Tabelas 10-2 e 10-3).
3. Indução.	3a. Injete quetamina IV em bôlus.
	3b. Posicione o paciente sobre o colchão (Capítulo 8).
	3c. Se possível, posicione o paciente em decúbito esternal.
	3d. Os pacientes em decúbito lateral ou dorsal devem ser posicionados com a cabeça mais baixa que o corpo, a fim de permitir que o suco ruminal seja drenado, diminuindo o risco de aspiração.
	3e. Posicione a sonda orogástrica se o meteorismo for uma preocupação
	3f. Comece a monitorar os sinais vitais.
4. Recuperação.	4a. Todos os ruminantes devem recuperar-se em decúbito esternal. Os fardos de feno podem ser utilizados para sustentar o animal nessa posição.
	4b. Monitore os sinais vitais até que o paciente esteja pronto para se levantar por conta própria.
	4c. Retorne o paciente para a baia ou curral, separando-o dos outros animais do rebanho.

Anestesia inalatória na cirurgia de grandes animais

A anestesia inalatória é mais comumente reservada aos equinos, neonatos e ruminantes muito valiosos. É utilizada em centros cirúrgicos de hospitais de referência. Os pacientes pequenos (menos de 150 kg) podem ser mantidos em um aparelho de anestesia típico para pequenos animais, porém, os pacientes maiores necessitam de um aparelho para animais de grande porte, em razão da sua maior capacidade pulmonar.

Finalidades

- A anestesia inalatória requer um sistema de distribuição de medicamentos altamente controlado.
- A anestesia inalatória tem a vantagem de administrar oxigênio a 100%, enquanto o paciente está anestesiado.

Complicações

- Oxigênio insuficiente no cilindro.
- Anestésico insuficiente no vaporizador.
- Manutenção imprópria do aparelho de anestesia.
- Overdose de anestésico no paciente.
- Lesão ao tecido pulmonar do paciente.
- Partes do sistema de distribuição de anestésico.

Material

- Oxigênio comprimido de qualidade hospitalar.
- Aparelho de anestesia para animais de grande porte.
- Tubo endotraqueal, nasotraqueal ou máscara.
- Agente anestésico inalatório.

Tabela 10-19 Partes do sistema de distribuição de anestésico

1. Fonte de gás comprimido	1a. A válvula na parte superior abre e fecha o fluxo do tanque.
	1b. O regulador de pressão informa quanto oxigênio resta no tanque.
	1c. A válvula de redução e o regulador de pressão diminuem a pressão do tanque até 50 psi, na linha de gases. Assim, o fluxo de oxigênio não sobrecarrega os controles no aparelho de anestesia.
	1d. Cilindros grandes (G ou H) são frequentemente verdes ou brancos. Cilindros menores (E) não contêm oxigênio suficiente para a maioria das cirurgias em grandes animais (Figura 10-15A).
	1e. O cilindro deve ser preso por corrente à parede ou ao carrinho para evitar queda acidental.
2. Linhas de gases	2a. Canalizações especializadas, protegidas contra carga estática, que transportam o oxigênio para o aparelho de anestesia.
	2b. Podem se conectar diretamente ao aparelho ou correr pelas paredes e pelo teto para se ligarem, em um cômodo separado, à fonte de oxigênio.
3. Aparelho de anestesia	3a. Mistura o oxigênio com o vapor anestésico para fornecer o agente anestésico ao paciente (Figura 10-15B).

continua >>>

Tabela 10-19 Partes do sistema de distribuição de anestésico (continuação)

	3b. Também remove o dióxido de carbono dos gases recirculados inalados e elimina o gás residual.
	3c. Fornece um meio para ventilar o paciente e fornecer oxigênio.
4. Fluxômetro	**4a.** Indica a quantidade real de litros de oxigênio que flui para o paciente.
	4b. Consiste de uma válvula e um cilindro de vidro marcado em mililitros ou litros por minuto.
	4c. Para a leitura do fluxo com um flutuador, leia no meio do flutuador para determinar a taxa de fluxo.
	4d. Reduz ainda mais a pressão do fluxo de oxigênio para a pressão atmosférica ou, aproximadamente, 15 psi.
5. Vaporizador de precisão	**5a.** Converte o líquido anestésico em vapor, permitindo o fornecimento ao paciente de uma quantidade cuidadosamente controlada de anestésico.
	5b. O controle é dado em porcentagem (%) de vapor fornecido e há um recurso de bloqueio, na posição desligada, que evita a ligação acidental do vaporizador.
	5c. O fluxo através do vaporizador é unidirecional.
6. Entrada de gás fresco	**6a.** Fornece a mistura de oxigênio e vapores anestésicos ao circuito respiratório.
7. Circuito respiratório circular	**7a.** Fornece oxigênio e vapores anestésicos ao paciente enquanto remove o dióxido de carbono dos gases exalados.
8. Mangueira para gás fresco	**8a.** Contém oxigênio e vapores anestésicos saídos do vaporizador.
9. Válvulas de fluxo unidirecional	**9a.** Direcionam o fluxo de gases do e para o paciente. Quando o paciente inspira, a válvula inspiratória se abre, permitindo que o oxigênio e o anestésico fluam para o paciente. Quando o paciente expira, a válvula expiratória se abre, permitindo que os gases exalados fluam para o recipiente de absorção de dióxido de carbono, de onde o dióxido de carbono é removido.
10. Mangueiras de respiração	**10a.** Anexadas às válvulas de fluxo unidirecional e ao paciente.
	10b. Mangueiras de grande diâmetro possibilitam o fluxo e diminuem a pressão retrógrada para grandes animais.
	10c. As mangueiras anexam-se ao conector em Y, que, então, é conectado ao tubo endotraqueal.
11. Balão reservatório	**11a.** Grande balão de borracha preta que retém 15-30 litros de gás em um aparelho de anestesia para grandes animais.
	11b. Muitas vezes contém uma mistura de gases exalados (de onde o dióxido de carbono foi removido) e gás fresco do vaporizador. O balão esvazia-se enquanto o paciente inspira e é preenchido quando o paciente expira ou enquanto flui gás fresco para ele.
	11c. Funções:

	1. Armazenar gases.
	2. Monitorar a profundidade e a frequência dos movimentos respiratórios pelo movimento do balão.
	3. Permitir o fornecimento controlado de oxigênio (com ou sem anestésicos) ao paciente apertando-se, manualmente, o balão e forçando-se o gás para os pulmões do paciente. Este procedimento é conhecido como ventilar o paciente.
	11d. O balão deve ser dimensionado para conter 30-60 mL/kg do peso do paciente. Assim, um equino adulto exigiria um balão de 60 mL × 500 kg = 30.000 mL (ou um balão de 30 L).
	11e. A superinflação do balão causará pressão retrógrada ao paciente, tornando-se difícil ou impossível para o paciente expirar e para o sangue deixar o tecido pulmonar. Em última análise, a pressão retrógrada pronunciada (da falha em deixar a válvula de escape de gás aberta) levaria o paciente a óbito.
12. Válvula de escape de gás	**12a.** Também conhecida como válvula de alívio da pressão, geralmente está localizada acima da válvula expiratória.
	12b. Permite que o excesso de gás saia do circuito e entre no sistema de eliminação e evita o acúmulo de pressão retrógrada.
	12c. Normalmente, encontra-se aberta, a menos que você deseje ventilar o paciente.
13. Absorvedor de dióxido de carbono	**13a.** Um recipiente contendo uma substância química absorvente, como a cal sodada (hidróxido de cálcio, hidróxido de sódio e hidróxido de potássio) ou a cal de hidróxido de bário.
	13b. As substâncias químicas absorventes interagem com dióxido de carbono produzindo calor, água e carbonato de cálcio ou de bário.
	13c. Os grânulos saturados com dióxido de carbono, inicialmente, tornam-se azuis e endurecidos, e devem ser removidos logo que a cirurgia se conclua.
	13d. Na anestesia de grandes animais, os grânulos talvez precisem ser trocados após cada cirurgia. Não confie na mudança de cor, porque a cor azul vai desaparecer mesmo que os grânulos já não sejam mais absorventes.
14. Válvula de fluxo de oxigênio	**14a.** Fornece oxigênio direto, em uma alta taxa de fluxo, ao circuito respiratório, contornando o vaporizador.
	14b. Usado quando o paciente está hipóxico ou para limpar o sistema antes de se recuperar o paciente no final da anestesia.
15. Manômetro de pressão	**15a.** Mede a pressão dos gases no circuito respiratório.
	15b. Um excesso de pressão em 20 cm H_2O indica acúmulo de pressão retrógrada, geralmente porque a válvula de escape de gás foi deixada na posição fechada.

continua >>>

Tabela 10-19 Partes do sistema de distribuição de anestésico (continuação)

15c. Observe este indicador quando estiver ventilando o paciente. Um equino adulto saudável normal deve receber uma pressão de cerca de 25 cm H_2O quando ventilado.

15d. Animais com meteorismo podem exigir pressões de até 50 cm H_2O para que haja o fornecimento de um volume corrente adequado. O alívio do meteorismo é fundamental, porque pressões tão altas podem danificar o tecido pulmonar.

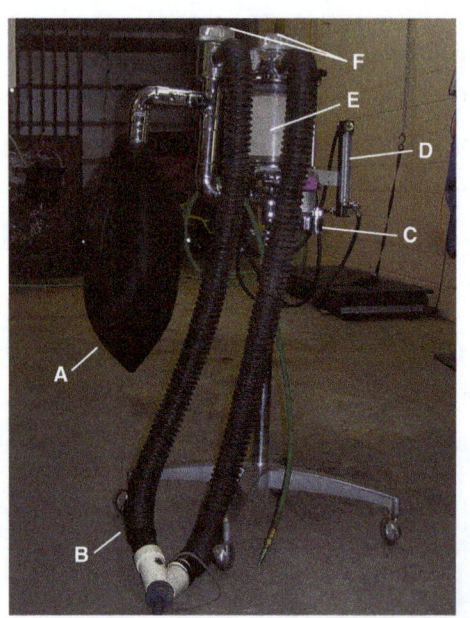

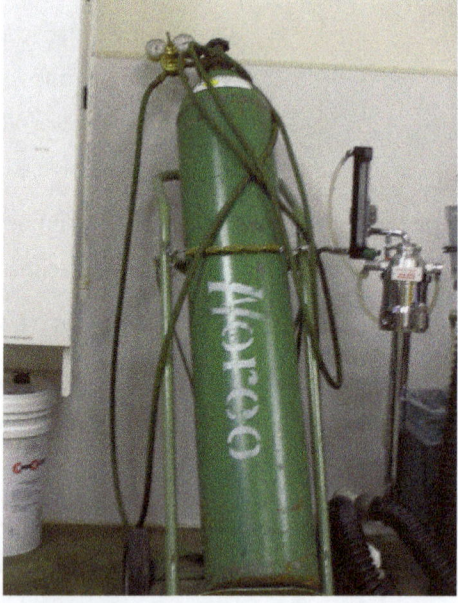

Figura 10-15 (A) Cilindro de oxigênio de tamanho H, preso ao carrinho. (B) Aparelho de anestesia. Balão reservatório (A), conector em Y (B), vaporizador (C), fluxômetro (D), recipiente absorvedor de CO_2 (E), válvulas de fluxo unidirecional (F).

OPERAÇÃO DO APARELHO DE ANESTESIA

Ação técnica	Fundamento/extensão
1. Abra o cilindro de oxigênio.	1a. Gire a válvula no sentido anti-horário.
2. Certifique-se de que o vaporizador esteja repleto.	2a. A janela de indicação fica na frente do vaporizador.
3. Coloque as mangueiras e o balão reservatório no aparelho.	3a. Selecione o balão reservatório apropriado ao tamanho do paciente. Lembre-se de que 60 mL × kg de peso vivo = tamanho mínimo necessário, então um garrote de 150 kg precisar de 60 mL × 150 = balão de 9,5 litros.
4. Verifique os grânulos de absorção de CO_2.	4a. Troque-os se estiverem endurecidos ou descoloridos.

5. Verifique se há vazamentos no equipamento.

5a. Segure a sua mão sobre a peça em Y para selá-la, gire a válvula de escape para a posição fechada e encha o balão reservatório até que o manômetro leia 20 cm de H_2O. Desligue o fluxo de oxigênio e a pressão deve permanecer em 20 cm de H_2O por 2 minutos.

5b. A maioria dos vazamentos se localiza no tubo ou no balão reservatório.

6. Calcule a vazão do fluxo de oxigênio (6-10 mL/kg/min).

6a. Por exemplo, um equino de 500 kg precisa de uma vazão do fluxo de 10 mL/min × 500 = 5.000 mL/min ou 5 L/min.

7. Induza a anestesia.

7a. O anestésico injetável é mais comumente utilizado (Tabelas 10-14, 10-15 ou 10-16).

8. Entube, verifique o posicionamento e infle o manguito.

8a. Reveja o procedimento para a intubação orotraqueal; ou

8b. Reveja o procedimento para a intubação nasotraqueal.

9. Posicione o paciente sobre a mesa.

9a. Capítulo 8.

10. Anexe a peça em Y e as mangueiras de respiração ao tubo endotraqueal.

10a. Certifique-se de que a válvula de escape esteja na posição aberta.

11. Defina a vazão desejada de oxigênio.

11a. Aproximadamente 10 mL/kg/min.

12. Ligue o vaporizador pressionando o mecanismo de trava enquanto gira o botão. Selecione a porcentagem desejada.

12a. Estime o nível inicial, que varia de acordo com a necessidade do paciente:
Halotano 3,5-4%
Isoflurano 4-5%
Sevoflurano 4-6%

12b. À medida que se equilibra o anestésico, o fluxo do vaporizador pode ser ajustado para baixo.

13. Comece o monitoramento do paciente e conecte qualquer equipamento de monitoramento.

13a. Procedimento para o Monitoramento de Equinos
Procedimento para o Monitoramento de Ruminantes
Procedimento para o Monitoramento de suínos
Procedimento para o Monitoramento da Pressão Arterial por Doppler
Procedimento para o Monitoramento da Pressão Arterial por Oscilometria
Procedimento para o Monitoramento Direto da Pressão Arterial
Procedimento para a realização do ECG Procedimento para a Oximetria de Pulso

14. Facilite a recuperação.

14a. Desligue o vaporizador quando a cirurgia terminar e as contenções estiverem liberadas.

14b. Permita que o oxigênio flua diretamente para o paciente até que ele possa ser removido para a área de recuperação ou até que a anestesia seja superficial o suficiente para que o tubo endotraqueal possa ser removido.

14c. Desligue o medidor de fluxo e solte a peça em Y.

14d. Desinfle o manguito e desentube o paciente quando ele for capaz de deglutir.

ENTUBAÇÃO: OBTENDO ACESSO ÀS VIAS RESPIRATÓRIAS

FINALIDADES

- Tubos endotraqueais são tubos rígidos de silicone ou de policloreto de vinil colocados na traqueia para permitir o acesso direto ao sistema pulmonar (Figura 10-16A).
- Geralmente, são usados quando a anestesia é mantida por anestésicos inalatórios.
- Outras razões para entubação incluem a proteção das vias respiratórias da aspiração de sucos gástricos ou ruminais e o apoio à ventilação do paciente.
- A entubação nasotraqueal pode ser usada para acessar ou manter as vias respiratórias em potros e em equinos pequenos (que pesam menos de 100 kg).

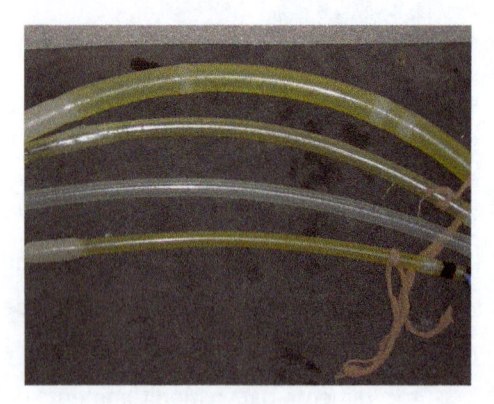

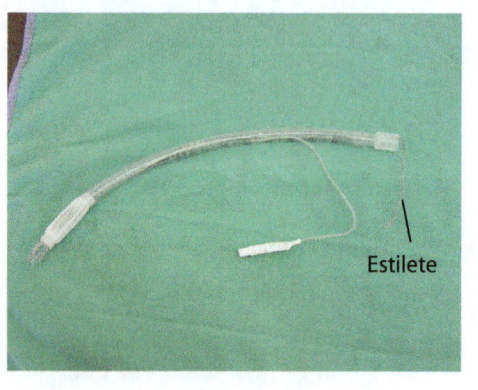

Figura 10-16 (A) Variedade de tubos endotraqueais para grandes animais. (B) Tubo endotraqueal com estilete.

COMPLICAÇÕES

- Trauma à laringe e a estruturas associadas.
- Posicionamento do tubo no esôfago em vez de na traqueia.
- Necrose isquêmica da mucosa da traqueia decorrente da superinflação do balão.
- Hipoventilação decorrente da inadequada dimensão do tubo.

Material

- Tubo nasotraqueal (para potros): diâmetro interno (DI) 7-12 mm, comprimento 50-60 cm.
- Tubo endotraqueal.
- Equinos adultos: 24-30 mm DI.
- Bovinos adultos: 24-30 mm DI.
- Bezerros: 10-14 mm DI.
- Pequenos ruminantes: 8-12 mm DI.
- Lhama: 10-14 mm DI.
- Suínos: 6-10 mm DI.
- Espéculo oral (para equinos): pode ser feito com um tubo rígido de policloreto de vinil de 5 cm de diâmetro, cortado a aproximadamente 7,5 cm e envolto com uma bandagem elástica para seu acolchoamento.
- Laringoscópio com lâmina de 15-25 cm (para ruminantes).
- Lidocaína a 2% em uma seringa de 3 mL.
- Estilete.
- Fita adesiva não elástica de 5 cm ou atadura de gaze de 7,5 cm.

Procedimento para a entubação nasotraqueal

Ação técnica	Fundamento/extensão
1. Contenção.	**1a.** Contenha manualmente o potro ao lado da égua. Manter o potro próximo à égua até a conclusão da entubação facilita a manipulação.
	1b. Alguns potros ou equinos pequenos podem exigir contenção química (0,3-0,5 mg/kg de xilazina por via intravenosa) para a passagem do tubo nasotraqueal.
2. Preparação para a inserção do tubo.	**2a.** Aplique um gel de lidocaína a 4%, topicamente, na narina.
	2b. Meça o tubo da narina até a metade do pescoço e marque o comprimento.
3. Inserção do tubo.	**3a.** Insira o tubo no meato nasal ventromedial.
	3b. Passe suavemente o tubo até o nível da nasofaringe.
	3c. Estenda a cabeça e o pescoço e passe o tubo pela traqueia.
	3d. Confirme a localização: • por intermédio do reflexo de tosse;

- sentindo sopros de ar em sincronia com os movimentos respiratórios;
- palpando o pescoço para verificar se há apenas uma estrutura em forma de tubo (traqueia) palpável.

3e. Fixe o tubo, prendendo-o com fita adesiva ao focinho.

3f. Infle o balão, usando uma seringa de 20 mL, até o ponto em que seja sentida resistência pela primeira vez.

3g. Assim que a anestesia geral for induzida, o tubo nasotraqueal pode ser substituído por um tubo orotraqueal maior, se desejado.

Procedimento para a entubação orotraqueal

Ação técnica	Fundamento/extensão
1. Contenção	**1a.** Induza a anestesia por meios químicos.
	1b. Remova qualquer cabresto ou dispositivo de contenção craniano.
2. Preparação para a inserção do tubo	**2a.** Palpe a traqueia para estimar o diâmetro correto. Pode-se fazê-lo mais facilmente antes da indução da anestesia.
	2b. Em pequenos ruminantes, neonatos e suínos, meça da ponta do focinho ao meio do pescoço para determinar o quanto inserir do tubo endotraqueal.
	2c. Marque a extremidade rostral do tubo com fita adesiva para indicar o tamanho correto.
3. A entubação às cegas é usada na maioria dos ruminantes e em todos os equinos adultos	**3a.** Coloque o paciente em decúbito esternal. Equinos podem permanecer, também, em decúbito lateral ou dorsal.
	3b. Insira o espéculo oral ou use laços de gaze para ajudar a abrir a boca e permitir a visualização.
	3c. Estenda a cabeça e o pescoço.
	3d. Introduza o tubo endotraqueal na cavidade oral, através do espéculo.
	3e. Avance o tubo em direção à orofaringe e, em seguida, delicadamente pela laringe, girando o tubo no sentido horário conforme você avança.

4. Entubação guiada por laringoscópio usada em pequenos ruminantes.

3f. Você pode palpar digitalmente a epiglote e a laringe em ruminantes menores e em equinos para facilitar o posicionamento.

3g. Verifique a localização.

4a. O procedimento é mais bem realizado com o paciente em decúbito esternal, com a cabeça e o pescoço estendidos.

4b. Gentilmente, abra a boca e puxe a língua.

4c. Coloque a lâmina longa do laringoscópio na boca.

4d. Visualize o palato mole e a epiglote (Figura 10–17A).

4e. Aplique 1 mL de lidocaína a 2% sobre a epiglote e as cartilagens aritenoides.

4f. Usando a ponta da lâmina, prenda suavemente a ponta da epiglote e empurre-a para baixo, em direção ao assoalho da faringe. Você deverá ver a abertura para a laringe e as cartilagens aritenoides (Figura 10-17B).

4g. Insira cuidadosamente o tubo traqueal na abertura, seguindo a lâmina do laringoscópio.

4h. Verifique a localização.

5. Entubação guiada por laringoscópio usada em suínos.

5a. Requer excelente relaxamento muscular, induzido por meios químicos.

5b. Prepare o tubo endotraqueal:

- coloque um estilete no tubo para torná-lo mais rígido;
- faça uma dobra de 90° no local de onde o estilete sai, na extremidade rostral do tubo, para impedir que o estilete ultrapasse a extremidade distal do tubo e lesione a laringe (Figura 10-16B);
- como alternativa, um cateter urinário de poliuretano pode ser usado como estilete e guia para a passagem do tubo.

5c. Posicione o suíno, com a cabeça e o pescoço estendidos, em decúbito lateral ou esternal.

5d. Coloque um espéculo oral para pequenos animais sobre os dentes caninos para manter a boca aberta.

5e. Posicione a lâmina do laringoscópio na boca para visualizar a orofaringe e a epiglote.

5f. Aplique lidocaina a 1-2% na laringe para diminuir o laringospasmo.

5g. Espere 1-3 minutos.

5h. Passe o tubo pela boca com a lâmina do laringoscópio pressionando a língua ventralmente

5i. Usando a extremidade do tubo ou da lâmina do laringoscópio, prenda a ponta da epiglote e pressione-a para baixo, em direção ao assoalho da faringe.

5j. Use o laringoscópio para visualizar a passagem do tubo pela abertura dorsal em direção à laringe e, em seguida, pela traqueia.

5k. Remova o estilete e verifique o posicionamento.

5l. Fixe o tubo com uma fita adesiva ao redor do focinho.

6. Verificação de posicionamento no interior da traqueia.

6a. Sinta o ar exalado no tubo em sincronia com os movimentos respiratórios do animal.

6b. Palpe o pescoço. Você pode sentir o tubo se ele estiver no esôfago.

7. Prenda o tubo e infle o balão.

7a. Use uma fita adesiva não elástica de 5 cm (2,5 cm para a maioria dos neonatos) ou uma gaze de 7,5 cm firmemente amarrada ao redor do tubo e, em seguida, no focinho do paciente.

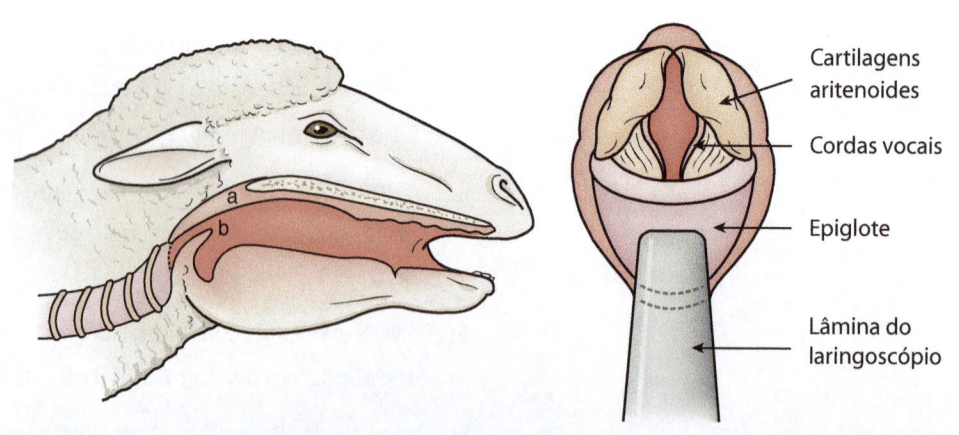

Figura 10-17 (A) Vista lateral da anatomia da laringe e estruturas associadas: palato mole (a) e epiglote (b). (B) Aparência da laringe, epiglote e cartilagens aritenoides após a introdução da lâmina do laringoscópio.

BLOQUEIOS ANESTÉSICOS LOCAIS E REGIONAIS

O termo anestesia local refere-se à utilização de um agente químico para interromper a transmissão do impulso nervoso, causando ausência temporária da sensibilidade e, às vezes, do controle muscular voluntário. A anestesia regional refere-se ao uso desse mesmo agente em uma raiz nervosa ou no espaço epidural para bloquear a transmissão ao nível da medula espinhal. Em certas ocasiões, um agente dessa mesma classe química pode ser injetado no sistema vascular de um membro em que foi aplicado um torniquete para anestesiar toda a região abaixo do nível do torniquete.

FINALIDADES

- Anestésicos locais e regionais são usados frequentemente na medicina de animais de produção para a realização de procedimentos cirúrgicos sem o uso de anestesia geral, que é mais arriscada e logisticamente complicada.
- Na clínica e cirurgia de equinos, os bloqueios locais geralmente são usados para auxiliar no diagnóstico da causa de claudicação e para a realização de pequenos procedimentos cirúrgicos.
- A anestesia local ou regional também pode ser usada como um adjuvante da anestesia geral, bloqueando os impulsos dolorosos e, assim, exigindo-se menos anestesia geral para manter o animal em decúbito.

MECANISMO DE AÇÃO

- Anestésicos locais bloqueiam a condução nervosa, inibindo a entrada de íons de sódio pelos canais de sódio da membrana do nervo.
- Quando o sódio não pode passar pela membrana, um potencial de ação não pode ser gerado. Assim, qualquer impulso elétrico para aquele nervo é bloqueado e impedido de atingir o sistema nervoso central.
- Efeitos tóxicos e sistêmicos dos agentes anestésicos locais

Tabela 10-20 Efeitos tóxicos e sistêmicos dos agentes anestésicos locais

Sinais	Causas
1. Bradicardia, intervalo PR aumentado e complexos QRS mais largos	1a. Bloqueio de canais de sódio no músculo cardíaco.
2. Parada cardíaca	2a. Injeção intravenosa acidental de grandes quantidades de anestésico local.
3. Hipotensão	3a. Pode ser vista com o uso epidural de anestésicos locais devido ao bloqueio simpático.
4. Sedação	4a. Sinal precoce da toxicidade por overdose.
5. Contrações, convulsões, coma e morte	5a. Sinais finais de overdose, mas também podem ser vistos após administração acidental no líquido cefalorraquidiano.

continua >>>

Tabela 10-20 Efeitos tóxicos e sistêmicos dos agentes anestésicos locais (continuação)

6. Parada respiratória	**6a.** Causada pela paralisia dos músculos respiratórios decorrente de uma epidural estendendo-se muito alto na medula espinhal ou de injeção excessiva no espaço pleural.
7. Metemoglobinemia	**7a.** Resposta dose-dependente da prilocaína.
	7b. Alguns animais podem ter essa reação adversa à lidocaína ou à procaína administradas dentro do intervalo normal de doses.

Agentes anestésicos locais comumente usados na clínica e cirurgia de grandes animais

Tabela 10-21 Agentes anestésicos locais comumente usados em clínica e cirurgia de grandes animais

1. Lidocaína (Xilocaína)	**1a.** Disponível como solução injetável a 1% ou 2%, solução tópica a 4% ou gel. Pode conter epinefrina a 0,01 mg/mL (1:100.000).
	1b. A epinefrina causa constrição da circulação venosa e capilar e, assim, prolonga a duração da ação.
	1c. Início da ação em até 5 minutos.
	1d. Duração da ação de 1 a 2 horas, dependendo do local injetado e se foi usada epinefrina.
	1e. Pode causar inchaço e irritação local quando injetada nos tecidos. Isso é particularmente problemático em equinos, quando usada no reparo de lacerações ou em bloqueios da região distal dos membros.
	1f. Pode ser misturada com bicarbonato de sódio (8,4% ou 1 mEq/mL), à taxa de 0,8 mL de bicarbonato em 10 mL de lidocaína a 2%, para reduzir a sensação de ardor quando injetada.
2. Bupivacaína (Marcaína)	**2a.** Disponível como solução injetável a 0,25%, 0,5% e 0,75%, com e sem epinefrina.
	2b. Início da ação em 20 minutos.
	2c. Duração prolongada da ação (até 8 horas, quando usada com epinefrina).
	2d. É cara, mas apresenta excelente analgesia no pós-operatório.
3. Mepivacaína (Carbocaína)	**3a.** Disponível como solução injetável a 1% e 2%.
	3b. Provoca mínimo edema pós-injeção.
	3c. Início da ação muito rápido (menos de 5 minutos).
	3d. Duração da ação de 90-180 minutos.
	3e. Popular entre os veterinários especialistas em equinos.

4. Prilocaína (Citanest)	**4a.** Disponível.
	4b. Início de ação mais lento e não se espalha tão bem como a lidocaína.
	4c. Pode ser usada por um especialista em equinos para um bloqueio de nervo muito específico, quando a precisão é importante.
5. Proparacaína (Ophthaine)	**5a.** Disponível como solução oftálmica a 0,5%.
	5b. Usada para anestesiar a córnea.
	5c. Início da ação em 1 minuto.
	5d. Duração de ação de 15-30 minutos.
	5e. Não irritante aos tecidos oculares; não inibe a musculatura da pupila.
6. Procaína (Novocaína)	**6a.** Não é mais usado em medicina veterinária, exceto quando combinado ao antibiótico penicilina, para diminuir a dor associada à injeção intramuscular de penicilina.

Métodos de produção de anestesia local

Tabela 10-22 Métodos de produção de anestesia local

1. Bloqueios tópicos	**1a.** Mais comumente usados para dessensibilizar a laringe para entubação.
	1b. Dessensibilização da córnea para exame ou pequena cirurgia oftálmica.
	1c. Preparações tópicas de lidocaína aplicadas à pele para facilitar a colocação de cateter intravenoso.
2. Bloqueios intrassinoviais	**2a.** Colocação de um anestésico local em uma articulação, bainha tendínea ou bursa.
	2b. Uso diagnóstico.
	2c. Alívio da dor.
	2d. Deve-se tomar extremo com as técnicas assépticas para assegurar a esterilidade. A injeção de bactérias nesses espaços poderia resultar em infecção devastadora.
3. Bloqueios infiltrativos	**3a.** Injeção do anestésico no local e ao redor do real local da operação para dessensibilizar as terminações nervosas. Pode resultar em inflamação no local cirúrgico, edema excessivo e demora na cicatrização de feridas.
	3b. Bloqueio em linha: injeção do anestésico local nos tecidos entre a medula espinhal e o local cirúrgico para criar uma barreira de anestesia proximal ao local da cirurgia. Esta técnica evita danos ao local da cirurgia e a subsequente demora na cicatrização de feridas, além de induzir o relaxamento ou a paralisia muscular.

continua >>>

Tabela 10-22 Métodos de produção de anestesia local (continuação)

	3c. Bloqueio em anel: injeção do anestésico local circundando completamente uma parte anatômica, como um dígito ou teto. Permite que seja realizada cirurgia distal ao bloqueio.
4. Regional intravenosa	**4a.** Aplicação de um torniquete a uma porção distal de um membro para interromper completamente o suprimento arterial, seguida da injeção de um anestésico local em uma veia distal ao torniquete.
	4b. O anestésico local difunde-se em toda a parte distal em 3-5 minutos, dessensibilizando-a completamente.
	4c. Permite também uma cirurgia relativamente livre de sangue.
	4d. Deve-se tomar o cuidado de liberar o torniquete lentamente quando a cirurgia estiver concluída para impedir que uma dose excessiva de anestésico entre na circulação sistêmica.
5. Bloqueios nervosos regionais	**5a.** Injeção de um anestésico local em um plexo nervoso principal ou próximo a uma raiz nervosa.
	5b. Resulta no bloqueio de uma área relativamente grande.
	5c. Tanto a sensibilidade quanto a função muscular são bloqueadas.
6. Bloqueios espinhais e epidurais	**6a.** Tecnicamente, uma forma de anestesia regional.
	6b. O anestésico local injetado no espaço epidural bloqueia a transmissão de impulsos neurais até a medula espinhal.
	6c. Resulta na perda da sensibilidade e da função muscular dos membros e dos tecidos supridos por esse segmento da medula espinhal.
	6d. Em grandes animais, a maior parte dos bloqueios epidurais é executada caudal ao sacro, para evitar ataxia ou paralisia.
	6e. A ataxia ou paralisia dos membros pélvicos é indesejável em grandes animais (equinos, bovinos) por causa do potencial de lesão no paciente ou na equipe.
	6f. Analgésicos, como opioides ou agonistas dos receptores alfa-2, podem ser misturados com o anestésico local para melhorar a analgesia e minimizar a ataxia ou paralisia.

BLOQUEIOS INTRASSINOVIAIS

FINALIDADES

- Diagnosticar patologias intrassinoviais.
- Fornecer analgesia para cirurgia ou terapia.

Locais

Articulações de equinos (Figura 10-18)
- Articulação interfalangeana distal (casco).
- Articulação interfalangeana proximal (quartela).
- Articulação metacarpofalangeana/metatarsofalangeana (boleto).
- Articulações do carpo.
- Articulação cubital (cotovelo).
- Articulação escapuloumeral.
- Articulações tarsocrurais (jarrete).
- Articulação da soldra.
- Articulação coxofemoral: difícil de se realizar e, por isso, raramente realizado.

Articulações de outras espécies
- As mesmas do equino, exceto pelo fato de que animais de cascos fendidos têm dígitos medial e lateral.

Bainhas tendíneas
- Tendões flexores digital superficial e profundo.
- Bainha sinovial do carpo.

Bursas
- Bursa navicular (equinos).
- Bursa do olécrano (equinos): raramente feito.

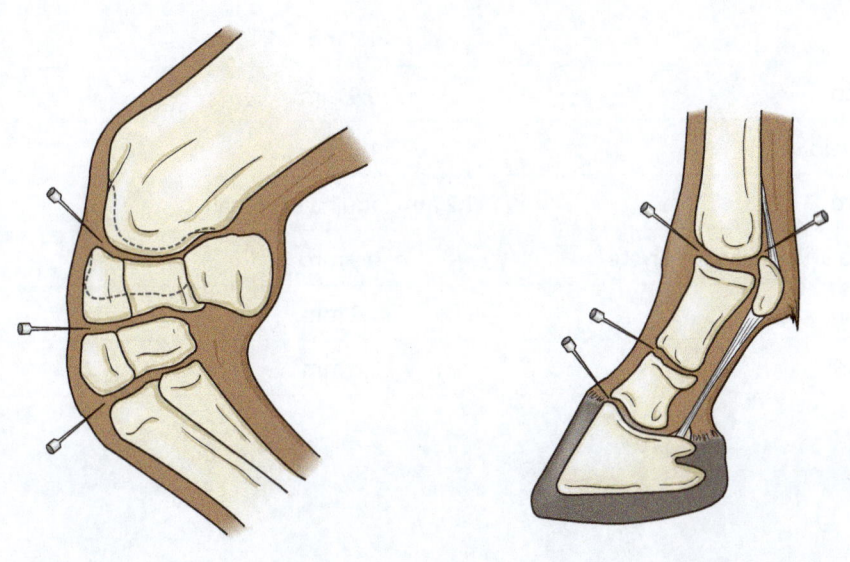

Figura 10-18 Locais de injeção para anestesia intra-articular na porção distal do membro torácico do equino.

- Bursa bicepital (próxima à articulação do ombro).
- Bursa cuneana (próxima à articulação do jarrete).
- Bursa trocantérica.

Complicações

- Inchaço.
- Quebra da agulha.
- Sepse.
- Trauma causado à cartilagem articular.

Material

- Seringas estéreis de 12 mL ou 6 mL.
- Agulha de 1,2 mm × 25 mm para o frasco de anestésico local.
- Agulhas (Tabela 10-23).
- Tosquiador com lâmina nº 40.
- Escova cirúrgica, álcool a 70% e solução de preparação cirúrgica.
- Agente anestésico local.
- Luvas cirúrgicas estéreis.

Tabela 10-23 Larguras e comprimentos de agulhas para bloqueios intrassinoviais

Local	Largura	Comprimento
Bursa navicular	0,9 mm	5 cm
Articulação do casco	0,9 mm ou 1,2 mm	25 mm a 40 mm
Articulação da quartela	0,9 mm	25 mm
Articulação do boleto	0,9 mm	25 mm
	1,2 mm	40 mm
Articulações do carpo	0,9 mm	25 mm
Articulação do cotovelo	1,2 mm	5 cm
Articulação do ombro	1,2 mm (agulha espinhal)	8 cm
Porção tarsocrural da articulação do jarrete	0,9 mm	25 mm
Articulação da soldra	1,2 mm	5 cm
Articulação do quadril	1,6 mm	15 cm

Procedimento para bloqueios intrassinoviais

Ação técnica	Fundamento/extensão
1. Depile o local.	1a. Usando lâminas afiadas e cortando contra a direção do pelo, depile um quadrado de 5 cm centralizado no local a ser injetado. Um aparelho de barbear pode ser usado posteriormente, se desejado (Figura 10-19).
2. Realize a preparação cirúrgica.	2a. Deve-se levar pelo menos 10 minutos para a esfregação cuidadosa do local.
	2b. Esta ação é descrita no Capítulo 8 em Procedimento para a escovação cirúrgica das três etapas.
3. Usando a técnica asséptica, coloque as seringas estéreis no campo estéril.	3a. Cuidadosamente, abra e inverta a embalagem da seringa sobre o pano ou a bandeja estéril para que a seringa caia sobre o campo estéril. Não toque na seringa, a menos que esteja usando luvas estéreis.
4. Lave e seque as mãos.	4a. Lave as mãos por 30-60 segundos com água e sabão. Seque completamente com toalha de papel.
5. Calce luvas cirúrgicas.	5a. Consulte o Procedimento para a Preparação pessoal para a cirurgia, no Capítulo 8.
6. Preencha a seringa com o anestésico local.	6a. A quantidade de anestésico depende do espaço articular e da espécie.
	6b. Não exceda 2 mg/kg de lidocaína no caprino.
	6c. As quantidades a seguir aplicam-se a um equino de tamanho médio: Articulações falangeanas: 5 mL Articulação do carpo: 10 mL Articulação do cotovelo: 10 mL Articulação do ombro: 10-20 mL Articulação do jarrete: 20 mL Articulação da soldra: 10-20 mL Articulação da anca: 10-15 mL Bursas: geralmente 5-10 mL
7. Certifique-se de que se faça uma excelente contenção no paciente.	7a. É fundamental que o paciente não se mova enquanto a agulha é inserida em uma articulação.

8. Insira a agulha estéril no espaço sinovial.

9. Anexe uma seringa estéril à agulha e retire um volume de fluido igual ao que será injetado.

10. Remova a seringa e anexe a seringa contendo o agente anestésico local.

11. Injete o anestésico e retire a agulha e a seringa.

7b. Podem ocorrer danos à superfície articular ou a agulha pode quebrar e parte dela ser deixada no espaço intra-articular se o paciente se mover enquanto a agulha estiver dentro da articulação.

8a. Atente para o gotejamento ou o surgimento de líquido sinovial no canhão. Ele é, normalmente, amarelo claro e ligeiramente pegajoso ou viscoso.

9a. A retirada do fluido dá espaço para o anestésico ser injetado com um mínimo de desconforto para o paciente ou de dano ao espaço sinovial.

10a. Segure firmemente o canhão ao trocar as seringas para que a agulha não saia ou raspe na superfície articular.

11a. Injete cuidadosamente. Muita pressão pode fazer a seringa separar-se da agulha, pulverizando o anestésico e contaminando potencialmente o espaço sinovial.

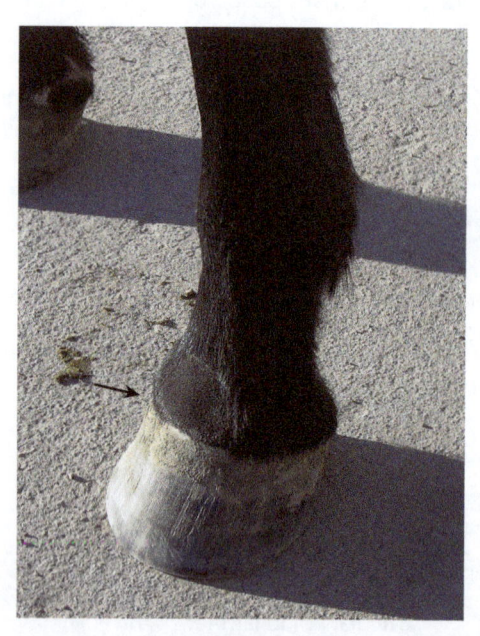

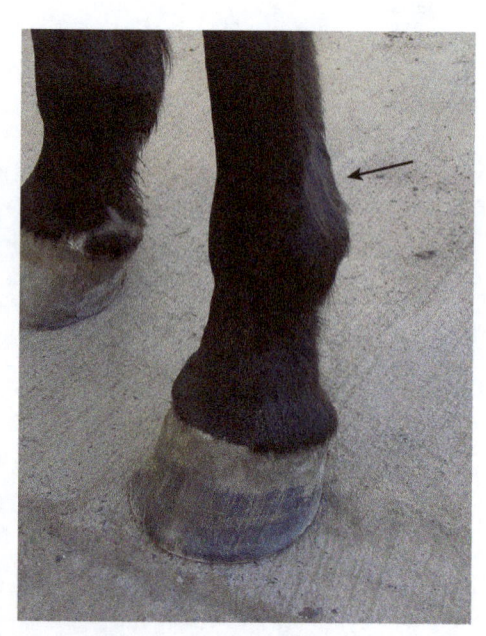

Figura 10-19 (A) Preparação para o bloqueio da articulação do casco. (B) Preparação para o bloqueio da articulação do boleto. As setas indicam os locais de tricotomia.

BLOQUEIOS REGIONAIS DOS MEMBROS NO EQUINO

O papel do técnico nestes bloqueios é, geralmente, o de preparar e conter o animal para o médico veterinário. Desse modo, será fornecida a descrição geral acerca da anestesia local perineural para ajudar o técnico a atender melhor às necessidades do veterinário.

Finalidades

- Localizar o local específico da dor em um membro.
- Geralmente, inicia-se no local mais distal e se avança membro acima, até que a claudicação desapareça.

Complicações

- Inchaço: a lidocaína pode ser irritante aos tecidos; o inchaço pode ser minimizado enfaixando-se o membro, posteriormente.
- Sepse: sempre use agulhas e seringas novas para cada bloqueio nervoso e esfregue o local da injeção com uma escova nova ao prepará-lo para o bloqueio do nervo.
- Quebra da agulha: é mais provável que aconteça se a seringa acompanhar a agulha quando for inserida na pele.
- Injeção intravascular acidental: sempre aspire antes de injetar.
- Lesão no operador ou no manipulador: pode ser minimizada se a pessoa que injeta e a pessoa que imobiliza o equino permanecerem do mesmo lado do animal.

Material

- Agulhas de 0,5-0,9 mm × 25 mm.
- O tamanho da agulha depende da preferência do veterinário. O veterinário deve utilizar uma agulha nova para cada bloqueio executado, assim, é prudente ter à mão, pelo menos, meia dúzia de unidades.
- Seringas de 3 a 12 mL.
- A maioria dos bloqueios de nervos necessita de menos de 6 mL do agente anestésico por local.
- Uma seringa nova será usada para cada bloqueio nervoso.
- Tosquiadeiras com lâmina nº 40 (opcional).
- Escova cirúrgica, álcool isopropílico a 70% e solução cirúrgica.
- O material anterior é necessário para limpar o local, mesmo se ele não tiver sido depilado antes.
- Uma escova cirúrgica é ideal para a limpeza completa do local.
- Frasco de anestésico local (geralmente, lidocaína ou mepivacaína a 2%).
- Uma agulha de 1,2 mm × 25 mm para a retirada do anestésico do frasco.
- Use sempre um frasco novo e agulhas estéreis.
- Assim que a agulha for inserida no frasco, você pode deixá-la lá até que o veterinário tenha concluído todos os bloqueios (desde que se previna a contaminação do frasco).

Procedimento para a aplicação de bloqueio diagnóstico na parte distal dos membros de equinos

Ação técnica	Fundamento/extensão
1. Contenha o equino com cabresto e guia.	1a. O pinçamento do focinho ou da pele pode ser necessário.

	1b. O levantamento do membro oposto pode ajudar a manter no solo o membro que está sendo bloqueado.
	1c. O uso de agulhas de espessura muito pequena (0,5-0,7 mm) diminui a reação.
2. Depile um quadrado de 2,5 cm na área a ser bloqueada.	**2a.** Novamente, a tricotomia é opcional.
3. Escove vigorosamente a área a ser bloqueada com escova e sabão desinfetante.	**3a.** Use uma escova caso a área a ser injetada não tenha sido tricotomizada ou depilada.
4. Retire o sabão com álcool a 70%.	**4a.** Use álcool suficiente para remover completamente qualquer resíduo de sabão.
5. Pulverize com solução desinfetante.	**5a.** Opcional.
6. Lave e seque as mãos.	**6a.** Alguns veterinários usam luvas de procedimento ou luvas cirúrgicas.
7. Preencha a seringa com 3-5 mL do anestésico local.	**7a.** A quantidade dependerá do local a ser bloqueado. Bloqueio do nervo digital posterior: 1-2 mL Bloqueio sesamoideo abaxial: 2-4 mL Bloqueio baixo do nervo palmar ou plantar: 2-4 mL Bloqueio alto do nervo palmar ou plantar: 3-5 mL
8. Localize o nervo a ser bloqueado por palpação digital.	**8a.** Os nervos correm com uma artéria e veia, por isso, muitas vezes é mais fácil palpar o pulso arterial e, em seguida, localizar o nervo (Figura 10-20).
	8b. O nervo será sentido como um pedaço de espaguete de borracha firme se você o rolar para frente e para trás em seu dedo (Figura 10-21).
	8c. Por outro lado, alguns nervos são localizados por marcos ósseos, tendíneos ou ligamentares (Figura 10-21).
9. Certifique-se de boa contenção.	**9a.** Consulte acima. Coloque uma bandagem na cauda ou amarre-a e retire-a do caminho, se estiver trabalhando nos membros pélvicos.
10. Insira a agulha de 0,5-0,7 mm na pele sobre o nervo a ser bloqueado.	**10a.** Se o equino saltar, a agulha geralmente permanecerá inserida, caso não esteja anexada a uma seringa.
	10b. Verifique a presença de sangue no canhão da agulha. Se houver sangue no canhão, pegue uma agulha nova e insira em um local diferente.
11. Anexe a seringa contendo agente anestésico.	**11a.** Firme o canhão enquanto anexa a seringa para evitar lesionar o equino.

12. Injete o agente anestésico.

13. Espere 5-10 minutos para que o agente faça efeito.
14. Usando uma sonda romba, teste a eficácia abaixo do bloqueio.
15. Execute os cuidados pós-procedimento.

11b. Certifique-se de que a seringa esteja firmemente anexada.
12a. Injete a uma velocidade média.
12b. A agulha pode ser redirecionada enquanto ainda estiver inserida na pele caso haja resistência e para garantir a boa cobertura do nervo neste local.
13a. O tempo de espera depende do anestésico usado.
14a. Uma caneta esferográfica ou a ponta de uma pinça mosquito velha podem ser bons testadores.
15a. O equino deve ser confinado em uma cocheira ou uma pequena baia até o bloqueio terminar (1 a 2 horas).
15b. Alguns veterinários preferem aplicar uma bandagem leve ao membro após o exame para evitar inchaço.

Figura 10-20 Parte distal do membro de um equino. Observe a relação entre a veia, as artérias e os nervos digitais.

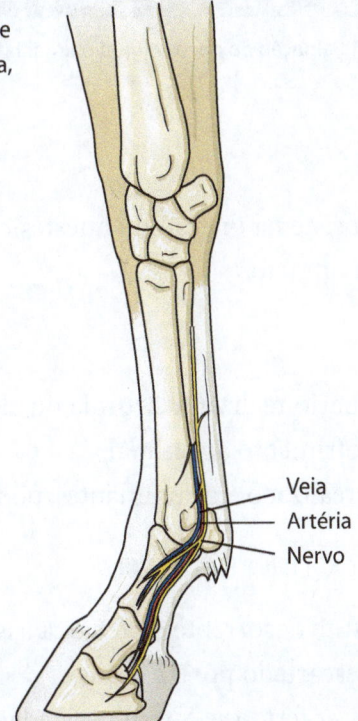

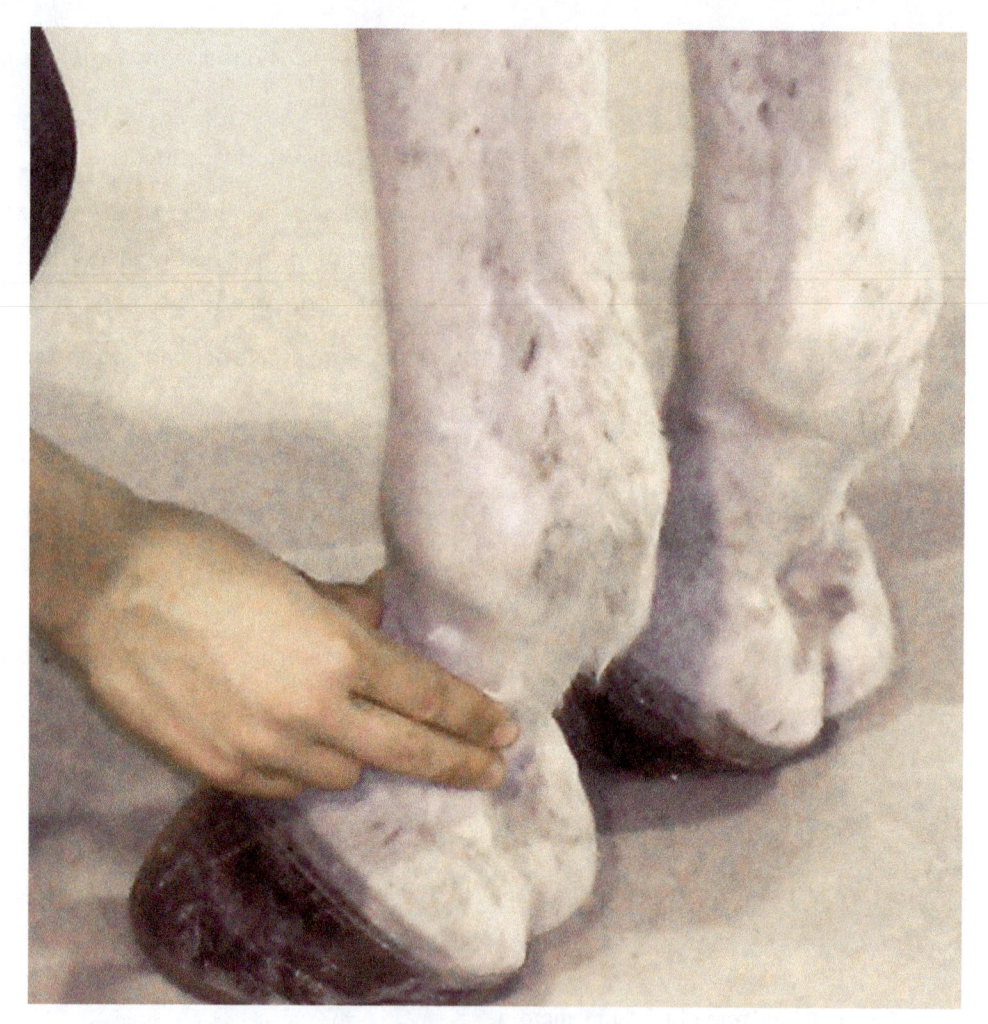

Figura 10-21 Palpação do nervo digital palmar lateral.

BLOQUEIO EM ANEL

Um bloqueio em anel consiste na injeção do anestésico local envolvendo completamente uma parte anatômica, como um dígito ou um teto.

FINALIDADES

- Permite ao veterinário realizar a cirurgia ou algum outro procedimento doloroso naquele dígito ou teto sem causar sofrimento ao animal.
- Mais comumente realizado em ruminantes; pode ser feito por um técnico competente, sob supervisão.

COMPLICAÇÕES DO BLOQUEIO DO TETO

- Pode ocorrer mastite decorrente de técnica asséptica pobre ou de irritação causada pelo anestésico. O leite deve ser descartado por 72 horas.
- O operador pode ser ferido se forem utilizadas técnicas de contenção inadequadas.

MATERIAL PARA O BLOQUEIO DO TETO

- Tricótomo com lâmina nº 40.

- Diversas agulhas de 0,7-0,9 mm × 25 mm.
- Seringa de 6-12 mL.
- Escova cirúrgica e solução (o álcool geralmente não é usado para evitar a contaminação do leite e rachadura da pele do teto).
- Frasco de lidocaína a 2%.

Procedimento para o bloqueio do teto

Ação técnica	Fundamento/extensão
1. Contenha a vaca em um tronco ou pela cabeça.	1a. Vacas de corte podem ser colocadas em um tronco de contenção.
	1b. Uma peia pode ser colocada em vacas leiteiras para impedir que escoiceiem.
	1c. Como alternativa, um assistente pode erguer a cauda da vaca (Capítulo 2) para evitar que ela escoiceie.
2. Lave o teto e a porção ventral do úbere com a escova cirúrgica.	2a. Em vez disso, pode ser usado detergente.
3. Corte quaisquer pelos longos.	3a. A maioria das vacas leiteiras já não têm pelos nos tetos, por motivos sanitários referentes à ordenha.
4. Esfregue novamente, enxágue e seque com uma toalha.	—
5. Aplique a solução cirúrgica.	5a. Geralmente não se usa álcool para evitar a contaminação do leite e rachaduras na pele do teto.
6. Lave as mãos.	6a. Lave completamente por 30-60 segundos com sabão desinfetante e seque.
7. Preencha uma seringa com 3-5 mL de lidocaína.	7a. Pode ser necessário mais quantidade em um animal mais velho. Nunca use mais de 2 mg de lidocaína/kg em uma cabra.
8. Certifique-se da adequada contenção.	8a. Peça para alguém erguer a cauda da vaca contida no tronco ou pela cabeça. Cabras podem ser contidas com uma mão sob o queixo e a outra segurando a cauda.
9. Uma pessoa destra deve segurar o teto com a mão esquerda e, gentilmente, puxá-lo para baixo.	9a. Isso esticará a pele na base do teto, tornando mais fácil inserir a agulha sem dor.
10. Insira a agulha até o canhão sob a pele na base do teto.	10a. A seringa pode ou não estar anexada à agulha nesse momento. A maioria das pessoas deixa a seringa anexada para reduzir a chance de contaminação (Figura 10-22).

11. Injete a lidocaína conforme retira lentamente a agulha.

11a. Aspire antes de injetar para certificar-se de que a agulha não foi inserida em uma veia.

12. Repita, até que toda a base do teto seja envolvida.

12a. Espere 5 minutos para verificar se há adequada anestesia.

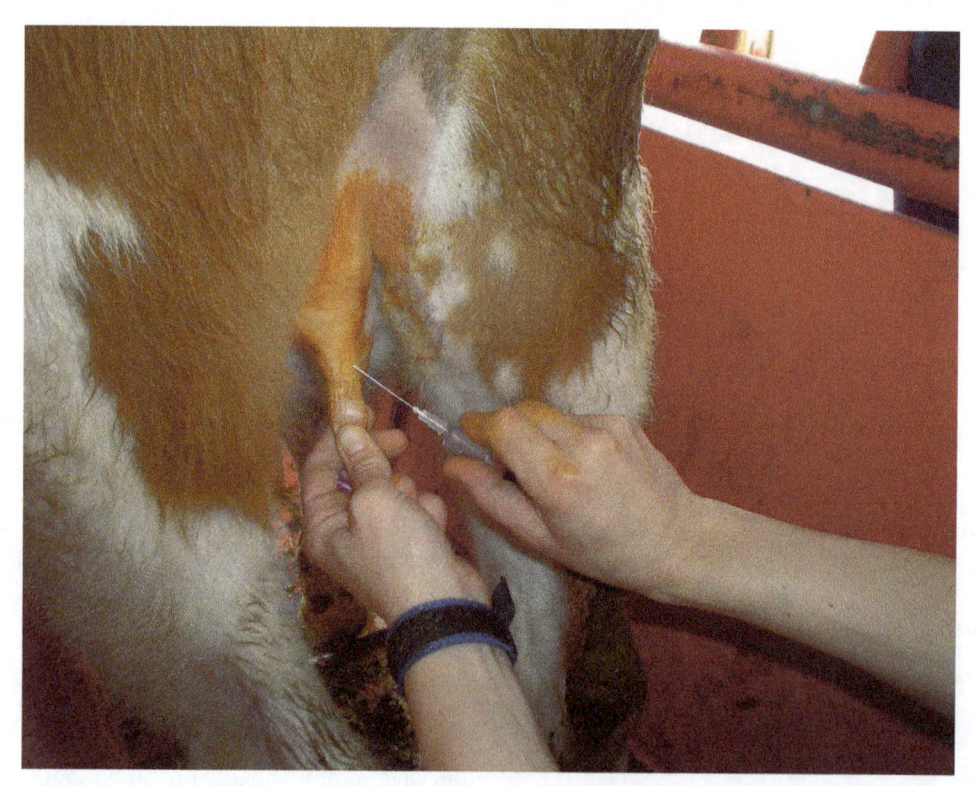

Figura 10-22 Injeção no teto de uma vaca para bloqueio em anel.

Complicações

- Quebra da agulha.
- Sepse.
- Lesão no operador.

Material para bloqueio digital em ruminantes

- Agulhas: 0,7-0,9 mm × 25 mm, 0,9 mm × 40 mm e uma de 1,2 mm × 25 mm para o frasco.
- Seringas: duas seringas de 12-20 mL.
- Escova cirúrgica, álcool isopropílico a 70% e solução desinfetante.
- Escova para a retirada de esterco e de detritos nas patas e no boleto.
- Tricótomo com lâmina nº 40.

Procedimento para bloqueio digital em ruminantes

Ação técnica	Fundamento/extensão
Preparação	
1. Contenha a pata a ser bloqueada e/ou administre contenção química.	1a. Um bovino em estação pode ter sua pata amarrada com segurança à lateral de um tronco ou no dispositivo para contenção das patas.
	1b. Os caprinos e muitos dos bovinos são sedados com xilazina, para facilitar a contenção.
2. Esfregue o casco, o boleto e a região interdigital com sabão.	2a. A retirada de detritos antes da tricotomia ajuda a preservar o fio das lâminas. O sabão age como lubrificante.
3. Realize a tricotomia	3a. Depile contra o sentido do pelo.
4. Usando uma escova cirúrgica, esfregue a pata desde a banda coronariana até o boleto.	4a. A mesma preparação é usada para a cirurgia, por isso, é importante fazer uma minuciosa preparação cirúrgica.
5. Lave com álcool isopropílico a 70%.	5a. Água pode ser usada para substituir o álcool.
6. Repita mais duas vezes.	—
7. Encharque toda a área com a solução de preparação cirúrgica.	7a. O veterinário pode preferir que a solução não seja aplicada nesta fase.
Método	
8. Certifique-se de que o animal esteja contido adequadamente.	8a. Consulte acima. A segurança é primordial para o operador, bem como para o paciente.
9. Preencha duas seringas de 12 mL com 10-12 mL de anestésico.	9a. Use metade desta quantidade para um ovino adulto e um quarto desta quantidade para um caprino.
	9b. Mantenha as seringas limpas; peça que alguém as segure ou coloque-as sobre uma toalha limpa a seu alcance.
10. Insira uma agulha de 0,7 mm sob a pele até o canhão, ao nível da metade da quartela, paralela à banda coronariana, em direção de dorsal para palmar ou plantar (Figura 10-23A).	10a. Apenas uma agulha nova e afiada pode passar através da pele grossa de um bovino.
	10b. Alguns preferem usar uma agulha de 0,9 mm (ou até mesmo de 1,2 mm) para reduzir a chance de entortá-la ou quebrá-la.
11. Observe se há sangue no canhão	11a. Se houver sangue no canhão, retire a agulha, descarte-a e recomece com uma nova.

12. Anexe a primeira seringa.

13. Injete o anestésico enquanto retira, lentamente, a agulha.

14. Repita o procedimento com ligeira sobreposição até que tenha circundado o dígito inteiro, usando até 15 mL.

15. Insira uma agulha de 0,9 mm × 40 mm na pele e no ligamento interdigital (Figura 10-23B).

16. Injete os 5 mL de anestésico restantes no ligamento interdigital.

12a. Segure o canhão com firmeza enquanto anexa firmemente a seringa.

13a. Você deverá ver a pele dilatar-se um pouco no local onde o anestésico foi injetado.

14a. Injeções ligeiramente sobrepostas diminuem o desconforto para o paciente sem que se faça necessário o uso de quantidades excessivas de anestésico.

14b. Não use mais de 2 mg de lidocaína/kg em caprinos.

15a. Pode ser necessário o uso de uma agulha de 1,2 mm em touros e vacas maiores.

16a. Certifique-se de aspirar e/ou verificar se há sangue no canhão antes de injetar o anestésico.

Figura 10-23 (A) Injeção na área da quartela para bloqueio digital em anel. (B) Injeção no espaço interdigital.

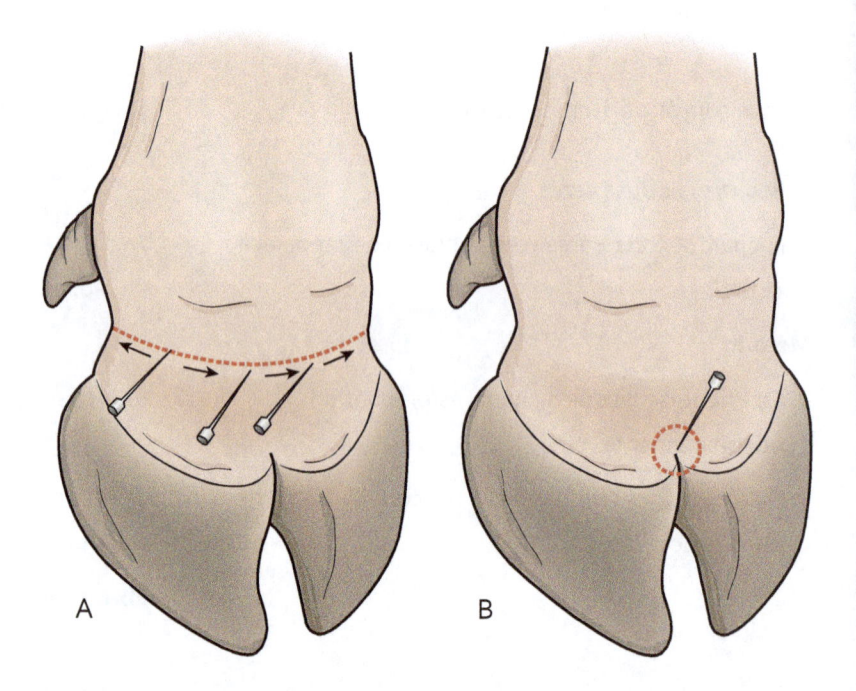

Bloqueio intravenoso regional (bloqueio de bier)

Finalidades

- Pode ser realizado por um veterinário como adjuvante à anestesia geral ou à sedação profunda.
- Geralmente realizado em bovinos adultos submetidos a cirurgia na região distal do membro, mas pode ser aplicado em outras espécies.

- Sempre deve ser feito sob a estrita supervisão de um veterinário, em razão do risco de toxicidade para o paciente, caso realizado de maneira inapropriada.
- Dessensibilizar toda a região inferior do membro para um procedimento cirúrgico, com a vantagem adicional de fornecer hemostasia ao campo operatório.

Complicações

- Colapso cardiovascular, decorrente do fluxo de anestésico local entrando na circulação.
- Bloqueio insuficiente devido ao volume insuficiente de lidocaína, ao deslocamento do cateter intravenoso ou à utilização de lidocaína com epinefrina.
- Colapso do paciente, causado por resíduos anóxicos, quando torniquete é retirado.
- Torniquete aplicado durante tempo demasiado, o que causa necrose isquêmica tecidual.

Material

- Bandagem de Esmarch (bandagem de borracha firme, de 7,5-10 cm de largura e 1-1,5 m de comprimento).
- Torniquete.
- Escova cirúrgica, álcool a 70% e solução cirúrgica.
- Tosquiadeira com lâmina nº 40.
- Cateter intravenoso de agulha interna de 18-20g.
- Fita adesiva ou cola para fixar o cateter.
- Um punhado de agulhas de 0,9-1,2 mm × 25 mm.
- Duas ou três seringas de 6-20 mL.
- Lidocaína sem epinefrina (a epinefrina causa constrição vascular e impede a distribuição uniforme do anestésico por todo o membro).

Procedimento para bloqueio intravenoso do membro

Ação técnica	Fundamento/extensão
Preparação	
1. O animal é química ou fisicamente contido (ou ambos).	1a. É mais seguro para o paciente e para o operador que o animal esteja em decúbito esternal ou lateral.
2. O membro é depilado e preparado para a colocação do cateter intravenoso.	2a. Pode ser usada qualquer veia distal acessível, mas o cateter é mais frequentemente inserido na veia radial (membro torácico) ou no ramo lateral da veia safena lateral (membro pélvico).
3. Insira e fixe o cateter intravenoso.	3a. Capítulo 6.
Método	
4. Aplique a bandagem de Esmarch.	4a. A partir da pata, aplique a bandagem de Esmarch, puxando tão firmemente quanto possível. Envolva até o carpo ou tarso.

5. Aplique um torniquete proximal ao carpo ou tarso.

5a. Puxe firmemente, o suficiente para interromper o suprimento de sangue arterial (Figura 10-24).

6. Retire a bandagem da porção inferior do membro com cuidado e preencha o cateter intravenoso com 2 mL de solução salina.

6a. Observe para se certificar de que o cateter ainda esteja na veia e o soro não esteja causando inchaço na pele.

7. Injete lidocaína pelo cateter.

7a. Use 10–15 mL para um bovino adulto. Use 2-6 mL para caprinos, ovinos e bezerros pequenos. Não exceda 2 mg de lidocaína/kg em caprinos. São necessários 15 minutos para o efeito total.

8. Verifique a anestesia após esperar 15 minutos.

8a. Pique o local proposto para a cirurgia com uma agulha de 1,2 mm e observe a reação.

9. Quando o procedimento cirúrgico estiver concluído, remova lentamente o torniquete.

9a. Libere o torniquete por 30 segundos. A sensibilidade normal do membro retorna 5 minutos depois de a lidocaína ter sido distribuída pelo corpo.

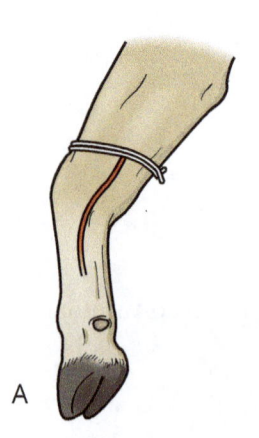

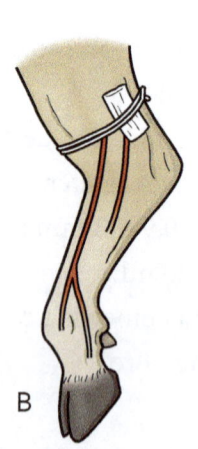

Figura 10-24 Bloqueio de Bier, torniquete aplicado. Membro torácico (A), membro pélvico (B).

BLOQUEIOS INFILTRATIVOS

FINALIDADES

- Também conhecidos como bloqueios em linha, eles podem ser usados para bloquear a sensibilidade diretamente no local da incisão ou laceração ou podem ser usados de forma mais regional, para bloquear uma área na qual uma incisão será feita.
- Exemplos de bloqueios em linha incluem bloqueios em anel, bloqueio em L invertido e bloqueio em linha simples.
- Eles podem ser usados em qualquer espécie, tomando-se o cuidado de assegurar que não se exceda a dose máxima total (por quilograma).
- A mesma técnica é utilizada para todos esses bloqueios, assim, a tabela a seguir (p. 511) abrange um bloqueio em L invertido.

Complicações

- Overdose de lidocaína: não exceder 2 mg de lidocaína/kg, em caprinos, ou 13 mg de lidocaína/kg, para bovinos e equinos.
- Dessensibilização inadequada por bloqueio não suficientemente profundo ou pelo uso de volume insuficiente de lidocaína.

Material

- Tosquiadeira com lâmina nº 40.
- Agulhas de 1,2-1,6 mm × 75 mm (bovinos e equinos adultos); agulhas de 0,9-1,2 mm × 40 mm (pequenos ruminantes).
- Seringas de 35-60 mL (bovinos e equinos adultos); seringas de 12-20 mL (pequenos ruminantes).
- Escova e solução cirúrgica, álcool isopropílico a 70%.
- Frasco de lidocaína.
- Deve-se usar lidocaína a 2% para equinos e bovinos adultos.
- Diluir a lidocaína em solução salina estéril até uma solução a 1% para a administração de bloqueios em pequenos ruminantes ou bezerros.

Procedimento para a realização de um bloqueio regional em L invertido

Ação técnica	Fundamento/extensão
Preparação	
1. Tricotomize e escove a área cirúrgica e a área em que o anestésico será injetado.	1a. A escovação cirúrgica padrão de três etapas está descrita no Capítulo 8.
2. Preencha pelo menos duas seringas com lidocaína, deixando uma agulha no frasco para recarga rápida.	2a. Uma vaca de corte adulta pode necessitar de até 100 mL de lidocaína a 2% para atingir a dessensibilização completa.
Método	
3. Inicie no ponto abaixo do processo transverso da segunda vértebra lombar e próximo à última costela.	3a. Figura 10-25A.
4. Deslize a agulha (sem seringa) sob a pele e direcione-a, paralela aos processos transversos, em uma direção caudal.	—
5. Anexe a seringa e injete a lidocaína enquanto retira gradualmente a agulha.	5a. Em uma vaca de corte adulta, injete aproximadamente 5 mL por local.
6. Repita as injeções superficiais até que toda a pele abaixo dos processos transversos das vértebras lombares dois a quatro esteja bloqueada.	6a. O procedimento bloqueia os tecidos superficiais por vários centímetros ventrais aos processos lombares, mas não afeta as camadas musculares.

7. Volte ao local da primeira inserção da agulha, deslize-a sob a pele e direcione-a ventralmente, paralela à última costela.

8. Injete a lidocaína conforme indicado anteriormente, até que uma linha vertical esteja bloqueada em um nível inferior ao da incisão proposta.

9. Usando uma agulha de 5-7,5 cm (vaca de corte adulta), injete lidocaína profundamente na musculatura ao longo das mesmas linhas em que havia injetado por via subcutânea.

7a. Tente penetrar na pele onde ela já esteja insensível para não causar dor no animal.
7b. Figura 10-25B.
8a. A linha vertical deste bloqueio dessensibiliza a metade ventral da área do flanco.
9a. Uma vaca de corte adulta, em boa condição corporal, tem uma espessura da parede do corpo de 5 cm ou mais.
9b. A maioria das cabras e ovelhas necessitará de uma agulha de apenas 40 mm para alcançar todas as camadas da parede corporal.
9c. Cabras muito magras podem necessitar de uma agulha de apenas 25 mm.

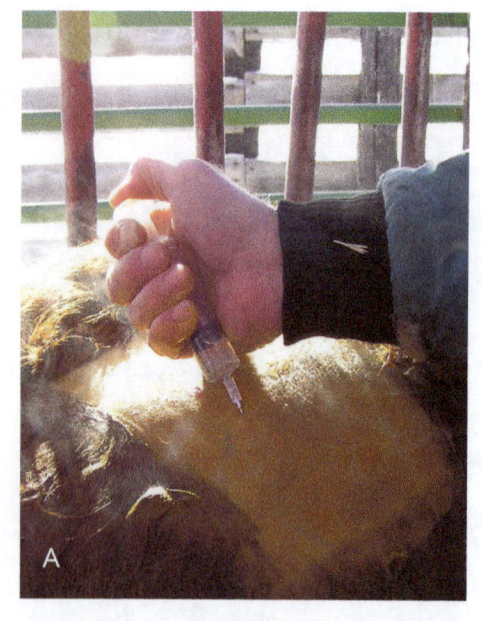

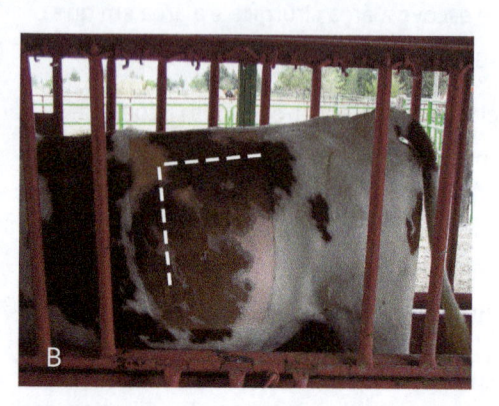

Figura 10-25 (A) Injetando lidocaína no flanco de uma vaca. (B) *Linhas* que o bloqueio deve seguir para a anestesia completa da fossa paralombar.

BLOQUEIO PARAVERTEBRAL

FINALIDADES

- Os nervos que se direcionam à região do flanco podem ser bloqueados conforme saem da coluna vertebral.

- Excelente para celiotomia em estação ou em decúbito nos ruminantes, pois fornece máximo relaxamento muscular e anestesia profunda na área de incisão.

Complicações

- Toxicidade pela lidocaína: não exceder 2 mg/kg em caprinos ou 13 mg/kg em bovinos adultos.
- Possível **ataxia** e escoliose se o anestésico atingir as raízes nervosas.
- Duração de 90 minutos, geralmente.

Material

- Tricótomo com lâmina nº 40.
- Escova e solução cirúrgica, álcool isopropílico a 70%.
- Agulhas: uma de 1,2 mm × 40 mm, uma de 1,6 mm × 10-15 cm e uma de 1,6 mm × 25 mm para o frasco.
- Seringas: duas de 20-35 mL.
- Frasco de lidocaína a 2% (1% para ovinos e caprinos).

Procedimento para bloqueio paravertebral

Ação técnica	Fundamento/extensão
Preparação	
1. Tricotomize e escove a área cirúrgica e a área em que o anestésico será injetado.	1a. No flanco, tricotomize toda a região dos processos espinhosos dorsais lombares.
	1b. Os locais que serão injetados são as extremidades laterais dos processos transversos da primeira, segunda e quarta vértebras lombares (L1, L2 e L4) (Figura 10-26A, 10-26B).
2. Preencha pelo menos duas seringas com lidocaína, deixando uma agulha no frasco para recarga rápida.	2a. Para uma vaca adulta, cada seringa deve conter 10-20 mL de lidocaína a 2%.
Método	
3. Palpe os processos transversos da primeira, segunda e quarta vértebras lombares.	3a. O processo transverso da primeira vértebra lombar é encoberto pela última costela conforme esta deixa a décima terceira vértebra torácica, sendo, às vezes, difícil de sentir.
4. Injete um pequeno botão (1 mL) de lidocaína na ponta de cada processo.	4a. Use uma agulha de 1,2 mm em uma seringa de 3 mL para criar os botões cutâneos.
	4b. Criar os botões torna menos dolorosa para a vaca a inserção da agulha mais longa. Você pode usar o local de punção como ponto de entrada para a agulha comprida.

5. Começando com a primeira vértebra lombar, insira uma agulha de 10-15 cm no botão cutâneo e introduza-a paralela e dorsal ao processo transverso.

5a. Figura 10-26A.
5b. Empurre a agulha até o canhão para garantir adequada exposição dos nervos ao agente anestésico.
5c. Uma cabra ou pequenos ruminantes requerem agulha muito mais curta.

6. Anexe uma seringa e injete 5-10 mL de lidocaína enquanto a agulha é retirada lentamente.

6a. Pode ser necessário segurar o canhão da agulha na seringa para impedir sua separação enquanto você estiver injetando. Essa precaução é particularmente necessária em bovinos desidratados.

7. Remova a seringa, insira a agulha através do local anterior de entrada na pele e, dessa vez, direcione a agulha paralela e ventral ao processo lombar.

7a. Figura 10-26.

8. Anexe a seringa e injete 10-15 mL de lidocaína, enquanto a agulha é retirada lentamente.

8a. Tente espalhar o anestésico enquanto injeta, para garantir adequada exposição dos nervos à substância.

9. Repita o processo no segundo e no quarto processo lombar.

9a. Como ocorrem variações anatômicas, talvez o terceiro processo transverso lombar precise ser bloqueado para a completa anestesia.

10. Aguarde 10 minutos para testar a dessensibilização.

10a. A falha ao bloquear os ramos dorsais resultará em sensibilidade da pele dorsal à fossa do flanco, ao passo que o bloqueio inadequado dos ramos ventrais do nervo resultará na sensibilidade da pele da fossa do flanco ventralmente.

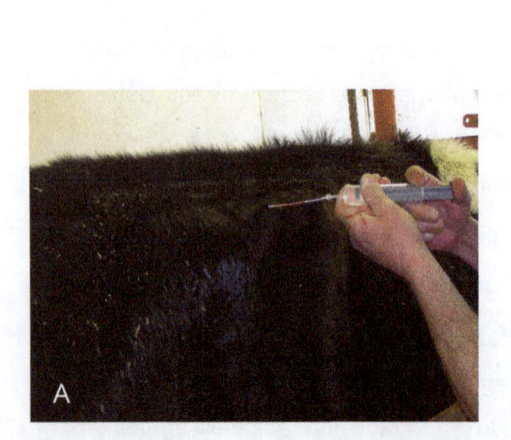

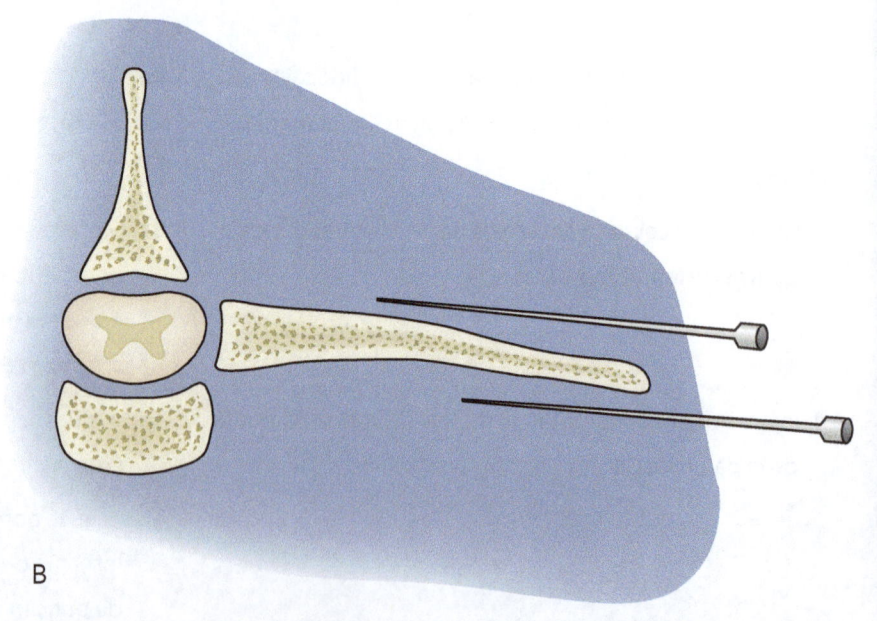

Figura 10-26 (A) Inserção de uma agulha de 15 cm dorsal ao aspecto caudal do primeiro processo lateral lombar. (B) Diagrama do posicionamento da agulha para o bloqueio paralombar.

Anestesia epidural caudal

Finalidades

- Dessensibilizar o períneo e a porção caudal das coxas de ruminantes para facilitar a palpação retal, o parto, a redução de prolapsos retais, vaginais ou uterinos e para a realização de cirurgias.
- Volumes maiores podem ser usados para paralisar e dessensibilizar os membros pélvicos, o úbere e a parede abdominal para cirurgia.
- Analgésicos (xilazina, butorfanol) podem ser utilizados para analgesia sem que causem paresia ou paralisia.

Complicações

- Bloqueio unilateral: visto conforme a cauda é mantida para um lado, indicando que a agulha não foi colocada no espaço epidural ou que algum tecido cicatricial está impedindo a distribuição uniforme dentro do canal vertebral.
- Meningite: pode ser química ou séptica; previne-se com o uso de técnica asséptica.
- Ataxia ou mesmo queda se o bloqueio avançar além do esperado ou se for empregada xilazina com ou sem lidocaína.
- Lesão no paciente ou no manipulador pela ataxia, paresia ou paralisia.

Material

- Tricótomo com lâmina nº 40.
- Escova e solução cirúrgica, álcool isopropílico a 70%.
- Agulhas: 1,2 mm × 40 mm (cavalos e bovinos adultos); 0,9 mm × 25 mm (pequenos ruminantes).
- Seringas: 10-12 mL (cavalos e bovinos adultos); 3-6 mL (pequenos ruminantes).
- Frasco de lidocaína a 2% (cavalos e bovinos adultos).
- Frasco de lidocaína a 1% (pequenos ruminantes, lhamas).

Procedimento para anestesia epidural caudal no ruminante

Ação técnica	Fundamento/extensão
Preparação	
1. Tricotomize a base da cauda em formato retangular, da terceira vértebra coccígea até a metade do sacro.	**1a.** Figura 10-27A.
2. Esfregue bem a área com sabão cirúrgico, enxágue com água ou álcool isopropílico e aplique a solução para preparação cirúrgica.	—
Método (Técnica da Gota Pendente)	
3. Lave as mãos.	**3a.** Ou calce luvas de procedimento novas.

4. Palpe a primeira articulação óbvia, caudal ao sacro, com seu dedo indicador.

4a. Levante a base da cauda durante a palpação com seu dedo caudal ao sacro. Você vai sentir o espaço articular abrir e fechar (Figura 10-27B).

5. Preencha o canhão de uma agulha de 1,2 mm × 40 mm com lidocaína.

6. Introduza a agulha diretamente na linha média da articulação palpada, mantendo a agulha perpendicular à pele.

6a. Mantenha a agulha em uma posição vertical para impedir que a gota derrame do canhão.

7. Observe a gota de lidocaína enquanto avança a agulha.

7a. Quando a agulha penetra o *ligamentum flavum* e entra no espaço epidural, a gota será sugada do canhão para a agulha (Figura 10-27C).

8. Anexe a seringa e injete 3-6 mL de anestésico.

8a. Dose padrão administrada a uma vaca adulta para dessensibilizar a região perineal. Lhama: 1-3 mL; cabra ou ovelha: 1-2 mL (use lidocaína a 1%)

9. Verifique a eficácia do bloqueio pelo tônus da cauda.

9a. A cauda deve mostrar-se flácida em 2 minutos.

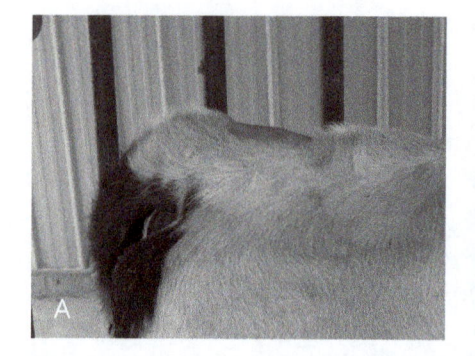

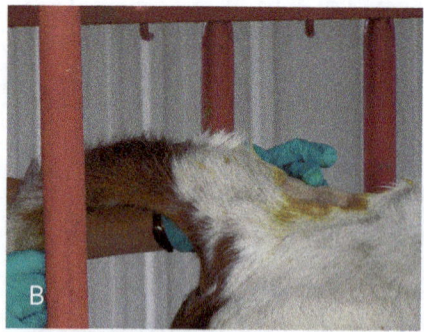

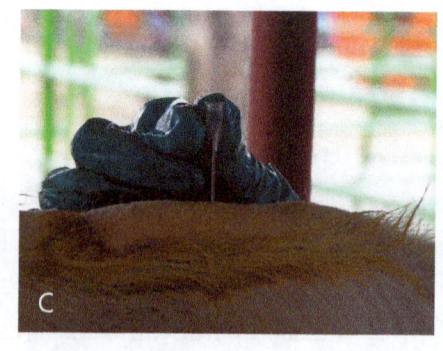

Figura 10-27 (A) Preparação da base da cauda para bloqueio epidural caudal. (B) Palpação do espaço articular para o posicionamento epidural caudal. (C) Agulha em posição para injeção epidural caudal.

Questões de revisão

1. O que é uma base mínima de dados?
2. O que deve ser feito para se preparar um equino para anestesia geral ou sedação pesada?
3. Por que é importante enxaguar a boca do animal antes de administrar nele a anestesia geral?
4. Faça uma lista de alguns dos benefícios garantidos pelo uso de um agonista dos receptores alfa-2.
5. Mencione um anestésico dissociativo comumente usado na prática veterinária.
6. Qual é o indicador mais sensível da profundidade anestésica no equino, a frequência cardíaca ou a pressão arterial?
7. Como podemos diminuir o meteorismo e a chance de aspiração em ruminantes anestesiados?
8. Por que é permitido aos neonatos mamar antes da anestesia geral?
9. Quais parâmetros podem ser monitorados no paciente anestesiado sem o uso de máquinas?

10. Faça uma lista das finalidades do uso de um tubo endotraqueal durante a anestesia geral.
11. O que é um bloqueio em anel e onde ele é usado?
12. Qual é a quantidade máxima de lidocaína que pode ser administrada a um caprino antes que ele apresente sinais de toxicose?
13. Quais são os sinais de toxicidade causada pela lidocaína?
14. Quando uma anestesia epidural caudal deve ser executada na prática de grandes animais?
15. O que é um bloqueio paravertebral?

Referências

AUBIN, M. L.; MAMA, K. R. "Field anesthetic techniques for use in horses", *Compend Contin Educ Pract Vet*, 24, p. 411-417, 2002.

BENNETT, R. C.; STEFFEY, E. P. "Use of opioids for pain and anesthetic management in horses", *Vet Clin North Am Equine Pract*, 18, p. 47-60, 2002.

BENSON, G. J.; HARTSFIELD, M. H.; REIDESEL, D. H.; DODMAN, N. H.; HASKINS, S. C.; SAWYER, D. C. *Analgesic and anesthetic applications of butorphanol in veterinary practice*: proceedings of a roundtable discussion. Lawrenceville: VLS Co., Inc, 1998.

BRUNSON, D. B. *A Compendium on aerane (isoflurane, USP) for equine anesthesia*, Anaquest Form No. 07-0012-A011-88-5 Rev., 1988.

CAULKETT, N. Anesthesia of ruminants. *Large Animal Veterinary Rounds*, 3, 2003. Acesso em: 7 fev. 2006, de http://www.canadianveterinarians.net/ larounds Termo de buscas: anesthesia, ruminants.

GAVIER, D.; KITTELSON, M. D.; FOWLER, M. E.; JOHNSON, L. E.; HALL, G.; NEARENBERG, D. "Evaluation of a combination of xylazine, ketamine and halothane for anesthesia in llamas", *Am J Vet Res*, 49, p. 2047-2055, 1988.

GEORGE, L. W. Pain control in food animals. In E. P. Steffey (Ed.). *Recent advances in anesthetic management of large domestic animals*, Ithaca: IVIS, 2003. Acesso em: 7 fev. 2006, de http://www.ivis.org Termo de busca: A0615.1103.

HASKELL, S. R. R. *Small ruminant clinical diagnosis and therapy*, St. Paul: University Minnesota, College of Veterinary Medicine, 2001.

KRONEN, P. W. "Anesthetic management of the horse: Inhalation anesthesia". In E. P. Steffey (Ed.). *Recent advances in anesthetic management of large domestic animals*, Ithaca: IVIS, 2003. Acesso em: 7 fev. 2006, de http://www.ivis.org. Termo de busca: A0605.0103.

MAMA, K. Comunicação pessoal, 2004-2005.

MAMA, K. R. "Anesthetic management of camelids". In E. P. Steffey (Ed.). *Recent advances in anesthetic management of large domestic animals*, Ithaca: IVIS, 2000. Acesso em: 7 fev. 2006, de http://www.ivis.org. Termo de busca: A0608.0900.

MAMA, K. R. "Anesthetic management of the horse: Intravenous anesthesia". In E. P. Steffey (Ed.). *Recent advances in anesthetic management of large domestic animals*, Ithaca: IVIS, 2000. Acesso em 7 de Fevereiro de 2006, de http://www.ivis.org. Termo de busca: A0604.1000.

MAMA, K. R. "Traditional and nontraditional uses of anesthetic drugs—An update", *Vet Clin North Am Equine Pract*, 18, p. 169-180, 2002.

MCKELVEY D.; HOLLINGSHEAD, K. W. *Veterinary anesthesia and analgesia*. 3. ed. St. Louis: Mosby, 2003

MERCK & COMPANY. *Merck veterinary manual*. 8. ed. Nova York: John Wiley & Son, 2003.

NATALINI, C. C.; ROBINSON, E. P. "Effects of epidural opioid analgesics on heart rate, arterial blood pressure, respiratory rate, body temperature and behavior in horses", *Vet Ther*, 4, p. 364-375, 2003.

PYPENDOP, B. H.; STEFFEY, E. P. "Focused supportive care: Ventilation during ruminant anesthesia". In E. P. Steffey (Ed.). *Recent advances in anesthetic management of large domestic animals*, Ithaca NY: IVIS, 2001. Acesso em: 7 fev. 2006, de http://www.ivis.org. Termo de busca: A0611.1001.

REIBOLD, T. *Supportive therapy in the anesthetized horse*. Eugene: Oregon State University, Veterinary Teaching Hospital, College of Veterinary Medicine, 2003. Acesso em: 7 fev. 2006, de http://www.surgivet.com. Clique em Support, então em SMART e, então, em Archived Articles.

RIEBOLD, T. W. "Anesthetic management of cattle". In E. P. Steffey (Ed.). *Recent advances in anesthetic management of large domestic animals*, Ithaca: IVIS, 2001. Acesso em: 7 fev. 2006, de http://www.ivis.org. Termo de busca: A0603.0201.

REIBOLD, T. W.; Geiser, D. R.; Goble, D. O. *Large animal anesthesia*. 2. ed. Ames: Iowa State Press, 1995.

REIBOLD, T. W.; Kaneps, A. J.; Schmotzer, W. B. "Anesthesia in the llama", *Vet Surg*, 18, p. 400-440, 1989.

ROBINSON, E. P.; CLAUDIO, C. N. "Epidural anesthesia and analgesia in horses", *Vet Clin North Am Equine Pract*, 18, p. 61-82, 2002.

STASHAK, T. S. *Adam's lameness in horses*. 4. ed. Philadelphia: Lea & Febiger, 1987.

STEFFEY, E. P. "Recent advances in inhalation anesthesia", *Vet Clin North Am Equine Pract*, 18, p. 159-168, 2002.

THURMON, J. C.; SARR, R.; DENHART, J. W. "Xylazine sedation antagonized with tolazoline", *Compend Contin Educ Pract Vet*, 21, p. S11-S20, 1999.

WAGNER, A. "Focused supportive care: Blood pressure and blood flow during equine anesthesia". In E. P. Steffey (Ed.). *Recent advances in anesthetic management of large domestic animals*, Ithaca: IVIS, 2000. Acesso em: 7 fev. 2006, de http://www.ivis.org. Termo de busca: A0612.0900.

Apêndices

Tabela A-1 Quadro de conversão

Líquidos (Aproximadamente)	Peso	Comprimento
1 tsp = 5 mL	1 oz = 28,4 g	1 cm = 10 mm
1 Tb = 15 mL	1 lb = 454 g	1 polegada = 2,5 cm
1 oz = 30 mL	1 kg = 2,2 lb	1 pé = 30,5 cm
1 pt = 473 mL	1 lb = 16 oz	1 milha = 1,61 km
1 gal = 3,8 L	1 ton = 2.000 lb	—

Tabela A-2 Temperatura e frequências de pulso e respiratórias normais

	Equino	Bovino	Ovino	Caprino	Lhama	Suíno
Temperatura	36 °C–38,5 °C	37,8 °C–39,2 °C	38,2 °C–39,8 °C	38,2 °C–39,5 °C	37,2 °C–38,5 °C	38,5 °C–39,5 °C
Frequência de pulso – batimentos por minuto (bpm)	28–42 adulto 70–80 potro	60–80 adulto 100–120 bezerro	70–90	70–90	60–90	70–90 100–130 leitão
Respirações por minuto	10–14	10–30	12–20	12–20	10–30	8–18

Tabela A-3 Estimativa de idade pela erupção dos dentes incisivos e caninos permanentes

	Equino	Bovino	Ovino	Caprino	Lhama
Incisivos centrais	2,5–3 anos	2 anos	1–1,5 ano	1 ano	2 anos
Segundos incisivos	3,5–4 anos	2,5 anos	1,5–2 anos	1–2 anos	3 anos
Incisivos laterais	4,5–5 anos	3,5 anos	2,5–3 anos	2–3 anos	3–5 anos
Cantos	—	4,5 anos	3,5–4 anos	3–4 anos	N/A
Caninos	4 anos	N/A	N/A	N/A	3 anos

Tabela A-4 Períodos básicos de manejo

	Equino	Bovino	Ovino	Caprino	Lhama	Suíno
Idade para o primeiro cruzamento (fêmea)	2,5–3,5 anos	12–15 meses	6–8 meses	7–10 meses	2,5–3,5 anos	7–9 meses
Gestação	337–365 dias	281 dias (9 meses)	148 dias (5 meses)	150 dias (5 meses)	335–365 dias	115 dias (3 meses, 3 semanas e 3 dias)
Desmama	6 meses	3 meses, para bovinos leiteiros 4–6 meses, para bovinos de corte	3 meses	3 meses	6 meses	3–6 semanas
Castração (época ideal)	1–2 anos	0–6 meses	0–3 meses	Menos de 4 semanas	2 anos	4–6 semanas
Descorna	N/A	4 semanas a 8 meses	N/A	Menos de 4 semanas	N/A	N/A

Tabela A-5 Análise do fluido peritoneal de bovinos

	Aparência	Proteína total	Densidade	Leucócitos	Eritrócitos	Outros
Normal	Límpido, âmbar	0,1 g/dL a 3,1 g/dL Não coagula	1.005–1.015	Relação PMN*:monócito de 1:1 Contagem total 300–5.000/µL	Raros	Sem bactérias Sem material vegetal
Inflamação moderada	Âmbar a róseo Pode ser turvo	2,8 g/dL a 7,3 g/dL Pode coagular	1.016–1.025	50–90% de PMNs não tóxicos (a menos que a condição seja crônica) 2.700–40.000/µL	100.000–200.000/µL	Sem bactérias Sem material vegetal
Inflamação grave	Sanguinolento, turvo, viscoso	3,1–5,8 g/dL Coagula prontamente	1.026–1.040	Presença de neutrófilos tóxicos ou com bactérias 2.000–32.000/µL	300.000 a 500.000/µL	Bactérias geralmente presentes Material vegetal pode estar presente (fezes)

PMN: polimorfonucleares.

Tabela A-6 Análise do fluido peritoneal de equinos

	Aparência	Proteína total	Densidade	Leucócitos	Eritrócitos	Outros
Normal	Amarelo pálido, límpido	0,5–1,5 g/dL Não coagula	1.000–1.015	Relação PMN:monócito de 1:1 500–5.000/µL	Nenhum	Sem bactérias Sem material vegetal
Suspeito	Levemente turvo Ainda amarelado	1,6–2,5 g/dL	1.016–1.020	50–60% de neutrófilos segmentados Células mesoteliais podem ser observadas 5.000–15.000/µL	50.000–100.000/µL	Conhecido como transudato modificado Sem material vegetal
Inflamação moderada	Alaranjado a róseo, turvo e viscoso	2,6–4,0 g/dL Pode coagular	1.020–1.025	70–80% de neutrófilos segmentados Neutrófilos tóxicos observados ocasionalmente 15.000–60.000/µL	1.000.000–2.000.000/µL	Bactérias podem estar presentes Sem material vegetal
Inflamação grave	Róseo a sero-sanguinolento, turvo e espesso Pode conter material floculento	4,0–7,0 g/dL Coagula prontamente com frequência	Acima de 1.025	80–90% de neutrófilos segmentados Neutrófilos degenerados com bactérias Acima de 60.000/µL	600.000–1.000.000/µL	Bactérias geralmente presentes Material vegetal (fezes) pode estar presente

PMN: polimorfonuclear.

Tabela A-7 Valores normais do hemograma

	Equino	Bovino	Ovino	Caprino	Lhama	Suíno
Hemácias (milhões/µL)	6,5–13,5	5–10	8–16	8–18	9–19,5	5–8
Hemoglobina	11–18 g/dL	8–15 g/dL	8–16 g/dL	8–14 g/dL	12,5–18 g/dL	10–16 g/dL
VG	32–55%	25–46%	25–50%	25–48%	28–45%	32–50%
VCM	37–58 fl	40–60 fl	23–48 fl	19.5–37 fl	17–28 fl	50–68 fl
HCM	12,3–19,7 pg	11–17 pg	9–12 pg	N/A	7–19 pg	17–21 pg
CHCM	31–38 g/dl	30–36 g/dl	29–38 g/dl	30–35 g/dl	36–50 g/dl	30–34 g/dl
Leucócitos/dL	5.400–14.000	4.000–10.000	4.000–12.000	4.000–13.000	7.000–14.000	11.000–22.000
Neutrófilos segmentados	30–75%	15–35%	10–50%	30–48%	50–70%	30–50%
Bastonetes	0–2%	0–1%	Raros	Raros	0–5%	0–2%
Linfócitos	20–70%	60–70%	40–75%	50–70%	25–45%	45–65%
Monócitos	0–10%	0.5–7%	0–6%	0–4%	0–2%	2–10%
Eosinófilos	0–10%	0–20%	0–10%	1–8%	0–15%	0–12%
Basófilos	0–3%	0–2%	0–3%	0–1%	0–2%	0–2%
Proteína total	6,5–7,8 g/dL	6–7,5 g/dL	6–7,5 g/dL	6,5–7 g/dL	5,8–7 g/dL	6–8 g/dL
Fibrinogênio	100–400 g/dL	300–700 g/dL	100–500 g/dL	100–400 g/dL	100–400 g/dL	100–500 g/dL

*fl: femtolitros; HCM: hemoglobina corpuscular média; CHCM: concentração de hemoglobina corpuscular média; VCM: volume corpuscular médio; VG: volume globular.

Tabela A-8 Valores normais da bioquímica sanguínea

	Equino	Bovino	Ovino	Caprino	Lhama	Suíno
Sódio mEq/L	134–143	132–152	139–152	135–154	140–155	140–150
Potássio mEq/L	3,2–5,2	3,9–5,8	3,9–5,4	4,6–6,4	4–6,5	4,7–7,1
Cloro mEq/L	95–107	95–110	95–103	105–120	100–118	100–105
Cálcio mg/dL	11,2–13,6	8–10,5	11,5–12,8	8,6–10,6	8,8–10,4	11–11,3
Fósforo mg/dL	3,1–5,6	4–7	5–7,3	4,2–9,8	4,5–8,5	4–11
Magnésio mg/dL	2,2–2,8	1,2–3,5	2,2–2,8	2,8–3,6	1,5–3,0	1,9–3,9
Ureia mg/dL	12–24	6–27	8–20	13–28	10–30	8–24
Creatinina mg/dL	0,9–2,0	1,0–2,7	1–2,7	0,9–1,8	2,0–8,0	1,0–2,7
Glicose mg/dL	75–115	35–55	42–76	60–100	80–145	65–95
Albumina g/dL	2,8–4,8	2,1–3,6	2,4–3	3–3,4	3,0–5,0	1,9–2,4
Bilirrubina total mg/dL	0,5–1,8	0–1,9	0,14–0,32	0–0,9	0,1–0,3	0–0,2
AST* UI/L	101–290	60–150	87–256	41–62	10–280	—
GGT* UI/L	4–13	0–31	25–59	24–39	3–30	0–25
CPK* UI/L	50–150	65	42–62	<38	10–200	65
Fosfatase alcalina UI/L	143–395	35–350	238–440	123–392	10–100	9–20
LDH* UI/L	162–412	697–1.445	238–440	123–392	50–300	—

AST: aspartato aminotransferase; *CPK*: creatina fosfoquinase; *GGT*: gama-glutamiltransferase; *LDH*: lactato desidrogenase.

Tabela A-9 Composição do leite

	Égua	Vaca	Ovelha	Cabra	Lhama	Porca
% gordura	1,6	3,6	10,4	3,5	3,2	7,9
% açúcar	2,4	4,5	3,7	4,6	3,9	4,9
% proteína	6,1	3,3	6,8	3,1	5,6	5,9

Tabela A-10 Denominações comuns em grandes animais

	Equino	Bovino	Ovino	Caprino	Lhama	Suíno
Macho inteiro	Garanhão	Touro	Carneiro	Bode ou cabrão	N/A	Cachaço ou varrão
Macho castrado	Capão	Boi ou novilho	Capão	Capão	Capão	Capão
Macho jovem	Potro ou poldro	Garrote	Cordeiro ou borrego	Cabrito	N/A	Leitão ou marrão
Fêmea adulta	Égua	Vaca	Ovelha ou carneira	Cabra	N/A	Porca
Fêmea jovem	Potranca ou poldra	Novilha	Cordeira ou borrega	Cabrita	N/A	Marrã

Tabela A-11 Nomes comuns da anatomia dos membros

Termo anatômico	Termo leigo
Terceira falange ou falange distal	Osso do casco
Segunda falange ou falange média (F2)	Quartela curta
Primeira falange ou falange proximal (F1)	Quartela longa
Sesamoide distal	Navicular
Sesamoide proximal	Sesamoide
F1-F2	Quartela
3º metacarpiano (MC3) ou 3º metatarsiano (MT3)	Canela
2º e 4º metacarpianos ou 2º e 4º metatarsianos	Ossos acessórios
Articulação MC3-F1 ou MT3-F1	Boleto
Carpo	Joelho
Tarso	Jarrete

Tabela A-12 Nomes comuns da anatomia de animais produtores de alimentos — termos leigos

Termos anatômicos	Bovino	Ovino/caprino	Suíno
Junção sacro-caudal	Base da cauda	Cola (ovinos)	Quadril
Tuberosidade coxal	Ganchos	Ganchos	—
Tuberosidade isquiática	Pinos	Pinos	—
Metatarsianos/metacarpianos	Canela	Canela	Canela
Músculos peitorais rostrais	Maçã	Maçã	Peito
Fossa paralombar	Flanco	Vazio (caprino)	Flanco
Occipital	Nuca	Nuca	—
Músculos lombares epaxiais	Filé	Filé	Lombo
Processos transversos das vértebras lombares	Costelas curtas	Costelas curtas	Costelas curtas
Músculos glúteos, quadríceps e bíceps femorais	Garupa	Anca	Pernil
Cascos	Unhas ou pés	Unhas ou pés	Cascos ou pés
Dígitos vestigiais 1 e 4	Sobreunhas	Sobreunhas	Sobreunhas
Rostrum	Espelho	Nariz	Focinho
Músculos massetéres	Bochechas	—	Mandíbulas
Parte mais larga do tórax	Tronco	Tronco	Tronco
Processos vertebrais torácicos dorsais (T1-T5)	Cernelha	Cernelha	Cernelha

Tabela A-13 Vacinas para equinos

Nome comum	Proteção contra	Animais vacinados
Tétano	Clostridium tetani	Todos os equinos
Gripe	Vírus influenza tipos A1 e A2	Todos os equinos
Rinotraqueíte (Rinopneumonite)	Herpesvírus equino tipos 1 e 4	Todos os equinos
Doença do sono (EEE, WEE)	Vírus da encefalomielite equina ocidental e oriental	Todos os equinos
Garrotilho	Streptococcus equi	Todos os equinos
Febre do Nilo Ocidental	Vírus do Nilo Ocidental	Todos os equinos
Raiva	Vírus da raiva (rhabdovírus)	Animais com risco regional
Febre do cavalo de Potomac	Ehrlichia risticii	Animais com risco regional
Botulismo (síndrome do potro tremedor)	Clostridium botulinum	Éguas prenhes e potros em risco
Rotavírus	Rotavírus	Éguas prenhes de potros com risco antecipado
Salmonelose	Salmonella typhimurium	Exposição conhecida
Arterite viral	Vírus da arterite equina	Uso limitado a reprodutoras, sob regulamentação
Mielite equina protozoária (MEP)	Sarcocystis faculata	Uso limitado
Antraz	Bacillus anthracis	Uso limitado sob regulamentação

EEE: encefalite equina oriental; *WEE*: encefalite equina ocidental.

Tabela A-14 Vacinas para bovinos

Nome comum	Proteção contra	Doenças evitadas	Idade dos bovinos vacinados
BVD tipos 1 e 2	Vírus da diarreia bovina tipo 1 Vírus da diarreia bovina tipo 2	Abortamento Doença das mucosas Meteorismo crônico Imunossupressão	* Bezerros com mais de 2 semanas de idade Bezerros desmamados Touros e novilhas de reposição * Vacas adultas Touros adultos
(IBR) Rinotraqueíte bovina infecciosa	Mycoplasma bovis	Infecção respiratória superior Pneumonia Ceratoconjuntivite infecciosa Mastite	Bezerros com mais de 2 semanas de idade Bezerros desmamados Novilhas/touros de reposição * Vacas adultas
PI3	Vírus parainfluenza-3	Pneumonia Febre do transporte	Bezerros com mais de 2 semanas de idade Bezerros desmamados Novilhas/touros de reposição Bovinos em confinamento, à chegada Vacas adultas
BRSV	Vírus respiratório sincicial bovino	Pneumonia grave	Bezerros desmamados Novilhas/touros de reposição Animais em confinamento
Somnus	Haemophilus somnus	Pneumonia Abortamento Artrite séptica	Novilhas/touros de reposição Animais em confinamento
Pasteurela	Pasteurella multocida Mannheimia haemolytica	Pneumonia fibrinosa Pericardite	Bezerros desmamados Animais em confinamento
Vacina contra diarreia	Escherichia coli Rotavírus Coronavírus	Diarreia neonatal	Vacas, 30 dias antes do parto
Salmonela	Salmonella newport	Diarreia de bezerros Colangite Zoonose	Bezerros com mais de 2 semanas de idade Animais em confinamento Rebanho leiteiro (todas as idades, em surtos)

Vibriose	*Campylobacter fetus*	Abortamento Infertilidade	Novilhas/touros de reposição Vacas adultas, antes da reprodução Touros adultos, antes da reprodução
Leptospirose	*Leptospira*	Abortamento Pielonefrite	Touros e novilhas de reposição Vacas adultas Touros adultos
Tricomoníase	*Tritrichomonas foetus*	Infertilidade Metrite	Vacas adultas, antes da reprodução Touros adultos, antes da reprodução
Clostridioses	Bactérias do gênero *Clostridium*	Carbúnculo sintomático (gangrena) Enterite hemorrágica Hepatite hemorrágica	Bezerros com mais de 10 dias de idade Bezerros desmamados Animais em confinamento Novilhas/touros de reposição Bovinos adultos
Conjuntivite	*Moraxella bovis*	Ceratoconjuntivite infecciosa	Bezerros com mais de 30 dias de idade Animais em confinamento
Brucelose	*Brucella abortus*	Brucelose Infertilidade Zoonose	Bezerros de 3–12 meses **Depende de leis locais e estaduais
Antraz	*Bacillus anthracis*	Carbúnculo hemorrágico Septicemia Pneumonia Zoonose	Em surtos, pelo Estado ou sob permissão federal

* BVD: diarreia viral bovina; BRSV: vírus respiratório sincicial bovino; PI3: vírus da parainfluenza tipo 3.
** A vacina contra o BVD, composta de vírus mortos, deve ser administrada em vacas gestantes e bezerros que estejam mamando em vacas gestantes.

Tabela A-15 Vacinas para caprinos

Nome comum	Proteção contra	Animais vacinados
Tétano	*Clostridium tetani*	Todos os caprinos
Doença da superalimentação Enterotoxemia	*Clostridium perfringens* tipos C e D	Todos os caprinos
Colibacilose	*Escherichia coli*	Limitada à indicação específica
Pneumonia	*Pasteurella*	Limitada à indicação específica
Raiva	Vírus da raiva (*rhabdovírus*)	Limitada à indicação específica

NOTA

Não existem vacinas produzidas especificamente para o uso em caprinos. As vacinas administradas em caprinos são originalmente produzidas para bovinos, ovinos ou equinos.

Tabela A-16 Vacinas para lhamas

Vacina	Organismo	Doenças evitadas	Animais vacinados
Vacinas contra clostridioses	*Clostridium* spp	Enterotoxemia neonatal Tétano Carbúnculo sintomático Septicemia	Filhotes Fêmeas, 4 semanas antes do parto Qualquer adulto
Leptospirose	*Leptospira interrogans* spp	Abortamento Uveíte anterior (O uso da vacina é contestado. Não existe consenso sobre se ela previne ou diminui a gravidade da uveíte anterior.)	Todos os adultos
Rinopneumonite	Herpesvírus equino tipo 1	Abortamento	Todos os adultos
Rinotraqueíte bovina infecciosa	*Mycoplasma bovis*	Doença respiratória leve Abortamento	Todos os adultos expostos a bovinos
Diarreia bovina causada por vírus	Vírus da diarreia bovina tipos 1 e 2	Abortamento Filhotes fracos Perda neonatal	Todos os adultos expostos a bovinos
Aborto enzoótico ovino	*Chlamydia*	Abortamento	Todos os adultos expostos a ovinos
Raiva	*Rhabdovírus*	Morte	Filhotes de 3–6 meses Todos os adultos em áreas endêmicas

Tabela A-17 Vacinas para suínos

Vacina	Organismo	Doenças evitadas	Idade do animal
Rinite atrófica	*Bordetella bronchiseptica*	Sinusite com focinho torto Crescimento retardado	Leitões de 7–10 dias Marrãs e varrões de reposição Porcas em reprodução
Micoplasmose	*Mycoplasma pneumoniae*	Pneumonia aguda Pneumonia crônica Crescimento retardado	Leitões de 7–10 dias Porcas reprodutoras
Erisipelas	*Erysipelothrix rhusiopathiae*	Doença de pele de diamante, ruiva	Leitões antes da desmama Leitões após a desmama Animais de reposição Porcas reprodutoras
Pleuropneumonia contagiosa	*Actinobacillus pleuropneumoniae*	Pneumonia aguda Morte	Suínos desmamados
Leptospirose Leptospirosis	Leptospira	Abortamento Perda neonatal	Marrãs e varrões de reposição Adultos reprodutores
Parvo	Parvovírus suíno	Abortamento Infertilidade	Marrãs de reposição
Gastroenterite transmissível (TGE)	Coronavírus	Vômito Diarreia Perda neonatal	Marrãs de reposição Porcas reprodutoras
E. coli	*Escherichia coli*	Diarreia Crescimento retardado Morte neonatal	Suínos desmamados Porcas
Doença de Glasser	*Haemophilus suis*	Encefalite Cardiomiopatia Artrite séptica	Suínos desmamados

Glossário

abdominocentese – Punção da cavidade abdominal destinada à aspiração (remoção) de fluidos para diagnóstico.

alça – Um formato ovalar ou circular formado pelo cruzamento das pontas de uma corda.

analgesia – Redução da sensação de dor sem perda de outras sensações.

anestesia – Perda completa do impulso sensitivo (pode ser local ou geral).

antisséptico – Substância que tende a inibir o crescimento e a reprodução de micro-organismos.

apneia – Ausência completa de esforço respiratório.

argola – Alça pela qual a corda passa em um laço.

argola nasal – Argola inserida pelo septo nasal com propósito de contenção.

artefato – Estruturas ou aspectos errôneos que não se apresentam normalmente, mas são visualizados como resultado de um agente ou uma ação externos, como se nota em uma radiografia.

artéria carótida – Artéria localizada no pescoço pela qual o sangue do coração chega ao cérebro.

aspiração – Remoção de líquido ou células com a ajuda de sucção. Inalação de líquido ou alimento pelos pulmões.

ataxia – Falha em se locomover de maneira coordenada.

auscultar – Examinar um sistema orgânico ou parte do corpo pela escuta, geralmente com um estetoscópio.

autoclave – Equipamento utilizado na esterilização de materiais por meio de vapor sob pressão.

bainha – A pele que recobre o pênis, prepúcio.

balotamento – Manobra de pressões de maneira rítmica para palpação de objetos sólidos suspensos em líquido. Pode ser usado para sentir-se a porção sólida do conteúdo ruminal ou em diagnósticos de gestação.

biópsia – Remoção, para exame de patologia, de espécimes na forma de pequenas amostras de tecido.

boleto – A articulação entre a canela e a quartela.

borborigmo – Ruídos surdos de rolamento criados pela movimentação progressiva de ar pelos intestinos.

bradicardia – Frequência cardíaca mais lenta que o normal.

brete – Dispositivo de contenção ajustável utilizado em bovinos. Similar ao tronco na aparência.

cabresto – Instrumento de contenção que se coloca ao redor da cabeça e é utilizado para conduzir ou segurar um animal.

cabrito – Filhote de cabra.

cachimbo – Instrumento de contenção aplicado ao focinho do cavalo.

caixa navicular – Aparato auxiliar de posicionamento radiográfico.

California mastitis test – Teste utilizado para determinar a contagem de células somáticas em uma amostra de leite.

cambão suíno – Instrumento de contenção aplicado ao redor do focinho do porco.

canela – Porção distal do membro que se estende do tarso ou carpo até o boleto.

capa não impermeável – Coberta utilizada para proteger o cavalo, colocada sobre o dorso e presa com tiras, feita de lã ou outro material.

capa pesada – Coberta de tecido pesado utilizada para proteger os cavalos no inverno.

capa simples – Coberta de tecido fino e leve que oferece aos cavalos proteção contra insetos e raios ultravioleta durante o verão.

carpo – Grupo de ossos do carpo que forma a articulação entre o rádio e os metacarpianos. Também chamado de joelho.

castração – Remoção de ambos os testículos.

cateterização – Inserção de um dispositivo tubular em um ducto, vaso sanguíneo, órgão oco ou cavidade do corpo para injeção ou remoção de líquidos para diagnóstico ou outro propósito terapêutico.

caudal – Termo direcional ou ponto de referência que significa em direção à extremidade posterior (traseira).

cianose – Coloração azulada das membranas mucosas decorrente da falta de oxigênio nas hemácias.

coice de vaca – Coice para a frente dado com o membro posterior.

colostro – Líquido amarelado secretado pela glândula mamária no momento do parto, rico em anticorpos e minerais e que precede a produção do leite verdadeiro. Também é conhecido como pré-leite ou primeiro leite.

crachá de dosimetria – Dispositivo utilizado para monitorar a quantidade de radiação à qual uma pessoa está exposta.

cranial – Termo direcional ou ponto de referência que significa em direção à extremidade anterior (cabeça).

decúbito – Em posição deitada. O decúbito lateral significa apoiado sobre um dos lados e o decúbito dorsal significa apoiado sobre as costas.

dermatófito – Fungo que pode causar infecção dérmica.

derrubamento – Uso de cordas para derrubar o gado.

diagnóstico – Identificação de um processo mórbido e habilidade de se diferenciar uma enfermidade de outra.

dispneia – Dificuldade respiratória.

disritmia – Ritmo anormal ou irregular, como em um batimento cardíaco anormal.

DLPM – Dorsolateral-palmaromedial, posicionamento radiográfico que descreve um feixe de raios X que penetra pelo aspecto dorsal lateral do membro e sai pelo aspecto palmar medial.

DMPL – Dorsomedial-palmarolateral, posicionamento radiográfico que descreve um feixe de raios X que penetra pelo aspecto dorsal medial do membro e sai pelo aspecto palmar lateral.

dorsal – Termo direcional que significa em direção às costas ou dorso do animal. O oposto de ventral.

dorsopalmar – Projeção radiográfica na qual o feixe de raios X penetra pelo aspecto dorsocranial e sai pelo aspecto ventral palmar.

ducto nasolacrimal – Canal que vai do olho ao nariz, pelo qual são conduzidas as lágrimas.

eletrólito – Um elemento ou composto que, dissolvido em água ou outro solvente, dissocia-se em íons. Os eletrólitos comuns incluem os de cálcio, potássio e sódio.

elevação de cauda – Segurar a base da cauda do bovino e elevá-la verticalmente para conter o animal.

emaciado – Excessivamente magro, ao ponto de haver perda muscular e de proteínas.

enema – Introdução de líquido pelo reto com a intenção de favorecer a evacuação de fezes (mecônio no potro).

entubação – Introdução de um tubo em um órgão oco para restaurar ou manter a patência.

enucleação – Remoção do globo ocular.

eructar – Arrotar. Eliminação normal de gases do rúmen pelo esôfago e boca.

esfregaço por decalque – Técnica de exame tecidual realizada pela impressão da amostra do tecido em uma lâmina de microscópio.

estéril – Livre de micro-organismos.

estilete – Um arame fino colocado em um cateter, cânula ou agulha para mantê-los rígidos ou livres de debris.

estimulador elétrico – Choque elétrico utilizado para estimular os animais a se moverem.

estridor – Ruído respiratório de alta frequência associado à obstrução das vias aéreas superiores.

exploratória – Cirurgia diagnóstica realizada para determinar a causa de uma doença ou dos sinais clínicos.

fasciculações – Ondas de pequenas contrações musculares involuntárias em grupos musculares principais.

feto – A cria não nascida de qualquer mamífero, geralmente após o desenvolvimento das partes corporais que a identificam como pertencente a uma espécie particular.

força tênsil – Carga ou estresse que uma substância pode suportar sem se quebrar, quando aplicada em seu comprimento.

GQC – Garantia de Qualidade da Carne. Procedimentos que asseguram que a carne não possui resíduos ou perda de potencial de comercialização.

hipertermia – Elevação anormal da temperatura corpórea, geralmente como resultado de um processo patológico ou estresse.

hipotermia – Temperatura corpórea anormalmente baixa.

ictérico – Tecido ou soro tingido de amarelo, decorrente do excesso de bilirrubina no sangue.

infecção hospitalar – Infecção adquirida durante a hospitalização.

intramuscular – Dentro de um músculo; injeção intramuscular.

intravenoso – Dentro ou administrado em uma veia.

isotônica – Solução que possui a mesma concentração de solutos de outra.

isquemia – Ausência de fluxo sanguíneo em tecidos, partes do corpo ou órgão.

jugular – Vaso sanguíneo (veia) no pescoço que drena sangue da cabeça em direção ao coração.

laçada – Dobra de corda.

laço – Corda trançada revestida para contenção de gado no campo, pasto ou piquete. Utilizado por vaqueiros nos sítios ou em rodeios.

laparotomia – Acesso cirúrgico ao abdômen de um mamífero.

lateral – Termo direcional que significa em direção ao lado direito ou esquerdo do corpo, para longe da linha média.

lavado transtraqueal – Técnica utilizada para a coleta de amostras de exsudato bronquial.

leguminosa – Plantas da família *Leguminoseae*, como a alfafa ou o trevo, que armazenam nitrogênio.

limpeza da cocheira – Remoção de todo material de cama (palha, pó de serra, maravalha) do estábulo e substituição com material novo e limpo.

maligno – Que tende a se espalhar ou tornar-se progressivamente pior, geralmente resultando na morte do paciente.

máscara antimoscas – Máscara de malha de rede que protege os olhos contra insetos, poeira, sujeira e outros irritantes.

mecônio – O primeiro material fecal produzido pelo neonato.

medial – Termo direcional que significa em direção ao meio ou à linha média do corpo.

necropsia – Exame *postmortem*.

neonato – Recém-nascido.

nistagmo – Movimento rápido e involuntário do globo ocular. Pode ser horizontal, vertical ou misto.

nutrição parenteral – Infusão intravenosa de soluções nutrientes.

obeso – Excessivamente gordo, ao ponto de interferir na saúde ou produtividade do animal.

obstétrico – Qualquer coisa relacionada ao manejo gestacional, ao parto e ao período pós-parto imediato.

ocular – Relacionado ao olho.

osso navicular – Osso sesamoide distal localizado dentro do casco do equino.

ovariectomia – Remoção de ovário.

palmar – Termo direcional que substitui o termo caudal na descrição do membro distal a partir do joelho. Refere-se também ao aspecto ventral do casco do membro torácico.

palpação – Exame pelo toque ou sensação.

palpebral – Pertencente à pálpebra. Reflexo palpebral é o mesmo que reflexo da piscada em resposta ao toque de uma pálpebra.

parenteral – Administração de substâncias por injeção.

parto – Parição.

pasta de feno – Uma seção (parte) de um fardo de feno.

pistola dosadora – Instrumento utilizado para a administração oral de medicação ou ímãs.

placenta – Órgão vascular membranoso que se desenvolve em fêmeas de mamíferos durante a gestação; reveste a parede uterina e envolve parcialmente o feto, ao qual está ligado pelo cordão umbilical. Após o nascimento, a placenta é expelida.

plantar – Termo direcional que substitui o termo caudal na descrição do membro pélvico distal ao jarrete. Refere-se também ao aspecto ventral do casco do membro pélvico.

ponto cego – Área de visão prejudicada diretamente caudal ao animal.

prognóstico – Opinião avaliada sobre a provável evolução de uma enfermidade.

projeção oblíqua – Projeção radiográfica, como a DLPM ou a DMPL, que não seja transversal ou longitudinal.

prolapso – Protrusão de vísceras através de uma abertura, como do reto pelo ânus ou da vagina pela vulva.

quartela – Parte do membro entre o boleto e o casco.

ração adoçada – Ração comercial balanceada para equinos que possui melaço adicionado à aveia e outros ingredientes na mistura de grãos.

radiografia – Exame com fins diagnósticos de qualquer parte do corpo por meio de raios Roëntgen, gravando-se a imagem em uma superfície sensibilizada (como filme fotográfico).

rasqueadeira – Escova circular de borracha rígida.

rasquear – Escovar (raspar) e limpar o pelame do equino.

rede de feno – Rede que suspende o feno acima do chão, possibilitando ao cavalo fácil acesso ao alimento.

regurgitação – Fluxo retrógrado de conteúdo gástrico ou ruminal sem contração dos músculos abdominais.

ruminocentese – Punção do rúmen para a retirada de líquido.

sedativo – Agente químico administrado para diminuir a excitação ou a irritabilidade.

sepse – Condição ou síndrome causada pela presença de micro-organismos ou suas toxinas nos tecidos ou na corrente sanguínea.

seringa dosadora – Seringa de múltiplas doses que libera certa quantidade de seu conteúdo cada vez que o gatilho é disparado.

sisal – Fibra obtida do agave e utilizada na confecção de cordas.

sondagem nasogástrica – Inserção de uma sonda desde a cavidade nasal até o estômago.

sondagem orogástrica – Passagem de sonda desde a cavidade oral até o estômago.

subcutâneo – Localizado, encontrado ou posicionado sob a pele.

sweep tub – Um piquete circular no qual o portão empurra o gado para a frente, fazendo com que os animais se posicionem na seringa.

tábua de manejo – Placa utilizada na contenção de suínos.

taquicardia – Frequência cardíaca anormalmente aumentada.

taquipneia – Frequência respiratória anormalmente aumentada.

tarso – Articulação entre a tíbia e o metatarso. Também chamado de jarrete.

técnica asséptica – Utilização de todas as etapas necessárias para se prevenir a contaminação de um campo cirúrgico, ferida ou punção.

testes de coagulação – Testes que avaliam a habilidade de coagular do sangue.

timpanismo – Distensão do abdômen por causa tanto da presença de gás livre no abdômen ou, mais comumente, de gás no rúmen ou outra víscera. Possui um som de tambor, ressonante quando percutido com pequenas batidas de dedo se auscultado com estetoscópio.

toracocentese – Procedimento de remoção de líquido do espaço entre o revestimento externo dos pulmões (pleura) e a parede da cavidade torácica.

torção – Rotação de uma víscera. Ocorre mais comumente com o útero ou os intestinos.

tronco – Dispositivo de contenção não ajustável que consiste em arranjo de pilares verticais em formato retangular ligados por barras horizontais. Utilizado para manter animais de produção contidos em posição quadrupedal.

túnel para chassi – Instrumento feito de material radiotransparente que envolve um chassi, utilizado para proteger o chassi quando este deve ser posicionado sob o casco do paciente.

veia coccígea – Vaso localizado na face ventral da cauda, comumente utilizada na coleta de sangue.

venopunção – Técnica utilizada para a coleta de sangue de uma veia com objetivo diagnóstico ou de tratamento.

ventral – Direcionado para ou situado na superfície abdominal. Oposto de dorsal.

Índice remissivo

A

Abdômen
    auscultação do
        em bovinos, 89-90
        em equinos, 87-88f
    palpação do, em suínos, 102
Abdominais, bandagens, 248
Abdominocentese, 150-155
    complicações da, 155
    em bovinos, 153
    em equinos, 151-153
    em lhamas, 154-155
Acepromazina, 451t-452t
Acetilcisteina, para impactação por mecônio, 290
Acolchoamento, para cirurgia, 314-315
Aderente, campo, 314
Água, cochos de
cuidados com, 65-66
Agulha, 196t
    atraumática, 315f
    cortante, 315f
    de Buhner, 363f
    externa, cateter com, 226t, 227f
        para equinos, 233-234
    fina, biópsia por aspiração com, 170-174

inserir até o canhão da, 198
interna, cateter com, 226t, 227f
    para equinos, 229-233, 230f, 232f
método da
    para abdominocentese, 151-153
    para bloqueios
        intrassinoviais, 498t
    para sutura, 315f
tipo borboleta, 226t, 227f
Alça trançada, 10-11f
Álcool-gelo seco, mistura para marcação a frio, 260-261
Alfa-2
    agonistas do receptor, 452t-452t
    antagonistas do receptor, 455t
Alfafa, 67-69, 68f, 68t
Algodão, corda de, 4
Alimentação
    com mamadeira, 268-273
        para bezerros, 269-270f
        para cabritos, 271f
        para leitões, 272
        para potros, 268-269
    feno na, 67-69, 68f
    grãos na, 69t
    obtenção do histórico da

        para bovinos, 78-80
        para equinos, 76-77
    pré-anestesia
        em equinos, 419
        em lhamas, 422
        em ruminantes, 421
        em suínos, 423
Amostras, colheita de, 126-189
    biópsia para, 163-174
    culturas e testes em, 174-182
    de fezes, 144-145
    de sangue, 126-144
        para testes de coagulação, 143-144
        punção arterial para, 140-142
        punção venosa para, 126-141
    de urina, 146-150
    do trato respiratório, 159-163
    esfregaços por decalque para, 174
    na necropsia, 181-189
    raspados de pele para, 173
Anamnese
    orientações gerais para, 73
    para animais leiteiros, 75, 79-81
    para bovinos, 78-81
    para equinos, 76-78

Nota: Números de página seguidos de f indicam figuras; aqueles seguidos de t indicam tabelas.

para lhamas, 82
para suínos, 82-83
sobre saúde e cuidado dos cascos, 75-76
sobre vacinações, 74-75
AnaSed (xilazina), 452t-452t
Anatômica, pinça, 318f
Anatômicos, termos (vs. termos leigos), 525t-526t
Anel, bloqueio em, 504-508
Anemia infecciosa equina, Teste de Coggins para, 121, 122f, 123
Anestesia, 414-516
   a campo, 475-482
      em equinos, 475-480, 478f, 481f
      em ruminantes, 481-482
   agentes para, 459-474
      dissociativa, 458t-460t
      inalatória, 462t-466t
      injetável, 458t-462t
      para equinos, 466-470
      para ruminantes, 470-473
      para suínos, 474
      reversão, 455t
      sedativos e tranquilizantes, 450-459
   base mínima de dados para, 415-417
   documentação para, 426f
   epidural caudal, 495t, 515-516f
   estágios da, 424-425
   formulário de consentimento para, 415, 417f
   hipertensão na, 442, 445
   hipertermia na
      em equinos, 432
      em ruminantes, 436
      em suínos, 439
   inalatória
      agentes para, 462t-466t
      aparelho para anestesia, 483-487, 483t-483t
      complicações da, 483
      intubação na, 487-492
      técnica para, 482-492
   indução e manutenção da
      em equinos, 466-470
      em ruminantes, 470-473
      em suínos, 474
   local e regional, 492-516
   bloqueio da parte distal dos membros do equino, 500-505
      bloqueio de Bier, 508-510f
      bloqueio do teto, 505, 506f
      bloqueio em anel, 504-508
      bloqueio paravertebral, 512-515, 514f
      bloqueio regional em L invertido, 511-513, 512f
      bloqueios digitais, 506-508f
      bloqueios infiltrativos (em linha), 495t, 510-512
      bloqueios intrassinoviais, 495t, 497-500, 497f, 498t
      bloqueios intravenosos, 495t, 508-510
      bloqueios nervosos espinhal e epidural, 495t, 515-516f
      bloqueios nervosos regionais, 495t, 508-515
      bloqueios tópicos, 495t
      efeitos sistêmicos da, 493t
      finalidade da, 493
      mecanismo de ação na, 493
      métodos de, 495t
   monitoramento da
      eletrocardiografia no, 446-448, 447f
      em equinos, 426-432
      em ruminantes, 433-436
      em suínos, 437-441
      material para, 439-450
      oximetria de pulso no, 448-450, 449f
      pressão sanguínea, 440-445
   período pré-anestésico na, 415-424
   preparação para
      em equinos, 417-419
      em lhamas, 421-422
      em ruminantes, 419-421
      em suínos, 423-424
   sedativos e tranquilizantes para, 450-459
   técnico veterinário papel do, 415
Anestesista veterinário, funções do, 415
Animais leiteiros. Ver Bovinos, leiteiros; Caprinos, leiteiros
Antimoscas, máscaras, 59, 62
Aparelho para anestesia, 483t, 486f
   operação do, 486-487
Apneia, na anestesia
   em equinos, 429
   em ruminantes, 434
Areia, colheita de amostras para pesquisa de, 144-145
Arritmias cardíacas, na anestesia. Ver Monitoramento, da frequência cardíaca, na anestesia
Arterial, punção, 140-142
   complicações da, 140
   da artéria auricular medial, em bovinos, 142, 143f
   da artéria carótida, em equinos, 141
   da artéria coccígea, em bovinos, 142
   da artéria facial, em equinos, 141, 142f
   da artéria facial transversa, em equinos, 141, 142f

da artéria metatársica maior, em equinos, 141, 142f
finalidade da, 140
inadvertida, 208
material para, 141
Artificial, vagina, 112
Aspiração, biópsia por, 170-174
Asséptica, técnica, 297. Ver também Esterilização
Ataduras, 243-248. Ver também Bandagem
Atipamezole (Antisedan), 455t
Atraumáticas, agulhas, 315f
Auscultação
   do abdômen
      em bovinos, 89-91, 94
      em equinos, 87-88f
      em lhamas, 97
   do coração
      em bovinos, 89, 93
      em equinos, 87, 88f
      em lhamas, 97
      em suínos, 100
   do rúmen
      em bovinos de corte, 94
      em bovinos leiteiros, 89-90
   dos pulmões
      em bovinos, 89, 93
      em equinos, 87, 88f
      em lhamas, 97
      em suínos, 100
Autoclave, 305t, 306f, 306-308
Aveia, 69t

B

Bacteriana, cultura
de pele, 178, 179
Bainha
   lavagem da, 110-111, 113f, 250-251, 250f
   limpeza da 252-251, 250f

Balotamento do rúmen, 89
Bandagem
   abdominal, 248
   básica da região distal do membro, 243-246f
   de cauda, 246-247f
Barnes, descornador tipo, 352f, 354f
Barrigueiras, para mantas, 60
Bebedouros. Ver Cochos de água
Benzodiazepínicos, 456t
Bezerro. Ver Bovinos
Bier, bloqueio de, 508-510f
Biópsia, 163-174
   aspiração por agulha fina, 170-174
   cutânea, 170-171
   hepática, 165-170
      em equinos, 166-169, 167f
      em lhamas, 168-170
   uterina, 163-164
Bloqueios nervosos. Ver Anestesia, local e regional
Boi. Ver Bovinos
Boleto, radiografia do, 388-394, 388t
   projeção dorsopalmar na, 388-389, 388t, 389f
   projeção látero-medial em extensão na, 388t, 390f
   projeção látero-medial em flexão na, 388t, 391f
   projeção tangencial (skyline) na, 388t, 394, 393f
   projeções oblíquas na, 388t, 392-394, 393f
Bolina, nó, 6-7f
Borboleta, agulha tipo, 226t
Borborigma
   em bovinos, 90
   em equinos, 87
Borracha, tapetes de
limpeza de, 64-65

Bouin, solução de, 164
Bovinos
   abdominocentese em, 153, 155
   análise do fluido peritoneal de, 521t
   anestesia em. Ver Anestesia
   bezerros
      alimentação com mamadeira para, 269-270f
      castração de, 324-326f
      cuidados no pós-parto para, 281, 284f
      derrubamento de, 36-37f
      descorna de, 351-355, 352f, 354f, 520t
      sondagem orogástrica em, 277-278f
   biópsia hepática em, 165-167, 166f
   brincos para marcação em, 262-264f
   cabresto de corda para, 12-13f, 13f
   cateterização intravenosa em, 234-237, 235f
   certificado sanitário para, 120-121
   colheita de amostra fecal de, 145
   colheita de urina de, 148
   composição do leite de, 524t
   contenção de, 30-44. Ver também Contenção, de bovinos
   cuidados com os cascos de, 37-38, 39f, 76-77
   cuidados oftálmicos em, 253-257
   cultura uterina em, 176
   de corte
      anamnese de, 78-79
      escore de condição corporal para, 92, 95f

exame físico do, 92-96f, 95f
distúrbios oftálmicos em, 95, 253-257, 357-360f
elevação da cauda de, 34f
enucleação em, 358-360f
erupção dentária em, 520t
exame para fins de seguro em, 121
exame reprodutivo de, 105-107f
hemograma completo em, 523t
infusão intramamária em, 252
instalações para, 31f
laparotomia em
    pelo flanco, 333, 336-338f
    ventral, 332, 338-341f, 341f
leiteiros
    anamnese de, 79-81
    ciclo reprodutivo de, 80
    composição do leite de, 524t
    escore de condição corporal para, 88
    exame físico de, 88-92, 91f
manuseio de, 31
marcação de, 257-261
meteorismo em, 94, 96f
necroscopia de, 183-190, 185f, 189f
nomes comuns para, 525t
orientações de segurança para, 30
parto em, 284f
    cesariana em, 345, 346t
parto normal assistido em, 343f, 344
períodos básicos de criação para, 520t
punção arterial em
    artéria auricular mediana, 142
    artéria coccígea, 142
punção venosa em

    coccígea (veia da cauda), 132-133, 132f
    jugular, 131-133, 131f
    locais alternativos para, 140
redução de prolapso uterino em, 349-351f
redução de prolapso vaginal em, 345-349, 348f
ruminocentese em, 158, 159f
sinais vitais em, valores normais para, 519t
tatuagens de orelha para, 261-262
termos anatômicos e leigos em, 526t
toalete de, 58-59
toracocentese em, 156
transporte de, 120-121
troncos de contenção para, 31f, 32
vacinas para, 528t-529t
valores bioquímicos sanguíneos para, 524t
Bradicardia, na anestesia
    em equinos, 427
    em ruminantes, 433
Bretes
    para bovinos, 31f
    para equinos, 18-19f
    para lhamas, 51-52f
Brincos para identificação, 262-264f
BST (somatostatina bovina), 80
Buhner, agulha de, 363f
Bupivacaína (Marcaína), 494t
Burley, método de derrubamento de, 36
Butorfanol (Torbugesic), 457t

C

Cabrestos
    para bovinos

        colocação de, 33f
        fabricação de, 12-13f, 13f
    para equinos
        colocação de, 20-21, 20f
        corda temporária, 13-14, 15f
        para potros, 28f
    para lhamas, 50-51f
    para ovinos, 12-13f, 13f
Cabritos. Ver também Caprinos
descorna em, 292-293f, 520t
Cachimbo, 49-50, 49f
California mastitis test, 180-182
Cal, para desinfecção de cocheiras, 64
Cama, 63-64
Canino, erupção do dente, 520t
Cantos, erupção dos, 520t
Canulação. Ver também Cateteres/cateterização
    nasolacrimal, 255-257f
Canzil, para caprinos, 45, 46f
Capacidade reprodutiva, avaliação da. Ver também Reprodutivo(s), exame
    para bodes, 118
    para carneiros, 118
    para garanhões, 110-113f
    para lhamas, 118f
    para touros, 113-117
Capas, 59-61t
Capilar, tempo de preenchimento
    em suínos, 100, 438
    no monitoramento da anestesia
        em equinos, 430
        em ruminantes, 435
        em suínos, 438
Caprinos
    administração de drogas em. Ver Drogas, administração de
    anestesia em. Ver Anestesia
    cabritos
        alimentação com mamadeira de, 271f

cuidados no pós-parto para, 281, 285
descorna de, 292-293f, 355-358, 357f
sondagem orogástrica em, 278-279f
cateterização intravenosa em, 237-239, 238f
colocação em um canzil, 45, 46f
composição do leite de, 524t
contenção e condução de, 44-45, 46f
descorna de, 292-293f, 355-358, 357f, 520t
erupção dentária em, 520t
exame reprodutivo de
em fêmeas, 107-109
em machos, 118
hemograma completo em, 523t
infusão intramamária em, 252
laparotomia em
pelo flanco, 333, 336-338
ventral, 332, 338-341
leiteiros
anamnese de, 75
composição do leite de, 524t
manuseio de, 44-45, 46f
nomes comuns para, 525t
parto em, 285
cesariana em, 345, 346t
parto normal assistido em, 344
períodos básicos de criação para, 520t
punção venosa jugular em, 135-136f
sinais vitais em, valores normais para, 519t
termos anatômicos e leigos para, 526t
vacinas para, 530t

valores bioquímicos sanguíneos para, 524t
Carbocaína (mepivacaína), 494t
Carótida, punção da artéria em equinos, 141
Carpo, radiografia do, 394t, 399-403
projeção dorsopalmar na, 394t, 399-400f
projeções látero-mediais em extensão/em flexão na, 394t, 400-401f, 402-403, 401f-403f
projeções skyline na, 394t, 404f
Casco. Ver também Patas
cuidados com o
anamnese sobre, 75-76
em bovinos, 37-39f
em equinos, 56-57f
material para, 55f, 57
exame do
em bovinos, 37-39f, 88, 90-92, 95
em equinos, 56-57f, 88
em suínos, 100-101
excesso de, 372
limpador de, 55f, 57
preparação para radiografia do, 371-372
radiografia do, 376-379
projeção dorso45o proximal-palmar na, 375t, 377f
projeção dorsopalmar na, 375t, 378f
projeção látero-medial na, 375t, 376-377, 376f
projeções oblíquas na, 379f
remoção da ferradura do, 372
Castração, 323-332
de bezerros, 324-326f
de equinos, 324, 326-329f
de lhamas, 324, 326, 329-330
de suínos, 324, 331-332f

contenção para, 47, 48f, 331-332f
período para, 323, 520t
Cateteres/cateterização, 225-243. Ver também Canulação
borboleta, 226t, 227f
cuidados na, 227
de agulha externa, 226t, 227f
em equinos, 232-234
de agulha interna, 226t, 227f
em equinos, 229-232, 230f, 232f
intra-arterial, 241-243
intravenosa, 226t, 227f, 227-241, 228f
tamanhos de, 226t
tipos de, 226t, 227f, 226t
urinária
em equinos, 146-147
em lhamas, 149-150f
Cauda
amarração da, 9-10f
corte da, em cordeiros, 293-295
elevação da
em bovinos, 34f
em potros, 29f
enfaixamento da, 246-248, 247f
pentes para, 55f
punção da veia da, em bovinos, 133, 132f
torção da, em bovinos, 35
Cecal, timpanismo
em equinos, 87
Centese, 150-159
abdominocentese, 150-155
ruminocentese, 158, 159f
toracocentese, 155-158
Cerdas duras, escova de, 55f
Certificado sanitário estadual, 120-121, 120f
Cesariana, 345, 346t

Cevada, 69t
Chifres, remoção dos. Ver Descorna
Cianose, na anestesia
    em equinos, 430
    em ruminantes, 430
    em suínos, 438
Cirurgia, 297-365
    acolchoamento para, 314-315
    castração, 323-332
    colocação dos panos de campo, 312-314
    descorna
        de bezerros, 351-354, 352f, 354f
        de caprinos, 292-294, 293f, 355-357f
    endoscópica, em equinos, 363-365f
    enucleação do olho, 358-360f
    instrumental para
        esterilização do, 305t, 306f, 306-308, 309f
        preparação do, 302-304, 303f, 304f
    laparotomia
        pelo flanco, 333-338
        ventral, 332, 338-341f
    lavagem das mãos para, 300-302
    obstétrica, 342-352. Ver também Obstétricos, procedimentos
    preparação
        do paciente para, 309-315
        pessoal para, 299-302
    suturas na, 315-323
    técnica asséptica na, 297. Ver também Esterilização
Cirurgião, nó de, 319
Cirúrgica(o)
    avental, 300-302
    equipe, 297-298
    escovação
        do paciente, 309-311f
        pessoal, 300-302, 301f
    gorro, 300
    luva, 300-301
    máscara, 300
    pacote, preparação do, 299-302
Citanest (prilocaína), 494t
Clorexidina, para o coto umbilical
    em filhotes de lhama, 285
Coagulação, testes de
    colheita de sangue para, 143-144
    valores normais na, 520t
Coccígea
    artéria, punção da, em bovinos, 142
    veia, punção da, em bovinos, 133, 132f
Cocheira, cuidados na
    blocos de sal e, 66
    cochos e, 65-66
    de água e, 65-66
    limpeza e desinfecção da, 62-65
    redes de feno e, 66-67f
Cochos
    alimentação em, 66
    de água, cuidados com, 65-66
    manutenção de, 65-66
Coggins, teste de, 121, 122f, 123
Cólica
    sondagem nasogástrica na, 219-221f
    sondagem orogástrica na, 219-225, 224f, 225f
Coloração
    oftálmica, 254-255
    para dermatófitos, 179
    para raspados de pele, 174
Colostro, 77-78, 81, 90, 274, 281. Ver também Leite
    conteúdo de imunoglobulina do, 281
Concentração alveolar mínima (MAC), 463t
Condição corporal, escore de
    para bovinos de corte, 92, 95f
    para bovinos leiteiros, 88
    para suínos, 100
Condução
    de caprinos, 44-45
    de equinos, 21f
    de lhamas, 50-51f
Conjuntivite, em bezerros, 95
Consentimento, formulário de
    para anestesia, 415, 417f
Constipação, mecônio, 78, 283, 288-290
Contenção
    cabrestos de corda para, 12-14, 13f-15f
    de bovinos, 30-44
        amarração da cauda na, 9
        argolas nasais na, 42
        cabresto na, 12-13f, 13f, 33f
        derrubamento lateral na, 37f
        derrubamento na, 36f
        elevação da cauda na, 34f
        estimulador elétrico na, 40-41f
        formigas na, 41-42f
        orientações para, 30
        para exame dos cascos, 37-38, 39f
        para exame reprodutivo, 105, 113
        torção da cauda na, 35
    de caprinos, 44-45, 46f
        pelo pescoço, 44-45
    de equinos, 17-31
        amarração da cauda na, 9-10f
        cabrestos na, 13-14, 15f, 20-21, 20f

cachimbos na, 23-26, 24f, 25f
corda-guia na, 21f
correntes na, 22-23f
em bretes, 18-19f
orientações para, 17-18
para exame reprodutivo, 102, 104f, 110
para potros, 28-29, 28f, 29f
regras para amarrar, 18
de lhamas, 50-52, 51f, 52f
de ovinos, cabrestos na, 12-13f, 13f
de suínos, 46-50, 48f, 49f
cachimbos na, 49-50, 49f
manual, 47, 48f
para castração, 47-49, 48f, 331-332f
Contínua, sutura, 322, 323f
Conversão, quadro de
para unidades de medida, 519t
Coração, auscultação do
em bovinos, 89, 93
em equinos, 87, 88f
em lhamas, 97
em suínos, 100
Corda(s), 2-13
alça trançada na, 10-11f
amarração da extremidade da, 4
cabrestos de, 12-14, 13f-15f. Ver também Cabrestos
para bovinos ou ovinos, 12-13f, 13f
para equinos, 13-15f
condução com. Ver Condução
de algodão, 4
de sisal, 4
finalização/proteção da extremidade da, 4-5, 4f
laço, 4
na garupa, 28f

nós em, 5-9. Ver também Nó(s)
para amarração da cauda, 9-10f
para contenção. Ver Contenção
resistência à tração da, 4
sintética, 4, 5
tipos de, 2
trançar uma, 10-11f
Cordeiros. Ver Ovinos
Córnea, lesões de
em bovinos, 95
Corneal, reflexo
no monitoramento da anestesia
em equinos, 431
em ruminantes, 436
em suínos, 438
Correntes, para equinos, 22-23f
Crina, pentes para, 55f
Cultura
cutânea, 178-179
bacteriana, 178, 179
para dermatófitos, 178-179
do leite, 181-180, 181f
uterina, 175-176
Curativos, ataduras para, 243-248, 246f. Ver também Bandagens
Cutânea
biópsia, 170-171
cultura, 178-179
bacteriana, 178, 179
para dermatófitos, 178-179

D

Decalque, esfregaços por, 174
Dentes
corte dos, em leitões, 290-291f
erupção dos, 520t
Dermatofitose
cultura para, 178-179
em bovinos, 95
Derrubamento
com cordas, 36f

de potros, 29f
lateral, 37f
Descola com ferro quente, 294
Descorna
de bezerros, 351-354, 352f, 354f
de caprinos, 292-294, 293f, 355-357f
período para, 520t
Desinfecção. Ver também Esterilização
de cocheiras, 64-65
Desmame, época para, 520t
Desverminação, em equinos, 77
Detomidina (Dormosedan), 452t-454t
Diazepam (Valium), 456t
Digital
bloqueio, em ruminantes, 506-509, 508f
pulso, em equinos, 88
Dip Quick, coloração tipo, 174
Direcionais, termos
em radiografias, 373, 374f, 375t
Disritmias, na anestesia. Ver Monitoramento, da frequência cardíaca, na anestesia
Documentação
para anestesia, 415, 417f, 426f
para consentimento, 415, 417f
Domitor (medetomidina), 454t
Doppler, monitoramento da pressão arterial, 441-442, 440f
Dormosedan (detomidina), 452t-454t
Dosadoras
pistolas, 194-195f
seringas, 202, 203-204f
Doxapram, 455t
Droga(s). Ver também a droga específica
administração de

intramuscular, 197-208. Ver também Intramusculares, injeções
    intraocular, 253
intravenosa, 208-215. Ver também Intravenosa(s), injeções
    oral, 192-195. Ver também Oral, administração de drogas por via parenteral, 195-219
subcutânea, 215-218. Ver também Subcutâneas, injeções
períodos de descarte para, 451
sedativa/tranquilizante, na anestesia, 450-459
utilização extrabula de, 451

E

Elastrator, método
    para o corte de cauda, 294
Eletrocardiografia, 446-448, 446f
Eletroejaculação
    em lhamas, 118
    em touros, 115, 116f
Emasculador
    para castração, 324f, 325-326f
    para corte de cauda, 294
Embandeiramento, 112
Endoscopia, em equinos, 363-365f
Endotraqueal, intubação, 487-492
    complicações da, 488
    finalidade da, 487
    material para, 488f
    nasotraqueal, 487-489
    orotraqueal, 489-492f
Enemas, para a expulsão do mecônio em potros, 283, 288-290
Enucleação, 358-360f

Epidurais, bloqueios nervosos, 495t, 515-516f
Epistaxe, na sondagem nasogástrica, 220
Equinos
    abdominocentese em, 151-153, 155
    administração de drogas em. Ver Drogas, administração de
    aferição da temperatura de, 86, 88f
    amostragem do trato respiratório em, 159-163
    análise do fluido peritoneal em, 522t
    anamnese de, 76-78
    anestesia em. Ver Anestesia
    auscultação em
        do abdômen, 87-88f
        do coração, 87, 88f
        dos pulmões, 87, 88f
    biópsia em
        hepática, 167-169, 167f
        uterina, 163-164
    cabrestos para
        colocação, 20-21, 20f
        corda temporária, 13-14, 15f
    canulação nasolacrimal em, 255-257f
    castração de, 324, 326-329f
    cateterização em
        intra-arterial, 241-243f
        intravenosa, 229-234
    certificado sanitário para, 121, 122f
    colheita de amostras fecais de, 144-145
    colheita de urina de
        por cateterização, 146-147
        por micção espontânea, 147-148

composição do leite de, 524t
condução de, 21
contenção de, 17-31. Ver também Contenção, de equinos
cultura uterina em, 175
desverminação de, 77
embarque em trailers, 26-27f
endoscopia em, 363-365f
erupção dentária em, 520t
exame físico em, 85-88
exame para fins de seguro em, 121
exame pré-aquisição em, 121-123
exame reprodutivo de
    em éguas, 103-105, 104f
    em garanhões, 110-113f
garanhões
exame de capacidade reprodutiva em, 110-113f
    manuseio de, 29-31
hemograma completo em, 523t
laparotomia pelo flanco em, 333-336, 335f
lavado transtraqueal em, 161-163, 162f
mantas para, 59-61t
máscaras antimoscas em, 59, 62
necroscopia de, 183-190, 185f
nomes comuns para, 525t
orientações de segurança para, 17-18
parto em, 282-283, 282f
    cesariana em, 345, 346t
    parto normal assistido em, 342
períodos básicos de criação para, 520t
potros
    alimentação com mamadeira em, 268-269

anamnese de, 77-78
cuidados no pós-parto para, 281-283, 282f, 286-290
derrubamento de, 29f
elevação da cauda de, 29f
enemas para, 283, 288-290
manuseio de, 28-29, 28f
mecônio em, 283, 288-290
nutrição parenteral para, 286-287
oxigênio nasal para, 287-288
sondagem nasogástrica em, 275-276
procedimentos oftálmicos em, 253-257
punção arterial em
artéria carótida, 141
artéria facial, 141, 142f
artéria facial transversa, 141, 142f
artéria metatársica maior, 141, 142f
punção venosa em
jugular, 128-129f
locais alternativos para, 140
seio facial, 129, 130f
sinais vitais em, valores normais para, 519t
termos anatômicos e leigos para, 525t
Teste de Coggins para, 121, 122f
toalete de, 56-58f
toracocentese em, 156-157f
vacinas para, 527t
valores bioquímicos sanguíneos para, 524t
Escovação cirúrgica
do paciente, 309-311f
pessoal, 300-302, 301f
Escovas, 55f
Escroto

exame do
em garanhões, 111, 113f
em pequenos ruminantes, 118
em touros, 113, 116f
lavagem do, 110-111, 113f, 248-251, 250f
medição do, em touros, 113, 116f
Esfregaços, por decalque, 174
Espéculo, para sondagem orogástrica, 223, 225f
Espermática, motilidade/morfologia em garanhões, 113
Espinhais, bloqueios nervosos, 495t, 515-516f
Esterco, garfo para, 63f
Esterilização, 304-308
pelo frio, 305t, 306f
pelo vapor (autoclave), 305t, 306f, 306-308
por gás (óxido de etileno), 305
Estetoscópio. Ver Auscultação
Estimulador elétrico, 40-41f
Estresse suíno, síndrome do, 439, 475
Exames para fins de seguro, 121
necroscópico, 189
Exercício, pós-castração em cavalos, 328
Extrabula, uso de drogas, 451

F

Facial, punção venosa do seio em equinos, 130f
Falange distal (terceira), radiografia da, 376-377, 376f Ver também Radiografia, do casco
Falso, nó, 6-7f
Femoral, pulso, em suínos, 100
Fenestrado, pano de campo, 313-314
Feno
de gramíneas, 67, 68f, 68t

de leguminosas, 67, 68f, 68t
garfo para, 63f
pasta de, 69
qualidade do, 69
quantidade do, 69
Fenotiazínicos, tranquilizantes, 451t-452t
Fentanil, 457t-458t
Feridas, bandagem de, 243-246, 247. Ver também Ataduras
Ferraduras, remoção das, 372
Fertilidade, exame de. Ver Reprodutivo(s), exame
Festonada, sutura, 323f, 323
Feto
palpação do, em vacas, 106
ultrassonografia do, em éguas, 103
Fezes, colheita de amostra de, 144-145
Filme, marcas para identificação do, 373
Físico, exame, 72-123
anamnese no, 72-83. Ver também Anamnese
complicações no, 73
de bovinos
de corte, 92-96f, 95f
leiteiros, 88-92, 91f
de equinos, 85-88
de lhamas, 96-97, 98f
de suínos, 99-101
finalidade do, 73
material para, 73
observação do paciente no, 83
para certificado sanitário, 120-121, 120f
para efeitos legais, 119-123
reprodutivo. Ver Reprodutivo(s), exame
Flanco, laparotomia pelo

em equinos, 332-336, 335f
em ruminantes, 332, 336-338f
Fluorescente, coloração oftálmica, 254
Formigas, 41-42f
para touros, 42
Formulários
de consentimento, para anestesia, 415, 417f
para capacidade reprodutiva de touros, 116, 117f
Forte, pulso, 428
Fraco, pulso, 428
Frio
esterilização pelo, 305t, 306f
marcação a, 258-261

G

Garanhões. Ver também Equinos
exame de capacidade reprodutiva de, 110-113f
manuseio de, 29-31
Garantia de qualidade da carne, injeções e, 201, 203
Garfo
para esterco, 63f
para feno, 63f
Garupa, corda de, 28f
Gás, esterilização por, 305t
Gástrica
endoscopia, em equinos, 363-365
sondagem, 219-225
Gemelar, gestação
em éguas, 104
em vacas, 106
Genital, exame. Ver Reprodutivo(s), exame
Gestação, duração da, 520t
Glossário de termos, 533-537

Gramíneas, feno de, 67-69, 68f, 68t. Ver também Feno
Grãos, 69t
Guaifenesina, 461t
Guia dupla, para toalete, 56

H

Halotano, 463t
Hemograma
pré-anestesia
em equinos, 419
em ruminantes, 421
valores normais do, 523t-524t
Hemorragia nasal, na sondagem nasogástrica, 220
Hepática, biópsia, 165-170
em bovinos, 165-166f
em lhamas, 168-170
Hidromorfona, 457t-458t
Hipertensão, intraoperatória, 442, 445
Hipertermia
maligna
em equinos, 432
em ruminantes, 436
em suínos, 439
na anestesia
em equinos, 432
em ruminantes, 436
em suínos, 439
Hipotensão, intraoperatória, 442, 445
Hipotermia, na anestesia
em equinos, 432
em ruminantes, 436
em suínos, 439
Hormônio do crescimento, implantes de, 218-219

I

Ictérica, pele, em suínos, 100
Idade gestacional, estimativa da

em éguas, 103
Identificação, técnicas de, 257-266
brincos, 262-264f
marcação a frio, 258-261
marcação a quente, 257-258
picote de orelha, 264, 265f
tatuagem de orelha, 261-263
Ímãs, pistolas para aplicação de, 195
Imunização. Ver Vacinação
Inalatória, anestesia. Ver Anestesia, inalatória
Incisivos, erupção dos dentes, 520t
Infiltrativos, bloqueios, 495t, 510-513
Injeções. Ver Intramusculares, injeções; Intravenosa(s), injeções; Subcutâneas, injeções
Insetos, repelentes de, 59
para bovinos, 59
para equinos, 57
Instrumental
esterilização do, 304-308
preparação do pacote de, 302-304, 303f, 304f
Interrompidas, suturas, 320-322, 323f
Intra-arterial, cateterização, 241-243f
Intramamária, infusão, 252
Intramusculares, injeções, 197-208
em bovinos, 201-203, 202f
garantia de qualidade da carne e, 201, 203
em caprinos, 204-205f
em equinos, 197-199, 198f, 200t, 199f
em lhamas, 207-208f
em suínos, 206, 207f
inserir até o canhão em, 198
seringa dosadora para, 202, 203-204f
Intrassinoviais, bloqueios, 495t, 497-500, 497f, 498t
Intravenosa(s)

cateterização, 227-241
    cateteres para, 227f, 226t, 227
    remoção do, 241
    em bovinos, 234-237, 235f
    em caprinos, 237-239, 238f
    em lhamas, 234-237, 235f
    em suínos, 239-240
    material para, 226t, 227f, 227, 228-229, 228f
    orientações para, 227
injeções, 208-215. Ver também Venipuntura
    em caprinos, 211, 212f
    em equinos, 209-210f
    em lhamas, 214-215f
    em suínos, 213f
Intubação
    nasotraqueal, 487-489, 488t
        complicações da, 488
        finalidade da, 487
        material para, 488f
    orotraqueal, 489-492f
        complicações da, 488
        finalidade da, 487
        material para, 488f
Iodo, para coto umbilical
    em bezerros, 284
    em cabritos, 285
    em potros, 283
Ioimbina (Yobine), 455t
Isoflurano, 465t

J
Jejum hídrico, pré-anestesia
    em equinos, 419
    em lhamas, 422
    em ruminantes, 421
    em suínos, 423
Jugular, punção venosa
    em bovinos, 131-133, 131f

para anestesia, 421
em caprinos, 136f
    para anestesia, 421
em equinos, 128-129f, 209-210f
    para anestesia, 419
em lhamas
    cervical alta, 133-134f
    cervical baixa, 134-135f
em ovinos, para anestesia, 421
em suínos, 136-138, 137f, 139f

K
Kendal, cachimbo metálico de, 25-26

L
Laçadas, 4, 10-11f
Laços, 4
    laçadas nos, 4, 10-11f
Lactação, fase da
    em bovinos, 79
Laparotomia, 332-341
    pelo flanco
        em equinos, 332-336, 335f
        em ruminantes, 332, 336-338f
    ventral, 338-341
Lavagem das mãos, para cirurgia, 300-302, 301f
Leguminosa, feno de, 67, 68f, 68t. Ver também Feno
Leigos, termos (vs. termos anatômicos), 525t-526t
Leite
    composição do, 524t
    cultura do, 181-180, 181f
    primeiro. Ver Colostro
    produção de, anamnese sobre, 79
Lhamas
    abdominocentese em, 154-155
    administração de drogas em. Ver Drogas, administração de

anamnese de, 82
anestesia em. Ver Anestesia
biópsia hepática em, 168-170
castração de, 324, 326, 329-330
cateterização intravenosa de, 234-237, 235f
colheita de amostras fecais de, 145
colheita de urina em, 149-150f
composição do leite de, 524t
contenção de, 50-52
cuidados com a cocheira para, 65
encabrestamento e condução de, 50-51f
erupção dentária em, 520t
exame físico de, 96-97, 98f
exame reprodutivo de
    em fêmeas, 107-109
    em machos, 118f
filhotes de
    alimentação com mamadeira para, 272
    cuidados no pós-parto de, 281, 285
    sondagem orogástrica de, 279-280
hábitos de defecação de, 65
hemograma completo em, 523t
manuseio de, 50
nomes comuns para, 525t
períodos básicos de criação para, 520t
procedimentos oftálmicos em, 253-257
punção venosa jugular em
    cervical alta, 133-134f
    cervical baixa, 134-135f
sinais vitais em, valores normais para, 519t

termos anatômicos e leigos para, 526t
toalete de, 59
toracocentese em, 157-158
troncos de contenção para, 51-52f
vacinas para, 531t
valores bioquímicos sanguíneos para, 524t
Liberação rápida, nó de, 5, 6f
Lidocaína (Xilocaína), 494t
Limpeza. Ver Desinfecção; Esterilização
Linfonodos, palpação dos, 85
L invertido, bloqueio regional em, 512f, 511-513
Líquido, nitrogênio
para marcação a frio, 260-261
Local(is)
anestesia, 492-516. Ver também Anestesia, local e regional
bloqueios anestésicos, 495t, 510-513
Luva aberta, técnica da, 301-302

M

Machinho, pelos do, 57
Mamadeira, alimentação com, 268-273
para bezerros, 269-270f
para cabritos, 271f
para potros, 268-269
para suínos, 272
Manejo
instalações para, de bovinos, 31f
tábua de, para suínos, 47
Marcação
a frio, 258-261
a quente, 257-259
Marcaína (bupivacaína), 494t
Mastite

California mastitis test na, 180-182
cultura do leite na, 181-180, 181f
em bovinos de corte, 96
em bovinos leiteiros, 90
infusão intramamária na, 252
Mecônio, 78, 283
enema para, 283, 288-290
Medetomidina (Domitor), 454t
Medial, artéria auricular
punção da, em bovinos, 142, 143f
Medicamentos. Ver Droga(s)
Membranas mucosas, coloração das
no monitoramento da anestesia
em equinos, 429-430
em ruminantes, 434-435
em suínos, 437-438
Membro distal
bandagens no, 243-246f
bloqueios nervosos no, 500-505, 503f
radiografia do, 368-413. Ver também Radiografia
termos anatômicos e leigos para, 525t-526t
ultrassonografia do, 411-412
Mepivacaína (carbocaína), 494t
Metacarpianos/metatarsianos, radiografia dos
projeção dorsopalmar na, 394t, 395f
projeção látero-medial na, 394t, 396f
projeção oblíqua na, 394t, 397f
Meteorismo, 94, 96f
sondagem nasogástrica para, 219-221f
sondagem orogástrica para, 219-220, 221-225, 224f, 225f
Micose, em bovinos, 95

Milho, 69t
Monitoramento
da frequência cardíaca, na anestesia
eletrocardiografia no, 446-448, 446f
em equinos, 427-428, 432f
em ruminantes, 433
em suínos, 437, 436f
manométrico da pressão arterial, 444-445f
Morfina, 457t-458t

N

Nasal
hemorragia, na sondagem nasogástrica, 220
oxigênio, para potros, 287-288
suabe, 160f
Nasogástrica, sondagem, 219-221f
Nasolacrimal
avaliação da patência do duto, 254
lavagem, 254
Nasotraqueal, intubação, 487-489, 488t
complicações da, 488
finalidade da, 487
material para, 488f
Navicular, radiografia do, 379-383
projeção dorso 65º proximal-palmar na, 379t, 381-382f
projeção lateral na, 379t, 381f
projeção palmaroproximal-palmarodistal (skyline) na, 379-380, 379t, 380f
projeções oblíquas na, 379t, 382-383f
Necropsia, amostragem na, 181-189
complicações na, 182
finalidade da, 182

material para, 183
procedimento para, 184-190
Necroscópico, exame, 189-193. Ver também Necropsia, amostragem na
Neonatos, procedimentos clínicos em, 267-295
  alimentação com mamadeira, 268-273
  colostro, 274
  cuidados no pós-parto, 280-285
  manejo de rotina, 290-295
  sondagem nasogástrica, 275-280
  substitutos do leite, 273-274t
Neve, capa para, 59-61t
Nitrogênio líquido, para marcação a frio, 260-261
Nomes comuns, para grandes animais, 525t
Nó(s), 5-9
  bolina, 6-7f
  de cirurgião, 319
  de soltura rápida, 5, 6f
  em potros, 275-276
  falso, 6-7f
  para amarração da cauda, 9-10f
  para sutura, 316-320, 319f
  verdadeiro, 8-9f
Nosocomiais, infecções, 62
Novocaína (procaína), 494t
Nutrição parenteral total, para potros, 286-287
Nylon, corda de, 4, 5. Ver também Corda(s)

O

Obstétricos, procedimentos, 342-352. Ver também Parto(s); Pós-parto, cuidados no
  cesariana, 345, 346t
  parto normal assistido
    com feto morto, 342, 343f
    de equinos, 342
    de ruminantes, 344
    de suínos, 344
    material para, 343f
  redução de prolapso uterino, 349-351f
  redução de prolapso vaginal, 345-349, 348f
Oculares, reflexos, no monitoramento da anestesia
  em equinos, 431
  em ruminantes, 436
  em suínos, 438
Oftaína (proparacaína), 494t
Oftálmicas(os)
  cuidados, 253-257
  distúrbios, em bovinos, 95
    enucleação em, 358-360f
  pomadas, 253
  procedimentos, 253-257
    administração de drogas, 253, 255-257f
    coloração por fluorescência, 254
Olho, posição do
  no monitoramento da anestesia
    em equinos, 429-430
    em ruminantes, 435
Opiáceos, 457t-458t
Oral, administração de drogas por via
  pastas, 192-194, 193f
  pistolas dosadoras para, 194-195f
Ordenha, técnica de, 180, 181f
Orelha
  contração da, no monitoramento da anestesia
    em equinos, 431
    em ruminantes, 436
  picote de, 264-265f
  tatuagem de, 261-263
Orogástrica, sondagem, 277-280
  descompressiva, 219-220, 221-226, 224f, 225f
  em bezerros, 277-278f
  em cabritos, 278-279
  em filhotes de lhama, 279-280
Orotraqueal, intubação, 489-492f
  complicações da, 488
  finalidade da, 487
  material para, 488f
Oscilométrica, monitorização da pressão arterial, 442-444, 442f
Ovelhas. Ver Ovinos
Ovinos
  administração de drogas em. Ver Drogas, administração de
  anestesia em. Ver Anestesia
  cabresto de corda para, 12-13f, 13f
  certificado sanitário para, 120-121
  composição do leite de, 524t
  cordeiros, corte de cauda de, 293-294
  erupção dentária em, 520t
  exame reprodutivo de
    em fêmeas, 107-109, 108f
    em machos, 118
  hemograma completo em, 523t
  infusão intramamária em, 252
  laparotomia em
    pelo flanco, 333, 336-338
    ventral, 332, 338-341
  nomes comuns para, 525t
  parto em
    cesariana em, 345, 346t
    parto normal assistido em, 344
  períodos básicos de criação para, 520t

sinais vitais em, valores normais para, 519t
termos anatômicos e leigos para, 526t
transporte de, 120-121
valores bioquímicos sanguíneos para, 524t

Óxido de etileno, esterilização pelo, 305t
Oxigênio nasal, para potros, 287-288
Oximorfona, 457t-458t

P

Paciente, observação do, 83
Palpação
    do abdômen, em suínos, 102
    do pulso digital, em equinos, 88
    do pulso femoral, em equinos, 88
    dos linfonodos, 85
    dos órgãos reprodutivos
        em éguas, 103, 105
        em garanhões, 111
        em vacas, 105-106
    gaiola de, 31f
Palpebral, reflexo
    no monitoramento da anestesia
        em equinos, 431
        em ruminantes, 435
        em suínos, 438
Panos de campo
    colocação dos, 312-314
    na cirurgia, 312-314, 313f
Parasitas, infecções por
    colheita de amostras fecais em, 144-145
    desverminação para, 77
Paravertebral, bloqueio, 512-515, 514f
Parenteral
    administração de drogas por via, 195-219

    agulhas para, 196t
    intramuscular, 197-208
    nutrição, para potros, 286-287
Parto(s). Ver também Cuidados no pós-parto
    em cabras, 285
        cesariana, 345, 346t
        normal assistido, 344
    em éguas, 282-283, 282f
        cesariana, 345, 346t
        normal assistido, 342
    em ovelhas
        cesariana, 345, 346t
        normal assistido, 344
    em porcas, 285
        cesariana, 345t
        normal assistido, 344
    em vacas, 284f, 285
        cesariana, 345, 346t
        normal assistido, 344
    intervalo entre (ciclo), 80
Pastas orais, 192-194, 193f
Patas. Ver também Casco
    exame das
        em bovinos, 37-39f, 90-92, 95
        em equinos, 88
        em lhamas, 97
        em suínos, 100-101
Pedilúvios, 76
Pele
    preparação pré-operatória da, 309-311f
    raspados de, 173
Pélvica, medição
    em vacas, 106, 107f
Pelvímetro, 107f
Pênis
    exame do
        em garanhões, 111, 113f

        em pequenos ruminantes, 118
    lavagem do, 110-111, 113f, 248-251, 250f
Pentes, 55f, 56
Períodos, de criação, 520t
Peritoneal, análise do fluido
    em bovinos, 521t
    em equinos, 522t
Perna. Ver Membro distal
Pés. Ver Patas; Casco
Peso, fita de cálculo de, 418f
Pinça anatômica, 318f
Pinçamentos, 23-26, 25f
    com cachimbo de Kendal, 25-26
    de orelha, no monitoramento da anestesia, 431, 436
    manuais, 24f
    mecânicos, 25-26, 25f
Ping, no rúmen, 90, 91f
Placenta, expulsão da
    em éguas, 283
    em lhamas, 285
    em vacas, 284f
Play-Doh, 372
Ponta cortante, agulhas de, 315f
Ponteira, 40-41f
Porcas(os). Ver Suíno(s)
Porta-agulhas, 318f
Pós-parto, cuidados no
    complicações no, 280
    imediato, 281
    material para, 280-281
    para bezerros, 281, 284f
    para cabritos, 281f, 285
    para cordeiros, corte da cauda de, 293-295
    para filhotes de lhama, 281, 285
    para leitões, 285
    para potros, 281-283, 282f
        enema no, 283, 288-290

nutrição parenteral no, 286-287
oxigênio nasal no, 287-288
Poste, técnica do
    para anestesia a campo, 476, 478f
Potros. Ver Equinos
Prenhez. Ver também Parto; Pós-parto, cuidados no
    duração da, 520t
    exame de. Ver também Reprodutivo(s), exame
        em éguas, 103-105
        em vacas, 106
    gemelar
        em éguas, 104
        em vacas, 106
Prepúcio, de garanhões
    exame do, 111, 113f
    lavagem do, 110-111, 113f
Prilocaína (Citanest), 494t
Primeiro leite. Ver Colostro
Procaína (Novocaína), 494t
Prolapso
    retal, 360-362, 363f
    uterino, 349-350, 351f
    vaginal, 345-348f
Proparacaína (oftaína), 494t
Propofol, 462t
Pulmões, auscultação dos
    em bovinos, 89, 93
    em equinos, 87, 88f
    em lhamas, 97
Pulso
    digital, em equinos, 88
    femoral, em suínos, 100
    forte, 428
    fraco, 428
    monitoramento da frequência de, na anestesia
        em equinos, 428, 432f
        em ruminantes, 433
        em suínos, 437, 436f
    material para, 449-450, 449f
    oximetria de, 448-450, 449f
    valores normais do, 519t

Q

Qualidade da carne, garantia de injeções e, 201, 203
Quartela, radiografia da
    vista dorsopalmar na, 384-385, 384t, 385f
    vista oblíqua na, 384t, 386-387f
Quatro panos de campo, técnica de, 312-313f
Quetamina, cloridrato de (Ketaset), 458t-460t

R

Rações adoçadas, 69
Radiofrequência, brincos com, 263-264
Radiografia, 368-413
    da quartela
        projeção dorsopalmar na, 384-385, 384t, 385f
        projeção látero-medial na, 384t, 385-386f
        projeções oblíquas na, 384t, 386-387f
    do boleto
        projeção dorsopalmar na, 388-389, 388t, 389f
        projeção látero-medial em extensão na, 388t, 390f
        projeção látero-medial em flexão na, 388t, 391f
        projeção tangencial (skyline) na, 388t, 394, 393f
        projeções oblíquas na, 388t, 392-394, 393f
    do carpo
        projeção dorsopalmar na, 394t, 399-400f
        projeções látero-mediais em extensão/em flexão na, 394t, 400-401f, 402-403, 401f, 403f, 403f
        projeções skyline na, 394t, 404f
    do casco
        projeção dorso 45o proximal-palmar na, 375t, 377f
        projeção dorsopalmar na, 375t, 378f
        projeção látero-medial na, 375t, 376-377, 376f
        projeções oblíquas na, 375t, 379f
    do navicular, 379-383, 379t
        projeção dorso 65o proximal-palmar na, 379t, 381-382f
        projeção látero-medial na, 379t, 381f
        projeção palmaroproximal-palmarodistal (skyline) na, 379-380, 379t, 380f
        projeções oblíquas na, 379t, 382-383f
    dos metacarpianos/metatarsianos, 394-397
        projeção dorsopalmar na, 394t, 395f
        projeção látero-medial na, 394t, 396f
        projeções oblíquas na, 394t, 397f
    do tarso, 405-409, 405t
        projeção dorsoplantar em flexão na, 405t, 411f

projeção dorsoplantar na, 405-406, 405t, 406f
projeção látero-medial em flexão na, 405t, 407-408, 407f
projeções oblíquas na, 405t, 409-410, 409f, 410f
marcas e etiquetas de identificação em, 373
material para, 369t
orientações de segurança para, 369-371
preparação
    do casco para, 371-372
    do paciente para, 373
projeções
    opcionais na, 375t
    padrão em, 375t
termos direcionais na, 374f, 375t
ultrassonografia na, 412
Raquete, 40-41f
Raspados, 173
Raspar-escovar-desinfectar, método para implantes de hormônio do crescimento, 219
Rasqueadeira, 55f, 56
Redes de feno, 66-67f
Reflexos, no monitoramento da anestesia
    em equinos, 431
    em ruminantes, 436
    em suínos, 438
Regional, anestesia, 492-516. Ver também Anestesia, local e regional
Reimers, emasculador de, 324f, 325-326f
Reprodutivo(s)
    ciclo, de bovinos, 80
    exame
        na fêmea, 102-111

        complicações do, 102, 104
        em cabras, 107-109
        em éguas, 103-105, 104f
        em lhamas, 108
        em ovelhas, 107-108f
        em porcas, 109
        em vacas, 105-106
        finalidade do, 101
        material para, 102
    no macho, 109-118
        complicações do, 109-110
        em garanhões, 110-113f
        em touros, 113-117
        finalidade do, 109
        material para, 110-111
    para certificado sanitário, 120-121
    para fins de seguro, 121
    pré-aquisição, 121-123
    tratamentos, 249-252
        infusão intramamária, 252
        limpeza da bainha no, 218-220f, 249-251, 250f
Respiratória(os)
    frequência, valores normais para, 519t
    monitoramento, na anestesia
        em equinos, 429
        em ruminantes, 433-434
    ruídos
        em bovinos, 89, 93
        em equinos, 87, 88f
        em lhamas, 97
        em suínos, 100
Retal
    endoscopia, em equinos, 363-365
    palpação
        em éguas, 103, 104

        em garanhões, 111
        em touros, 115
        em vacas, 105-106
    prolapso, 360-362, 363f
    temperatura
        em bovinos, 89
        em equinos, 86, 88f
        em lhamas, 97
Reversores, agentes
    na anestesia, 455t
Rompun (xilazina), 452t-452t
Rótulos, em filmes radiográficos, 373
Rúmen
    auscultação do
        em bovinos de corte, 94
        em bovinos leiteiros, 89-90
    balotamento do, 89
    ping no, 90
Ruminal, meteorismo, 90, 91f
Ruminocentese, 158, 159f

S

Sal, blocos de, 66
Salmonella, amostra fecal para, 145
Sangue
    colheita de
        para testes de coagulação, 143-144
        punção arterial para, 140-142. Ver também Arterial, punção
        punção venosa para, 126-141. Ver também Venipuntura
        tubos para, 128f
    testes de coagulação do
        colheita de sangue para, 143-144
        valores normais para, 523t
Sanguínea

bioquímica, valores normais da, 524t
monitoramento da pressão
  direto, 444-445f
  Doppler, 440-442, 440f
  oscilométrico, 442-444, 442f
Sanitário, certificado, 120-121, 120f
Sedativos
  na anestesia, 450-459
  períodos de descarte para, 451
  uso extrabula de, 451
Segurança, orientações de
  para bovinos, 30
  para equinos, 17-18, 29-31
  para lhamas, 50
Sêmen
  avaliação do
    de garanhões, 112
    de touros, 116
  colheita de
    de garanhões, 111-113
    de lhamas, 119
    de touros, 115, 116f
Seringas, em currais, 31f
Sevoflurano, 465t-466t
Simples
  capa, 59-61t
  sutura
    contínua, 322, 323f
    interrompida, 320-322, 323f
Sisal, corda de, 4
Sociedade de Teriogenologia,
  formulário da
    para capacidade reprodutiva de touros, 116, 117f
Solubilidade, coeficiente de
  de anestésicos inalatórios, 462t
Soluções para nutrição parenteral, para potros, 286-287
Somatostatina bovina (BST), 80
Sonda de teto, método da
  para abdominocentese, em equinos, 151-153
Sondagem
  nasogástrica, 219-221f
    em potros, 275-276
  orogástrica, 219-220, 221-225, 224f, 225f
    em bezerros, 277-278f
    em cabritos, 278-279f
    em filhotes de lhama, 279-280
Suabes nasais, 160f
Subcutâneas, injeções, 215-218
  de implantes de hormônio do crescimento, 218-219
  em bovinos, 216
  em caprinos, 217
  em lhamas, 217
  em suínos, 217-218
Suíno(s)
  administração de drogas em. Ver Drogas, administração de
  alimentação com mamadeira para, 272
  amostragem do trato respiratório em, 159-163
  anamnese de, 82-83
  anestesia em. Ver Anestesia
  castração de, 324, 331-332f
    contenção para, 47, 48f
  cateterização intravenosa de, 239-240
  composição do leite de, 524t
  contenção de, 46-50, 48f, 49f
  erupção dentária em, 520t
  escore de condição corporal para, 100
  exame
    físico de, 99-101
    reprodutivo de, 109
  hemograma completo em, 523t
leitões
  corte dos dentes incisivos de, 290-291f
  cuidados no pós-parto de, 281, 285
manuseio de, 46
nomes comuns para, 525t
parto em, 285
  cesariana em, 346t
  parto normal assistido em, 344
períodos básicos de criação para, 520t
picote de orelha em, 264-265f
punção venosa de
  jugular, 136-138, 137f, 139f
  veia auricular marginal, 138, 140f
sinais vitais em, valores normais para, 519t
suabes nasais em, 160f
termos anatômicos e leigos para, 526t
vacinas para, 532t
valores bioquímicos sanguíneos para, 524t
Sutura
  agulhas para, 315f
  em X, 322-323f
  festonada, 323f, 323
  material para, 318f
  modelos de, 320-323f
  nós para, 317-320, 319f
  remoção da, 320f
  simples contínua, 322, 323f
  simples interrompida, 320-322, 323f
  tamanho da, 315-316
  técnica de, 319-320, 319f, 320f
  tipos de, 316t
Sweep tubs, 31f

T

Tapetes, 59-61t
    limpeza de, 64-65
Taquicardia, na anestesia
    em equinos, 427
    em ruminantes, 433
Taquipneia, na anestesia
    em ruminantes, 434
Tarso, radiografia do, 405-409, 405t
    projeção dorsoplantar em flexão na, 405t, 411f
    projeção dorsoplantar na, 405-406, 405t, 406f
    projeção látero-medial em flexão na, 405t, 407-408, 407f
    projeções oblíquas na, 405t, 409-410, 409f, 410f
Tatuagem, na orelha, 261-263
Tecidual, perfusão
    no monitoramento da anestesia
        em equinos, 429-430
        em ruminantes, 434-435
        em suínos, 437-438
Telazol (tiletamina com zolazepam), 460t
Temperatura
    aferição da
        em bovinos, 89
        em equinos, 86, 88f
        em lhamas, 97
    monitoramento da, na anestesia
        em equinos, 431-432
        em ruminantes, 436
        em suínos, 436
    valores normais de, 519t
Terceira falange, radiografia da, 376-377, 376f
Termos leigos vs. anatômicos, 525t-526t
Testículos, exame dos
    em garanhões, 110-111, 113f
    em touros, 114
Tetânica, antitoxina
    no pós-parto, para éguas, 283
Teto, bloqueio do, 504-505, 506f
Tiletamina com zolazepam (Telazol), 460t
Timpanismo
    cecal, em equinos, 87
    ruminal, 90, 91f
Tiopental, 461t
Toalete, 55-59
    de bovinos, 58-59
    de equinos, 56-58f
    de lhamas, 59
    material para, 55f
Tolazolina, 455t
Toracocentese, 155-158
    em bovinos, 156, 157f
    em equinos, 156-157f
    em lhamas, 157-158
Torbugesic (butorfanol), 457t
Touros. Ver também Bovinos
    avaliação da capacidade reprodutiva de, 113-117
    formigas para, 42
    orientações de segurança para, 30
Tração, resistência à
    de cordas, 4
Trailer para equinos, embarque em, 26-27f
Trançada, alça, 10-11f
Tranquilizantes
    na anestesia, 450-459
    períodos de descarte para, 451
    uso extrabula de, 451
Transporte
    certificação sanitária para, 120-121, 120f
    embarque de equinos em trailers, 26-27f
    interestadual, certificado sanitário para, 120f
    internacional, certificado sanitário para, 120f
Transtraqueal, lavado, 161-163, 162f
Trato respiratório, amostragem do, 159-163
    lavado transtraqueal na, 161-163, 162f
    suabes nasais na, 160f
Tricotomia, pré-operatória, 309-311
Trigo, 69t
Troncos de contenção
    para bovinos, 31f, 32
    para lhamas, 52f

U

Úlceras, biópsia de, 170
Ultrassonografia
    do membro distal, 411-413
    no exame reprodutivo
        em éguas, 104f, 103-105
        em pequenos ruminantes, 108
        em vacas, 105, 106
Umbilical, cuidados com o cordão
    em bezerros, 284
    em cabritos, 285
    em filhotes de lhama, 285
    em leitões, 285
    em potros, 282-283
Unidades de medida, quadro de conversão para, 519t
Uretral, obstrução
    em bovinos, 96
Urina, colheita de, 146-150
    de bovinos, 148
    de equinos, 146-148
    de lhamas, 149-150f
Urinária, cateterização
    em equinos, 146-147

em lhamas, 149-150f
Uterina(o)
    biópsia, 163-165
    cultura, 175-176
        em éguas, 175
        em vacas, 176
    prolapso, 349-351f

V

Vacas. Ver Bovinos
Vacinação
    anamnese sobre, 74-75
    de bovinos, 528t-529t
    de caprinos, 530t
    de equinos, 527t
    de lhamas, 531t
    de suínos, 532t
Vagina, artificial, 112
Vaginal
    exame. Ver Reprodutivo(s), exame, na fêmea
    prolapso, 345-348f
Valium (diazepam), 456t
Vapor
    esterilização pelo, 305t, 306f, 306-308
    pressão de, de anestésicos inalatórios, 462t
Veia marginal da orelha em suínos, punção venosa da, 138
Venipuntura, 126-141. Ver também Intravenosa(s), injeções
    coccígea, em bovinos, 132-133
    complicações da, 127
    da veia auricular marginal, em suínos, 138
    do seio facial, em equinos, 129, 130f
    finalidade da, 127
    jugular
        em bovinos, 131-133, 131f
        em caprinos, 136f
        em equinos, 128-129f
        em lhamas, 133-134f
        em suínos, 136-138
    locais alternativos para, 140
    material para, 127-128f
    tubos de colheita para, 128f
Ventilatório, suporte
    na anestesia, em equinos, 429
Ventral, laparotomia, 338-341
Verdadeiro, nó, 8-9f
Veterinário
    anestesista, funções do, 414
    certificação sanitária pelo, 120-121, 120f
Vitais, sinais
    valores normais dos, 519t
Volante, durante cirurgia, 297-299

X

Xilazina (Rompun, AnaSed), 452t-452t
Xilocaína (lidocaína), 494t
X, sutura em, 322-323f

Y

Yobine (Ioimbina), 455t

Z

Zolazepam com tiletamina (Telazol), 460t